Verrenkungsbrüche der Hüftpfanne und Beckenverletzungen

29. Jahrestagung der Österreichischen Gesellschaft für Unfallchirurgie

D1666664

Verrenkungsbrüche der Hüftpfanne und Beckenverletzungen

29. Jahrestagung der
Österreichischen Gesellschaft
für Unfallchirurgie
23. bis 25. September 1993 Graz

Kongreßbericht
R. Szyszkowitz und W. Seggl
(Hrsg.)

Verlag Hans Huber
Bern Göttingen Toronto Seattle

Die Deutsche Bibliothek – CIP-Einheitsaufnahme

Österreichische Gesellschaft für Unfallchirurgie:
… Jahrestagung der Österreichischen Gesellschaft für Unfallchirurgie … :
Kongressbericht. – Bern ; Göttingen ; Toronto ; Seattle : Huber
29. Verrenkungsbrüche der Hüftpfanne und
Beckenverletzungen. – 1996
Verrenkungsbrüche der Hüftpfanne und Beckenverletzungen :
23. bis 25. September 1993, Graz ; Kongressbericht / R. Szyszkowitz
und W. Seggl (Hrsg.). – Bern ; Göttingen ; Toronto ; Seattle : Huber, 1996
(… Jahrestagung der Österreichischen Gesellschaft für Unfallchirurgie … ; 29)
ISBN 3-456-82682-6
NE: Szyszkowitz, Rudolf [Hrsg.]

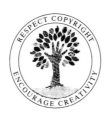

© 1996 Verlag Hans Huber
Herstellung: Kurt Thönnes, die Werkstatt, Liebefeld/Bern
Satz, Druck und Buchbinder: Kösel GmbH, Kempten/Allgäu
Printed in Germany

Inhaltsverzeichnis

Anatomische und pathologische Grundlagen, Klassifikation, Diagnostik und operative Zugänge zu Hüftpfannenbrüchen

Behandlungsmöglichkeit von Hüftpfannenbrüchen

Konservative, operative Behandlung und Ergebnisse von Hüftpfannenbrüchen

Begleitverletzungen, Komplikationen und Nachbehandlung von Hüftpfannenbrüchen

Pathophysiologie, Klassifikation und Diagnostik von Beckenverletzungen

Notfallbehandlung von Beckenverletzungen

Beckenbegleitverletzungen

Kindliche Beckenverletzungen, konservative und Fixateur externe Behandlung

Innere Stabilisierung von Beckenverletzungen

Korrekturen, Nachbehandlungen und Begutachtung von Beckenverletzungen

Sondersitzungen

1. Arbeitsgemeinschaft für Sporttraumatologie

Sportbedingte Verletzungen des oberen Sprunggelenks

2. Arbeitsgemeinschaft für Kindertraumatologie
Femurhalsfrakturen im Kindesalter

Vorwort

Allen Autoren dieses Bandes der 29. Jahrestagung, sowie besonders Herrn Doz. Dr. Wolfgang Seggl, aber auch den Autoren des Bandes der 28. Jahrestagung sowie Herrn OA. Dr. Peter Schleifer möchte ich ebenso herzlich danken wie Herrn Jürg Flury vom Hans Huber Verlag für die gute Zusammenarbeit bei allen drei Kongreßbänden, die heuer, ein Jahr nach meiner zweijährigen Präsidentschaft, erscheinen konnten. Nicht unerwähnt aber dürfen die jahrelangen Bemühungen von Prim. Doz. Dr. Heinz Kuderna bleiben, der schon vor 30 Jahren als Kassier, dann als Ständiger Sekretär und schließlich als Präsident mit dem Hans Huber-Verlag zu verhandeln begonnen hat und nun als Präsidiumsmitglied für die Österreichische Gesellschaft für Unfallchirurgie Außerordentliches geleistet hat und leistet.

Da selbstverständlich viele weitere Persönlichkeiten und Ereignisse zusammenfassend erwähnt werden sollten und bisher ein geschichtlicher Überblick unserer Gesellschaft nur im Programmheft der 29. Jahrestagung – mit mehreren Fehlern – erschienen ist, soll dieser korrigiert und die Entwicklung etwas ergänzt in diesem Band für einen größeren Leserkreis dargestellt werden.

Graz, im Oktober 1995 Prof. Dr. Rudolf Szyszkowitz

Geschichtlicher Überblick der Österreichischen Gesellschaft für Unfallchirurgie

1958 wurde in Graz die Österreichische Geschellschaft für Chirurgie und Unfallheilkunde (bzw. Traumatologie ab 1963) mit Unterstützung von Prof. Dr. Lorenz Böhler gegründet und Prof. Dr. Franz Spath zum ersten Präsidenten gewählt. Prof. Dr. Walter Ehalt war ihr 4., Prof. Dr. Jörg Böhler (1966) ihr 7. und Prof. Dr. Emil Beck (1993) ihr 34. Präsident.

Die Gründung der Österreichischen Gesellschaft für Unfallchirurgie hängt eng zusammen mit der erfolgreichen Lebensgeschichte Lorenz Böhlers, die Inge Lehne 1991 im Wilhelm-Maudrich-Verlag veröffentlicht hat und in der zu lesen ist: Anläßlich seines 80. Geburtstages am 12. Jänner 1965 haben sich seine Schüler «etwas Besonderes ausgedacht, die Gründung der Österreichischen Gesellschaft für Unfallchirurgie». Dahinter steht als Ziel, das Fach Unfallchirurgie seiner Bedeutung entsprechend zu festigen.

Am 25. Februar 1965 – anläßlich einer Sitzung des Proponentenkomitees – wurde die Zusammensetzung des Vorstandes vorgeschlagen, als Hauptthema der ersten Jahrestagung nicht die Brüche des Schenkelhalses, sondern die des Vorderarmes festgelegt, ein Ansuchen zur Genehmigung der Vereinsgründung an die Bundespolizeidirektion abgesandt und eine strenge Geschäftsordnung verfaßt. Vom 22. März 1965 datiert das erste Rundschreiben mit dem Hinweis, daß die Gesellschaft ab 6. April 1965 als gegründet zu erachten ist. Am 8. April 1965 fand in Wien IX, Severingasse 1/II, die erste Präsidiumssitzung statt und am 16. Oktober 1965 in Salzburg während der ersten Jahrestagung die konstituierende Generalversammlung. Als Präsident wurde Prof. Lorenz Böhler gewählt. Im Präsidium waren Prof. Dr. Walter Ehalt, Prim. Dr. Leopold Eigenthaler und Chefarzt Dr. Wofgang Krösl, als Sekretär fungierte OA Dr. Erich Jonasch und als Kassier Dr. Heinz Kuderna. Als Kassenprüfer wurden OA Dr. Emanuel Trojan und Dr. Johannes Poigenfürst ergänzt.

22. Juni 1965: 1. Fortbildungsabend über Schienbeinkopfbrüche im UKH XX, Webergasse (19.30 Uhr).

16. Oktober 1965: 8.00 Uhr: Eröffnung der 1. Jahrestagung im Wirtschaftsförderungsinstitut in Salzburg, die am Sonntag, den 17. Oktober um 13 Uhr beendet wurde mit der Empfehlung, bei operativen Indikationen die Markdrahtung bei Vorderarm-Schaftbrüchen vorzuziehen. Der Teilnehmerbetrag für Nichtmitglieder betrug ÖS 50,–.

30. November 1965: 2. Fortbildungsabend (UKH XII, Meidling): Oberarmbrüche.

3. Juni 1966: 3. Fortbildungsabend (UKH XX; Webergasse): Verletzungen der Halswirbelsäule.

21./22. Oktober 1966: 2. Jahrestagung – Großer Saal des Mozarteums/Salzburg: Verletzungen des oberen Sprunggelenkes. Wieder wurde über die Nach- und Vorteile der operativen Behandlung heftig diskutiert und ob z.B. die Osteosynthese am Innenknöchel wegen der eventuellen Pseudarthrose wichtiger sei als am Außenknöchel.

2. Dezember 1966: 4. Fortbildungsabend (UKH XII, Meidling): Verrenkungen und Verrenkungsbrüche der Schulter.

9. Juni 1967: 5. Fortbildungsabend – wird auch als «Frühjahrstagung» bezeichnet (UKH XX, Webergasse): Die Götze-Drahtnaht bei Unterschenkelbrüchen.

23. September 1967: 1. Internationales Symposium mit der Traumatologischen Sektion der CS-Purkyne-Gesellschaft in Brno: HWS-Verletzungen, kindliche Ellbogenverletzungen, Brustkorbverletzungen, Schock, Forschung.

1. Oktober 1967: 6. Fortbildungsabend (UKH XII, Meidling): Brüche und Verrenkungen des Sprungbeines.

13./14. Oktober 1967: 3. Jahrestagung – Mozarteum/Salzburg: Der Schenkelhalsbruch. Prof. Lorenz Böhler wird Ehrenpräsident und Prof. Walter Ehalt Präsident.

7. Juni 1968: 7. Fortbildungsabend (UKH XX, Webergasse): Brüche und Verrenkungen des Mittelfußes.

11./12. Oktober 1968: 4. Jahrestagung in Salzburg (erstmals im Kongreßhaus): Amputation und Prothetische Versorgung.

6. Dezember 1968: 8. Fortbildungsabend (UKH XII, Meidling): Bandverletzungen.

11.–14. Jänner 1969: 2. Internationales Symposium, diesmal mit British Orthopaedic Surgeons in Zürs: Skiunfälle: Frequenz – Gewalteinwirkung – Verletzungstypen – Sicherheitsmaßnahmen – Erstversorgung.

13. Juni 1969: 9. Fortbildungsabend (UKH XII, Meidling): Die posttraumatische Thrombose – ihre Prophylaxe und Therapie.

26.–28. Juni 1969: Anläßlich der 10. Jahrestagung der Österreichischen Gesellschaft für Chirurgie und Traumatologie in Graz (Präsident: wieder Prof. Dr. F.

Spath) wird die Österreichische Gesellschaft für Unfallchirurgie mit acht weiteren chirurgischen Gesellschaften der umbenannten «Österreichischen Gesellschaft für Chirurgie» assoziiert. Während dieses Chirurgenkongresses wird auch die Österreichische Arbeitsgemeinschaft für Osteosynthesefragen in Graz gegründet und ebenfalls der Österreichischen Gesellschaft für Chirurgie assoziiert.

24./25. Oktober 1969: 5. Jahrestagung in Salzburg: Per- und subtrochantäre Oberschenkelbrüche.

Der erste Lehrstuhl für Unfallchirurgie im deutschen Sprachraum – und auf der Welt – wird 1969 in Hannover eingerichtet und Prof. Dr. Harald Tscherne berufen.

16./17. Oktober 1970: 6. Jahrestagung in Salzburg: Wirbelbrüche.

8./9. Oktober 1971: 7. Jahrestagung in Salzburg: Schädel-Hirn-Trauma. Der Tagungsbeitrag für Nichtmitglieder ist auf ÖS 150,– angestiegen.

An der Universität Wien werden im Oktober 1971 die beiden Lehrkanzeln für Unfallchirurgie eingerichtet und Prof. Dr. Emanuel Trojan und Prof. Dr. Hans Spängler berufen. Beide Lehrkanzeln werden 1976 in Universitätskliniken für Unfallchirurgie umgewandelt.

26.–28. Oktober 1972: 1. Deutsch-Österreichisch-Schweizerische Unfalltagung in Bern unter der Leitung von Prof. Dr. M. Müller, Prof. Dr. G. Maurer und Prof. Dr. J. Böhler. Hauptthemen: Ellbogenfrakturen beim Erwachsenen, Claviculafrakturen und die Pyocyaneusinfektion.

Im November 1972 wird das Lorenz Böhler-Krankenhaus eröffnet mit Prof. Dr. Jörg Böhler als ärztlichem Leiter. Am 20. Jänner 1973 stirbt dort Prof. Dr. Lorenz Böhler.

5./6. Oktober 1973: 9. Jahrestagung in Salzburg: Unterschenkelschaftbruch.

1973 wird die Lehrkanzel für Unfallchirurgie an der Medizinischen Fakultät in Innsbruck eingerichtet und Prof. Dr. Otto Russe berufen. Die Errichtung der Universitätsklinik für Unfallchirurgie erfolgt ebenfalls 1976.

11./12. Oktober 1974 in Salzburg: Becken- und Hüftpfannenbrüche. Die Teilnahmegebühr für Nichtmitglieder ist auf ÖS 500,– gestiegen.

20.–22. November 1975: 2. Deutsch-Österreichisch-Schweizerische Unfalltagung in Berlin unter der Leitung von Prof. Dr. W. Faubel, Med. Rat Dr. W. Krösl und Prof. Dr. P. Ricklin. Hauptthemen: Schulterverletzungen, Schienbeinkopfbrüche und Asbestose als Berufskrankheit.

7.–9. Oktober 1976: 12. Jahrestagung in Salzburg: Unfallursachen, Unfallprophylaxe.

7./8. Oktober 1977: 13. Jahrestagung in Salzburg: Verletzungen der Fußwurzel. Der Tagungsbeitrag für Nichtmitglieder ist auf ÖS 900,– gestiegen.

6./7. Oktober 1978: 14. Jahrestagung in Salzburg: Knochen- und Gelenkverletzungen im Bereich der Mittelhand und Finger.

3.–6. Oktober 1979: 3. Deutsch-Österreichisch-Schweizerische Unfalltagung in Wien unter Leitung von Prof. Dr. E. Trojan, Prof. Dr. H. Tscherne und Prof. Dr. E. Baur. Hauptthemen: Verletzungen des distalen Unterarmendes und der Handwurzel beim Erwachsenen, der Schwerverletzte sowie elf Symposien.

3./4. Oktober 1980: 16. Jahrestagung in Salzburg: Infizierte Fraktur und Pseudarthrose.

8. Mai 1981: 2. Frühjahrstagung in Feldkirch: Haemarthros.

1.–3. Oktober 1981: 17. Jahrestagung in Salzburg: Bandverletzungen des Kniegelenkes.

8. Mai 1982: 3. Frühjahrstagung in Wien: CT und Sonographie in der Unfallchirurgie.

30. September–2. Oktober 1982: 18. Jahrestagung in Salzburg: Der Schock.

8.–11. Juni 1983: 4. Deutsch-Österreichisch-Schweizerische Unfalltagung in Lausanne unter Leitung von PD Dr. U. Heim, Prof. Dr. C. Burri und Prof. Dr. J. Poigenfürst. Hauptthemen: Abdominaltrauma, Verletzungen der Wirbelsäule, Verletzungen der Schulterweichteile, Gesichtsschädelverletzungen und Knorpelläsionen.

24. März 1984: 4. Frühjahrstagung in Kalwang: Frische Sehnenverletzungen.

4.–6. Oktober 1984: 20. Jahrestagung in Salzburg: Brüche des Oberschenkelschaftes und distalen Oberschenkels.

12. Jänner 1985: Gedenksitzung aus Anlaß des 100. Geburtstages von Lorenz Böhler im Josephinum in Wien. Am 21. Oktober 1783 wurde erstmals in Österreich ein Wund- und Feldarzt – also ein Unfall- und Kriegschirurg – zum «Doktor der Chirurgie» promoviert und damit erstmals den «Doctores der Medizin» gleichgestellt – ein Verdienst Kaiser Josef II.

27. April 1985: 5. Frühjahrstagung in Geras: Das Kompartmentsyndrom.

An der Universität Innsbruck wird Prof. Dr. E. Beck an die Unfallchirurgische Klinik berufen.

3.–5. Oktober 1985: 21. Jahrestagung in Salzburg: Verletzungen des Schultergelenkes. Prof. Dr. Jörg Böhler wird Ehrenpräsident.

14. Juni 1986: 6. Frühjahrstagung in Innsbruck: Operative Zugangswege in der Unfallchirurgie.

2.–4. Oktober 1986: 22. Jahrestagung in Salzburg: Brüche und Verrenkungsbrüche des Unterarmschaftes.

8./9. Mai 1987: 7. Frühjahrstagung in Sopron, zusammen mit der Ungarischen Gesellschaft für Traumatologie: Der frische Schenkelhalsbruch.

18.–21. November 1987: 5. Deutsch-Österreichisch-Schweizerische Unfalltagung in Berlin unter Leitung von Prof. Dr. E. Kuner, Dr. F. Povacz und Dr. Ch. Richon.

Hauptthemen: Eitrige Entzündungen anat. Gelenke und im Bereich von Kunstgelenken; die Osteosynthese mit dem Fix. externe bei der frischen Fraktur; Organ- und funktionserhaltender Eingriff beim Abdominaltrauma; Calcaneusfrakturen; Verletzungen des kindlichen Kniegelenkes.

6./7. Mai 1988: 8. Frühjahrstagung in Graz: Die frische Fraktur beim Vorschaden.

6.–10. Oktober 1988: 24. Jahrestagung in Gmunden: Der Weichteilschaden bei der Extremitätenfraktur.

28./29. April 1989: 9. Frühjahrstagung in Eisenstadt: Verletzungen der peripheren Nerven und Gefäße.

5.–7. Oktober 1989: 25. Jahrestagung in Salzburg: Das Thoraxtrauma. Festvortrag: «100 Jahre gesetzliche Unfallversicherung und Unfallheilbehandlung in Österreich».

18./19. Mai 1990: 10. Frühjahrstagung im «Weißen Hof» in Klosterneuburg: Polytrauma und Sepsis.

4.–6. Oktober 1990: 26. Jahrestagung in Salzburg: Das Bauchtrauma..

An der Universität Graz wird als Ordinarius für Unfallchirurgie Prof. Dr. Rudolf Szyskowitz berufen (Errichtung der Universitätsklinik für Unfallchirurgie 1993).

21.–25. Mai 1991: 6. Deutsch-Österreichisch-Schweizerische Unfalltagung in Wien unter Leitung von Doz. Dr. H. Kuderna, Prof. Dr. D. Havemann und Dr. J. Meine. Hauptthemen: Komplexe Gelenksfrakturen, Traumatische aseptische Nekrosen, Schädel-Hirn-Trauma, Neue Operationsverfahren an Schaftfrakturen, Klassifikaiton, Didaktik etc.

An der Universität Wien wird Prof. Dr. Vilmos Vécsei an die Universitätsklinik für Unfallchirurgie berufen.

15./16. Mai 1992: 11. Frühjahrstagung in Klagenfurt: Die frische und nicht verheilte Kahnbeinfraktur der Hand und die Instabilitäten im Handgelenksbereich.

1.–3. Oktober 1992: 28. Jahrestagung in Salzburg: Verletzungen der Wirbelsäule, mit 1. Lorenz-Böhler-Vorlesung.

23./24. April 1993: 12. Frühjahrstagung in Linz: Sporttraumatologie.

23.–25. September 1993: 29. Jahrestagung in Graz: Hüftpfannenbrüche und Beckenverletzungen.

21.–23. April 1994: AO-Jubiläumstagung in Graz mit Buchdokumentation: «25 Jahre Arbeitsgemeinschaft für Osteosynthesefragen in Österreich und ihr Einfluß auf die Unfallchirurgische Behandlung» (R. Szyskowitz, Styria Medienservice, Verlag Moser, Graz, 1994). Zwar hinkt die Errichtung der Grazer Unfallchirurgischen Klinik 17 Jahre nach, die routinemäßige, «Operative Frakturbehandlung» (Spath und Tscherne, Wiener Klinische Wochenschrift 41/1968) in Österreich wurde jedoch von der «Grazer Schule der operativen Unfallchirurgie» wesentlich gefördert, zuerst durch Spath, Brücke, Moser, Köle, Buchner – und dann speziell mit dem Einfluß der Schweizer AO – durch Tscherne, Magerl, Feischl, Titze, Szyszkowitz, Muhr, Scholz, Stampfel, Reschauer, Mähring, Paul, Samlicki, u. s. w.

4.–7. Mai 1994: 1. Zentraleuropäischer Unfallkongreß der Unfallchirurgischen Gesellschaften von Deutschland, Kroatien, Slowenien, den Niederlanden, Österreich, der Schweiz, der Slowakei und der Tschechischen Republik in Budapest unter Leitung von Prof. Dr. H. Renner. Hauptthemen: Beckenverletzungen, Verletzungen des Fußes, präklinische Versorgung von Unfallverletzten, experimentelle Unfallchirurgie.

29. September–1. Oktober 1994: 30. Jahrestagung in Wien: Die Verletzungen der Kreuzbänder und der Menisci.

31. März–1. April 1995: 13. Frühjahrstagung in St. Pölten: Funktionelle Frakturbehandlung an der oberen Extremität.

5.–7. Oktober 1995: 31. Jahrestagung in Linz: Rekonstruktive Verfahren bei der Frakturheilungsstörung.

In diesen 30 Jahren sind aus 27 Staaten über 850 UnfallchirurgInnen und einige Orthopedic-Trauma-Surgeons Mitglieder der Österreichischen Gesellschaft für Unfallchirurgie geworden. Die Hälfte kommt aus Österreich, fast ein Viertel aus Deutschland, dann aus der ehemaligen Tschechoslowakei, aus Ungarn, der Schweiz und dem ehemaligen Jugoslawien. Diese Brückenfunktionen, besonders zwischen den Nachbarn, zwischen konservativer und operativer Behandlung und in Zukunft vermehrt auch zu jenen, die nicht Fachärzte für Unfallchirurgie sind, mögen unsere Gesellschaft weiterhin stärken und uns Mitgliedern Freude bereiten.

Graz, im Oktober 1995 Prof. Dr. Rudolf Szyszkowitz

Österreichische Gesellschaft für Unfallchirurgie – 1993

Ehrenpräsident:	Prof. Dr. J. Böhler, Wien
Präsident:	Prof. Dr. R. Szyszkowitz, Univ.-Klinik für Unfallchirurgie Graz, Auenbruggerplatz 1, 8036 Graz
Vizepräsident:	Prof. Dr. V. Véscei, Univ.-Klinik für Unfallchirurgie Wien, Währingergürtel 18–20, 1090 Wien
Präsidium:	Prof. Dr. E. Beck, Univ.-Klinik für Unfallchirurgie Innsbruck, Anichstraße 35, A-6020 Innsbruck
	Prim. Doz. Dr. H. Kuderna, Unfallkrankenhaus Meidling, Kundratstraße 37, 1120 Wien
	Prim. Prof. Dr. J. Poigenfürst, Unfallkrankenhaus Lorenz-Böhler Wien, Donaueschingenstraße 13, 1200 Wien
Generalsekretär:	Prim. Dr. W. Buchinger, Abteilung für Unfallchirurgie, Krankenhaus Horn, Spitalgasse 10, 3580 Horn

Kongreßsekretär:	Univ. Doz. Dr. W. Seggl, Univ.-Klinik für Unfallchirurgie Graz, Auenbruggerplatz 1, 8036 Graz
Wissenschaftlicher Beirat:	Dr. G. R. Barisani, Wien
	Prof. Dr. K. P. Benedetto, Innsbruck
	OA MR Dr. J. Eschberger, Wien
	Prim. Prof. Dr. P. Fasol, Wien
	Doz. Dr. T. Gaudernak, Wien
	MR. Prim. Dr. H. Hackstock, St. Pölten
	Prim. Prof. Dr. H. Hertz, Salzburg
	Dr. A. Metznik, Wien
	Prim. Prof. Dr. R. Passl, Graz
	Prim. i.R. Dr. F. Povacz, Gaspoldshofen
	Doz. Dr. H. Redl, Wien
	Prof. Dr. A. Renner, Budapest
	Prim. Prof. Dr. R. Reschauer, Linz
	Prim. Prof. Dr. R. Schedl, Klagenfurt
	Dir. Dr. K. Schrei, Wien
	Doz. Dr. R. N. Schwarz, Wien
	Prof. Dr. H. Tscherne, Hannover
Kassier:	OA. OMR Dr. J. Rohringer, Wien
Kassenprüfer:	Prim. Prof. Dr. M. Wagner, Wien
	OA. OMR Dr. B. Zifko, Wien

Eröffnungsansprache des Präsidenten

Sehr geehrter Herr Landesrat, Spectabilis, meine Damen und Herren!

Mit großer Freude begrüße ich Sie zur Eröffnung der 29. Jahrestagung der Österreichischen Gesellschaft für Unfallchirurgie, die erstmals hier, in Graz, stattfindet, und danke den charmanten Musikerinnen Elisabeth Attl, Silvia Babka und Roswitha Szyszkowitz für diese feierliche, haydnische Einstimmung in unserem Kammermusiksaal.

Besonders freut mich, daß der Herr Landesrat für Spital- und Gesundheitswesen, Dr. Dieter Strenitz zu uns gekommen ist – und der Dekan der Medizinischen Fakultät, Herr Prof. Dr. Thomas Kenner. Ebenso herzlich begrüße ich die Landtagsabgeordnete und Kollegin, Frau Dr. Maria Grabensberger und den Vorstandsvorsitzenden der Steirischen Krankenanstalten-Gesellschaft, Herrn Dipl. Ing. Dr. K. Frankhauser, den Präsidialreferenten der Steirischen Ärztekammer, Herrn OMR Dr. Hammer, sowie den Ehrenpräsidenten unserer Gesellschaft, Prof. Dr. Jörg Böhler, den Präsidenten der Deutschen Gesellschaft für Unfallchirurgie, Prof. Dr. Ulrich Holz, den Präsidenten der Schweizerischen Gesellschaft f. Chirurgie, Prof. Dr. Peter Matter, den Vizepräsidenten der Ungarischen Gesellschaft für Unfallchirurgie und Präsidenten des 1. Zentraleuropäischen Unfallkongresses, Prof. Dr. Antal Renner, sowie die Ehren- und Korrespondierenden Mitglieder unserer Gesellschaft, die weit angereisten Gäste, especially our guest speakers from the US and Canada, sowie aus unseren Nachbarstaaten, die Mitglieder und die einheimischen Gäste unserer Gesellschaft, die Herren und Damen der Medien und der Industrieausstellung, ohne die so eine Jahrestagung nicht finanzierbar wäre.

Graz und die Steiermark nehmen in der unfallchirurgischen Szene Österreichs eine besondere Stelle ein: 1912 wurde das Landeskrankenhaus Graz als damals größtes und modernstes Allgemeines Krankenhaus Mitteleuropas, mit einer großzügig ausgestatteten Universitätsklinik für Chirurgie eröffnet, die wohl auch die Lehre, Forschung und Krankenversorgung für die *unfallchirurgischen* und orthopädischen Patienten abdeckte. Auffällig ist jedoch, daß im selben Jahr noch, die Arbeiter*unfall*versicherung in Graz die ministerielle Erlaubnis zum Bau ihrer *ersten Heilanstalt* in

Österreich erhielt! Dieses Krankenhaus wurde 1915, mit seiner Fertigstellung, gleich vom Militärkommando übernommen, und erst 1919 ihrem eigentlichen Zweck übergeben: Unter der hervorragenden Leitung des Steirers, Prof. Dr. Arnold Wittek, der auch Ehrenpräsident des Österreichischen Roten Kreuzes war, wurde es als erstes *Unfallkrankenhaus* Österreichs und als orthopädisches Spital geführt. Seit 1925 gibt es dann (aufgrund der Initiativen von Prof. Dr. Lorenz Böhler) das Unfallkrankenhaus in der Webergasse in Wien, und seit 1930 schon das Unfallkrankenhaus Kalwang. Damit allerdings, vor 63 Jahren, endete beinahe die steirische Gründerzeit – zumindest für die akute Unfallchirurgie!

Anders in den anderen Bundesländern: 1936 in Klagenfurt, 1938 in Wels und 1940 im AKH Linz, wurden die ersten selbständigen Unfall*abteilungen* in bestehenden Krankenhäusern eingerichtet, und besonders nach dem Zweiten Weltkrieg entstanden immer mehr von diesen und heute gibt es in allen Bundesländern zusammengenommen 45 selbständige Unfallabteilungen – aber keine einzige in der Steiermark! Und diese 63 Jahre alte Regel sollte *nicht wieder* im neuen steirischen Krankenanstalten-Plan bestehen bleiben! Doch scheint Bruck, als Ausnahme, diese Regel wieder nur zu bestätigen!

Auch an den Universitäten, sowohl in unseren Nachbarländern im Norden, Osten und Süden, als auch in Wien und Innsbruck, wurden vor über 20 Jahren Lehrkanzeln, und vor 17 Jahren Universitätskliniken für Unfallchirurgie gegründet. In Graz dauerte diese Gründung bis 1993 und wir haben bis heute von der Steirischen Krankenanstalten-Gesellschaft *nicht einen* Planposten für die errichtete Universitätsklinik für Unfallchirurgie zugesagt bekommen – nicht einen – nur die von der Universitätsklinik für Chirurgie *abgetrennten* Planposten, rein zahlenmäßig: ein Minimum – aber nicht eine einzige Turnusarztstelle oder neue Facharzt-Ausbildungsstelle – obwohl Fachärzte für Unfallchirurgie *die* Mangelware in der Steiermärkischen Krankenanstalten-Gesellschaft sind! Unsere spezielle unfallchirurgische Arbeit, Ausbildungsarbeit und Mehrarbeit – im Landeskrankenhaus Graz – Universitätskliniken – seit 17 Jahren unter äußerst beengten personellen und räumlichen Bedingungen – wurde kaum anerkannt und wird nur minimal unterstützt, im

Vergleich zu Wien, Innsbruck und den anderen 45 Krankenhäusern, wo dies seit Jahren und Jahrzehnten eine Selbstverständlichkeit ist!

Warum ist dies so, seit 63 Jahren – und nur so – in der Steiermark? Wie immer sind es mehrere Gründe, aber drei möchte ich herausnehmen:

1. Weil die *Chirurgen* in der Steiermark fast alles *selber* können, und so gut sind – oder zumindest
2. einen so guten Draht zu den gesundheitspolitischen Entscheidungsträgern haben, zumindest einen wesentlich besseren als wir Unfallchirurgen: denn gehört wurden wir schon, aber die Umsetzung hinkt seit 63 Jahren nach, vielleicht:
3. weil die Chirurgen einfach «die Mehreren» sind – eine in der Demokratie zu respektierende Tatsache – aber sind wir in der Steiermark demokratischer, als in allen anderen Bundesländern?

Müßten sich die Entscheidungsträger auch in der Steiermark, nicht nach dem Volk, also nach der Zahl und dem Verletzungsgrad der Unfallpatienten richten? In der Steiermark steht ein Facharzt für Unfallchirurgie für 22 353 Steirer bzw. Steirerinnen zur Verfügung, in Kärnten nur für 12 449! Die Kärntner haben also fast doppelt so viele ausgebildete Fachärzte für Unfallchirurgie als die Steirer! In der Steiermark steht ein Unfallbett für 3117 Steirer zur Verfügung, in Salzburg für 1145. Die Salzburger haben also fast dreimal so viele Unfallbetten, betreut von einem Facharzt für Unfallchirurgie, zur Verfügung, dreimal so viel als die Steirer, die weit abgeschlagen an letzter Stelle rangieren. Aber vielleicht brauchen eben verletzte Steirer keine Unfallchirurgen? Weil sie so stark wie die Tannenbam sind? Oder wie Eichen? Diese Schwarzeneggers!

Gerade das Thema Hüftgelenks- und Beckenfrakturen, und die Vortragenden an der heurigen Jahrestagung zeigen es genauso auf, wie die an der Jahrestagung voriges Jahr über die Wirbelbrüche, oder auch bei der heurigen Frühjahrstagung über die so häufigen arthroskopischen Operationen, all diese Tagungen zeigen klar auf, daß die österreichischen Allgemeinchirurgen in der Regel weder über diese diffizilen und schweren Verletzungen berichten – als Vortragende – noch darüber diskutieren – wenn man die unfallchirurgischen Diskussionsberichte durchliest … Wo bleibt da die ärztliche Qualitätssicherung, die notwendige Objektivierung, die Qualitätskontrolle? Bei der zunehmenden Tendenz, auch die komplizierteren Hüftverrenkungsfrakturen zu operieren, weil sie in der Hand des ausgebildeten Facharztes bessere Ergebnisse zeigen?

Auch können die sogenannten Allgemeinchirurgen in Österreich in der Regel nicht mehr adäquat ausgebildet werden, ihr ganzes Gebiet ist zu kompliziert

geworden – und in erster Linie *deswegen* wurde «der Allgemeinchirurg» auch in Deutschland für die Zukunft abgeschafft; und es gibt nur mehr die Ausbildung zum Unfallchirurgen, zum Visceralchirurgen, zum Gefäßchirurgen und so weiter, beschlossen voriges Jahr vom Deutschen Ärztetag! Und gerade diese Tatsache hat sich in 45 österreichischen Spitälern, auch schon seit Jahren und Jahrzehnten bestens bewährt! Unfallchirurgen und Visceralchirurgen arbeiten erfolgreich und gerne zusammen. Und wie in den anderen Bundesländern, so ist auch in der Steiermark endlich die Konzentration, zumindest der schweren Verletzungen und Mehrfachverletzungen auf 6 Spitäler mit *unfallchirurgischen Abteilungen* notwendig. Ähnlich wie für die Gynäkologie und Geburtshilfe oder auch für die teure Radiologie! Diese Konzentration ist auch volkswirtschaftlich billiger … billiger, und für die Verunfallten besser …

Denn noch immer ist die häufigste Todesursache bei Patienten unter 50 Jahren: der Unfall! Noch bedeutender als die Zahl der Todesfälle, ist die viel größere Zahl von Schwerverletzten, oft Männer und Frauen in jüngerem oder mittlerem Alter, die eine junge Familie zu versorgen haben, und wo es gilt, möglichst weitgehend die Arbeitsfähigkeit wieder herzustellen! Ganz abgesehen vom persönlichen Leiden jedes einzelnen Unfallopfers!

Wenn ein Steirer bei seinem Auto, z. B. bei seinem BMW, einen Schaden hat, *geht* er in eine BMW-Werkstätte, weil die Mechaniker dort speziell ausgebildet sind, sich besser auskennen. Wenn er aber in der Steiermark einen Hüftverrenkungsbruch oder einen offenen Unterschenkelbruch erleidet, kommt er nur ausnahmsweise zu einem Unfallchirurgen, der speziell *dafür*, fachärztlich ausgebildet worden ist und einen UTN verwenden kann! Und deswegen *brauchen wir* Steirer – das Volk – möglichst bald sechs unfallchirurgische Zentren in der Steiermark, das heißt Abteilungen mit einem Unfall*team*, so daß rund um die Uhr ein Unfallchirurg zur Verfügung steht! Denn die meisten schweren Unfälle passieren nicht in der normalen Dienstzeit, sondern später!

Diese Problematik leitet über zu meinem zweiten großen Anliegen, der schon angesprochenen Qualitätskontrolle, ebenfalls eine alte Böhler'sche Forderung! Wir können unsere Behandlungsqualität nur dann *objektivieren*, z. B. der Beckenbrüche, wenn wir sie exakt klassifizieren! Erst dann ist es möglich Äpfel mit Äpfel, also eine A3-Fraktur nach konservativer Behandlung, mit einer A3-Fraktur nach operativer Behandlung zu vergleichen, und Birnen mit Birnen, also eine B3-Fraktur, versorgt nach der einen Operationsmethode mit einer B3-Fraktur, versorgt nach einer anderen Operationsmethode. Dorsale Beckenfrakturen und -luxationen wurden in Österreich doch noch vor 10 Jahren fast alle konservativ behandelt. Am Azetabulum, am Becken, an der Wirbelsäule, im Knie- und Schultergelenk, setzten sich jedoch revolutionäre Alternativen in den letzten Jahren durch! Und wie steht es da mit der Objektivierung im eigenen Krankenhaus? Und mit einem Vergleich?

Nun ist die Einigung international endlich *gelungen,* daß das ABC-Klassifikationsschema durch die SICOT anerkannt wurde, durch die OTA Nordamerikas und durch viele nationale Vereinigungen, benützen wir doch auch dieses System für unsere Qualitätssicherung als Routine, um auch im internationalen Vergleich leichter mitreden zu können! Direkt vom SICOT-Meeting eingeflogen sind zwei Dokumentationssysteme, *erstmals* in Österreich zu sehen, die AO-Doc und die IDES – gleich links vom Saalausgang – mit computerisierter Speicherung der ABC-Frakturformen, Röntgenbilder, OP-Bericht, Weiterbehandlung und ausgedrucktem Arztbrief. Je früher wir klassifizieren, desto besser wird unsere Dokumentation und Qualitätssicherung sein! Das geht jeden Unfallchirurgen an! Wir kommen um diesen Nachweis nicht herum: gegenüber uns selber, gegenüber den Chirurgen, Orthopäden und gegenüber den Verwaltungsdirektoren und politischen Entscheidungsträgern.

Dies bringt mich, nach dem ersten, – substantiellen körperlichen, und dem zweiten – herausfordernden geistigen Anliegen nun zum dritten – dem gefühlsmäßig-seelischen! Und dieses dritte Anliegen heißt: aktives Zusammenwirken mit den Kollegen und Kolleginnen anderer Fachgebiete, Zusammen*arbeit* – gerade mit den angesprochenen Chirurgen und Orthopäden, nicht nur im eigenen Spital, auch in der EU und worldwide, auch mit den Physiotherapeuten, Psychotherapeuten und praktischen Ärzten – und deshalb haben wir Unfallchirurgen unsere Gesellschaft für ordentliche Mitglieder all dieser Berufsgruppen voriges Jahr statutenmäßig geöffnet (und ich begrüße speziell die anwesenden Physiotherapeutinnen!) Da aber auch divergierende Interessen mit anderen Fachärzten und Berufsgruppen bestehen, sind diese Probleme wie gesprächstherapeutisch, wie in einer Partnerschaft, oder Familie zu lösen. Dazu müssen wir aufeinander *zugehen,* zu den Orthopäden und Chirurgen, in Österreich, aber auch in England, in der EFORT und in Amerika und unsere aktive Bereitschaft, miteinander zu diskutieren, in die Praxis umsetzen, um von beiden Seiten akzeptierte Lösungen zu finden, an die wir uns auch halten. Nur so – meine ich – ist die optimale Behandlung von Unfallpatienten in den nächsten Jahren und Jahrzehnten – in Europa und darüber hinaus – gewährleistet! Vielen Dank für Ihre Aufmerksamkeit!

Nun käme laut Programm die zweite Lorenz Böhler Vorlesung – die Prof. Dr. Emil Beck halten wollte, über: «Lorenz Böhler und die Osteosynthese».

Emil Beck mußte aus gesundheitlichen, unfallchirurgischen Gründen kurzfristig seine Teilnahme an unserer Jahrestagung leider absagen, und muß noch Geduld und Ruhe aufbringen, damit seine Restitutio ad integrum möglichst rasch eintritt.

Es war vorgesehen, Prof. Emil Beck nach seiner Böhlervorlesung, die Lorenz-Böhler-Medaille zu überreichen, was ihn auch deswegen so sehr gefreut hätte, wurde er doch im Nachbarhaus von Lorenz Böhler in Wolfurt geboren, und hatte zeitlebens zu seinem verehrten Lehrer eine besonders gute Beziehung. Wir haben einen Brief an Prof. Beck vorbereitet, und werden diesen, auch in Ihrem Namen übersenden, mit den allerbesten weiteren Genesungswünschen, zusammen mit der Medaille und der Urkunde. Wir hoffen, die Böhlervorlesung von Emil Beck bei unserer nächsten Jahrestagung in Wien, 1994 hören zu können.

Nun ersuche ich Prof. Dr. Peter Matter nach vorne zu kommen. Prof. Peter Matter promovierte 1957 in Zürich und kam nach Abverdienen des Leutnantgrades an die Chirurgische Abteilung des Kantonspitals Chur, geleitet damals von Martin Allgöwer, den ich auch besonders begrüße. Peter Matter absolvierte ein zweijähriges Stipendium an der University of Texas, experimentierte im Forschungslabor Davos und wurde 1967 Oberarzt der Chirurgie und speziell der Traumatologie an der Chirurgischen Universitätsklinik des Kantonspitals Basel, diesmal unter dem Ordinarius Martin Allgöwer! Ab 1971 leitet er als Chefarzt die *Chirurgische* Abteilung und das Spital Davos.

1974 habilitierte er sich über die biologische Reaktion des Knochens auf die Plattenosteosynthese (Titanplatten wurden schon getestet) und in enger Zusammenarbeit mit Willi Werner Rittmann erschien das klassische AO-Buch über die «Offenen Frakturen», das sie alle kennen, und zwar sowohl in Deutsch, als auch in Englisch, was besonders in Amerika heftige Diskussionen und ein Umdenken bezüglich der Stabilität bei offenen Frakturen hervorrief.

Von 1982 bis 1992 war er Obmann der Schweizerischen Arbeitsgemeinschaft für Osteosynthesefragen, und ist Organisator der Davoser AO-Kurse, *und,* seit Gründung der AO-Stiftung 1984, Mitglied des obersten Verwaltungsausschusses, Präsident der AO-*Dokumentation,* und seit heuer auch Präsident der AO International, als Nachfolger von Urs Heim.

Weiter war Peter Matter auch Präsident der Vereinigung Bündnerischer Spitalärzte, und Kommandant und Major der Spitalabteilung 50 in Davos, und deswegen konnten wir schon einige praktische Marknagelungsübungen in den überaus sicheren vier Kellergeschoßen des Davoser Spitales durchführen.

Peter Matter war von 1988 bis 1991 Präsident der Schweizerischen Gesellschaft für Traumatologie und Versicherungsmedizin, und ist seit 1992 und bis 1994 Präsident der Schweizerischen Gesellschaft für Chirurgie, und dies läßt sich noch steigern, weil Peter Matter 1993/94 auch Präsident der Union, *aller* schweizerischen chirurgischen Fachgesellschaften ist.

So verbindet Peter Matter nicht nur national, sondern auch international, in idealer Weise die Chirurgen und Unfallchirurgen, und in der AO-Foundation auch die Orthopäden, und die 70% der Orthopaedic Surgeons-Mitglieder, und aufgrund dieser intensiven, internationalen Aktivitäten und hohen Verdienste, ist es eine große Freude für die Österreichische Gesellschaft für Unfallchirurgie, dich, lieber Peter, zu unseren wirklich korrespondierenden Mitgliedern zählen zu dürfen.

May I ask now Prof. Mike Chapman to come forward to me. Michael Chapman, borne in Michigan, US, received his M.D. in 1962, from the University of California, San Francisco, and completed his recidency in Orthopaedic Surgery in 1967.

He got a fellowship at the Royal National Orthopaedic Hospital in London, and served in the US-Army, as chief of Orthopaedics in Brüssel and in Würzburg – where he learned already a bit German.

Between 1970 and 1978, he was assistant chief of Orthopaedics at the San Francisco General Hospital, and Faculty Member of the University California, San Francisco. During that time he was awarded a Fogarty Senior International Fellowship, and searched in the AO laboradories of Davos for nearly a year – where he completed nearly his German!

In 1979 he assumed the Chairmanship of the Department of Orthopaedic Surgery at the University of California at Davis, where he currently works as Professor and Head of this Department.

His major interest is trauma and trauma reconstruction! His second interests are mountains and canions – with snow – and with water skies!

In 1986 he presented an excellent paper on forearmfractures at our Annual Meeting in Salzburg.

As he is very interested also in teaching, he is now chairman of the *Written Examination* Committee, of the Board of Orthopaedic Surgery – I wish we could have this quality control also in Austria – and is member of the Board of Directors, of the American *Academy* of Orthopaedic Surgeons. He was President of both, the Orthopaedic *Trauma Association* and the *American Orthopaedic* Association!

The most notable, of his 123 publications is, now the *second edition* of the *four volume* text book: Operative Orthopaedics, which was awarded as «Best New Book in Clinical Medicine» for 1988, by the Association of the American Publishers, and which is today nearly *the,* but certainly one of the most important *text books* in operative orthopaedics in the US, and perhaps all over the world. In a similar way he is one of the most outstanding orthopaedic *Trauma Surgeons* in the US, and perhaps all over the world. Therefore, it is a great pleasure for the Austrian Trauma Association, to give to you, dear Mike, our Corresponding Membership.

Darf ich nun Prof. Joseph Schatzker nach vorne bitten. Joseph Schatzker was borne in Lemberg! If he would had been borne in Lemberg *before* the first world war, he would had become automatically an Austrian citizen – and also his family, they spoke German, and his mother used to say, that her capital is Vienna! – but Joseph Schatzker was born before the second world war, and inspite of that *terrible* war and NAZI-regime, he could come afterwards to Austria, and he went to the Elementary School in Linz for some years.

Then he moved to Toronto for the Secondary School, finished there his Medical Studies in 1960 and six years later his training in Orthopaedic Surgery.

He got several fellowships and spent 1968 some months in St. Gall with Prof. Weber and in Bern with Prof. Müller. Joseph Schatzker is now *Professor of Surgery,* at the University of Toronto, and *Chief of the Division of Orthopaedic Surgery* at the Sunnybrook Hospital in Toronto. He got more than a dozen of academic awards and honors, is active Member of very many associations and was also President of the Orthopaedic *Trauma* Association of North America 1990/92: he is Chairman of the programme Committee of the *Canadien* Orthopaedic Association since 1991, Vice President of the SICOT, Chairman and responsible for the Documentation and Evaluation system in the SICOT and *translated* the German AO Manuals into English! Furthermore he has written some books, the most *important* one, about «The *Rationale* of operative fracture care»! He is internationally *one of the best speakers and teachers* in Orthopaedic Trauma, and has delivered so many excellent papers, one about talus fractures at *our* Annual Meeting in Vienna, two years ago!

A little piece of this important Professor Schatzker is *Austrian,* and he is a real *present* for us, and a great link between Canada, North America and Europe, and so it is a great pleasure for us, to get such an eminent orthopaedic trauma surgeon, as corresponding member of our Austrian Trauma Association. Herzliche Gratulation, lieber Joe!

Meine Damen und Herren, ein Höhepunkt für jeden Arzt ist es wohl – seit Hippokrates' Zeiten – seine Lehrer zu ehren; und nachdem ich *dies* voriges Jahr mit meinem unfallchirurgischen Lehrer Harald Tscherne und meinem orthopädischen Lehrer in Oxford, Robert Duthie, erleben konnte, darf ich nun meinen Schweizer Lehrer Hardy Weber bitten, nach vor und auf die Bühne zu kommen:

Prof. Bernhard Weber wurde in Basel geboren, studierte dort Medizin und wurde Facharzt sowohl für Chirurgie als auch für Orthopädie. Gäbe es in der Schweiz einen Unfallchirurgen, so könnte er sich auch gegen diesen Titel nicht zur Wehr setzen …

Zwischen 1960 und 1967 war er Oberarzt bei Prof. Maurice Müller, war auch sein Vertreter, habilitierte sich und wurde 1967 Honorarprofessor der Universität Bern, und im selben Jahr auch Nachfolger von Maurice Müller, als Chef der Chirurgie des Bewegungsapparates am Kantonspital St. Gallen.

1967 und 1968 durfte ich als Gastarzt jeweils einige Monate – selbstverständlich meine Sommerferien miteingeschlossen – an der St. Gallener Klinik verbringen, dort sehr viel lernen und mit Fragen brieflich, und immer wieder mit Besuchen in Verbindung bleiben! Zum Beispiel auch mit Hardy Weber zu einem AO-Kurs nach Neuseeland fahren und mit seinem Nachfolger, dem *Grazer* Fritz Magerl, nach Australien.

St. Gallen ist aber nicht nur für viele Unfallchirurgen und Orthopäden aus Graz und Österreich, sondern aus der ganzen Welt eines der Zentren und eines *der* Lehrkrankenhäuser für die operative Frakturbehandlung geworden, und jahrzehntelang wurde, und kann die Genialität von Hardy Weber als Orthopäden, Unfallchirurgen und Wissenschaftler, noch immer in St. Gallen und indirekt weltweit bewundert werden!

Denn von seinen über 150 wissenschaftlichen Werken ist vielleicht am bekanntesten sein Buch über die Verletzungen des oberen Sprunggelenkes von 1966, das genauso ein Klassiker geworden ist, wie seine wegweisenden Bücher über die Frakturenbehandlung bei Kindern und Jugendlichen oder über die Pseudarthrosen – und heute wird er uns noch über sein Lieblingsthema, über die Hüftendoprothesen, einen Vortrag halten!

Hardy Weber ist Mitglied und Ehrenmitglied von so vielen Gesellschaften, z. B. von der ältesten, ehemaligen Deutschen Universität in Prag, bis nach Argentinien, aber er will diese Aufzählungen von Ehrungen gar nicht hören, sondern viel lieber etwas über Pulverschnee, Windsurfen oder über die technische Präzision und Schönheit eines Jaguars, oder einer Baumaschine im Australischen Tag-Berg-Bau. Da ich dies aber hier nicht bieten kann, danke ich Dir um so mehr, daß Du zur ersten Grazer Jahrestagung gekommen bist, und darf Dir im Namen unserer Gesellschaft diese Urkunde mit unserer höchsten Auszeichnung, der Ehrenmitgliedschaft, überreichen.

Begrüßung des Präsidenten
beim Empfang der Stadt Graz im Zeughaus

Sehr geehrte Frau Stadträtin Dr. Helga Konrad!

Für diesen außergewöhnlichen, *besonderen* Empfang möchte ich Ihnen im Namen der Unfallchirurgischen Gesellschaft *besonders* danken! Dieses so ursprüngliche älteste Zeughaus der Welt symbolisiert uns auch die *Verbundenheit* zwischen der Kriegschirurgie und der Unfallchirurgie – im Sinne von «verbinden» – stellen doch die Kriegsverletzungen immer wieder eine extreme Herausforderung dar – für die alten ägyptischen Ärzte schon, über die Ärzte im – hier spürbaren – Mittelalter bis zu Lorenz Böhler, der wesentliche Impulse für seine Behandlungstechnik, z. B. bei Oberschenkel- und Gelenk-Schußbrüchen – im Ersten Weltkrieg erfahren hat!

Die finstere, grobe und ursprüngliche mittelalterliche Atmosphäre hier paßt zu der etwas finsteren, groben und ursprünglichen Arbeit der Feld- und Unfallchirurgen, vor der Entwicklung der Analgesie und Asepsis. Wir Wundärzte zählten damals noch, mit den Stein- und Bruchschneidern, den Starstechern, Badern und Barbieren, zu den «unehrlichen» Gewerbetreibenden, aber, 1439 schon, kaufte Niclas Unger, *Wundarzt,* «ehrlich» ein Haus, gleich in der ersten Quergasse vom Zeughaus in Richtung Süden – und einige Jahre später wurde von Kaiser Friedrich III., auch der Grazer Bürger und *Barbier* Yorg, wegen seiner «bewehrt' Kunst der Wundarzney» zum *Kaiserlichen* Wundarzt ernannt! Der Barbier und *Hof*wundarzt Hans Huber wurde sogar geadelt, dann Stadtrichter und schließlich Bürgermeister von Graz! Aber, ob er so gastfreundlich war, wie unser Bürgermeister? Eine Stadträtin hatte er sicherlich noch nicht!

1551 wurden vom Grazer Zeugwart schon über 19000 Einzelstücke im Zeughaus aufgelistet! In den nächsten Jahrzehnten baute Karl II. von Innerösterreich, der auch unsere Universität gründete, und der schließlich für die Verteidigung der Grenzländer Kroatien und Slawonien zuständig war, viele Burgen und

Zeughäuser aus, und so entstand die sogenannte Militärgrenze, an der jetzt noch die Kroaten gegen die Serben kämpfen.

1664 als dieses Zeughaus in fast diesem Zustand fertiggestellt worden war – hatte gerade Montecuccoli bei St. Gotthart die Türken besiegt, und als Erinnerung und Dankbarkeit wurde die Mariensäule errichtet, die sie am südlichen Ende der Herrengasse – vom Zeughaus nach rechts gewendet – sehen können.

1683 wurde Wien wieder von den Türken belagert – auch Graz ward dreimal heimgesuchet worden – aber nie konnte der Schloßberg eingenommen werden – und erst Prinz Eugen hat die Türken «fast» endgültig besiegt, Belgrad erobert, und Nordserbien und Bosnien kamen damals zur Österreichischen Monarchie – vor über 200 Jahren…

Zu dieser Zeit waren in diesem Zeughaus 185000 Objekte, also sechsmal so viel wie heute gelagert!

Unter Maria Theresia sollte unser Zeughaus aufgelöst werden, aber es gelang den Grazern und Steirern, diesen fünfgeschossigen ehemaligen Zweckbau, als Denkmal der Tapferkeit und der steirischen Opferbereitschaft durch so viele Jahrhunderte, unter großen Mühen zu erhalten, es ist heute das größte mittelalterliche, noch erhaltene Zeughaus der Welt.

Das Zeughaus ist heute nicht nur Museum, es legt eine *jahrhundertelange,* unverfälschte *Zeugenschaft* ab über einen der wichtigsten Abschnitte der *steirischen,* der österreich-ungarischen, ja der *südeuropäischen* Geschichte! Möge es bald Frieden zwischen den Serben, Kroaten und in Bosnien geben!

Wir danken Ihnen, sehr geehrte Frau Stadträtin und dem Direktor des Zeughauses, daß wir hier – *über unsere Kongreßthemen hinaus* – sowohl *die Zusammenhänge* zwischen Unfall- und Kriegschirurgie, als auch zwischen Graz und unseren südlichen Nachbarländern hautnah, ja fast unter die Haut gehend, etwas erfühlen und erfahren können.

Begrüßung des Präsidenten beim Empfang des Landeshauptmannes von Steiermark im Planetensaal des Schlosses Eggenberg

Sehr verehrter Herr Landeshauptmann!

Für diesen *festlichen* Empfang, im *festlichsten* Saal der Steiermark, und für Deine freundlichen Worte möchte ich – im Namen der Österreichischen Gesellschaft für Unfallchirurgie – ganz herzlich danken! Die Empfänge hier werden ja immer seltener, sowohl wegen der geforderten Sparsamkeit, als auch wegen der notwendigen Vorsorge, um diese von 160 Kerzen beleuchteten, über 200 Jahre alten Fresken und Bilder noch weitere Jahrhunderte bewundern zu können!

Im Hinblick auf die Musikinstrumente und unsere vier Künstlerinnen sei erwähnt, daß die Eggenberger durch fast 100 Jahre auch ein Schloßtheater führten, das erst 1755 in die jetzige Kirche, auf der anderen Seite des Arkadenhofes, umgebaut worden ist; dieses Theater war neben dem Wiener und Innsbrucker Hof eine bedeutende Pflegestätte frühbarocker Musik.

Für den Bauherrn Hans Ulrich von Eggenberg aber, sollte das ganze Schloß und dieser Planeten-Saal im besonderen, die ewigen himmlischen Gesetze ver*sinnbild*lichen, die Unterordnung der Architektur und Malerei unter ein: naturwissenschaftlich – harmonisches Konzept des Universum!

Sowohl Hans Ulrich von Eggenberg, als auch Johannes Kepler studierten in der Zeit zwischen 1584 und 1594, an der evangelischen Universität in Tübingen, und Hans Ulrich's Vater, Seyfried von Eggenberg überließ sein Haus im Paradeis den steirischen Landständen, für die Errichtung der Evangelischen Stiftsschule. An diese berufen, veröffentlichte Kepler sein 1. kosmologisches Werk, das «Mysterium cosmographicum», das ihn in Europa berühmt machte, mit den beiden ersten Kepler'schen Gesetzen der Planetenbewegung und *widmete* es den steirischen Landständen: In seinem Widmungsbrief vom 15. Mai 1596 schreibt er: «Die Himmelskunde bietet nicht allen Menschen geistige Nahrung, weil die meisten Menschen dumm und feige sind … sondern nur dem hochstrebenden Geist …, wenn er seine Hütte verläßt, die Dörfer, Städte, Landschaften und Reiche, durchstreifend seinen Blick emporwendet, zum großen Reich der ganzen Erde – und der ganzen Schöpfung.»

In der Mitte der Schöpfung steht die Sonne, hier mit Helios am Beginn seiner Tagesreise über den Himmel, umgeben von zwei Dreiecken des Sechssternes der Planeten, die in den sechs rechteckigen Bildern dargestellt sind. Beginnend – vis a vis – rechts mit Mond und links mit Venus, den beiden weiblichen Symbolen, die mit Jupiter zum ersten Dreieck verschmelzen, aus dem Leben entsteht … Das zweite Dreieck des Sechssternes der Planeten verbindet die drei paracelsischen Elemente: Salz bzw. der Saturn als Prinzip des Körpers, Schwefel bzw. der Mars als Prinzip des Brennenden, der Energie, der Seele – und schließlich Quecksilber bzw. der Mercurius als Prinzip des Flüchtigen, der Intelligenz, des Geistes: Aus diesen drei Weltbaustoffen – so meinte Paracelsus – ist alles Irdische zusammengesetzt, Geist-Körper und Seele als Basis für die: «Ganzheitmedizin» – Auch wir Unfallchirurgen sind für den *ganzen* Unfallpatienten, für seine Ganzheit verantwortlich, auch wenn wir einen Neurochirurgen, Herzchirurgen, Visceralchirurgen oder Urologen als Konsiliararzt zuziehen – aber in der Regel bleibt der Unfallchirurg der Vertrauensarzt, bis der Mehrfachverletzte wiederhergestellt ist – und bei den so häufig begleitenden Knochenbrüchen dauert diese Wiederherstellung mehrere Monate – und in der Steiermark dauert vieles überhaupt ein bißchen länger – zumindest bis unfallchirurgische Abteilungen in den Landeskrankenhäusern entstehen …

Johannes Kepler schreibt weiter in seinem Widmungsbrief an die Steirischen Landstände vor fast 400 Jahren: «…ich verkünde ohne Zaudern, es wird noch Menschen geben, die hieraus (aus meiner Schrift) Trost im Alter schöpfen, Menschen nämlich, die ihre öffentliche Tätigkeit in einer Weise ausüben, daß sie hernach frei von Gewissensbissen jene Wonnen (der Harmonie) zu kosten im Stande sein werden …» Damit wollte Kepler auf die Bedeutung seiner astronomischen Beobachtungen hinweisen – wie wir auf die Bedeutung der Medizin und der Unfallchirurgie im Besonderen – für dieses Land: z. B. daß die Universitätsklinik für Unfallchirurgie in Graz, durch Deine Unterstützung und durch die des Herrn Vizekanzler, Dr. Erhard Busek, heuer wirklich errichtet werden konnte – 17 Jahre nach Wien und Innsbruck – und daß die erste Jahrestagung unserer Gesellschaft heuer in Graz, und in diesem feierlichen Rahmen stattfindet, ist wie ein Geburtstagsgeschenk für uns! Nochmals, vielen herzlichen Dank!

Über die Blutversorgung des Hüftgelenkes

F. Anderhuber

Das Hüftgelenk ist von einem mehrschichtigen Muskelmantel umgeben, der von einer Vielzahl von Blutgefäßen versorgt wird. Diese Blutgefäße, welche untereinander anastomosieren, stellen eine Gefäßverbindung zwischen der A. femoralis und der A. iliaca interna dar. Diese Gefäße verzweigen sich aber nicht nur in der Muskulatur, sondern sie sind auch für die Blutversorgung des Hüftgelenkes selbst verantwortlich. Wie in einer laufenden Untersuchung an bisher 35 Hüften gesehen werden kann und wie auch die Literaturangaben zeigen, handelt es sich dabei um folgende Arterien: A. circumflexa femoris lateralis, A. circumflexa femoris medialis, A. obturatoria, A. glutea superior, A. glutea inferior, A. pudenda interna.

Die Blutversorgung des Femurkopfes erfolgt über einen extrakapsulären, nicht immer geschlossenen Arterienkranz aus dem R. ascendens der A. circumflexa femoris lateralis und dem R. ascendens der A. circumflexa femoris medialis. Von diesem Kranz ziehen mehrere Äste subsynovial entlang des Femurhalses, um den Kopf zu erreichen. Bei Kindern soll die Blutversorgung des Femurkopfes über Äste des Lig. capitis femoris bedeutsam sein, beim Erwachsenen hingegen kaum. Im eigenen Untersuchungsgut findet sich nur ein einziges Mal ein Arterienast des R. acetabularis der A. obturateria, der über das Lig. capitis femoris den Femurkopf auch tatsächlich erreicht hat.

Die Versorgung der Pfanne erfolgt vorwiegend aus Ästen der A. iliaca interna, nämlich der A. glutea superior, inferior und auch über die A. pudenda interna. Diese Gefäße, die über ihre Kapseläste mit den Aa. circumflexae in Verbindung stehen, dringen am Rande des Acetabulum in den Knochen ein. Die Fossa acetabuli selbst wird in der Regel vom R. acetabularis versorgt, der meist ein Ast der A. obturatoria und nur selten der A. circumflexa femoris medialis ist. Der R. acetabularis tritt durch die Insicura acetabuli in die Fossa acetabuli vor, teilt sich in einen Ast für das Pulvinar acetabuli und einen Ast zum Lig. capitis femoris. Letzterer Ast ist so variabel wie das Band selbst und dient hauptsächlich der Versorgung des Bandes und zumindest beim Erwachsenen nur äußerst selten zur Versorgung des Femurkopfes.

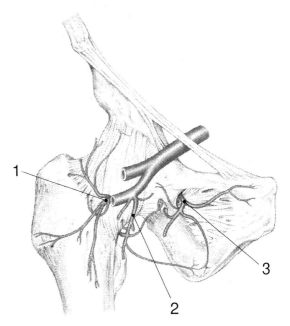

1 A. circumflexa femoris lat.
2 A. circumflexa femoris med.
3 A. obturatoria

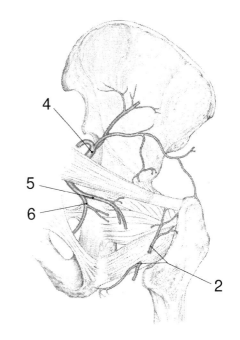

4 A. glutea superior
5 A. glutea inferior
6 A. pudenda interna

Klassifikation, Diagnose und Beurteilungshilfen bei Acetabulumfrakturen

J. Schatzker / W. Seggl

Die Behandlung der Acetabulumfrakturen ist immer wieder von vielen Problemen umgeben. Die Anatomie des Acetabulum ist kompliziert und die Frakturen sind wegen ihrer komplexen Morphologie oft sehr schwer zu behandeln. Zusätzlich sind die Patienten, die solche Brüche erleiden, oft Opfer eines Hochgeschwindigkeitstraumas und haben eine Reihe anderer schwerer Verletzungen. Trotz unserer fortwährenden Bemühungen, die Ergebnisse der Behandlung zu verbessern, sind viele Patienten mit beträchtlichen, dauernden Schäden behaftet.

Acetabulumbrüche sind Frakturen eines der meistbelastetsten Gelenke der unteren Extremität. Sie erfordern daher für ein gutes funktionelles Langzeitergebnis eine atraumatische, anatomische Reposition, eine stabile Fixation und eine frühfunktionelle Nachbehandlung [1].

Eine wissenschaftlich begründete Erklärung für die Behandlung zu entwickeln ist schwer und die Entscheidung des Chirurgen beruht auf einer Vielzahl von Faktoren. Ich persönlich liebe es, die Grundlagen meiner Behandlung dem Charakter der Verletzung anzupassen [1]. Dies ist ein Konzept, welches auf Patienten-, Fraktur- und Behandlungsfaktoren und überdies auf die Kenntnis publizierter Behandlungsergebnisse beruht.

Patienten-Faktoren

Um die Richtlinien der die Patienten betreffenden Faktoren festzulegen, ist es notwendig, eine sorgfältige Anamnese zu erheben. Diese beinhaltet wichtige Daten wie Alter des Patienten, das gleichzeitige Vorhandensein anderer Erkrankungen, den Aktivitätsgrad des Patienten wie sportliche Tätigkeiten, allgemeine körperliche Fitness und berufliche Anforderung und nicht zuletzt was sich der Patient selbst von der Behandlung erwartet. Nach dieser Anamneseerhebung sollte eine sorgfältige Untersuchung des Patienten durchgeführt werden. Diese erlaubt nicht nur dem behandelnden Chirurgen die Beschaffenheit der lokalen Weichteile zu beurteilen, sondern auch, ob andere Verletzungen

z. B. Frakturen in anderen Skelettabschnitten oder Frakturen an derselben Extremität bzw. auch zusätzliche Gefäß-Nervenläsionen vorliegen.

Frakturfaktoren

Um die Bruchform festlegen zu können, muß man sich die Fraktur vorstellen können. Dies geschieht in Form von normalen Röntgenbildern, welche dann noch durch spezielle Aufnahmen, aber auch durch Computertomographie und 3-D-Rekonstruktionen ergänzt werden.

Die radiologische Abklärung beginnt mit einer Beckenübersichtsaufnahme und einer inlet und outlet Aufnahme des Beckens. Dies deshalb, um eine Verletzung am Beckenring ausschließen zu können. Um die aktuelle Frakturcharakteristik des Acetabulums festlegen zu können, werden spezielle Aufnahmen der Hüfte angefertigt. Diese bestehen aus einer a.p.-Aufnahme und zwei Schrägaufnahmen, wie sie von Judet und Letournel beschrieben wurden. Es handelt sich dabei um die sogenannte Ala- und Obturatoraufnahme, die in der Literatur auch als Judet views [2] beschrieben werden. Diese sogenannten «Judet views» sind von besonderer Wichtigkeit, da sie dem behandelnden Chirurgen einen Überblick über den Frakturcharakter gewähren und ein sorgfältiges Studium dieser Bilder eine Menge nützliche Informationen über die Fraktur liefern. Vor der Entwicklung des CT-Scan stellten diese Aufnahmen die Basis für die Behandlung der Acetabulumbrüche dar. Seit der Einführung der Computertomographie ist dies fixer Bestandteil bei der Abklärung einer komplexen intraartikulären Fraktur. Heute kommt es einem Kunstfehler gleich, wenn ein Patient mit einer Acetabulumfraktur operiert wird ohne vorher ein CT gemacht zu haben. Das CT ist äußerst wertvoll, um die Fraktur des vorderen oder hinteren Pfeilers, des Domesegmentes, aber auch eine marginale Impaktion darzustellen und um die Anwesenheit eines zurückverbliebenen intraartikulären Fragmentes auszuschließen. Außerdem gibt das CT die Stellung bzw. Lage des Femurkopfes innerhalb des Acetabulums wieder, und schließlich ist es die beste und genaueste radiologische Darstellung des Sacroiliacalgelenkes. Zusätzlich kann mit Hilfe des CT unter bestimmten Voraussetzungen das Becken und das Acetabulum dreidimensional rekonstruiert und dargestellt werden. Diese dreidimensionalen Rekonstruktionen verschaffen dem Chirurgen aus verschiedenen Blickwinkeln ein ausgezeichnetes räumliches Bild über die Fraktur und über die räumliche Lage der Fragmente. So können die Fraktur und die Frakturfragmente von der Innenseite oder der Außenseite des Beckens gesehen und es kann auch der Femurkopf aus dem Acetabulum herausgeklappt werden, was dem Chirurgen ermöglicht, die Zerstörung bzw. Schädigung der Gelenkfläche zu beurteilen. Diese Informationen erlauben es, den Schweregrad der Fraktur festzustellen, helfen aber auch die operative Versorgung im Hinblick auf den operativen Zugangsweg, der erforderlichen und notwendigen Repositionsmanöver und nicht zuletzt die interne Fixation und Stabilisierung der Fraktur zu planen.

Klassifikation

Um zu verstehen, warum eine Klassifizierung der Frakturen als Entscheidungshilfe notwendig ist, genügt ein Blick in die Literatur.

Die Literatur über Acetabulumbrüche kann sehr verwirrend sein. Die klassische Arbeit von Rowe und Lowell [3] scheint auf den ersten Blick den Eindruck zu erwecken, daß die konservative Therapie die besten Ergebnisse erzielt. Die Arbeit von Judet und Letournel [4], welche nur drei Jahre später veröffentlicht wurde, behauptet, daß nur die anatomische Rekonstruktion zu guten Ergebnissen führen kann. Judet und Letournel bewiesen dies, indem sie zeigten, daß, wenn die anatomische Reposition erreicht wurde, was ihnen bei 74% aller Patienten möglich war, in 90% ein ausgezeichnetes Ergebnis erreicht wurde. Im Gegensatz dazu kam es bei den 26% jener Patienten mit einem unvollkommenen Repositionsergebnis sehr schnell zum Auftreten einer posttraumatischen Osteoarthritis bzw. Arthrose. So gesehen scheinen sich diese zwei Arbeiten zu widersprechen. Wenn man sich jedoch näher mit der Arbeit von Rowe und Lowell beschäftigt, sieht man die Ursache der Verwirrung. Rowe und Lowell teilten ihre Patienten in solche mit «high energy» und solche mit «low energy» Verletzungen ein. Die Patienten mit Hochenergie-Verletzungen zeigten eine ausgeprägte Inkongruenz und Instabilität ihrer Hüfte und beinhalteten 17 hintere Pfeilerfrakturen und 26 Dome-Frakturen. Von dieser Gruppe, die mittels geschlossener Reposition behandelt wurden gibt es keine allzu guten Ergebnisse. Sechs von neun Patienten mit hinterer Pfeilerfraktur und zehn von zehn mit Dome-Frakturen, die konservativ behandelt wurden, heilten mit schlechten Ergebnissen aus. Im Gegensatz dazu stehen die operativ versorgten Patienten. Acht von acht Patienten mit einer hinteren Pfeiler-Fraktur und 13 von 16 Patienten mit einer Dome-Fraktur, die einer operativen Intervention mit Reposition und Stabilisierung unterzogen wurden, ergaben gute Ergebnisse. Die verbliebenen 50 Patienten in ihrer Serie waren solche mit «low energy»-Verletzungen. Sie stellten nichtdislozierte Frakturen oder Frakturen mit geringer Verschiebung des vorderen Pfeilers dar, bei denen die Kongruenz zwischen Femurkopf und Acetabulum erhalten blieb. Sie wurden konservativ behandelt und heilten mit einem guten Ergebnis aus. Die Verwirrung rührt daher, daß willkürlich Ergebnisse durch falsche Unterscheidung zwischen zwei Gruppen von Patienten wie eine Gruppe mit dislozierten Frakturen bei «high energy»-Traumen und solche mit nicht dislozierten Brüchen oder minimal dislozierten Brüchen auf Grund von «low energy»-Traumen verglichen wurden. Die Bedeutung einer sorgfältigen Reposition ist jedoch immer wieder aus der Literatur ersichtlich (Larson [5], Carnesdale [6], Pennal [7], Senegas [8] usw.). In jedem Fall hat der Leser die Arbeit sorgfältig zu studieren, damit er in der Lage ist zu beurteilen, welche Frakturtypen der Autor abhandelt bzw. beschreibt. Dies ist deshalb wichtig, da es eine Vielzahl von Frakturklassifikationen und Bewertungsschemata gibt, die nur zur Verwirrung beitragen. Weiter benützen all diese Klassifikationen und Dokumentationen verschiedene Terminologien und Richtlinien, welche einen Vergleich der Daten erschweren wenn nicht unmöglich machen. Es ist daher klar, daß ohne eine gemeinsame Sprache mit klar definierter Terminologie es nicht nur nicht möglich ist, die verschiedenen Frakturtypen genau zu beschreiben, sondern es auch nicht möglich ist, die Behandlungsergebnisse zu vergleichen.

Die Aufforderung, ein einheitliches Frakursystem zu entwickeln, welches auf das gesamte Skelett angewandt werden kann, wurde in den frühen siebziger Jahren von Prof. M. E. Müller und der AO wahrgenommen und gipfelte 1987 in der Publikation der AO-Frakturklassifikation [10], welche in Französisch verfaßt wurde. Diese Arbeit wurde in der Folge unter Zusammenarbeit mit Dr. Joseph Schatzker übersetzt und verbessert und 1990 als umfassende Klassifikation langer Röhrenknochen [9] publiziert. Diese Publikation etablierte die Prinzipien und Methoden für eine umfassende Frakturklassifikation aller Knochen am Skelett. Die Bedeutung dieser Arbeit bzw. dieses Beitrages ist von vielen Gruppen wie der S.I.C.O.T., der Orthopaedic Trauma Association, der Deutschen Gesellschaft für Unfallchirurgie und der AO-Foundation, um nur einige zu nennen, anerkannt worden. Diese Organisationen haben diese allumfassende Frakturklassifikation als ihre offizielle Klassifikation akzeptiert. Seit diesem Zeitpunkt fordert auch das British Journal of Bone and Joint Surgery aber auch das Journal of Orthopaedic Trauma ihre Autoren auf, dieses Klassifikationssystem in ihren Publikationen zu berücksichtigen.

Das S.I.C.O.T. Komitee für Documentation und Entwicklung bildete eine Arbeitsgruppe unter der Führung von Dr. David Helfet und Serge Nazarian, und beauftragte diese mit der Erstellung einer Klassifikation für Becken und Acetabulumbrüche, welche auf den Prinzipien und Methoden der allumfassenden Frakturklassifikation beruht. Dr. Helfet und Dr. Nazarian, die selbst auf das veröffentlichte Gedankengut von Letournel und Tile aufbauten, konnten in Zusammenarbeit mit der AO Foundation Becken-Gruppe, des Codierungs- und Klassifikationskommitee der Orthopaedic Trauma Association und den erfahrensten und bedeutensten Becken- und Acetabulumchirurgen in Europa und Nordamerika eine Übereinstimmung erzielen und eine Klassifikation der Becken und Acetabulumfrakturen entwickeln, deren Publizierung in den International Orthopaedics erwartet wird. Ich bin Dr. Helfet und Nazarian für ihre Erlaubnis, ihre Klassifikation der Acetabulumbrüche hier wiedergeben zu dürfen, zu Dank verpflichtet.

Da diese Klassifikation auf den Prinzipien der allumfassenden Frakturklassifikation langer Röhrenknochen aufbaut, gibt es drei Frakturtypen, nämlich A, B, C. Jede dieser Frakturtypen ist in drei Gruppen unterteilt, die wiederum in drei Subgruppen unterteilt werden. Wo immer es notwendig ist, kann die Fraktur durch weitere geeignete Charaktereigenschaften beschrieben werden. Die Diagnose der Fraktur ist entsprechend ihrer anatomischen Lokalisation verbunden mit ihren morphologischen Eigenschaften in Typen, Gruppen und Untergruppen gegliedert. Um die Computererfassung der Daten zu ermöglichen, wird die Diagnose in einem alphanumerischen Code-System erstellt. Zwei Zahlen werden gebraucht, um die Lokalisation der Fraktur auszudrücken. Die erste Nummer bezeichnet dabei den Knochen. In diesem Fall (für das Becken) ist das die Nummer 6. Die zweite Nummer bezeichnet das entsprechende Segment, das Acetabulum. Das Acetabulum erhält die Nummer 2. Deshalb ergibt sich daraus die Codierungsnummer 62 für das Acetabulum. Die drei Frakturtypen werden durch die Buchstaben A, B und C ausgedrückt. A und B stehen für teilweise intraartikuläre Frakturen, wo nur ein Teil des Gelenkes betroffen ist, und C steht für komplexe artikuläre Faktur, bei der die Fraktur die Beziehung zum Rest des Knochens verloren hat. Nun folgen zwei Zahlen, wobei die erste Zahl in Zusammenhang mit den Buchstaben die Gruppe und die zweite Zahl räumlich etwas getrennt die Untergruppe der Fraktur definiert.

Anatomie

Das Acetabulum ist der Gelenkanteil des Beckens, welche mit dem Femurkopf artikuliert und somit das Hüftgelenk bildet. Es kann mit den offenen Armen eines auf den Kopf gestellten Y verglichen werden. Die beiden Schenkel des Y werden von den zwei Pfeilern, nämlich dem vorderen und hinteren Pfeiler gebildet. Der vordere Pfeiler ist die iliopubische Komponente, die sich vom Mittelpunkt der crista iliaca zur Symphyse erstreckt. Er beinhaltet den vorderen Rand und den Vorderen Anteil des Pfannendaches. Der hintere Pfeiler ist die ilioischiale Komponente, welche sich von der Höhe der Incisura ischiadica major zum Sitzbein erstreckt. Der hintere Pfeiler beinhaltet den hinteren Acetabulumrand und den hinteren Pfannendachanteil. Die gesamte artikulierende Fläche des Acetabulum wird in einen vorderen, hinteren Pfannenrand und ein Pfannendach, auch Dome oder oberer Pfannenrand genannt, unterteilt.

Frakturtypen

Typ A: Bei diesem Typ handelt es sich um eine Fraktur, wobei nur ein Pfeiler oder Pfannenrand des Acetabulums betroffen ist, entweder der vordere oder hintere Pfeiler. Der zweite Pfeiler ist immer intakt.

Typ B: Das ist eine partielle artikuläre Fraktur, welche beide Pfeiler betrifft. Die Hauptfraktur verläuft quer. Von der Definition her ist immer ein Teil des Acetabulumdaches intakt und fest mit dem intakten Os ilium verbunden. Dieser Frakturtyp repräsentiert die reine Querfraktur, die T-förmigen Brüche und die vordere Pfeilerfraktur verbunden mit hinterem «hemitransversalem Bruch».

Typ C: Dieser Typ stellt eine komplette Gelenkfraktur dar und betrifft beide Pfeiler, jedoch ist er so definiert, daß kein Teil der Acetabulumgelenkfläche in kontinuierlicher Verbindung zum intakten Osilium verbleibt. Man spricht vom sogenannten «floating acetabulum». Die Frakturlinien können hoch oder tief gelegen sein, und auch das Sakroiliakalgelenk betreffen.

Frakturgruppen und Untergruppen

62-A1, A2, and A3 (Abb. 1)

62-A1 Fraktur des hinteren Pfannenrandes
62-A2 Fraktur des hinteren Pfeilers
62-A3 Fraktur des vorderen Pfeilers

62-B1, B2 and B3 (Abb. 2)

62-B1 Querfraktur durch das Acetabulum unter Mitbeteiligung beider Pfeiler
62-B2 T-förmige Fraktur die beide Pfeiler erfaßt. Die Hauptfraktur ist eine Querfraktur mit einer zusätzlich vertikal verlaufenden Frakturkomponente.
62-B3 Dieser Frakturtyp erfaßt beide Pfeiler, jedoch unterscheidet sich das Frakturmuster des vorderen Pfeilers durch die Untergruppen, während der hintere Anteil des Acetabulums konstant eine hemitransversale Bruchform zeigt.

62-C1, C2 and C3 (Abb. 3)

62-C1 Komplette Gelenkfraktur, welche beide Pfeiler erfaßt. Die Hauptfrakturlinie zeigt einen hohen Verlauf bis zur christa iliaca. Das Acetabulum hat den Kontakt zum intakten Anteil des Os ilium verloren.
62-C2 Komplette Gelenkfraktur, welche beide Pfeiler erfaßt. Die Hauptfrakturlinie zeigt eine niedere, distale Verlaufsform bis in die vordere Begrenzung des Os ilium. Das Acetabulum hat den Kontakt zum intakten Anteil des Os ilium verloren.
62-C3 Komplette Gelenkfraktur, welche beide Pfeiler erfaßt. Das Acetabulum hat keine Verbindung zum intakten Anteil des Os ilium. Zusätzlich zeigt sich bei diesem Typ eine Fraktur mit Ausdehnung bis in das sakroiliakale Gelenk.

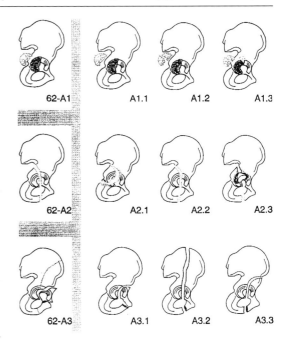

Abbildung 1: Typ A – Beteiligung von nur einem Pfeiler des Acetabulums, während der zweite Pfeiler intakt ist.

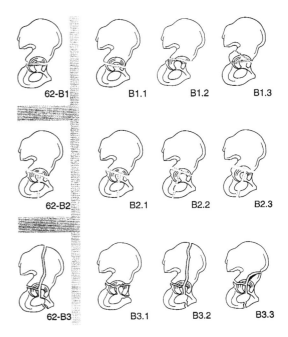

Abbildung 2: Typ B – Charakterisiert durch eine querverlaufende Frakturkomponente; mindestens ein Teil des Pfannendaches ist intakt und verbleibt in Verbindung zum Os ilium.

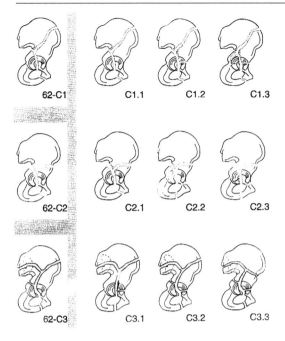

Abbildung 3: Typ C – Fraktur beider Pfeiler; alle Gelenk-flächenfragmente sind vom Os ilium getrennt.

Untergruppen

Die Untergruppen stellen Frakturvariationen der entsprechenden Gruppe dar. Z. B.:

62-A1 Fraktur des hinteren Pfannenrandes:

   1 Frakturdislokation – ein Fragment
     1) nach hinten
     2) nach oben
     3) nach unten
   2 Frakturdislokation – mehrere Fragmente
     1) nach hinten
     2) nach oben
     3) nach unten
   3 Frakturdislokation mit marginaler Impaktion
     1) nach hinten
     2) nach oben
     3) nach unten

Als weiteres Beispiel sei noch die Fraktur 62-C1 angeführt.

62-C1 Komplette Gelenkfraktur, beide Pfeiler betroffen, hohe Verlaufsform.

   1 jeder Pfeiler einfach frakturiert
   2 hinterer Pfeiler einfach frakturiert, vorderer Pfeiler zeigt einen Mehrfragmentbruch
   3 vorderer Pfeiler einfach frakturiert, hinterer Pfeiler und Pfannenrand zeigen verschiedene Frakturmuster:
     1 Hinterer Pfannenrand einfach frakturiert
     2 Hinterer Pfannenrand – Mehrfragmentbruch ohne Impaktion
     3 Hinterer Pfannenrand – Mehrfragmentbruch mit Impaktion.

Um eine weitere prognostische Aussage der Verletzung zu machen, können zusätzliche Informationen noch im Bezug auf die Gelenkoberfläche gegeben werden. Diese zusätzlichen Eigenheiten sollten mit griechischen Buchstaben codiert werden.

Alpha   1) Femurkopfsubluxation nach vorne
         2) Femurkopfsubluxation nach medial
         3) Femurkopfsubluxation nach hinten
Beta   1) Femurkopfluxation nach vorne
         2) Femurkopfluxation nach medial
         3) Femurkopfluxation nach hinten
Gamma 1) Acetabulumgelenkfläche – Knorpelläsion
         2) Acetabulumgelenkfläche – Impaktionen
Delta   1) Femurkopf-Knorpelläsion
         2) Femurkopf-Impaktion
         3) Femurkopf-Osteochondrale Fraktur
Epsilon 1) Intraartikuläres Fragment welches eine chirurgische Entfernung erfordert
Phi   1) Fraktur ohne Verschiebung der Acetabulumgelenkfläche

Durch diese sorgfältige und genaue Klassifikation und durch eine genaue Dokumentation der behandelten Frakturen ist es dem Chirurgen möglich, eine Datenbank zu erstellen, die ihm eine hochqualitative Selbstkontrolle ermöglicht, aber auch erlaubt, seine Ergebnisse zu analysieren. Die Benützung einer gemeinsamen Terminologie, einer gemeinsamen Klassifikation und gemeinsamen Richtlinien erlaubt aber auch, veröffentlichte Ergebnisse zu vergleichen und sie gegenüberzustellen, ohne daß Verwirrung gestiftet wird. Ein Chirurg, der die Literatur studiert, um mit den veröffentlichten Behandlungsergebnissen dieser schweren Frakturen vertraut zu werden, und sich sorgfältig mit den Einzelheiten der Patienten und Frakturfaktoren auseinandersetzt, wird weniger Schwierigkeiten beim Planen einer richtigen Behandlung seiner Patienten mit Acetabulumfrakturen haben. Diese sorgfältige Arbeit wird nicht nur dem Wohle unserer Patienten dienen, sondern auch uns zu einem besseren Verständnis in der Beurteilung dieser schweren Verletzungen führen.

Literatur

1 Schatzker J, Tile M: The Rationale of Operative Fracture Care. Springer, Berlin–Heidelberg (1987)
2 Letournel E, Judet R: Fractures of the Acetabulum. Springer, Berlin–Heidelberg (1981)
3 Rowe CR, Lowell JD: Prognosis of Fractures of the Acetabulum. JBJSn 43A: 30–59 (1961)
4 Judet R, Judet J, Letournel E: Fractures of the Acetabulum: Classification and Surgical Approaches for Open Reduction. JBJS 46A: 1615–1647 (1964)
5 Larson CB: Fracture Dislocations of the Hip. Clin. Orthop. Relat. Res 92: 147–154 (1973)
6 Carnesale PG, Stewart MJ, Barnes SN: Acetabular Disruptions and Central Fracturedislocations of the hip. JBJS 57A: 1054–1059, (1975)
7 Pennal GF, Davidson J, Garside H: Results of Treatment pf Acetabular Fractures. Clin. Orthop. Relat. Res. 151.115–123 (1980)
8 Senegas J, Liourzou G, Yates M: Complex Acetabular Fractures, a Transtrochanteric Lateral Surgical Approach. Clin. Orthop. Relat. Res. 151: 107–114 (1980)
9 Müller ME, Nazarian S, Koch P, Schatzker J: The Comprehensive Classifikation of Fractures of the Long Bones. Springer, Berlin–Heidelberg–New York (1990)

Das 3-D-Rekonstruktions-verfahren als Indikationshilfe zur Behandlung von Hüftpfannenbrüchen

G. Skrbensky / St. König

Acetabulumfrakturen stellen komplexe Gelenkverletzungen dar. Das am meisten beanspruchte Gelenk des menschlichen Körpers führt nicht nur den Oberschenkelkopf, sondern ist auch in die Statik des Beckenringes eingebunden. Die räumliche Konfiguration der Hüftpfanne, bestehend aus dem Os ilium, pubis und ischii machen es unmöglich, bei Frakturen eine fundierte Radiodiagnostik mit konventionellen Röntgenaufnahmen in den Standardprojektionen sowie Ala und Obturator Einstellungen zu erreichen.

Durch die Einführung der Computertomographie wurde eine exakte Fragmentzuordnung möglich. In der Beurteilung intraartikulärer Fragmente stellt sie die erste Wahl dar. Durch das Extrapolieren der Daten aus der Computertomographie entsteht die dreidimensionale Darstellung; erst die Animation ermöglicht es, das gesamte Acetabulum zu überblicken. Durch Extinktion des Oberschenkelkopfes gewinnt man Einsicht auf die Gelenkpfanne.

Standen bisher nur Oberflächenfräsverfahren zur Verfügung, so bietet die Stereolithographie die Möglichkeit, das Hüftgelenkmodell dreidimensional aufzubauen.

Material

An der Universitätsklinik für Unfallchirurgie wurden von Januar 1990 bis Januar 1993 51 Patienten, 22 Frauen und 29 Männer, mit Acetabulumfrakturen behandelt. Das Durchschnittsalter betrug 40 (39,9) Jahre. In unserem Krankengut finden sich keine beidseitigen Hüftpfannenbrüche. In etwa einem Drittel der Fälle (15) wurden 3-D-Visualisierungen hergestellt.

Routinemäßig wurden konventionelle Röntgenbilder im anteroposterioren und axialen Strahlengang, sowie Ala- und Obturatoraufnahmen angefertigt, und ergänzend eine CT-Untersuchung durchgeführt. In etwa einem Drittel der Fälle (15 Patienten) wurden die Computerdaten zur 3-D-Visualisierung weiterverarbeitet.

In 11 Fällen wurde die offene Reposition und Verplattung durchgeführt, vier Patienten wurden konservativ behandelt. Bei Fissuren und Pfannenrandbrüchen, die stabile Verhältnisse zeigten, wurden die Patienten lediglich in Schaumstoffschienen gelagert. Frakturen, die nicht durch die Tragzone liefen und sich keine intraartikulären Fragmente nachweisen ließen, wurden unter Berücksichtigung des biologischen Alters mit suprakondylärer Extension (1/10KG) und Seitenzug (1/20)KG für 12 Wochen behandelt.

Methode

Es wurden Computertomographien in 2-mm-Schichten des Beckens mit einem Siemens Somatom Hi Q hergestellt und die gewonnenen Daten in einer Endoplan-Workstation extrapoliert und dreidimensional dargestellt, um das Becken im Raum drehen zu können. In ausgewählten Fällen wurden die Daten in einen Ciba-Geigy Stereolithographen (SLA-250) überspielt. Hier wurde mittels Laser der Beckenkörper durch Aushärten eines Flüssigharzes (Sibatool SL XB 5134-1) aufgebaut. An diesem Modell kann die Operation bis ins Detail geplant und die Implantatwahl getroffen werden.

Ergebnisse

Durch die dreidimensionale Darstellung kann die räumliche Konfiguration und damit die Typisierung der Fraktur (nach AO Klassifikation) wesentlich erleichtert werden. Besonders die Extinktion des Caput femoris bei der Konturierung erlaubt einen freien Blick auf das Acetabulum. Die Wahl des Zuganges wird an Hand der dreidimensionalen Rekonstruktion festgelegt.

Bei 15 Patienten wurde die präoperative Planung durch die dreidimensionale Rekonstruktion unterstützt. In 11 Fällen wurde die Indikation zur Operation gestellt. Die verbleibenden vier Patienten wurden konservativ behandelt. Bei vier Patienten wurde ein hinterer Zugang gewählt, bei weiteren vier Patienten wurde ilioinguinal eingegangen. Der iliofemorale Zugang kam zweimal zur Anwendung, der laterale einmal. In keinem der Fälle mußte der präoperativ geplante Zugang modifiziert oder erweitert werden.

Diskussion

Dislozierte Frakturen der Hüftgelenkpfanne führen häufig zu invalidisierender posttraumatischer Arthrose, sofern das Gelenk nicht exakt reponiert und fixiert wird. Wesentlich sind: Korrekte präoperative Beurteilung der Frakturform, Wahl des geeigneten Zugangs, Beherrschung der chirurgischen Exposition, Wiederherstellung der Anatomie. Reicht die Computertomographie nicht aus, um eine eindeutige Frakturklassifizierung vorzunehmen, wird die dreidimensionale Rekonstruktion in der präoperativen Planung angewandt. Erst durch Videoanimation und Stereolithographie wird die räumliche Dimension der Verletzung evident, wenngleich unverschobene Brüche schlecht konturiert werden können und solitäre, intraartikuläre Fragmente eine Domäne der Computertomographie bleiben. Die Konturierung muß vom Erfahrenen durchgeführt werden, da die Möglichkeit besteht, durch falsche Interpretation von Linien gleicher Houndsfielddichte virtuelle Frakturlinien zu erzeugen und keine verwertbare räumliche Abbildung zu erreichen.

Literatur

Rafert J, Bruce W: Showing Acetabular Trauma with more Clarity, less Pain. Radiol. Technology, 63, 92–97 (1991)

Scharf W, Hertz H, Weinstabl R, Kwasny O, König St: Ergebnisse der operativen Therapie von Acetabulumfrakturen. Acta chirurgica Austriaca 3, 202 (1988)

Skrbensky G, König St: Presurgical Planning of Acetabular Fractures by 3-D-Visualization. Trauma, Berlin Abstract Band Juni 1992

Vecsei V: Zur operativen Versorgung der Hüftverrenkungsbrüche. Arch. orthop. Unfallchir. 82, (107), 1975

White MSI: Three-dimensional computed tomography in the assessment of fractures of the acetabulum, Injury, 22,13–19 (1991)

Müller et al: Manual der Osteosynthese 3. Aufl.

Standardzugänge bei Acetabulumfrakturen

F. Genelin / M. Lindner / M. Bergmann /
M. Brandstetter

Bei der Behandlung von Acetabulumfrakturen wird entsprechend der Klassifizierung nach Letournel ein dorsaler oder ventraler Standardzugang gewählt.

Dorsaler Zugang nach Kocher-Langenbeck

Es ist eine Kombination des dorsalen Zuganges von Langenbeck, erstmals 1874 beschrieben und des dorsalen Zuganges von Kocher, 1907 beschrieben. Die Kombination beider Zugänge wurde 1958 von Judet und Lagrange modifiziert und entspricht dem heutigen dorsalen Standardzugang zum Acetabulum [1, 2].

Eine Indikation für den dorsalen Zugang sehen wir bei hinteren Pfannenrandfrakturen, hinteren Pfeilerfrakturen, queren Frakturen und T-Brüchen, sowie doppelten Pfeilerbrüchen, deren Hauptdislokation nach dorsal besteht. Der Patient liegt in Bauchlage. Über einen suprakondylären Steinmannagel wird eine Extension in Längsrichtung durchgeführt. Dabei ist es wesentlich, daß das Kniegelenk etwa 45–60° gebeugt ist, um keinen zu starken Zug auf den Nervus ischiadicus auszuüben.

Die Hautinzision verläuft bogenförmig über den oberen Rand des Trochanter major, der proximale Schenkel in Richtung Spina iliaca posterior superior. Um eine Läsion des Nervus und der Vasa glutei superiora zu verhindern, sollte die Inzision erst 6–8 cm distal der Spina beginnen.

Nach distal reicht die Inzision bis etwa 15–20 cm unterhalb des Trochanter major an der Außenseite des Oberschenkels. Die Fascia lata wird inzidiert und der Musculus gluteus maximus nach Inzision der Faszie stumpf in Faserrichtung gespalten bis die ersten Nervenfasern, die den oberen Anteil des Musculus gluteus maximus innervieren, in der Inzision sichtbar werden.

Falls eine Manipulation an der Crista iliaca notwendig ist, kann dort eine Zusatzinzision durchgeführt werden. Nun wird die subgluteale Bursa eröffnet und man gelangt auf die darunterliegende Muskelschicht. Wenn man auf dieser Muskelschicht nach medial präpariert, kommt man an den lateralen Rand des Nervus ischiadicus, der vor allem bei einer Lähmung exploriert werden muß. Um keine Schädigung zu provozieren, sollte er aber nicht angeschlungen werden. Nun inzidieren wir den femoralen Ansatz des Musculus gluteus maximus, dadurch wird ein möglicher Hakendruck auf den Nervus ischiadicus minimiert. Falls die Außenrotatoren nicht durch das Trauma zerrissen sind, werden der Musculus piriformis, der Musculus obturatorius internus und die Musculi gemelli in ihrem sehnigen Anteil ansatznahe am Trochanter major angeschlungen, durchtrennt und nach zentral weggehalten. Dadurch wird der Nervus ischiadicus durch ein Muskelbett geschützt und verläuft erst in der Incisura ischiadica major direkt am Knochen.

Die Incisura ischiadica major wird vorsichtig dargestellt und ein breiter Hohmannhebel in die Inzisur eingesetzt; dabei sollte der Hohmannhebel parallel zum Nervus ischiadicus liegen und besonderes Augenmerk darauf gelegt werden, daß die vorher angeschlungenen Außenrotatoren den Nerv in seinem gesamten Verlauf auch wirklich schützen.

Mit dem Raspatorium läßt sich nun die Kapsel und der hintere Pfannenrand, sowie der hintere Pfeiler darstellen. Falls das Tuber ossis ischii dargestellt werden muß, ist es besser, den Musculus quadratus femoris teilweise vom Knochen abzuschieben, als ihn zu durchtrennen und eine unnötige Verletzung der Äste der A. circumflexa femoris medialis zu provozieren.

Während der Freilegung am Knochen kann es zur stärkeren Blutung aus einer Vena emissaria kommen, die mit Knochenwachs versiegelt werden muß.

Die Gefahren des Zuganges sind:

1. Eine Schädigung des Nervus ischiadicus und
2. Eine Läsion des Nervus und der Vasa gluteii superiores und inferiores, die auftreten kann, wenn die Präparation zu weit zur Stammitte erfolgt.

Bei Wundverschluß nach erfolgter Osteosynthese ist es wichtig, das Muskelbett zwischen Knochen bzw. zwischen Platte und Nervus ischiadicus wieder vollständig herzustellen, d. h. die vorher angeschlungenen Sehnen wieder sorgfältig zu reinserieren.

Der vordere Standardzugang ist der ileo-inguinale Zugang nach Letournel

Dieser wurde 1965 erstmals beschrieben [2]. Er ist indiziert bei der Osteosynthese von vorderen Pfannenrand- und vorderen Pfeilerbrüchen, bei vorderen Pfeilerbrüchen kombiniert mit hemitransveralen hinteren Brüchen, sowie bei Querbrüchen und doppelten Pfeilerbrüchen, bei denen die Hauptdislokation nach vorne besteht.

Der Patient liegt in Rückenlage auf einem Extensionstisch. Neben der Längsextension ist häufig ein Seitenzug zur leichteren Reposition am Oberschenkelkopf notwendig. Die Hauptinzision beginnt im hinteren Drittel der Crista iliaca, immer hinter der höchsten Stelle der Crista und führt an dieser entlang bis zur Spina iliaca anterior superior. Von dort zieht die Inzision leicht geschwungen gegen die Mittellinie hin und endet 2 QF oberhalb der Symphyse. Wenn nötig, kann die Inzision auch über die Symphyse hinweg bis zur Gegenseite verlängert werden.

Als erster Schritt wird nun die Beckenschaufel bzw. eine etwaige Fraktur der Beckenschaufel freigelegt. Dabei ist es wichtig, in Fortsetzung der Hautinzision direkt auf den Beckenknochen einzugehen und die Muskulatur an der Innenseite der Beckenschaufel mit dem Raspatorium bis zur Linea terminalis abzuschieben. Nach oben gelangt man auf diese Weise bis zum Sakroiliakalgelenk. Etwaige Blutungen aus einem Foramen nutricium können mit Knochenwachs gestillt werden.

Als nächster Operationsschritt wird nun die Aponeurose des Musculus obliquus externus abdominis von der Spina iliaca anterior superior bis zur Medianlinie hin inzidiert, dabei ist darauf zu achten, etwas oberhalb des Leistenkanals zu bleiben. Der Nervus cutaneus femoris lateralis, der meist knapp unterhalb der Spina die Inzision kreuzt, wird freipräpariert, nach proximal und distal vom umgebenden Gewebe gelöst und angeschlungen, um eine spätere Verletzung möglichst zu verhindern.

Medial wird nun der Funiculus spermaticus unterfahren und ebenfalls angeschlungen. Das Ligamentum teres uteri kann zwischen zwei Klemmen durchtrennt und ligiert werden. Der distale Rand der vorher inzidierten Externusaponeurose wird jetzt angehoben und der Musculus obliquus externus abdominis bis hin zu seiner Einstrahlung in das Leistenband präpariert. Dabei ist es besonders wichtig für die spätere anatomische Rekonstruktion, die sehnige Einstrahlung des Musculus obliquus externus in das Leistenband genau darzustellen. Diese sehnige Einstrahlung wird nun an der Grenze zum Leistenband inzidiert, wobei ein kleiner sehniger Anteil unbedingt am Muskel belassen werden sollte. Dabei ist es zweckmäßig, nur eine kurze Inzision zwischen Spina iliaca anterior superior und den Femoralgefäßen anzulegen, die dann nach außen und innen entsprechend verlängert werden kann.

Wenn man genau an dieser Stelle inzidiert, wird auch gleichzeitig die Loge des Musculus iliopsoas eröffnet, dessen Faszie in diesem Bereich mit dem Leistenband adhärent ist. Medial erkennt man auf dem Musculus psoas den Nervus femoralis, der nicht gesondert dargestellt werden muß.

Nun wird die Fascia transversalis über den Femoralgefäßen vorsichtig inzidiert und anschließend auch die Hinterwand des Inguinalkanales. Als nächster wichtiger Schritt wird der Arcus iliopectineus, der die Lacuna vasorum von der Lacuna musculorum trennt, freipräpariert und direkt am Knochen durchtrennt. Dabei ist besonders darauf zu achten, die Femoralgefäße nicht unnötig zu skelettieren, da dadurch der Lymphabfluß aus der unteren Extremität beeinträchtigt würde. Der Musculus iliopsoas mit dem Nervus femoralis wird jetzt vom Knochen abgeschoben und angeschlungen. Anschließend werden ebenfalls die Femoralgefäße unterfahren und angeschlungen. Falls eine sogenannte Corona mortis, d.h. eine Anastomose zwischen der A. obturatoria und der A. epigastrica inferior, die über den Schambeinast zieht, vorhanden ist, muß diese vorher zwischen zwei Klemmen durchtrennt und ligiert werden.

Nun sind alle wichtigen Strukturen freipräpariert und angeschlungen und wenn man diese gegeneinander verschiebt, hat man Zugang zum gesamten vorderen Pfeiler vom Sakroiliakalgelenk bis zur Symphyse und digital auch noch zu Teilen des hinteren Pfeilers.

Die Gefahren dieses Zuganges sind:

1. Eine Laesion des N. cutaneus femoris lateralis
2. Eine etwaige Verletzung der Femoralgefäße oder auch deren Thrombose, wenn diese während der Operation zu lange komprimiert bzw. zu heftig an ihnen gezogen wird
3. Eine Blutung aus den Gefäßen der Corona mortis
4. Die Gefahr einer Lymphabflußstörung aus der unteren Extremität bei zu großer Skelettierung der Femoralgefäße.

Nach erfolgreicher Osteosynthese erfolgt der Wundverschluß schichtweise anatomisch mit exakter Wiederherstellung des Leistenkanals.

Gestatten Sie mir, nochmals auf drei essentielle Punkte bei der Präparation des ileo-inguinalen Zuganges hinzuweisen:

1. Die Inzision muß unbedingt über der höchsten Stelle der Crista iliaca hinweggeführt werden
2. Auf die Inzision der sehnigen Einstrahlung des Musculus obliquus abdominis externus in das Leistenband, da sonst eine anatomische Rekonstruktion sehr schwierig ist.

Sollte diese Einstrahlung zu schmal sein, ist es besser, die Inzision in den oberen Teil des Leistenbandes zu legen, um so einen genügend starken sehnigen Anteil am Muskel belassen zu können. Bei zu hoher Inzision kommt man auch nicht direkt in die Loge des Musculus iliopsoas.

3. Auf die exakte Präparation des Ligamentum ileo pectineum.

Mit diesen beiden Standardzugängen findet man im allgemeinen das Auslangen. Auf den bei sehr komplexen Frakturen verwendeten, erweiterten ileo-femoralen Zugang wird in einem gesonderten Referat noch eingegangen werden.

Literatur

1 Judet R, Lagrange J: La voie postèro-externe de Gibson. Presse Med 66 (3): 263–264 (1958)
2 Letournel E, Judet R: Fractures of the Acetabulum. 2. Edition. Springer, Berlin–Heidelberg–New York (1992)

Der ilioinguinale Zugang nach Letournel – seine Abgrenzung zum iliofemoralen Zugang

H. Resch/C. Konzet/H. Maurer/K. Golser

Der vordere Zugang zum Becken für die Versorgung von Acetabulumfrakturen gewinnt in den letzten Jahren zunehmend an Bedeutung. Selbst einfache hintere Pfeilerfrakturen werden mehr und mehr von ventral versorgt. Durch die Tatsache, daß ventral eine geringere Muskelmasse vorliegt, ist auch das postoperative Auftreten von periartikulären Verkalkungen geringer. Während durch den ilioinguinalen Zugang der gesamte vordere Pfeiler operativ angegangen werden kann, läßt der iliofemorale Zugang (Smith-Petersen) nur eine begrenzte Darstellung des vorderen Pfeilers im kranialen Bereich zu. Der letztgenannte Zugang ist allerdings technisch einfacher und auch weniger gefährlich. Es ist somit wichtig die Reichweite, die mit den verschiedenen Zugängen gegeben ist, zu kennen.

Ilioinguinaler Zugang

Die Hautinzision beginnt in der Mitte der Crista iliaca und wird über die Spina iliaca anterior superior hinweg und entlang des Leistenbandes nach medial geführt, wo sie an der Schamhaarobergrenze ausläuft. Die darunterliegende Faszie des Musculus obliquus externus wird dargestellt und eingeschnitten, wobei medialseitig etwa 1,5 cm oberhalb des äußeren Leistenringes verblieben wird. Der distale Teil der Faszie wird nach kaudal abpräpariert, bis das Leistenband zutage tritt. Im Bereich der Spina iliaca anterior superior verläuft unter der Faszie der Nervus cutanaeus femoralis lateralis zum Oberschenkel. Dieser Hautnerv unterliegt in seinem Verlauf einer starken Variation, sollte aber unbedingt aufgesucht werden. Nach seiner Darstellung sollte er einige Zentimeter nach kranial und kaudal freipräpariert werden, wodurch er verschieblicher gegenüber seiner Umgebung wird. Dadurch wird er weniger leicht überdehnt. Oberhalb der Spina wird das Periost über der Crista iliaca scharf bis zum Knochen eingeschnitten und mit dem Raspatorium nach medial abgelöst. Die Fossa iliaca wird bis zum Iliosakralgelenk freipräpariert. Das Leistenband wird, ausgehend von der Spina iliaca anterior superior, in seiner Längsrichtung gespalten, wobei der Funiculus spermaticus dorsal umschnitten wird.

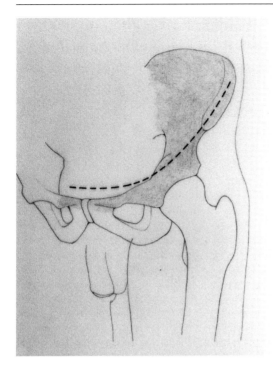

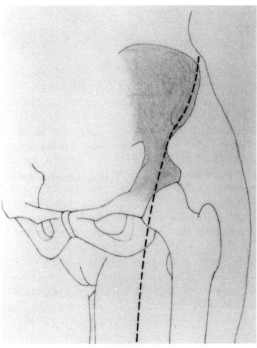

Abbildung 1: «Reichweite» der vorderen Zugänge
a: Ilioinguinaler Zugang
b: Iliofemoraler Zugang

Der Musculus obliquus internus und der Musculus transversus werden nach kranial weggehalten. In der Tiefe zeigen sich nun die drei Lakunen, und zwar die des Musculus iliopsoas mit dem N. femoralis, die Lacuna vasorum mit A. und Vena femoralis und medial der Funiculus spermaticus mit dem N. genitofemoralis. Zwischen der Lacuna musculorum und vasorum befindet sich eine bindegewebige Scheidewand, der Arcus ileopectineus, der dargestellt und durchtrennt werden muß. Die Gebilde in den drei Lakunen werden angeschlungen und stumpf mobilisiert, so daß sich zwischen ihnen der Zugang zum vorderen Pfeiler ergibt. Innenseitig kann auch der hintere Pfeiler oberhalb der Mitte des Acetabulums erreicht werden.

Iliofemoraler Zugang

Die Hautinzision beginnt über der Mitte der Crista iliaca, verläuft entlang der Crista bis zur Spina iliaca anterior superior, um dann von dieser etwa 15 cm gerade nach unten auf die Ventralseite des Oberschenkels auszulaufen. Nach Darstellung der Faszie wird der N. cutaneus femoris lateralis im Bereich der Spina iliaca anterior superior aufgesucht und einige Zentimeter nach kranial und kaudal freipräpariert. Der Musculus sartorius und der Musculus tensor fasciae lateae werden dargestellt. Für das weitere Vorgehen ergeben sich nun zwei Möglichkeiten, je nachdem ob man an die Innenseite des vorderen Pfeilers will oder an seine Außenseite (Femurkopf).

a) Darstellung des vorderen Pfeilers (Innenseite):
Nach Darstellung der Fossa iliaca bis zum Iliosakralgelenk wird medialseitig des Musculus sartorius auf dem vorderen Pfeiler zugegangen. Der Musculus iliopsoas wird nach medial weggeschoben und weggehalten. Der Musculus sartorius kann nahe seinem Ursprung an der Spina iliaca anterior superior durchtrennt werden, wodurch sich der Zugang nach lateral erweitert und die Spina iliaca anterior inferior mit dem Musculus rectus femoris darstellt. Der vordere Pfeiler einschließlich der gesamten Fossa iliaca, Iliosakralgelenksfuge bis hinunter zum Ursprung des oberen Schambeinastes ist zugänglich.

b) Darstellung der Außenseite des vorderen Pfeilers (Caput femoris):
Zwischen dem Musculus sartorius und dem Musculus tensor fasciae latae wird durchgegangen, so daß man auf den Musculus glutaeus medius trifft. Dieser wird nach lateral weggehalten und man gelangt nun entlang der Außenseite des vorderen Pfeilers zum Acetabulum. Durch leichtes Beugen in der Hüfte erleichtert sich die

Darstellung der ventralen Gelenkkapsel, welche nun eröffnet wird. Der ventrale Anteil des Caput femoris bietet sich der operativen Versorgung (Pipkin-Frakturen) an.

Ergebnisse

An der Universitätsklinik für Unfallchirurgie Innsbruck und der Unfallchirurgischen Abteilung des Landeskrankenhauses Salzburg wurde bei insgesamt 26 Patienten der ilioinguinale Zugang angewendet. In 18 Fällen handelte es sich um eine 2-Pfeiler-Fraktur, in drei Fällen um eine Querfraktur, in ebenfalls drei Fällen um eine T-Fraktur und in zwei Fällen um eine isolierte vordere Pfeilerfraktur. Bei zwei Patienten mit 2-Pfeiler-Fraktur wurde auch die hintere Pfeilerfraktur von ventral aus mitversorgt. Bei allen anderen Patienten war zuerst von dorsal und dann von ventral zugegangen worden. Auch bei den zwei Patienten mit isolierter vorderer Pfeilerfraktur wurde naturgemäß nur von ventral zugegangen.

Bei insgesamt 15 Patienten war der iliofemorale Zugang angewendet worden. Bei acht Patienten handelt es sich um eine 2-Pfeiler-Fraktur, bei zwei Patienten um eine T-Fraktur, bei einem Patienten um eine Querfraktur und bei einem Patienten um eine isolierte vordere Pfeilerfraktur. In drei Fällen war eine Fraktur am Femurkopf (Pipkin-Fraktur) operativ versorgt worden. Mit Ausnahme von drei Patienten war dieser Zugang immer in Kombination mit einem dorsalen Zugang durchgeführt worden.

Schlußfolgerung

Der ilioinguinale Zugang erlaubt die chirurgische Versorgung des gesamten vorderen Pfeilers einschließlich des Iliosacralgelenkes und der Symphyse, sowie auch die Reposition und Fixation einer zusätzlichen hinteren Pfeilerfraktur. Durch den iliofemoralen Zugang ist der vordere Pfeiler nur bis zum Ursprung des oberen Schambeinastes darstellbar. Das Setzen von Schrauben in den oberen Schambeinast ist von diesem Zugang aus nur bei sehr schlanken Patienten möglich. Die Anlage einer Platte am vorderen Pfeiler, die Halt am oberen Schambeinast bekommen soll, ist mit diesem Zugang kaum möglich. Eine Zugangserweiterung wie beim ilioinguinalen Zugang durch Schnittverlängerung ist nicht möglich. Dieser Zugang hat somit für die Versorgung von vorderen Pfeilerfrakturen zu Gunsten des ilioinguinalen Zugangs stark an Bedeutung verloren. In seiner Variante, die zum Femurkopf führt, ist er jedoch nach wie vor der Zugang der Wahl für die Versorgung von Femurkopffrakturen (Pipkin-Frakturen).

Vergleich zwischen dem erweiterten iliofemoralen Zugang und dessen Maryland Modifikation bei der Behandlung komplexer Acetabulumfrakturen

J. Zeichen / T. Pohlemann / A. Gänsslen / H. Tscherne

Zur Behandlung von komplexen Acetabulumfrakturen ist der dorsale oder ventrale Standardzugang teilweise nicht ausreichend, um eine anatomische Reposition zu erreichen. Die Einführung des erweiterten iliofemoralen Zugangs durch Letournel und Judet (ll) im Jahre 1973 erlaubte die vollständige Exposition des hinteren und vorderen Pfeilers sowie des Ilium bis zu den Sakroiliakalgelenken.

1988 wurde von Reinert et al. eine Modifikation des erweiterten Zugangs beschrieben. Die Besonderheiten sind eine zunächst epifasziale Präperation mit nachfolgenden Osteotomien der Muskelursprünge und Ansätze.

In der Zeit zwischen 1972 und 1993 wurden an der Unfallchirurgischen Klinik der Medizinischen Hochschule Hannover 688 Patienten mit Acetabulumfrakturen behandelt, 322 wurden operativ versorgt. Bei 35 Patienten wurden erweiterte Zugänge angewendet.

In einer retrospektiven Untersuchung wurden die Patienten der Jahre 1985 bis 1991 nach erweiterten Zugängen erfaßt, die Krankenakten und Röntgenunterlagen ausgewertet und einer klinischen und radiologischen Nachuntersuchung unterzogen.

Bei elf Patienten wurde der erweiterte iliofemorale Zugang, bei 13 die sogenannte «Maryland Modifikation» (Ml) durchgeführt.

Es zeigten sich keine signifikanten Unterschiede in Alter, Unfallursache, Frakturklassifikation (AO Klass. B1-3: 10, C1:14), OP-Zeitpunkt, OP-Dauer (5,2 h), intraoperativer Blutverlust (2,2 l).

Das postoperative radiologische Ergebnis zeigte eine anatomische oder nahezu anatomische Reposition in 22 Fällen, bei je einem Patienten jeder Gruppe bestand eine Stufe von > 2 mm. Exakt anatomische Repositionen (0 mm Dislokation) überwog nach Maryland Zugang (acht gegen vier).

Die Hauptkomplikation postoperativ waren Hämatome und Serome. Eine Unterschenkelthrombose hatten jeweils ein Patient in beiden Gruppen, die perioperativen Nervenläsionen waren in beiden Gruppen spontan rückläufig.

Nachuntersucht wurden insgesamt 20 Patienten (acht Patienten der iliofemoralen Gruppe / zwölf der Maryland Gruppe). Klinisches und radiologisches Ergebnis korrelierten nicht in allen Fällen. Während in der Beurteilung des klinischen Gesamtergebnisses (Merle d'Aubigné Scores) kein sehr gutes Ergebnis, entsprechend 18 Punkten, erreicht wurde, wiesen sechs Patienten in der Ml Gruppe und ein Patient in der IF ein sehr gutes radiologisches Ergebnis (Beurteilung nach Helfet) auf.

Ein schlechtes Ergebnis hatten jeweils drei Patienten beider Gruppen. Ein Patient nach Maryland zeigte eine posttraumatische Hüftkopfnekrose mit nachfolgender TEP. Bei zwei Patienten der iliofemoralen Gruppe bestanden ausgeprägte Arthrosezeichen. Die übrigen Patienten wurden bedingt durch Schmerzangabe bzw. funktioneller Einschränkungen als schlecht bewertet.

Radiologisch hatten drei Patienten signifikante Ossifikationen (Brooker II, III), vier Patienten der iliofemoralen Gruppe.

In der Untersuchung konnten keine signifikanten Unterschiede zwischen beiden Zugängen nachgewiesen werden. Die Indikationsstellung zu erweiterten Zugängen sollte trotz der ausgezeichneten Exposition komplexen Frakturtypen vorbehalten sein. Ist ein erweiterter Zugang indiziert, wird an unserer Klinik aufgrund der Vorteile in der operativen Technik die Maryland Modifikation bevorzugt.

Komplexe Acetabulumfrakturen benötigen häufig die simultane Exposition des hinteren und vorderen Pfeilers um eine anatomische Reposition zu erreichen. Die Anwendung der dorsalen (Kocher-Langenbeck) oder ventralen (Ilioinguinal) Standardzugänge erlaubt jeweils nur die Darstellung einer Komponente des Acetabulums, die indirekte Reposition des gegenüberliegenden Pfeilers ist nur bei speziellen Frakturformen möglich. Zweizeitiges Vorgehen mit Umlagerung oder Doppelzugänge sind entweder problematisch hinsichtlich der notwendigen Fixation bei noch nicht kompletter Reposition oder des Ausmaßes der Exposition.

Mehrere Autoren beschreiben erweiterte Zugänge, die im wesentlichen durch eine komplette Ablösung der Abduktoren eine laterale Aufsicht auf das Acetabulum erlauben. Durch zusätzliche Ablösungen läßt sich auch die Innenseite des Beckens darstellen.

Die am weitesten verbreiteten sind der erweiterte iliofemorale Zugang (Letournel Judet 1973), der Senegas Ollier Zugang (Senegas et al. 1980), der Triradiate Zugang (Mears et al. 1985). Bei beobachteten Problemen mit Abduktorenschwäche sowie Muskelnekrosen im Refixationsgebiet des Abduktorenlappens wurde von Reinert et al. 1988 eine Modifikation des erweiterten iliofemoralen Zugangs angegeben. Die Charakteristika sind im wesentlichen die rein epifasziale Präparation von Haut-Fettgewebslappen nach einer T-förmigen Incision (Abb. 1).

Im nächsten Schritt wird nach Durchführung einer dorsalen Muskelincision und Darstellung des N. ischiadicus die Ablösung der kleinen Außenrotatoren mit Darstellung des hinteren Pfeilers durchgeführt. Nach distaler, querer Ablösung der Fascia lata distal des Ansatzes des Muskulus tensor fasciae latae wird ventral in der Grenze zwischen Musculus sartorius/rectus femoris und des Musculus tensor fasciae latae der Abduktorenlappen bis zur Spina iliaca ant. sup. präpariert. Nach Osteotomie der Crista iliaca und des Trochanter major läßt sich der proximal gestielte Abduktorenlappen komplett abheben, (Abb. 2). Osteotomie der Spina iliaca anterior superior sowie Ablösung des Ursprungs des Musculus rectus femoris erlauben die Darstellung des vorderen Pfeilers bis zur Eminentia iliopectinea. Die subperiostale Ablösung des Muskulus iliacus von der Innenseite des Iliums erlaubt die Exposition bis zum Sakroiliakalgelenk, (Abb. 3). In der Incisura ischiadica major kann das Ilium nun komplett umfahren werden.

Ziel der vorliegenden Untersuchung war es, das klinische und radiologische Ergebnis nach operativer Behandlung komplexer Acetabulumfrakturen über erweiterte Zugänge zu ermitteln und den klassischen iliofemoralen Zugang nach Letournel und Judet mit der sogenannten «Maryland» Modifikation nach Reinert et al. zu vergleichen.

Material und Methoden

In der Zeit von 1972 bis 1993 wurden an der Unfallchirurgischen Klinik der MHH 688 Patienten mit Acetabulumfrakturen behandelt. 322 dieser Patienten wurden dabei offen reponiert und osteosynthetisch versorgt. Bei 35 Patienten wurde dabei ein erweiterter Zugang durchgeführt.

Das Studienkollektiv umfaßte den Zeitraum zwischen 1985 und 1991. Es wurde in 24 Fällen ein erweiterter Zugang verwendet (11 Patienten mit einem erweiterten iliofemoralen Zugang, 13 Patienten mit dessen Maryland Modifikation).

Verglichen wurden bei beiden Zugängen Alter, Unfallursache, Begleitverletzungen (Hannover polytrauma score PTS), Fraktur-Klassifikation, operative Daten, postoperatives radiologisches Ergebnis sowie postoperative Komplikationen.

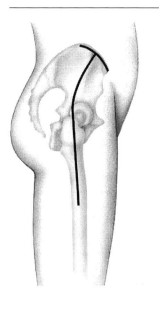 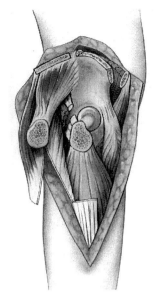 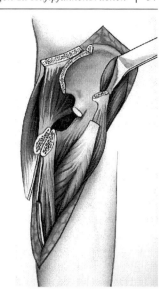

Abbildung 1   *Abbildung 2*   *Abbildung 3*

20 Patienten konnten mindestens zwei Jahre nach dem Unfall klinisch und radiologisch nachuntersucht werden (84%). Vier Patienten konnten aufgrund internistischer Erkrankungen und unbekannt verzogen nicht nachuntersucht werden.

Die durchschnittliche Nachuntersuchungszeit betrug beim iliofemoralen Zugang 41 Monate, beim Maryland 28 Monate.

Die klinischen Ergebnisse wurden bei der Nachuntersuchung mit dem Merle d'Aubigné Score zusammengefaßt.

Als Hinweis für eine Abduktorenschwäche untersuchten wir das Trendelenburg Zeichen.

Zur radiologischen Auswertung wurden Beckenübersichtsaufnahmen sowie Ala und Obturator Aufnahmen angefertigt. Ausgewertet wurden: Gelenkspaltverschmälerung im Vergleich zur Gegenseite, Subluxationsstellung des Kopfes, Gelenkinkongruenzen, Femurkopfnekrose, Sklerosezonen, subchondrale Zysten sowie heterotope Ossifikationen in der Einteilung nach Brooker. Die radiologischen Parameter wurden einem Vorschlag von Helfet folgend zusammengefaßt.

Tabelle 1: Radiologische Veränderungen (Helfet)

	ausgezeichnet	gut	befriedigend	schlecht
normales Rö-Bild	+	–	–	–
Sporn-Bildung	–	+	++	+++
Gelenkspaltverschmälerung	–	+	++	+++
Sklerose	–	+	++	+++
Inkongruenz	–	+	++	+++
Subluxationen	–	–	+	++
Femurkopfnekrosen	–	–	–	+
subchondrale Zysten	–	–	–	+

Ergebnisse

Demographische Daten und Begleitverletzungen

Das Durchschnittsalter betrug in der iliofemoralen Gruppe 34 Jahre, in der Maryland-Gruppe 31 Jahre. Die hauptsächliche Unfallursache war der Verkehrsunfall in beiden Gruppen, vier Patienten hatten einen Motorradunfall, zwei Patienten zogen sich eine Acetabulumfraktur bei einem suizidalen Sprung aus einem Fenster zu.

Fünf Patienten der iliofemoralen Gruppe waren polytraumatisiert, sieben der Maryland-Gruppe. Der durchschnittliche PTS betrug 25,2 Punkte in der iliofemoralen Gruppe, 15,6 in der Maryland-Gruppe.

Tabelle 2

	Maryland (n = 13)	iliofemoral (n = 11)
Durchschnittsalter	31 Jahre	34 Jahre
Unfallursache	78% PKW	82% PKW
durchschnittlicher PTS	17,7	23,6
Zusatzverletzungen	7	5

Frakturklassifikation

Die Frakturklassifikationen in beiden Gruppen war vergleichbar und umfaßte im wesentlichen die komplexen Frakturtypen. Typ B1 Verletzungen (Quer- und hintere Wandfraktur) hatten in beiden Gruppen jeweils ein Patient, Typ B2 (T-Frakturen) hatten vier Patienten der iliofemoralen Gruppe, zwei der Maryland-Gruppe. Typ B3 (vorderer Pfeiler und hintere Hemiquerfraktur) erlitten jeweils ein Patient der Gruppen. Die hauptsächliche Frakturform war die Typ C1-Verletzung (zwei Pfeiler Fraktur). Fünf Patienten der iliofemoralen Gruppe und neun Patienten der Maryland-Gruppe zogen sich diese Verletzung zu.

Tabelle 3

	Maryland (n = 13)	iliofemoral (n = 11)
B1	1	1
B2	2	4
B3	1	1
C1	9	5

Operationsdaten

Es zeigten sich keine signifikanten Unterschiede bei OP-Zeitpunkt, OP-Dauer und intraoperativer Blutverlust. Durchschnittlicher OP Zeitpunkt war in der iliofemoralen Gruppe nach 7,2 Tagen, durchschnittliche OP-Dauer betrug 5,15 Stunden, durchschnittlicher intraoperativer Blutverlust betrug 2,27 l. In der Maryland-Gruppe war der durchschnittliche OP-Zeitpunkt nach 6,7 Tagen, die durchschnittliche OP-Dauer betrug 5,21 Stunden, der durchschnittliche intraoperative Blutverlust betrug 2,15 l.

Tabelle 4

	Maryland (n = 13)	iliofemoral (n = 11)
anatomisch	8	4
unter 2 mm	4	6
über 2 mm	1	1

Postoperatives radiologisches Ergebnis

Ein postoperatives radiologisches Ergebnis zeigte mehr anatomische Rekonstruktionen in der Maryland-Gruppe. Vier Patienten der iliofem. / Acht Patienten der Maryland-Gruppe. Unter 2 mm waren sechs in der iliofem / vier in der Maryland-Gruppe. Über 2 mm zeigten sich jeweils bei einem Patienten.

Die Hauptkomplikation postoperativ war in beiden Gruppen die Hämatombildung (vier iliofem. / acht Maryland), Thrombose und periphere Nervenläsionen waren in beiden Gruppen gleich, jeweils ein Patient beider Gruppen. Keine Embolie.

Tabelle 5

Merle D'Aubigné	Maryland (n = 12)	iliofemoral (n = 8)
Sehr gut	0	0
gut	7	5
befriedigend	2	0
schlecht	3	3

Klinisches Ergebnis

Die klinischen Ergebnisse wurden unter Zuhilfenahme des Merle d'Aubigné Scores ausgewertet. Dabei waren in beiden Gruppen keine Patienten mit sehr gutem Ergebnis, fünf Patienten in der iliofemoralen Gruppe hatten ein gutes Ergebnis, befriedigend keiner, schlecht drei. Sieben Patienten der Maryland-Gruppe hatten ein gutes Ergebnis, befriedigend zwei, schlecht drei.

Das Trendelenburg-Zeichen als Hinweis für eine Glutealinsuffizienz hatten ein Patient der iliofem., zwei Patienten der Maryland-Gruppe.

Radiologische Auswertung

Anhand der radiologischen Auswertung mit dem Helfet-Grading-System war nur ein Patient mit ausgezeichnetem radiologischen Ergebnis im Vergleich dazu hatten sechs Patienten der Maryland-Gruppe ein ausgezeichnetes Ergebnis.

Ossifikationen der Gruppe Brooker 4 entsprechend einer Ankylose waren in keinem Fall zu beobachten. Nach Ossifikationen der Gruppe 3 waren funktionell bedeutsame Bewegungseinschränkungen bei einem Patienten in der Maryland-Gruppe und zwei in der Iliofemoralen Gruppe.

Tabelle 6

Radiologisches Ergebnis (Helfet)	Maryland (n = 12)	iliofemoral (n = 8)
Sehr gut	6	1
gut	2	2
befriedigend	3	3
schlecht	1	2

Tabelle 7

Brooker	Maryland (n = 12)	iliofemoral (n = 8)
0	4	2
1	5	2
2	2	2
3	1	2
4	0	0

Diskussion

Einige komplexe Acetabulumfrakturen sind über einen isolierten ventralen oder dorsalen Zugang nicht mit der nötigen Sicherheit zu reponieren und zu stabilisieren. Es handelt sich im wesentlichen um Frakturen mit behandlungsbedürftigen Frakturpathologien im Bereich beider Pfeiler des Acetabulums. Besonders hervorzuheben sind hier die T-Frakturen, 2-Pfeiler-Frakturen und kombinierte Frakturformen.

Die angegebenen erweiterten Zugänge (2; 3; 4; 5) erlauben zwar eine ausgezeichnete Exposition, sind aber durch die ausgedehnte Weichteilablösung mit einer erhöhten Rate von heterotopen Ossifikationen verbunden. Als weitere Komplikationen werden Muskelschwäche der Abduktoren und sogar Muskelnekrosen angegeben (Zitat Reinert).

In der vorgelegt vergleichenden Studie konnten keine signifikanten Unterschiede zwischen beiden Zugängen gefunden werden. Die Anzahl der perfekten oder nahezu anatomischen Repositionen überwog in der Gruppe des Maryland-Zuganges. Bei der Betrachtung muß berücksichtigt werden, daß es sich hier um komplexe Frakturtypen handelt. Letournel gibt für 2-Pfeiler-Frakturen innerhalb von drei Wochen eine Zahl von 60,7% exakte anatomische Repositionen an, für die T-Fraktur 70% (Zitat Letournel).

Das klinische Ergebnis spiegelt die Schwere der Fraktur wieder. Ein sehr gutes und gute Ergebnisse waren bei 58% in der Maryland-Gruppe $^7/_{12}$ und $^5/_8$ nach iliofemoralen Zugang. Für vergleichbare Frakturtypen gibt Letournel 2-Pfeiler-Frakturen nur in 78% vorhanden.

Bei insgesamt 66,6% der nachuntersuchten Patienten der Maryland-Gruppe waren Ossifikationen vorhanden, beim iliofemoralen 75% Typ 1–4. Ossifikationsbedingte Funktionseinschränkungen lagen allerdings nur bei einem Patienten nach Maryland-Zugang und zwei Patienten in der iliofemoralen Gruppe vor. Funktionseinschränkungen waren nur bei drei Patienten vorhanden. Bei den radiologischen Auswertungen von Letournel bei Patienten, die osteosynthetisch mit einem erweiterten iliofemoralen Zugang operativ versorgt wurden, hatten 69% heterotope Ossifikationen Typ 1–4.

Eine Muskelschwäche im Bereich der Abduktoren mit positivem Trendelenburgschem Zeichen war bei zwei Patienten in der Maryland-Gruppe, bedingt durch einen posttraumatischen Schaden des N. glutaeus superior und bei einem Patienten in der iliofemoralen Gruppe ohne nachweisbaren Nervenschaden zu beobachten. Einschränkend ist zu sagen, daß erst eine quantitative Kraftmessung mit zusätzlicher neurologischer Untersuchung hier verläßliche Ergebnisse erwarten läßt, sie standen für diese Untersuchung nicht zur Verfügung.

Aufgrund dieser Ergebnisse stellen wir die Indikation für die erweiterten Zugänge weiterhin sehr streng. Ist die entsprechende Indikation vorhanden bevorzugen wir die Maryland Modifikation aufgrund von Vorteilen in der operativen Technik.

Literatur

1 Brooker
2 Letournel E, Judet R: Fractures of the Acetabulum. Springer, New York (1992)
3 Mears D, Rubash H: Extensile exposure of the pelvis. Contemp. Ortop., 6: 21–31 (1983)
4 Reinert C, Bosse M, Poka A, Schacherer T, Brumback R, Burgess A: A modified extensile exposure for the treatment of complex or malunited acetabular fractures. J. Bone J. Surg, 70-A: 329–337 (1988)
5 Senegas J, Liorzou G, Yates M: Complex acetabular fractures: a transtrochanteric lateral surgical approach. Clin. Ortop., 151: 107–114 (1980)

Repositions- und Stabilisationstechniken bei Hüft-Pfannenbrüchen

J. Matta / W. Seggl

Die offene Reposition von Acetabulumfrakturen führt in der operativen Versorgung oft zu großen Problemen. Trotz einer exakten Diagnose, des operativen Zugangsweges, der Repositionsinstrumente und eines Frakturtisches, kann die Reposition der Acetabulumfrakturen noch immer von Schwierigkeiten gekennzeichnet sein. Es ist üblich, daß man eine Vielzahl von verschiedenen Repositionszangen wie z. B. eine Weller-Zange, den Knochenbackhaus aber auch eine Jungblut-Beckenrepositionszange besitzt, die die Knochen untereinander, aber auch über Schraubenköpfe fixieren, um somit eine Reposition halten zu können [1, 2]. Eine kugelig-spitze Repositionszange kann auch sehr nützlich sein, da man damit Frakturfragmente besser zurechtrücken kann, welche man sehr oft entlang der Acetabulumrückseite und des Beckens findet. Die Reposition wird einerseits durch die intraoperative Sichtbarkeit, andererseits durch die Palpation des Knochens unterstützt. Wenn auch der Gelenkinnenraum bei einem erweiterten iliofemoralen oder Kocher-Langenbeck-Zugang oft eingesehen werden kann, ist die Gelenkfläche bei der endgültigen Reposition nicht immer einsehbar und nur durch die korrekte Lage der extraartikularen kortikalen Frakturlinien zu beurteilen. Bei einem ausgedehnten iliofemoralen oder Kocher-Langenbeckzugang ist es jedoch möglich, das Endergebnis der Reposition intraoperativ zu beurteilen, indem man den Femurkopf etwas aus der Gelenkpfanne herauszieht. Wie auch immer, mit dem ilioinguinalen Zugang ist die Sichtbarmachung des Gelenkinnenraumes nur durch Auseinanderziehen der Frakturlinien möglich.

Nachdem die Reposition durchgeführt wurde, erfolgt der erste Schritt der Stabilisierung gewöhnlich dadurch, daß Zugschrauben zwischen die einzelnen Frakturfragmente bzw. Segmente plaziert werden [3]. Normalerweise folgt diesem Schritt nun die endgültige Stabilisierung mit einer Platte; jedoch in einigen Fällen mag man auch mit einer reinen Schraubenosteosynthese das Auslangen finden. Schrauben bis zu einer Länge von 110 mm und einem Durchmesser von 3,5, 4,5 und 6,5 mm sollten verfügbar sein. Die nützlichsten Platten sind solche, welche mit 3,5 mm Schrauben fixiert werden, in alle Richtungen verformbar sind und vorgebogen von der Fabrik geliefert werden. Im deutschen Sprachgebrauch versteht man darunter die Rekonstruktionsplatten.

Es ist üblich, daß man zusätzlich freie nichtartikuläre Fragmente entlang der Crista iliaca, des Beckenrandes oder der Incisura ischiadica vorfindet. Es ist ein ungeschriebenes Gesetz, daß die endgültige Stabilität der Osteosynthese, aber auch die Qualität der Reposition dadurch erhöht und verbessert wird, wenn man die freien Knochenfragmente frühzeitig während der Operation reponiert und stabilisiert. Auch große Lücken in der Fraktur genauso wie signifikante zentrale – mediale Verschiebungen müssen unverzüglich dargestellt werden; heikle Rotationsverschiebungen der beiden Pfeiler des Acetabulums sind weniger leicht einzuschätzen. Die Rotationsverschiebungen wie auch immer müssen exakt in allen Fällen behoben werden als Teil einer zufriedenstellenden Reposition [4].

Wahl des Zuganges und operative Technik für die individuellen Frakturtypen

Hintere Pfannenrandbrüche

Für die Mehrzahl der hinteren Pfannenrandbrüche wird der Patient in einer Seitenposition auf einem Standard-Op-Tisch gelagert. Die untere Extremität wird freibeweglich abgedeckt. Der Zugang zur Fraktur erfolgt über eine Inzision nach Kocher-Langenbeck. Wenn die Hüfte vor dem chirurgischen Eingriff reponiert wurde, so muß sie intraoperativ in typischer Weise reluxiert werden, damit man das Innere des Gelenkes auf Fragmente inspizieren kann. Das Ligamentum teres, welches normalerweise rupturiert ist, wird gewöhnlich entfernt. Der Femurkopf wird dann in das Acetabulum reponiert, die Fragmente des hinteren Pfannenrandes werden reponiert und mittels einer Repositionszange temporär fixiert. Achtgeben muß der Operateur auf mögliche marginale Impressionen im Bereich der Gelenkfläche. Wenn solche Impressionen vorhanden sind, sollten diese angehoben und wenn notwendig mit Spongiosa unterfüttert werden. Freie Fragmete des Acetabulums, welche nur Knorpel und darunterliegenden spongiösen Knochen enthalten, sollten aufbewahrt und wenn immer möglich zur Rekonstruktion des hinteren Pfannenrandes eingepaßt werden. Es erfolgt nun als erster Schritt die Fixation der Fragmente mittels einer oder mehrerer Zugschrauben. Im Anschluß daran wird eine Platte entlang der Rückseite der Gelenkfläche vom oberen Anteil der Tuberositas ossis ischii beginnend bis zum unteren Anteil des Os ilium angelegt. Diese Platte wird so gebogen, daß sie der Rückseite des Acetabulum gut anliegt und einen parallelen Verlauf zum Pfannenrand zeigt (Abb. 1). Es ist dabei sehr leicht möglich, daß man mit den Schrauben in den hinteren Gelenkanteil des Acetabulum gelangt. Aus diesem Grund ist es notwendig, die Schrauben schräg zur Oberfläche des Knochens einzubringen. Schrauben, welche senkrecht zum Cortex der Gelenkrückfläche geführt werden, können ebenfalls leicht in das Gelenk perforieren, vor allem dann, wenn der Schraubeneintrittspunkt zu nahe am Acetabulumrand liegt. Bei einer ausgedehnten hinteren Pfannenrandfraktur, welche die ganze retroacetabuläre Oberfläche und einen Anteil der Incisura ischiadica einnimmt, empfiehlt es sich, den Patienten in der Bauchlage am Judet-Tisch zu operieren.

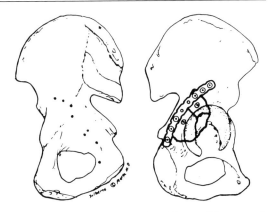

Abbildung 1: Stabilisierung eines hinteren Pfannenrandbruches über einen Kocher-Langenbeck-Zugang

Hintere Pfeilerfraktur

Bei der hinteren Pfeilerfraktur wird der Patient in Bauchlage auf dem Frakturtisch gelagert, wobei eine Steinmann-Nagelextension durch das distale Femur gelegt und das Knie in einer Beugung von 60 Grad gehalten wird. Über einen Kocher-Langenbeck-Zugang wird der Frakturverlauf in seiner gesamten Länge im Bereich der rückseitigen Acetabulumoberfläche dargestellt. Bei vielen Frakturen, die in den höchsten Punkt der Incisura ischiadica auslaufen, ist es möglich, daß der Nervus glutaeus superior oder der Nerv mit der Arterie im Frakturbereich vorgefunden werden. Diese Strukturen dürften zum Zeitpunkt der Verletzung geschädigt worden sein. Die Reposition wird in typischer Weise durchgeführt, indem man nun mittels 2-Schrauben-Technik die Beckenrepositionszange an den Knochen jeder Frakturseite fixiert und diese nun reponiert. Die richtige Rotationsstellung der Fraktur wird durch die Palpation der äußeren oberen Oberfläche durch die Incisura ischiadica geprüft. Die Rotation des hinteren Pfeilers wird in typischer Weise mit dem Femurkopf-Korkenzieher, der in der Tuberositas ischiadica als Rotationskontroll-Hebel eingesetzt wird, geprüft. Die Stabilisierung wird gewöhnlich mittels Zugschrauben und einer gebogenen Platte, welche an der retroacetabulären Oberfläche parallel zum Pfannenrand verläuft, durchgeführt (Abb. 2).

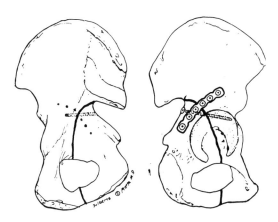

Abbildung 2: Stabilisierung einer hinteren Pfeilerfraktur über einen Kocher-Langenbeck-Zugang

Querfrakturen

Bei Querfrakturen wird der Patient gewöhnlich in Bauchlage auf den Frakturtisch gelagert. Die Darstellung der Fraktur erfolgt über einen Zugang nach Kocher-Langenbeck. Die Frakturreposition ist ähnlich der hinteren Pfeilerfraktur, wobei die 2-Schrauben-Technik mit Fixierung der Beckenrepositionszange

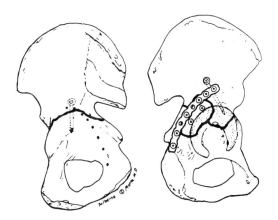

Abbildung 3: Stabilisierung einer Querfraktur mit Fraktur des hinteren Pfeilers; Kocher-Langenbeck-Zugang

durch je eine Schraube in den beiden Frakturbereichen durchgeführt wird. Die Kontrolle der Rotation erfolgt mittels eines Hebels in der Tuberositas ischiadica. Die Reposition wird durch das Darstellen der retroacetabularen Oberfläche und durch die Palpation der quadrilateralen Oberfläche durch die Incisura ischiadica erleichtert. Die Stabilisierung erfolgt gewöhnlich mit einer Zugschraube und dem Anlegen einer Platte an der retroacetabulären Oberfläche. Einige dieser Querfrakturen haben die Hauptdislokationsrichtung nach vorne, und für diese Fälle ist es manchmal besser, den ilioinguinalen Zugang zu wählen.

Querfrakturen mit Frakturen des hinteren Pfannenrandes

Nach Lagerung des Patienten in Bauchlage auf dem Frakturtisch erfolgt der operative Zugang nach Kocher-Langenbeck. Nach Inspektion des Gelenkes auf freie Frakturfragmente unter Herausziehen des Femurkopfes, wird zuerst der quere Frakturverlauf mit den üblichen Techniken reponiert. Die Stabilisierung der Querfraktur kann mittels Zugschrauben oder durch eine Platte, welche entlang der retroacetabulären Oberfläche nahe der Incisura ischiadica liegt, erfolgen. Die Reposition und Stabilisierung des hinteren Pfeilers wird so wie bei einer isolierten Pfeilerfraktur durchgeführt. Im Anschluß daran wird die Traktion aufgehoben und mit Hilfe des Femurkopfes, welcher kongruent mit dem Pfannendach abschließt, werden die Fragmente des hinteren Pfannendaches reponiert und in ihrer anatomischen Stellung stabilisiert. Zusätzlich wird nun eine Platte retroacetabulär von der Tuberositas ischiadica zum unteren Ileum gelegt und zwar so, daß sie einerseits die Querfraktur aber auch die hintere Pfannenrandfraktur erfaßt und stabilisiert (Abb. 3). Wenn die Querfraktur und die hintere Pfannendachfraktur ungewöhnlich schwer oder komplex erscheint, wie es in jenen Fällen, wo eine ausgedehnte hintere Pfannendachfraktur, die zusätzlich die gesamte retroacetabulare Oberfläche erfaßt, der Fall ist, mag es von Vorteil sein, einen erweiterten iliofemoralen Zugang mit Seitlagerung des Patienten zu wählen.

T-förmige Frakturen

T-förmige Frakturen können oft über einen Kocher-Langenbeck-Zugang bei Lagerung des Patienten in Bauchlage stabilisiert werden. Der vordere Pfeiler wird in typischer Weise reponiert und als erster stabilisiert. Die vordere Pfeilerfraktur kann durch die Incisura ischiadica palpiert werden. Die vordere Frakturlinie kann in ihrem Verlauf durch die Gelenkfläche dadurch eingesehen werden, indem man am Femurkopf zieht.

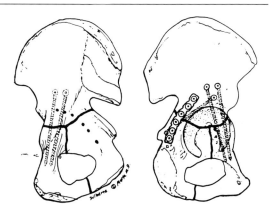

Abbildung 4: Stabilisierung einer «T-shaped»-Fraktur über einen erweiterten iliofemoralen Zugang.

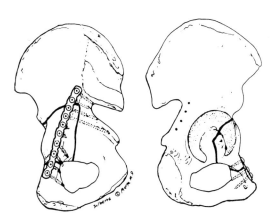

Abbildung 5: Stabilisierung einer vorderen Pfannenrand- und vorderen Pfeilerfraktur über einen ilioinguinalen Zugang

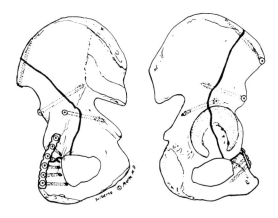

Abbildung 6: Stabilisierung einer vorderen Pfeilerfraktur über einen ilioinguinalen Zugang

Die Reposition des vorderen Pfeilers erfolgt mittels einer spitzen Repositionsklemme oder eines Knochenhakens. Die Stabilisierung wird mittels Zugschraube, welche von hinten nach vorne eingebracht wird, erreicht. Wenn man zur Auffassung gelangt, daß die Reposition und Stabilisierung schwieriger als normal verlaufen kann, sollte einem erweiterten iliofemoralen Zugang mit Seitlage des Patienten der Vorzug gegeben werden. Eine weitere gute Möglichkeit ist über den «Dreiradiären Zugang» bei Seitlage des Patienten gegeben (Abb. 4).

Vordere Pfannenrand- und vordere Pfeilerfraktur

Für Operationen am vorderen Pfannenrand – und bei vorderen Pfeilerfrakturen – wird der Patient in Rückenlage auf dem Frakturtisch gelagert und ein ilioinguinaler Zugang durchgeführt. Wenn eine vordere Pfannenrandfraktur vorhanden ist, ist es gewöhnlich notwendig, den vorderen ilioinguinalen Zugang dadurch zu komplettieren, daß man den Boden des Canalis inguinalis und den retropubischen Raum von Retzius eröffnet. Die Reposition wird wiederum mit Kugelspitzzangen und zusätzlichen Repositionszangen durchgeführt. Die Stabilisierung erfolgt mit einer langen gebogenen Platte, die von der inneren Fossa iliaca zum oberen Schambeinast geführt wird und zwar so, daß sie sich über das gesamte Segment des vorderen Pfannenrandes wie ein Stützpfeiler spannt. Es geschieht sehr leicht, daß man mit den Schrauben, welche durch die lange Platte entlang des Pfannenrandes geführt werden, in das Acetabulum gelangt. Um die Möglichkeit eines Eindringens in das Gelenk zu verhindern, sollte die Platte sehr nahe am Beckenrand gehalten und die Schrauben parallel zur quadrilateralen Oberfläche gelegt werden. In vielen Fällen werden nur kurze Schrauben durch einen Cortex des Knochens wie z. B. im Bereich der Eminentia pectinea gelegt. Proximal der Eminentia pectinea und des Acetabulums werden lange Zugschrauben vom vorderen zum hinteren Pfeiler gelegt, welche medial den Oberrand des Gelenkes passieren. Sobald Schrauben durch den oberen Schambeinast gelegt werden, muß darauf geachtet werden, daß nicht die Obturator-Gefäße und Nerven, die durch den Canalis obturatorius ziehen, welcher im oberen äußeren Anteil des Foramen obturatorium verläuft, verletzt werden (Abb. 5).

Vordere Pfeilerfrakturen erfordern gewöhnlich denselben Zugang, jedoch einige vordere Pfeilerfrakturen, welche im vorderen Pfeiler sehr hoch verlaufen, benötigen nicht den vollen inguinalen Zugang, und der Raum von Retzius muß nicht eröffnet werden. Die Reposition erfolgt wieder mit den Kugelspitz- und Knochenrepositionszangen. Oft wird auch am Vorderrand des vorderen Pfeilers die Beckenrepositionszange angelegt, um eine bessere Kontrolle über die Rotation der Fraktur zu erlangen. Die Stabilisierung erfolgt gewöhnlich mit Zugschrauben, genauso wie mit einer Platte, die entlang des Beckenrandes angelegt wird. In Fällen mit einer sehr hohen vorderen Pfeilerfraktur kann mit Zugschrauben das Auslangen gefunden werden (Abb. 6). Nach Stabilisierung des vorderen Pfeilers, des vorderen Pfannenrandes, einer vorderen Pfeilerfraktur, verbunden mit einer hinteren hemitransversen Fraktur und einer Fraktur beider Pfeiler, über einen ilioinguinalen Zugang wird gewöhnlich ein intraoperatives Röntgen angefertigt, um einerseits das Repositionsergebnis und andererseits die Lage der Schrauben beurteilen zu können.

Vordere Pfeilerfraktur mit hinterer hemitransverser Fraktur

Bei diesem Frakturtyp wird der Patient in Rücklage auf den Frakturtisch gelegt, und die Fraktur über einen ilioinguinalen Zugang dargestellt. Die Reposition des vorderen Pfeilers wird zuerst durchgeführt. Die Stabilisierung kann mittels Schraubenosteosynthese zwischen den beiden Teilen des Ileums, entlang der Crista iliaca, aber genauso über die Incisura ischiadica beginnend von der Spina iliaca anterior-inferior durchgeführt werden. Oft ist es jedoch auch notwendig, eine Platte entlang des Beckenrandes zu plazieren. Manche der Schraubenlöcher sollten in der Platte solange nicht besetzt werden, bis der hintere Pfeiler reponiert ist. Der hintere Pfeiler wird über ein zweites Fenster des ilioinguinalen Zuganges reponiert, indem man den Iliopsoas und den Nervus femoralis lateral hält, und die Iliaca externa-Gefäße und den Nervus obturatorius nach medial. Mit speziell gebogenen Repositionszangen kann nun von der quadrilateralen Oberfläche zum Beckenrand hin der hintere Pfeiler an den vorderen Pfeiler reponiert werden. Die Stabilisierung des hinteren Pfeilers erfolgt mittels Zugschrauben, welche vom Beckenrand in den hinteren Pfeiler plaziert werden, entweder durch die Platte oder außerhalb von dieser. Diese Zugschrauben werden proximal vom Acetabulum gelegt und ziehen hinten und knapp distal zur Spina ischiadica hin (Abb. 7).

Beide Pfeilerfrakturen

Zur Behandlung dieses Frakturtyps kann zwischen dem ilioinguinalen Zugang und dem erweiterten iliofemoralen Zugang gewählt werden. Wann immer es möglich ist, ist aus verschiedenen Gründen dem ilioinguinalen Zugang der Vorzug zu gewähren. Es ist weniger Muskel vom Knochen zu lösen, er führt zu einer

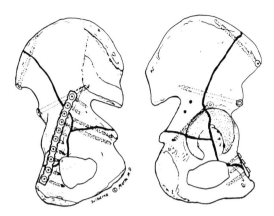

Abbildung 7: Stabilisierung einer vorderen Pfeilerfraktur mit hinterer hemitransverser Fraktur über einen ilioinguinalen Zugang

schnelleren postoperativen Wiederherstellung und zusätzlich treten weniger ektopische Knochenneubildungen auf. Außerdem scheint dieser Zugang mit seinen Hautinzisionen mehr den kosmetischen Anforderungen zu entsprechen, und die chirurgische Versorgung der Fraktur kann gewöhnlich schneller und mit weniger Blutverlust erreicht werden. Es gibt sicherlich Frakturtypen, wo es notwendig ist, den erweiterten iliofemoralen Zugang zu benützen. Zu diesen Frakturen gehören solche mit kompletter Einbeziehung des hinteren Pfeilers und Frakturen, die mit einer Dislokation der Frakturlinie bis ins Sakroiliakalgelenk einhergehen. Wenn der ilioinguinale Zugang gewählt wird, wird der Patient in Rückenlage gelagert. Die vordere Pfeilerfraktur wird zuerst reponiert und die Rotation des vorderen Pfeilers in typischer Weise kontrolliert. Die vordere und mediale Verschiebung des vorderen Pfeilers wird mit einer Vielzahl von verschiedenen Techniken und verschiedenen Instrumenten reponiert und stabilisiert. Die Reposition und Stabilisierung des hinteren Pfeilers wird in Zusammenhang mit der vorderen Pfeilerfraktur und der hinteren Schrägfraktur durchgeführt.

Bei Frakturen, welche einen erweiterten iliofemoralen Zugang erfordern, wird der Patient in Seitenlagerung am Frakturtisch gelagert. Der vordere Pfeiler wird in den meisten Fällen zuerst reponiert, gewöhnlich mit der Zwei-Schrauben-Technik, wobei eine Schraube in das intakte Ilium, die andere Schraube in den tieferliegenden Anteil des vorderen Pfeilers gelegt wird. Danach wird die Repositionszange in diese Schrauben eingesetzt und es erfolgt die Reposition.

Zusätzlich sind oft noch spitze Repositionszangen im Sinne von Knochenbackhausklemmen erforderlich, um die vordere Pfeilerfraktur rotationsstabil zu halten. Im Anschluß daran wird der hintere Pfeiler reponiert, ebenfalls gewöhnlich mit einer Zwei-Schrauben-Technik und mit einem Rotationshebel, der in die Tuberositas ischiadica eingesetzt wird. Als letzter Schritt erfolgt die Reposition der Fragmente des hinteren Pfannenrandes. Nun wird eine lange Platte an der Rückseite des Acetabulums angelegt. In manchen Fällen ist es besser, die Reposition des hinteren Pfeilers und dessen Stabilisierung zuerst durchzuführen. Dies ist vor allem dann der Fall, wenn das hintere Pfeilerfragment sehr groß ist oder Teilfragmente der Incisura ischiadica vorhanden sind.

Reposition und Stabilisierung alter Frakturen

Frakturen, die über drei Wochen alt sind, sind äußerst schwer zu behandeln, da sich in dieser Zeit gewöhnlich schon ein Knochenkallus im Bereich der Frakturlinien gebildet hat. Diese Frakturen erfordern eine Distraktion, ein Auseinanderschieben der Frakturteile, die Entfernung des kallusartigen Knochens, bevor die Reposition durchgeführt werden kann. Für hintere Pfannenrandbrüche und hintere Pfeilerfrakturen erfolgt der operative Eingriff über einen Kocher-Langenbeck-Zugang. Für vordere Pfeilerfrakturen und vordere Pfannenrandbrüche ist der Zugang der Wahl der ilioinguinale Zugang. Für alle anderen alten Frakturen ist der Zugang der Wahl der iliofemorale Zugang. Der Chirurg sollte sich erinnern, daß diese Frakturen hohe Anforderungen an ihn stellen und schwer zu behandeln sind, wobei diese Frakturen eigentlich nur von jenen operativ versorgt werden sollten, die schon reichlich Erfahrung in der Behandlung frischer Acetabulumfrakturen besitzen.

Literatur

1 Knight RA, Smith H: Central fractures of the acetabulum, JBjS 40A: 1 (1958)
2 Letournel E: Fractures of the Acetabulum Springer, New York (1981)
3 Müller ME, Allgöwer M: Manual of internal Fixation. Springer, New York (1979)
4 Matta J, Letournel B, Browner B: Surgical management of acetabular fractures. p 38. In: American Academy of Orthopaedic Surgeons, Instructional Course Lectures, No. 35. CV Mosby, St. Louis (1986)

Primäre Versorgung der Acetabulumfrakturen mit Totalendoprothesen

P. Engelhardt / Th. Fiechter

Epidemiologie der Acetabulumfrakturen des alten Menschen

Während die Frequenz von Schenkelhals- und proximalen Femurfrakturen oberhalb des Alters von 60 Lebensjahren besonders bei Frauen (Postmenopause) exponentiell ansteigt, stellen Frakturen des unmittelbar benachbarten Skelettabschnittes, des Acetabulums, eine ausgesprochene Seltenheit dar. Die Bevorzugung des oberen Femurendes für Frakturen im Senium dürfte mit seiner überproportional größeren mechanischen Schwächung infolge Rarifizierung der Spongiosatrabekel zusammenhängen; im Vergleich dazu behalten das Becken und das Acetabulum offenbar ihre mechanische Stabilität länger. Gerade bei dem sonst häufigen Sturz auf das Gesäß oder auf die Seite wäre sonst im fortgeschrittenen Lebensalter häufiger eine zentrale Hüftgelenks-Luxationsfraktur zu erwarten. In ihrer Analyse von 492 operierten Acetabulumfrakturen haben Letournel und Judet (1993) lediglich zehn Patienten aufgelistet, die 70 Jahre und älter waren, dabei wird wiederum nur ein Fall über 80 Lebensjahre erwähnt. Nach Osteosynthese dieser Frakturen sind von den Autoren gute bis mäßige Resultate nachgewiesen worden.

Operative Therapie der Acetabulumfraktur im Alter

Ob eine Acetabulumfraktur im fortgeschrittenen Alter operativ rekonstruiert werden soll, ist in erster Linie eine Frage der operationstechnischen Ausführbarkeit und in zweiter Linie eine Frage der Prognose. Acetabulumfrakturen werden schon seit mehr als 40 Jahren operativ angegangen. Wegen der noch wenig ausgefeilten Osteosynthesetechniken waren die Resultate in früheren Jahren nicht immer günstig (Stewart und Milford, 1954). Das hat Westerborn (1954) veranlaßt, bei zentralen Hüftluxationsfrakturen die Smith-Petersen Cup-Arthroplastik für diese Art von Frakturen zu propagieren. Sechs von ihm vorgestellte Fälle haben bei fünf Patienten günstige Resultate ergeben. Der Drehpunkt des durch die zentrale Hüftgelenks-Luxationsfraktur nach medial verschobenen Hüftgelenkes ist durch das Aufsetzen der Kappe nicht rückgängig gemacht worden.

Problematik der Acetabulumfrakturen des alten Menschen

In Anbetracht der bereits erwähnten Seltenheit dieser Fraktur bei über Siebzigjährigen beschränkt sich unsere Erfahrung bei der Versorgung dieser Frakturen auf Einzelfälle. Bei drei Patienten wurde die zentrale bzw. hintere Luxationsfraktur primär mit einer Totalendoprothese operativ angegangen. Dabei ließen wir uns von folgenden Überlegungen leiten: Die Rekonvaleszenz ist nach aufwendigem operativen Zugang und Osteosynthese erschwert, das Resultat ist unsicher in der Vorhersage; Komplikationen, nicht zuletzt in Form von periartikulären Verkalkungen, sind zu befürchten. Demgegenüber ist die Technik der Verbundosteosynthese und der TP-Versorgung mit primärer Stabilität und sofortiger, praktisch beschwerdefreier Mobilisation bei sukzessivem Belastungsaufbau möglich. Die Versorgung ist definitiv. Eine präexistente Coxarthrose wird mittherapiert.

Operative Technik

Bei zentraler Hüftgelenks-Luxationsfraktur kann in Rückenlage operiert werden und der übliche anterolaterale Zugang zum Hüftgelenk gewählt werden. Sofern es sich um eine zusätzliche Fraktur des dorsalen Pfeilers handelt, empfehlen wir die Seitenlage, um dorsal liegende Fragmente durch separate Osteosynthese sicher stabilisieren zu können. In gewisser Weise ähnelt die operative Technik bei zentralen Hüftgelenks-Luxationsfrakturen derjenigen bei gelockerter Hüftpfanne mit «central floor defect». Vorteil bei den Frakturen ist, daß der Hüftkopf als autologes Spanmaterial zur Verstärkung des Pfannengrundes herangezogen werden kann. Die Armierung der Hüftpfanne mit Pfannendachschale nach Müller bzw. Ganz (oder andere Typen) verhindert die Zementimprägnation der Frakturflächen und schafft primär Stabilität. Operationstechnisch stellt die korrekte Positionierung der Hüftpfanne zusammen mit der eventuellen Rekonstruktion der belastungskritischen Pfannendachteile erhöhte Anforderungen an den Operateur.

Kasuistik

90jährige Patientin: Sturz auf die rechte Seite. Zentrale Hüftgelenks-Luxationsfraktur, Fraktur des gleichseitigen Sitz- und Schambeines symphysennah. Am nächsten Tag operative Versorgung der Luxationsfraktur mit zentral durch Hüftkopfteile aufgefülltem Pfannengrund, darüber Müller-Pfannendachschale und zementierte Prothese. Mobilisation der Patientin ab dem dritten postoperativen Tag mit leichten Schmerzen möglich. Entlassung der Patientin drei Wochen nach Unfallereignis.

74jährige Patientin: Hintere Hüftgelenks-Luxationsfraktur. Bei Reposition der Luxation adaptiert sich das dorsale Pfannenfragment anatomisch. Es wird mit einer Pfannendachschale nach Müller mitgefaßt. Zementierte Hüfttotalendoprothese. Problemlose Mobilisation der Patientin wie nach TP. Radiologisch dokumentierte Heilung der Acetabulumfraktur.

79jähriger Patient: Zwei-Pfeiler-Fraktur mit erheblicher zentraler Dislokation. Vorgängig Osteosynthese des dorsalen Pfeilers bei Operation in Seitenlage. Darüber Stützschale nach Ganz. Zementierte Hüfttotalendoprothese. Mobilisation des Patienten wie nach TP mit Teilbelastung. Radiologisch dokumentierter regelrechter Heilungsverlauf.

Literatur

Letournel E, Judet R: Fractures of the Acetabulum. Springer, Berlin–Heidelberg–New York (1993)
Stewart MJ, Milford LW: Fracture-Dislocation of the Hip. J Bone Joint Surg. 36/A (1954), 315–342
Westerborn A: Central Dislocation of the femoral Head treatet with mold Arthroplasty. J. Bone Joint Surg. 36/A (1954), 307–314

Technik und Langzeitergebnisse der konservativen Therapie

J. Steinböck / E. Wallenböck

Hüftluxationsfrakturen sind schwere Verletzungen, wobei große kinetische Energien einwirken. Bei unserer Nachuntersuchung nach 20 bis 30 Jahren haben wir darauf geachtet, welchen Einfluß der Zeitpunkt der Reposition, die Extensions- und Entlastungsdauer auf die Prognose einer Hüftkopfnekrose haben. Aufgrund mangelhafter Dokumentation konnten wir keine exakte Einteilung nach Letournel durchführen.

Im Zeitraum 1960 bis 1970 hatten wir an unserem Krankenhaus 53 konservativ behandelte Luxationsfrakturen. 20 davon konnten wir nach 20 bis 30 Jahren nachuntersuchen. Bei 62% der Luxationsfrakturen war die Verletzungsursache ein Auto- oder Motorradunfall. Diese Fälle zeigten eine deutlich höhere Kopfnekroserate. Bei uns lag sie bei 42%.

Das Alter bei der Verletzung war zwischen 17 bis 47 Jahren, das bei der Nachuntersuchung zwischen 41 und 73. Wir hatten zwölf hintere, drei vordere, fünf zentrale Luxationsfrakturen. Bei acht Fällen erfolgte die Reposition innerhalb von drei Stunden, bei elf Fällen innerhalb von sechs Stunden. Die Extensionsdauer lag zwischen zwei und zwölf Wochen bei einem Gewicht von 2 bis 15 kg. Entlastet wurde zwischen sieben und 28 Wochen.

Ergebnisse

	sehr gut	gut	schlecht
Hintere	5	1	6
Vordere	2	0	1
Zentrale	2	0	3

Aus den Ergebnissen unserer Nachuntersuchungen konnten wir folgende Schlüsse ziehen:

Einen entscheidenen Einfluß bezüglich einer Hüftkopfnekrose stellt der Zeitpunkt der Reposition dar. Sämtliche Patienten mit schlechten Ergebnissen bei der hinteren Luxation wurden verspätet reponiert. Diese Ergebnisse stimmen mit den Angaben in der Literatur überein (Schmelzeisen). Dadurch wird die Theorie bestätigt, daß es bei der Luxation zu einer

Stase, Thrombosierung, beziehungsweise einer Zerreißung der Synovialgefäße kommt. Denn die Versorgung des Hüftkopfes erfolgt vornehmlich aus Ästen des Ramus profundus der Arteria circumflexa femoris, welche unter der Membrana synovialis verlaufen. Zum geringen Teil erfolgt die Versorgung über das Lig. capitis femoris, welches jedoch bei jeder Luxation zerreißt. Allgemeine Gefäßveränderungen dürften keinen allzu großen Einfluß haben. Yang konnte in einem großen Kollektiv keinen signifikanten Unterschied zwischen 20-, 40- und 50jährigen bei annähernd entsprechender Verletzung feststellen.

So gesehen stellt die Reposition einen Notfall dar. Eine eventuell erforderliche Operation aufgrund des Frakturtypes kann dann sekundär in einem Zentrum erfolgen.

Einen gravierenden Einfluß der Extension beziehungsweise Entlastung konnten wir nicht feststellen. Eine Signifikanz bezüglich kurz- oder langfristiger Entlastung konnte nicht festgestellt werden. Reine Luxationen konnten schon nach drei bis fünf Wochen je nach Schmerzfreiheit voll belasten. Diese zeigten in keinem Fall eine Kopfnekrose sofern sie frühzeitig reponiert wurden. Bei Luxationen dürfte eine deutlich geringere Krafteinwirkung vorliegen als bei Luxationsfrakturen.

Bei sämtlichen Kopfnekrosen wurden schon frühzeitig diskrete Anzeichen festgestellt. Zur Festlegung der Entlastungsdauer kann uns das MRI gute Dienste leisten. Durch das MRI kann schon frühzeitig das Abklingen der Ödemphase im subchondralen Knochen festgestellt werden und somit frühzeitig mit der Belastung begonnen werden. Zusammenfassend kann gesagt werden, daß das Schicksal einer Kopfnekrose sicherlich vorwiegend vom Zeitpunkt der Reposition und vom primären Schaden abhängig ist und nicht so sehr von der Extensions- und Entlastungsdauer.

Ergebnisse der konservativen Therapie der Acetabulumfrakturen

St. König / M. Mousavi / G. Skrbensky / G. Pajenda

Wie bei jeder Gelenkfraktur soll auch bei der Acetabulumfraktur die anatomische Rekonstruktion der Gelenkfläche angestrebt werden. Die Operation stellt allerdings einen großen Eingriff dar und verlangt vom Chirurgen viel operationstechnisches Geschick und ist nach Meinung namhafter Autoren, wie Böhler, Trojan, Judet, Letournel, Contzen mit einer hohen Komplikationsrate behaftet.

Indikation

Die Indikation zur Operation oder konservativen Therapie sollte daher eingehend überdacht werden. Die Möglichkeiten und Grenzen der konservativen Therapie sollen anhand von 152 Patienten, die in den Jahren 1977 bis 1991 an der Univ.-Klinik für Unfallchirurgie in Wien konservativ behandelt wurden, aufgezeigt werden. Es handelt sich um 107 Männer und 45 Frauen mit einem Durchschnittsalter von 51 Jahren (17 bis 92 Jahre). Die Indikation zur konservativen Therapie wird nach Standardröntgen sowie Ala- und Obturator-Aufnahmen gestellt. Ergänzend wird seit 1987 immer ein Becken-CT durchgeführt.

Die konservative Therapie erfolgt bei unverschobenen Frakturen. Bei Patienten, denen aufgrund des Allgemeinzustandes, z. B. Multimorbidität, Alter oder der lokalen Situation keine Operation zumutbar war, oder, wenn aufgrund der Zertrümmerung der Hüftgelenkspfanne eine operative Stabilisierung nicht möglich schien.

Dabei handelte es sich nach Klassifikation der AO 35mal um eine A1-Fraktur, entsprechend einem Abbruch des hinteren Pfannenrandes, 30mal um eine A2-Fraktur, entsprechend einem Bruch des hinteren Pfeilers. 31mal um einen Bruch des vorderen Pfeilers, entsprechend einer A3-Fraktur, 26 Patienten erlitten eine B2-Fraktur, entsprechend einem Querbruch. Bei 30 Patienten konnte eine C-Fraktur diagnostiziert werden.

Nur 17% der Patienten wiesen Mehrfachverletzungen auf. Dieser Prozentsatz ist deutlich geringer als in der Gruppe der operativ versorgten Patienten.

Die Behandlung erfolgte in 94 Fällen durch suprakondyläre Extension abhängig vom Körpergewicht des Patienten (8 bis 14 kg), in 28 Fällen kombiniert mit Seitenzug nach der von Lorenz Böhler angegebenen Technik mit 5 kg. Der Dauerzug der Extension wurde über sechs bis zwölf Wochen aufrecht erhalten (ø zehn Wochen). Alle Patienten wurden hypokoaguliert.

In 48 Fällen, nahezu 50% der Patienten, mußte wegen eines Nagelinfektes mit Hautrötung und beginnendem Nagelgleiten die Extension auf eine Schienbeinkopfextension gewechselt werden. In elf Fällen war die chirurgische Intervention mit Wunddebridement und antiseptischem Verband, in sieben Fällen die Exkochleation von sequestrierten Knochenteilen nötig.

In 58 Fällen bestand die Therapie lediglich in Bettruhe mit Entlastung über sechs bis acht Wochen.

17 Patienten verstarben während des stationären Aufenthaltes, vier Patienten an einer Pneumonie, fünfmal war kardio-respiratorisches Versagen die Todesursache und acht Patienten verstarben an ihren Begleitverletzungen.

Nachuntersuchung

103 Patienten konnten zwei bis zwölf Jahre (ø 8,5 Jahre) nach dem Unfallereignis nachuntersucht werden, wobei zur Bewertung der Hüftgelenkfunktion das Schema von Merle D'Aubigné herangezogen wurde. Dabei werden Schmerzen, Gangbild und Mobilität nach Punkten gescort: Ein sehr gutes Ergebnis ist mit 17 bis 18 Punkten bewertet.

Dabei handelte es sich um 75 Patienten mit primär unverschobener Fraktur und stabilen Gelenkverhältnissen. Es zeigte sich 39mal ein sehr gutes, 15mal ein gutes, 13mal ein mäßiges und achtmal ein schlechtes Ergebnis.

Die 28 Patienten, bei denen aufgrund der Frakturform eigentlich eine Operationsindikation vorgelegen wäre, die aber aus vorherigen Gründen konservativ behandelt wurden, wiesen achtmal ein sehr gutes, neunmal ein gutes, sechsmal ein mäßiges und fünfmal ein schlechtes Ergebnis auf, wobei A- und B-Frakturen zu sehr guten und guten Ergebnissen geführt haben, B- und C-Frakturen mit mäßig bis schlecht bewertet werden mußten.

Bei insgesamt 28 Patienten ist es zur Entwicklung einer Coxarthrose und bei neun davon zu einer Kopfnekrose gekommen, wobei es sich in fünf Fällen um eine Grad I, in sechs Fällen um eine Grad II, in acht Fällen um eine Grad III und in neun Fällen um eine Grad-IV-Arthrose handelte. In sechs Fällen war die Implantation einer Totalendoprothese nötig. Alle diese Patienten stammten aus der Gruppe mit der höchsten Arthroserate.

Bei jenen fünf Patienten, bei denen wegen massiver Zertrümmerung des zentralen Anteiles des Acetabulums keine Rekonstruktionsmöglichkeit bestand, ist es auch durch konservative Therapie zur knöchernen Konsolidierung gekommen.

Bei einem der Patienten ist zwischenzeitlich eine Korrekturosteotomie durchgeführt worden. Drei weitere Patienten haben eine TEP erhalten und ein Patient hat seine Lebensgewohnheiten geändert und ist mit dem Resultat zufrieden.

Diskussion

Wie die Aufarbeitung unseres Patientengutes zeigt, ist bei unverschobenen Frakturen bei konservativer Therapie mit gutem Ergebnis zu rechnen. Auch bei verschobenen Frakturen des vorderen/hinteren Pfeilers kann durch konsequente konservative Therapie, durch wöchentliche Röntgenkontrolle, Kontrolle der Extension und Hautpflege der Nageleinschlagstelle ein ausreichend gutes Ergebnis erreicht werden.

Literatur

1 Böhler J: Konservative Therapie der Luxationsfrakturen im Hüftbereich. Arch. Klin. Chir. 316, 417–421 (1960)

2 Ender J: Ergebnisse der in den AUKH Österreichs in den Jahren 1967–1972 behandelten Acetabulumfrakturen. Hefte zur Unfallheilkunde, H 124, 33–50 (1975)

3 Jahna H: Ursachen von Mißerfolgen nach konservativer Behandlung bei zentralen Hüftgelenksverrenkungsbrüchen. Hefte zur Unfallheilkunde, H 124, 57–60 (1975)

4 Jentschura G: Der derzeitige Stand der konservativen Therapie der Hüftgelenksluxation. Fortschr. Med. 84, 181–184 (1966)

5 Lessan D.: Ergebnisse der Hüftpfannenbrüche ohne Verschiebung. Hefte zur Unfallheilkunde, H 124, 0–62 (1975)

6 Martinek H, Egkher E, Fasol P: Langzeitergebnisse nach konservativer Behandlung von Hüftpfannenbrüchen. Unfallheilkunde, 81, 1–5 (1978)

7 Mockwitz J, Contzen H, Schellmann WD: Operative oder konservative Behandlung von Hüftgelenksverrenkungsbrüchen. Hefte zur Unfallheilkunde, H 124, 99–102 (1975)

8 Russe O: Diagnose und Behandlung der Verrenkungen und Verrenkungsbrüchen des Hüftgelenkes. Klinische Medizin 16, 225–230 (1961)

9 Russe O: Hintere Hüftverrenkungsbrüche, konservative und operative Behandlung. Clin. Med. (Wien) 21, 243–247 (1966)

10 Spier W: Ein Beitrag zur konservativen Therapie der zentralen Verrenkungsbrüche des Hüftgelenkes. Mschr. Unfallheilkunde 70, 378–382 (1967)

11 Trojan E, Perschl A: Die Behandlungsergebnisse von 79 frischen traumatischen Hüftgelenksverrenkungen und Hüftgelenksverrenkungsbrüchen. Ergebnisse der Chirurgie und Orthop. 40, 90–164 (1956)

12 Trojan E: Zur Behandlung der veralteten Verrenkungsbrüche des Hüftgelenks. Monatsschrift für Unfallheilkunde 61, 353–360 (1958)

13 Trojan E: Folgezustände nach Verrenkungen und hinteren Verrenkungsbrüchen der Hüfte. Klin. Med. 16, 232–44 (1961)

14 Trojan E: Hüftkopfnekrose nach traumatischen Hüftverrenkungen und Hüftverrenkungsbrüchen. Monatsschrift für Unfallheilkunde 64, 330–343 (1961)

15 Veihelmann D, Weller S: Die sogenannte zentrale Hüftgelenksluxation und ihre Behandlung. Dtsch. Med. WSchr. 94, 602–605 (1969)

16 Wechselberger F: Die konservative Behandlung der Hüftpfannenbrüche und Spätergebnisse. Hefte zur Unfallheilkunde, H 124, 55–57 (1975)

17 Weller S, Schmelzeisen H: Diagnostik und Therapie von Hüftpfannenfrakturen. Beitr. Orthop. 25, 436–446

Ergebnisse der konservativen Behandlung von Typ C – Frakturen des Acetabulums

M. F. Fischmeister

Neue Frakturklassifikationen wie diejenige der Arbeitsgemeinschaft für Osteosynthesefragen [1] sind ein Zeichen für neue Ideen und therapeutische Ansätze. Sie sind in erster Linie als Verständigungsregeln zu bezeichnen und gewinnen dann an Bedeutung, wenn es über die Zuordnungsgenauigkeit zu den einzelnen Gruppen und die Korrelation zwischen Einteilungskriterium und Verletzungsschwere oder Verletzungsausgang nicht nur einen Konsens interessierter Kollegen, sondern auch klinische Studien gibt. Jedenfalls ermöglichen sie es, das Argument der wissenschaftlich und subjektiv vergleichbaren Ungewißheit über den Erfolg konkurrierender Therapien guten Gewissens in neue Studien einzubringen. Der Nachteil neuer Frakturklassifikationen ist, daß persönliche Erfahrung im Umgang mit den Problemen der eben betroffenen Region nicht gerade unbrauchbar, aber doch schwer mitteilbar und nicht mehr vergleichbar wird. Es war daher sinnvoll, nachzusehen, welche Ergebnisse in der Vergangenheit bei Patienten mit Typ C Frakturen das Acetabulums mit konservativen therapeutischen Maßnahmen erzielt werden konnten.

Methodik

Es wurden die Krankengeschichten und Röntgenbilder aller jener Patienten nachgesehen, die vom Januar 1970 bis Dezember 1991 mit einer frischen Acetabulumfraktur der Type C in der AO Klassifikation aufwiesen. Darüber hinaus wurden jene Patienten, die überlebten und von denen ein Kommen erwartet werden konnte, zu einer klinischen und röntgenologischen Nachuntersuchung eingeladen.

Ergebnisse

Es wurden im genannten Zeitraum 34 Patienten mit Typ C Frakturen im UKH Linz behandelt. Die Altersverteilung war zweigipfelig mit Gipfeln in der Jugend und im Alter, der Median 45, die Quartile 24 und 60, der Bereich 16 bis 77. Es fanden sich 23 Männer und elf Frauen, 21 davon waren Arbeitsunfälle. Der ISS zeigte keine Normalverteilung, der Median lag bei 15, die Quartile lagen bei zehn und 22, der Bereich von neun bis 48.

Die Extensionsbehandlung wurde nach den Richtlinien von Lorenz Böhler [2] durchgeführt. Es wurde in acht Patienten die Extension am Schienbeinkopf begonnen, in 19 Patienten suprakondylär. Bei fünf Patienten wurde der Nagel später von der Tibia auf das Femur umgesetzt. Sieben Patienten erhielten keine Extension, weil sie entweder im Schockraum verstorben waren oder unverschobene Frakturen aufwiesen oder primär das Überleben des Patienten als unwahrscheinlich eingeschätzt wurde. Die initialen Zuggewichte sind der Tabelle 1 zu entnehmen. Bei neun Patienten waren Seitzügel angelegt worden. Die Dauer der Extensionsbehandlung betrug im Median 70 Tage, die Quartile waren 58 und 83, der Bereich von elf bis 87.

Die insgesamte Behandlungsdauer im Krankenhaus ist der Tabelle 2 zu entnehmen. 20 Patienten wurden mit Stützkrücken mit Teilbelastung nach Hause entlassen, neun in ein anderes Krankenhaus oder direkt ins Rehabilitationszentrum. Fünf Patienten sind verstorben, zwei davon am ersten Behandlungstag infolge eines protrahierten Schocks, und je ein Patient am elften, zwölften und 16. Behandlungstag an Multiorganversagen.

An speziellen Komplikationen der Extensionsbehandlung sind ein Dekubitus bei einem Patienten mit beleitendem Schädelhirntrauma, drei Peroneuslähmungen und vier Nagelstelleninfektionen zu beobachten gewesen.

Das erste Beckenübersichtsröntgen nach der Einlieferung des Patienten zeigte an der Gelenkfläche des betroffenen Acetabulums eine Verschiebung von weniger als 3 mm in fünf Fällen, alle anderen Patienten wiesen eine größere Verschiebung auf. Bei diesen fünf Patienten besserte sich die Verschiebung auf 1 mm bei zwei Patienten, bei drei Patienten blieb die Verschiebung gleich. Von den stark verschobenen Acetabula verbesserten sich sieben Patienten in die Gruppe der weniger als 3 mm verschobenen Patienten.

Eine sekundäre Kongruenz mit annähernder Adaptation der geborstenen Acetabulumanteile an den Oberschenkelkopf fand sich bereits am Primärbild in 15 Patienten. Am letzten verfügbaren Beckenübersichtsröntgen (Behandlungsende oder Nachuntersuchungstermin) zeigte sich, daß bei allen Patienten mit primärer Kongruenz diese bis zum Schlußbild erhalten blieb, bei den 19 Patienten ohne primäre Kongruenz konnte durch die Extensionsbehandlung eine sekundäre Kongruenz in neun Fällen erzeugt werden.

Zwölf Patienten hatten bei Behandlungsende ein

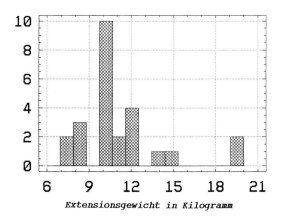

Tabelle 1: 27 Patienten mit Typ C Frakturen des Acetabulums: 1970–1991

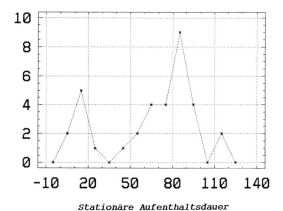

Tabelle 2: 34 Patienten mit Typ C Frakturen des Acetabulums: 1970–1991

Tabelle 3: 6 Nachuntersuchte Patienten mit Typ C Frakturen des Acetabulums

Alter	ISS	Merle D'Aubigné	OECD	Epstein	SK
22 w	10	4 5 4	2	3	n
57 w	9	4 5 4	21	3	n
16 m	22	4 5 5	2	2	j
53 m	9	4 5 5	10	2	j
40 w	17	5 6 4	5	3	j
30 m	10	5 6 6	0	2	j

UKH Linz 1993

sekundär kongruentes Hüftgelenk mit Verschiebungen von weniger als 3 mm. Eine Pseudarthrose wurde nicht beobachtet.

Sechs Patienten konnten klinisch nachuntersucht werden. Die Ergebnisse finden sich in Tabelle 3. Zur Bewertung wurde das Schema von Merle D'Aubigné und R. Postel verwendet [3]. Zur Beschreibung des Allgemeinzustandes wurde das OECD long term disability questionnaire [4] benutzt. Die Röntgenaufnahme wurde nach der Methode von Epstein [5] beschrieben. Interessant an diesen sechs Patienten ist, daß nur ein einziger ein sehr gutes Ergebnis zeigte und daß keiner der anderen eine Hüftendoprothese erhalten hatte.

Diskussion

Die Schwächen dieser Untersuchung liegen in der retrospektiven Datensammlung, die es nicht ermöglicht, über die eigentlichen klinischen Endzustände Aussagen zu machen, und sie liegen darin, daß zur geplanten Nachuntersuchung nur sechs Patienten erschienen sind. Dennoch ergibt sich eine realitätsbezogene Darstellung.

Das Argument von E. Letournel [6], daß man mit einer Extensionsbehandlung keine perfekte Reposition erreichen oder zumindest halten kann, bis eine knöcherne Heilung eingetreten ist, mag vielleicht für eine perfekte Reposition stimmen, für Repositionen bis weniger als 3 mm ist es nach Durchsicht dieser Fälle widerlegt.

Die Entscheidung am konkreten Patienten, ob man einen operativen oder konservativen therapeutischen Weg einschlagen soll, hängt ab von den Wahrscheinlichkeiten der möglichen Endzustände und dem Nutzen für den Patienten. Der von M. Tile [7] angegebene Handlungsalgorithmus erscheint uns sehr hilfreich zu sein und der klinischen Situation gut zu entsprechen.

Die Extensionsbehandlung der Patienten mit Acetabulumfrakturen vom Typ C nach den Richtlinien von L. Böhler wird auch in Zukunft ihre Bedeutung als risikoarme Alternative zu operativen Behandlungsformen behalten.

Literatur

1 Müller ME, Allgöwer M, Schneider R, Willenegger H: Manual of internal fixation. 3rd Ed. Springer, Berlin–Heidelberg (1991)

2 Böhler L: Die Technik der Knochenbruchbehandlung. Band 2, Teil 1, Maudrich, Wien–München–Bern (1954)

3 Merle D'Aubigné R, Postel M: Functional resulta of hip arthroplasty with acrylic prosthesis. J Bone Joint Surg 36-A (1954) 451–475

4 McWhinnie JR: Disability assessment in population surveys: results of the OECD common development effort. Rev Epidemiol Sante Publique 29 (1981) 413–417

5 Epstein HC: Posterior fracture dislocation of the hip. Long term follow up. J Bone Joint Surg 56-B (1974) 1103–1134

6 Letournel E, Judet R: Fractures of the Acetabulum. Springer, Berlin–Heidelberg (1993)

7 Tile M: Fractures of the acetabulum. In: Rockwood Ch, Green DP (Eds): Fractures in adults. Lippincott Company, Philadelphia (1991)

Ergebnisse der operativen Versorgung einfacher Acetabulumfrakturen

G. Peicha/W. Seggl/R. Szyszkowitz

Dislozierte Frakturen des Acetabulums sind schwierige Verletzungen und stellen eine Indikation zur offenen Reposition und internen Stabilisierung dar, um durch die Wiedererlangung der Gelenkkongruenz die Inzidenz der posttraumatischen Hüftgelenkarthrose zu senken und eine frühfunktionelle Nachbehandlung möglich zu machen [5, 8, 14, 16, 18, 32]. Es ist dabei eine möglichst anatomische Reposition mit einer verbleibenden Dislokation von weniger als 2 mm anzustreben, um gute Resultate zu erzielen [18]. An den Unfallchirurgen stellt die operative Versorgung von Acetabulumfrakturen hohe technische Anforderungen und erfordert eine entsprechend lange Lernkurve, dann können auch bei diesen schweren Verletzungen durchaus gute Resultate verzeichnet und die Ergebnisse der konservativen Therapie deutlich übertroffen werden [11].

Material und Methode

In den Jahren 1970 bis 1992 wurden am Department für Unfallchirurgie der Chirurgischen Universitätsklinik Graz (jetzt Universitätsklinik für Unfallchirurgie) insgesamt 223 Patienten mit Acetabulumfrakturen behandelt.

Es handelte sich um 160 Männer und 63 Frauen mit einem durchschnittlichen Alter von 40 Jahren (jüngster 16 Jahre, ältester 86 Jahre).

Als Unfallursache konnte in der überwiegenden Anzahl Verkehrsunfälle ermittelt werden.

Wir unterschieden nach der neuen überarbeiteten AO-Einteilung 97 Frakturen vom Typ A, 103 B- und 23 C-Frakturen (Tab. 1).

In dieser Arbeit soll über die sogenannten «einfachen Brüche», also die Typen A 1 (n = 77), A 2 (n = 15), A 3 (n = 5) und B 1 (n = 57) berichtet werden. Das ergibt eine Zahl von 154 Frakturen oder 69% des Gesamtkollektivs. 32 dieser Patienten (20,7%) hatten ein Polytrauma unterschiedlichen Schweregrades erlitten. Von diesen 154 Patienten wurden 105 (68%) durchschnittlich am 9. Tag nach dem Unfall einer operativen Behandlung zugeführt. Als Zugang wurde nahezu ausschließlich der dorsale Zugang nach Kocher-Langenbeck gewählt, lediglich die drei Brüche vom Typ A 3 wurden von ventral über einen ilioinguinalen Zugang versorgt.

Die Stabilisierung erfolgte entweder durch reine Schraubenosteosynthese oder durch eine kombinierte Schrauben-Platten-Osteosynthese.

Ergebnisse

Folgende Komplikationen waren zu verzeichnen: 4 Schraubenlockerungen, 18 posttraumatische Coxarthrosen (17%), drei dieser Patienten zeigten gleichzeitig eine avaskuläre Femurkopfnekrose. 14 dieser Patienten wurde auf Grund der zunehmenden Schmerzsymptomatik eine Hüftgelenktotalendoprothese implantiert. Sechs oberflächlichen standen zwei tiefe Infekte gegenüber (5%), welche insgesamt vier Revisionseingriffe erforderlich machten. Alle Infekte konnten nach Revision zur Ausheilung gebracht werden.

Wir diagnostizierten acht primäre Ischiadikusläsionen (5%) weitere 15 Patienten (14%) zeigten postoperativ mehr oder weniger stark ausgeprägte Läsionszeichen.

Von den 105 operierten Patienten konnten 79 nach einem durchschnittlichen Zeitraum von 56 Monaten (sieben bis 138 Monate) einer Nachuntersuchung unterzogen werden.

Zwölf Patienten waren in der Zwischenzeit verstorben, 14 waren aus verschiedenen Gründen nicht erreichbar.

Heterotope periartikuläre Ossifikationen beobachteten wir in 25 Fällen (31,6%), hauptsächlich handelt es sich um den Schweregrad I nach Brooker [2], Grad II sahen wir fünfmal, Grad III zweimal. IV. gradige Ossifikationen waren in unserem Kollektiv nicht zu verzeichnen.

Die Ischiadikusläsionen zeigten zum Zeitpunkt der Nachuntersuchung in acht bzw. zwölf Fällen eine vollständige oder teilweise Remission.

Das funktionelle Out-come wurde nach dem Schema Merle D'Aubigné [21] ausgewertet und zeigte in etwa zwei Drittel der Fälle ein sehr gutes oder gutes Resultat.

Zehn Patienten (12,5%) mußten in die Kategorie «schlecht» eingereiht werden (Tab. 2).

Diese Ergebnisse zeigten eine gute Korrelation mit den von den Patienten in einer subjektiven Bewertung angegebenen Beschwerden (Tab. 3).

Tabelle 1: Acetabulumfrakturen (n = 223) Frakturtypen (AO, Helfet)

	A	B	C
1	77	57	9
2	15	39	4
3	5	7	10
	97	103	23

Tabelle 2: Nachuntersuchung (n = 79). Funktionelles Ergebnis (Merle D' Aubigné)

	Punkte	n	%
sehr gut	17–18	35	44,4
gut	13–16	18	22,8
mäßig	9–12	16	20,3
schlecht	0–8	10	12,5

Tabelle 3: Nachuntersuchung (n = 79). Subjektives Ergebnis

	n	%
sehr gut	29	36,7
gut	21	26,5
mäßig	10	12,5
schlecht	19	24,3

Diskussion

Acetabulumfrakturen der Gruppe A 1 bis B 1 nach AO stellen nach unserer Meinung eine Operationsindikation dar, wenn eine Dislokation von mehr als 3 mm besteht, eine geschlossene Reposition des Femurkopfes unmöglich ist, oder sich eine bestehende Ischiadikussymptomatik nach Reposition verschlechtert oder unverändert bleibt.

Eine weitere Indikation zur operativen Versorgung sind instabile dorsale Frakturen [7, 28]. Es ist in allen Fällen eine möglichst anatomische Reposition mit verbleibender Stufe von maximal 2 mm anzustreben [7, 18], um gute Resultate zu ermöglichen. So konnten Heeg und Mitarbeiter bei 86% der «anatomisch» reponierten Frakturen ein ausgezeichnetes bis gutes Ergebnis erzielen [7].

Allgemein ist festzustellen, daß die operative Therapie der konservativen Behandlung von Acetabulumfrakturen deutlich überlegen erscheint [11].

Wir haben unsere Patienten durchschnittlich am neunten Tag nach dem Unfall dem operativen Eingriff unterzogen.

Heeg [7] empfiehlt die Operation vor dem fünften Tag, Daum und Mitarbeiter [4] und Letournel [13] sahen einen konsekutiven Zusammenhang zwischen verzögerter Versorgung und schwerwiegenden heterotopen Verkalkungen der Schweregrade Brooker III und IV. Diese Beobachtung konnten wir in unserem Kollektiv nicht bestätigen.

Bezüglich der Komplikationsrate sind in erster Linie die heterotopen Verkalkungen, die Ischiadikusläsionen, sowie die posttraumatischen Coxarthrosen bzw. Femurkopfnekrosen einer näheren Betrachtung zu unterziehen.

Paraartikuläre Ossifikationen werden in der Literatur höchst unterschiedlich angegeben und reichen von sieben bis 100% [1, 10, 13, 20, 22, 24, 25, 26, 28, 32, 34].

In der Großzahl der Fälle handelte es sich jedoch hauptsächlich um funktionell bedeutungslose Verkalkungen der Grade I, II und III nach Brooker, während echte Bewegungseinschränkungen eher selten angegeben werden z. B. von Routt und Mitarbeitern 1990 in einer Anzahl von 10% [28].

Kaempffe berichtet hingegen in seiner Arbeit 1991 von einer doch deutlich höheren Anzahl von Funktionsbeeinträchtigungen [10], eine Tatsache, die wahrscheinlich auf die höhere Anzahl von Acetabulumfrakturen der Gruppe B 2 bis C 3 in seinem Kollektiv zurückzuführen ist.

In unserem Patientengut sahen wir ausschließlich I.- bis III.-gradige Ossifikationen in einem Prozentsatz von etwa 31%, ein Wert, der durchaus mit der internationalen Literatur vergleichbar ist.

Zu diskutieren ist weiterhin die erhöhte Ossifikationsrate bei zusätzlich durchgeführter Trochanterosteotomie [1, 10, 20], sowie bei gleichzeitig vorhandenem SHT trotz exakter Reposition [34].

Ischiadikusläsionen werden in der Literatur insgesamt mit drei bis 15% angegeben [9, 15, 17, 22, 25, 28], im eigenen Kollektiv verzeichneten wir 5% primäre und 14% postoperative Läsionen, welche jedoch in der überwiegenden Mehrzahl der Fälle zum Zeitpunkt der Nachuntersuchung eine vollständige bzw. teilweise Revision zeigten.

Unsere im Vergleich zur Literatur relativ hohe Anzahl an postoperativen Schädigungen sollte Anlaß zum Überdenken der Operationstechnik bezüglich Nerven- und Weichteilschonung geben.

Die Rate der posttraumatischen Coxarthrosen bewegt sich zwischen elf und 57% und wird durch den Schweregrad der Fraktur und die Qualität der erzielten Reposition bestimmt [3, 7, 13, 24, 29]. Nahezu alle diese Patienten benötigen eine Hüftgelenks-totalendoprothese zur Minderung der Schmerzen, auch in unserem Kollektiv (n = 18 bzw. 17%) mußte bei vier Fünftel der Patienten ein künstliches Hüftgelenk implantiert werden. Die Zahl der posttraumatischen avaskulären Hüftkopfnekrosen wird mit zwei bis 40% angegeben [7, 12, 14, 19, 23, 24, 31, 32, 33].

Schlußfolgerung

Auch die sogenannten einfachen Frakturen des Aceta-bulums sind schwierig zu versorgen und stellen hohe technische Anforderungen an den Traumatologen. Es ist eine möglichst anatomische Reposition und stabile Fixation anzustreben, um einerseits eine frühfunktio-nelle Nachbehandlung durchführen zu können und an-dererseits die Rate der posttraumatischen Coxarthro-sen tunlichst zu senken.

Weiter ist, wenn möglich, die operative Versorgung vor dem fünften Tag nach dem Unfall vorzunehmen. Die Durchführung einer postoperativen Ossifikations-prophylaxe mit Indomethacin oder Low-dose-Bestrah-lung senkt die Rate und den Schweregrad der paraarti-kulären Verkalkungen signifikant [1, 4, 20, 27, 30]. Unter diesen Voraussetzungen sind gute bis exzellente Resultate in zwei Drittel der Fälle zu erzielen [6, 13, 17, 18, 19, 32].

Literatur

1 Bosse MJ, Poka A, Reinert CM, Ellwanger F, Slawson R, McDevitt ER: Heterotopic ossification as a com-plication of acetabular fracture. A prophylaxis with low dose irradiation. J. Bone Joint Surg. (Am) 70: 1231–1237 (1988)

2 Brooker AF, Bowermann JW, Robinson RA, Riley LH jr.: Ectopic ossification following total hip replace-ment. J. Bone Joint Surg. (Am) 55: 1629–1632 (1973)

3 Carnesale PG, Stewart MJ, Barnes SN: Acetabular disruption and central fracture – dislocation of the hip: A long-term study. J. Bone Joint Surg. (Am) 57: 1054–1059 (1975)

4 Daum WJ, Scarborough MT, Gordon W jr, Uchida T: Heterotopic ossification and other perioperative com-plications of acetabular fractures. J. Orthop. Trauma Vol. 6, No 4: 427–432 (1992)

5 Epstein HC: Open management of fractures of the acetabulum. In: The hip. Proceedings of the Seventh Open Scientific meeting of the Hip society. Mosby, St. Louis (1979)

6 Goulet J, Bray T: Complex acetabular fractures. Clin. Orthop. 240: 9–20 (1989)

7 Heeg M, Klasen H, Visser J: Operative Treatment for acetabular Fractures. J. Bone Joint Surg. (Br.) 72: 383–386 (1990)

8 Johnson EE: Treatment of heterotopic bone. Abstract. Fractures of the pelvic region. The hague Westeinde Hospital (1990)

9 Judet T, Judet J, Letournel E: Fracture of the acetabu-lum: Classification and surgical approaches for open reduction. J. Bone Joint Surg. (A) 46: 1615 (1964)

10 Kaempffe FA, Bone LW, Border JR: Open reduction and internal fixation of acetabular fractures: Hetero-topic ossification and other complications of treat-ment. J. Orthop. Trauma 5 No 4: 439–445 (1991)

11 Kebaish AS, Roy A, Rennie W: Displaced acetabu-lar fractures: Long-term follow up. J. Trauma 31: 1539–1542 (1991)

12 Larson CB: Fracture dislocation of the hip. Clin. Orthop. 92: 147–154 (1973)

13 Letournel E: Acetabulum fractures: Classification and management. Clin. Orthop. 151: 81–106 (1980)

14 Letournel E, Judet R: Fractures of the acetabulum. Springer, Berlin–Heidelberg–New York 1981

15 Matta JM, Letournel E, Browner BD: Internal fixation of acetabulum fractures. AAOS, Instruction Course lecture, Vol. 35: 382–397 (1986)

16 Matta JM, Anderrson L, Epstein H, Hendricks P: Fractures of the acetabulum: A retrospective analysis. Clin. Orthop. 205: 220–240 (1986)

17 Matta JM, Mehne DK, Roffi R: Fractures of the aceta-bulum: Early results of a prospective study Clin. Orthop. 205: 241–250 (1986)

18 Matta JM, Merritt PO: Displaced acetabular fractures Clin. Orthop. 230: 83–97 (1988)

19 Mayo K: Fractures of the acetabulum. Orthop. Clin. North Am. 18: 43–57 (1987)

20 McLaren A: Prophylaxis with indomethacin for hete-rotopic bone. J. Bone Joint Surg. (Am) 72: 245–247 (1990)

21 Merle D'Aubigné R, Cauchoix J, Ramadier JV: Eva-luation chifreé de la fonction de la hance. Application a l'etude des resultats des operations mobilisatrices de la hanche. Rev. Orthop. 35: 541–548 (1949)

22 Oransky M, Sanguinetti C: Surgical treatment of dis-placed acetabular fractures: Results of 50 consecutive cases. J. Orthop. Trauma Vol. 7, No 1: 28–32 (1993)

23 Pantazopoulos T, Mousafiris C: Surgical treatment of central acetabular fractures. Clin. Orthop. 246: 57–64 (1989)

24 Pennal GF, Davidson J, Garsode H, Plewes J: Results of treatment of acetabular fractures. Clin. Orthop. 151: 115–123 (1980)

25 Powell J, Bircher M, Joyce M, Tile M, Waddell J, Kellam J: The results and treatment of 102 acetabular fractures by open and closed methods. Orthop. Trans 13: 763 (1989)

26 Reinert CM, Bosse MJ, Poka A, Schacherer T, Brum-back RJ, Burgess AR: A modified extensile exposure for the treatment of complex and malunited acetabular fractures. J. Bone Joint Surg (Am) 70: 329–337 (1988)

27 Ritter MA, Gioe TJ: The effect of Indomethacin on para-acetabular ectopic ossification following total hip arthroplasty. Clin. Orthop. 167: 113–117 (1982)

28 Routt MLC, Swiontkowski MF: Operative treatment of complex acetabular fractures. Combined anterior

and posterior exposures during the same procedure. J. Bone Joint Surg (Am) 72: 897–904 (1990)

29 Rowe CR, Lowell JD: Prognosis of fractures of the acetabulum. J. Bone Joint Surg (Am) 43: 30–59 (1961)

30 Schmidt S, Kjärsgaard-Andersen P, Pedersen N, Kristensen S, Pedersen P, Nielsen J: The use of Indomethacin to prevent the formation of heterotopic bone after total hip replacement. A randomized double-blind clinical trial. J. Bone Joint Surg (Am) 70: 834–838 (1988)

31 Stewart MJ, Milford LW: Fracture dislocation of the hip: an end result study. J. Bone Joint (Am) 36: 315–342 (1954)

32 Tile M: Fractures of the pelvis and acetabulum. Williams and Wilkins, Baltimore 1984

33 Urist MR: Fracture dislocation of the hip joint: the nature of the traumatic lesion, treatment, late complications and end results. J. Bone Joint Surg (Am) 30: 699–727 (1948)

34 Webb LX, Bosse MJ, Mayo KA, Lange RH, Miller ME, Swiontkowski MR: Results in patients with craniocerebral trauma and an operatively managed acetabular fracture. J. Orthop. Trauma Vol. 4, No 4: 376–382 (1990)

Die Schraubenosteosynthese bei Acetabulumfrakturen über einen modifizierten erweiterten Zugang

N. Haas / M. Schütz / R. Hoffmann / N. Südkamp

Zugang

Die auf Grund sorgfältiger präoperativer Planung getroffene Wahl des chirurgischen Zugangsweges ist ein wesentlicher Faktor für den Erfolg der operativen Versorgung von Acetabulumfrakturen [2, 4, 6].

Dies gilt im besonderen für die Versorgung von komplexen 2-Pfeiler-Frakturen. Hier werden erweiterte Zugänge benutzt, wobei der von Letournel beschriebene erweiterte iliofemorale Zugang wohl am häufigsten angewendet wird [2, 4]. Vorteile dieses Zuganges liegen in der guten Exposition des vorderen und hinteren Pfeilers, des Hüftgelenkes und der Beckenschaufel. Nachteile bestehen in einer großen myokutanen Lappenbildung über der Beckenschaufel, die besonders bei adipösen Patienten die Darstellung des hinteren Pfeilers erschweren kann. Weiterhin ist die Nahtrefixation der Abduktoren im Beckenkammbereich für eine Frühmobilisierung kritisch. Spätere rekonstruktive Eingriffe (Endoprothesen, Hüftarthrodesen) können durch diesen Zugangsweg erschwert werden. Zwei Probleme werden relativ häufig beobachtet. Neben gelegentlicher Wundrandnekrosen im anterioren Wundwinkel, liegt die Rate ektoper Knochenbildung bei bis zu 57% [3].

Eine Modifikation des erweiterten iliofemoralen Zuganges bietet demgegenüber einige Vorteile [5]. Die Schnittführung des modifizierten Zuganges beginnt mit einer T-förmigen Hautinzision. Der kurze Schenkel des T wird 1 cm distal und parallel zum Beckenkamm angelegt. Er beginnt 2 cm dorsal der Spina iliaca anterior superior (SIAS) und erstreckt sich über eine Strecke von 8 bis 12 cm und kann, falls erforderlich, nach dorsal verlängert werden. Der lange Schenkel des T wird über den Trochanter major von kranial nach kaudal gelegt. Proximal trifft er in einem 90° Winkel auf den kurzen T-Schenkel entlang des Beckenkammes, distal reicht er bis zum distalen Ende des Muskelbauches des Tensor fasciae latae. Durch die Entwicklung eines anterioren und posterioren tiefen

Hautlappens ist somit eine gute Weichteilexposition auch nach dorsal gewährleistet. Einer der ersten Schritte ist die tiefe Präperation eines typischen hinteren Zugangs zum Acetabulum. Dies erleichtert, falls erforderlich, spätere rekonstruktive Eingriffe und erhöht die intraoperative Flexibilität (z. B. Beschränkung des Zuganges auf die hintere Komponente). Hierfür wird der M. tensor fasciae latae scharf mobilisiert. Osteotomien der Crista iliaca, der SIAS und des Trochanter major ermöglichen neben einer guten Darstellung der angrenzenden knöchernen Strukturen eine sicher übungsstabile Weichteilrefixation durch Schraubenosteosynthese am Operationsende. Auf diese Weise lassen sich vorderer und hinterer Pfeiler sowie das gesamte Acetabulum übersichtlich darstellen. Falls erforderlich, kann zusätzlich der Kopf des M. rectus femoris scharf abgelöst werden. Die Rate relevanter ektoper Knochenneubildung ist bei diesem Zugang geringer als beim klassischen erweiterten iliofemoralen Zugang (25%, Reinert 1991).

Im eigenen Vorgehen wurde die in der Originalarbeit von Reinert und Mitarbeitern angegebene Querosteotomie der Crista iliaca mit anschließend stumpffem Abschieben der anhängenden Gluealmuskulatur von der äußeren Beckenschaufel durch das Einführen einer Lammenschrägostetomie der Crista iliaca weiter modifiziert. Diese Schrägostetomie bringt zwei Vorteile. Einerseits vereinfacht sich die knöcherne Refixation mit Einbringen der Schrauben von lateral statt von kranial. Andererseits wird vor allem eine sichere Kontrolle der Beckenschaufelhöhe bei Frakturen erzielt, die in die Crista hineinziehen, da diese in etwa der Hälfte ihrer Ausdehnung als Orientierungshilfe stehen bleibt.

Osteosynthesetechnik

Der Patient wird zur Operation in Seitenlagerung gebracht. Hierzu empfiehlt sich der Einsatz einer Vakuummmatratze. Das Bein der zu operierenden Hüfte wird flexibel abgedeckt, um intraoperative Extensionen und Manipulationen am Bein durch einen Assistenten zu ermöglichen. Schanzschrauben, die in das Tuber ischiadicum und ggf. Trochanter major-Massiv eingebracht werden, sowie große Beckenrepositionszangen erleichtern zusätzlich die Repositionsmanöver. Wenn immer möglich wird eine reine Zugschraubenosteosynthese durchgeführt, wobei das bevorzugte Implantat die relativ elastische 3,5 mm AO-Titan-Kortikalisschraube ist. Dieses Implantat wird auch bei Osteosynthesen von Beckenringfrakturen zunehmend eingesetzt [7]. Der Vorteil reiner Zugschraubenosteosynthesen liegt in einer optimal zu erzielenden interfragmentären

Kompressionswirkung und hohen Stabilität dieses Verfahrens. Die Voraussetzung hierfür ist jedoch ein klares Verständnis der Beckenanatomie, sowie in jedem Falle eine äußerst sorgfältige präoperative Frakturenanalyse und Planung. Überbrückende Rekonstruktionsplatten werden im eigenen Vorgehen nur noch in Ausnahmesituationen vor allem bei ausgedehnten, großflächigen Trümmerzonen angewandt. Aus eigenen Erfahrungen führen Plattenosteosynthesen, sofern sie nicht perfekt der Anatomie anmodelliert sind, regelmäßig beim Besetzen der letzten Plattenlöcher zu einer geringen Verschiebung der Fragmente mit konsekutiver Gelenkstufenbildung. Bei Schraubenosteosynthesen ist diese Dislokationstendenz weit weniger gegeben.

Nach erfolgter Frakturenversorgung werden die Osteotomien von Crista iliaca, SIAS und Trochanter major ebenfalls mit Kleinfragmentschrauben refixiert.

Nachbehandlung

Postoperativ werden die Patienten frühzeitig auf einer elektrischen Motorschiene mit kontinuierlich passiver Bewegung beübt (CPM). Die Redon Drainagen werden in der Regel am zweiten bis dritten postoperativen Tag entfernt, anschließend fängt unmittelbar unter krankengymnastischer Anleitung die Mobilisation an Gehstöcken an. Die Belastung des betroffenen Hüftgelenkes wird für 12 Wochen auf Abrollen (15 kg) limitiert, begleitend von einem kontinuierlichen krankengymnastischen Rehabilitationsprogramm.

Zur Prophylaxe ektoper Knochenbildung wird postoperativ 2×50 mg Indomethacin unter gleichzeitiger Applikation von Antacida für 6 Wochen verordnet. In einigen, selektierten Fällen wird zusätzlich eine «low dose» Radiatio durchgeführt.

Ergebnisse

Seit Bestehen der Abteilung für Unfall- und Wiederherstellungschirurgie der Universitätsklinik Rudolf Virchow der Freien Universität Berlin wurden von August 1992 bis Dezember 1993 32 Acetabulumfrakturen operativ versorgt. Hierbei wurde bei 16 Patienten der modifizierte erweiterte Zugang nach Reinert angewendet. In allen Fällen kam fast ausschließlich die Schraubenosteosynthese mit 3,5 mm Kleinfragmentschrauben zum Einsatz. Bei 4 Patienten wurde auf Grund großer Trümmerzonen die Schrauben- mit einer Plattenosteosynthese kombiniert. Ein Implantatbruch oder sekundäre Fragmentverschiebungen wurde nicht beobachtet. Hautnekrosen traten nicht auf. Als Kom-

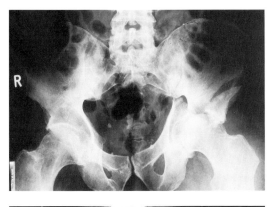 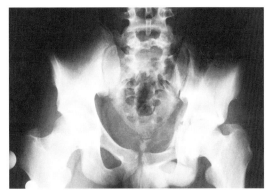

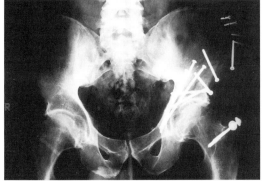 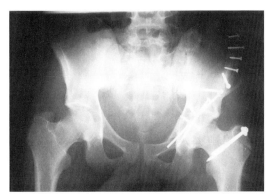

Abbildung 1: Schraubenosteosynthese einer 2-Pfeiler-Fraktur des Acetabulums mit 3,5mm Kortikalisschrauben bei einem 15jährigen Jungen. Frakturröntgenbild (a), postoperatives Versorgungsbild (b).

Abbildung 2: Der 52jährige Patient zog sich die 2-Pfeiler-Fraktur des Acetabulums bei einem Verkehrsunfall im Rahmen eines Polytraumas zu. Frakturröntgenbild (a), postoperatives Versorgungsbild (b).

plikation wurde in einem Fall ein ausgedehntes Wundhämatom beobachtet, das wiederholt abpunktiert wurde. In vier weiteren Fällen kam es ebenfalls zu Wundhämatomen, die jedoch unter konservativen Maßnahmen sich besserten. In einem weiteren Fall kam es zu einer Sekundärdislokation der Trochanterosteotomie mit der Konsequenz einer operativen Refixation. In drei Fällen kam es zu geringfügigen ektopen Verknöcherung Typ I nach Brooker [1], in einem weiteren Fall zu einer stärkeren ektopen Ossifikation Typ II. Signifikante Funktionseinschränkungen der Hüftgelenke traten nicht auf.

Zusammenfassung

Die Schraubenosteosynthese von Acetabulumfrakturen mit 3,5 mm Kortikalisschrauben bietet konzeptionell deutliche Vorteile gegenüber Plattenosteosynthesen. Neben einer optimalen interfragmentären Kompression und hohen Stabilität bei minimalen Implantatdimensionen, kommt es bei der Schraubenosteosynthese zu keiner Dislokation wie sie bei Plattenosteosynthesen durch «Heranziehen» der Fragmente an die Platte regelmäßig beobachtet werden können. Der modifizierte erweiterte Zugang bringt ebenfalls gegenüber dem erweiterten iliofemoralen Zugang Vorteile hinsichtlich operativer Übersichtlichkeit, Flexibilität und Weichteilschonung. Die potentielle Überlegenheit beider Konzepte muß jedoch noch durch größere Fallzahlen und Langzeitergebnisse bestätigt werden.

Literatur

1 Brooker AF, Bowerman JW, Robinson RA, Reily Jr. LH: Ectopic Ossification following Total Hip Replacement. Incidence and a Method of Classification. J. Bone Joint Surg. 55 (Am): 1629–1632 (1973)

2 Letournel E: Acetabulum Fractures: Classification and Management. Clin. Orthop. 151: 81–106 (1980)

3 Letournel E: Post-operative Ectopic Ossification. In: Letournel E., Judet R (Hrsg.): Fractures of the Acetabulum, pp. 558–563, Springer, Berlin–Heidelberg–New York (1993)

4 Matta JM, Merritt PO: Displaced Acetabular Fractures Clin. Orthop. 230: 83–97 (1988)

5 Reinert CM, Bosse MJ, Poka A, Schaerer T, Brumback RJ, Burgess AR: A Modified Extensile Exposure for the Treatment of Complex or Malunited Acetabular Fractures. J. Bone Joint Surg. 70 (Am): 329–337 (1988)

6 Routt Jr. MLC, Swiontkowski MF: Operative Treatment of Complex Acetabular Fractures. Combined Anterior and Posterior Exposures During the same Procedure. J. Bone Joint Surg. 72 (Am): 897–904 (1990)

7 Tscherne H, Pohlemann T: Moderne Techniken bei Beckenfrakturen einschließlich Acetabulumfrakturen. Langenbecks Arch. Chir. Suppl. (Kongreßbericht 1991): 491–496

Ergebnisse der operativen Behandlung von Acetabulumfrakturen

M. Mousavi / St. König / P. Kemetzhofer / O. Kwasny / V. Vécsei

Die Therapiewahl, operativ oder konservativ, ist bei Acetabulumfrakturen in der Literatur heute noch Gegenstand heftiger Diskussionen. Unabhängig davon, ob die Fraktur konservativ oder operativ behandelt wird, sind sich die Autoren über ein Grundprinzip einig: Die Erzielung einer anatomischen Kongruenz zwischen Femurkopf und Acetabulum ist eine essentielle Voraussetzung für gute Langzeitergebnisse.

Im Zeitraum von 1972 bis 1991 wurden 160 Acetabulumfrakturen an der Universitätsklinik für Unfallchirurgie Wien operativ versorgt. Als Unfallursache stand der Verkehrsunfall (PKW-Insasse in 55%) im Vordergrund. 30% der Patienten wiesen Mehrfachverletzungen auf. Das Durchschnittsalter betrug 38,5 Jahre.

Für die operative Behandlung wurde, vor allem in den letzten 10 Jahren, im Falle aller dislozierten Frakturen des vorderen und hinteren Pfeilers sowie Querfrakturen des Acetabulums entschieden. Die Operation erfolgte in der Mehrzahl der Fälle nach der primären Stabilisierungsphase des Patienten innerhalb der ersten 2 Wochen ab Unfall. Primär wurde bei diesen Patienten eine suprakondyläre Extension appliziert. Eine sofortige Acetabulumrekonstruktion wurde bei gleichzeitigem Vorliegen einer dislozierten Schenkelhalsfraktur, bei progredienten Ausfällen im Versorgungsgebiet des N. ischiadicus, bei offenen Frakturen sowie bei Begleitverletzungen der Beckenorgane vorgenommen.

Die Operation wurde durchgeführt am 1. Tag 15mal, am 2. bis 7. Tag 63mal, am 8. bis 14. Tag 42mal, am 15. bis 21. Tag 23mal und nach dem 21. Tag 17mal. Innerhalb dieser Grenzen konnten keine eindeutigen Beziehungen des funktionellen Ergebnisses zum Operationszeitpunkt gefunden werden.

Der Eingriff wurde in Seitenlage bei frei beweglichem Bein durchgeführt. Abhängig vom Frakturtyp wurde der dorsale Zugang nach Langenbeck-Kocher bei Frakturen des hinteren Pfeilers (70mal); der seitliche Zugang nach Lexer-Ollier bei Frakturen des vorderen Pfeilers und Kombinationsfrakturen (50mal);

der Zugang von vorne nach Smith-Peterson bei Frakturen des ventralen Pfeilers und Querfrakturen (17mal); und der kombinierte vordere und hintere Zugang nach Letournel bei Kombinationsfrakturen des vorderen und hinteren Pfeilers und Querfrakturen (23mal) gewählt. Der letztgenannte Zugang fand erst ab dem Jahr 1982 Verwendung und hat bessere Rekonstruktionsmöglichkeiten bei Kombinationsfrakturen erbracht. Ein gleichmäßiger Zug, den ein Flaschenzug über eine Trochanterschraube auf das coxale Femurende ausübt, hat sich bewährt, da das Repositionsergebnis auf diese Weise leichter überprüft werden kann.

Zur Stabilisierung der Acetabulumfrakturen wurden in 45 Fällen Schrauben, in 61 Fällen schmale DC- oder Rekonstruktionsplatten und in 54 Fällen Platten und Schrauben verwendet.

Postoperativ wurde bereits ab dem 3. Tag mit den physikalischen Maßnahmen im Bett begonnen, ab der 8. postoperativen Woche wurde eine Teilbelastung mit etwa 10 bis 15 kg durchgeführt. Die volle Belastung erfolgte ab der 12. bzw. 16. postoperativen Woche.

Als Komplikationen sahen wir 15 frakturbedingte Nervenlähmungen, 14 Infektionen (2mal Exitus letalis) und in 9 Fällen war eine spätere Reoperation wegen Coxarthrose bei entsprechenden Beschwerden notwendig.

Von den 160 Patienten konnten 112 nach 2 bis 20 Jahren (Durchschnittszeitraum von 12 Jahren) nachuntersucht und nach dem Schema von Merle D'Aubigné, welches Schmerzfreiheit, Mobilität und Gangbild beinhaltet, beurteilt werden. Um eine exakte Beurteilung zu ermöglichen, muß der Schweregrad der Fraktur zu Gruppierung des Ergebnisses in Beziehung gesetzt werden:

Gruppe I schlecht:
6 Patienten (5%)

hohe Querfraktur	2
Querfraktur kombiniert mit dorso-kranialem Keil	4

Gruppe II mäßig:
18 Patienten (16%)

hohe Querfraktur	12
dorsale Luxationsfraktur	6

Gruppe III gut:
35 Patienten (31%)

dorsale Luxationsfraktur	10
ventraler Pfeilerbruch	4
hohe Querfraktur	15
kombinierter Bruch beider Pfeiler	6

Gruppe IV sehr gut:
53 Patienten (48%)

dorsale Luxationsfraktur	21
dorsaler Pfeilerbruch (hinterer Vertikalbruch)	12
hohe Querfraktur	4
Querfraktur kombiniert mit dorso-kranialem Keil	8
kombinierter Bruch beider Pfeiler	8

Zusammenfassend meinen wir, daß die anatomische Rekonstruktion des Acetabulums in Anbetracht unserer eigenen und der in der Literatur angeführten sehr guten bis guten Ergebnisse unabdingbar ist. Eine exakte präoperative Planung der rekonstruktiven Maßnahmen mittels Röntgenaufnahmen und Computertomographie sowie eine Vorbereitung insbesonders des mehrfachverletzten Patienten ermöglicht eine optimale Versorgung und Wiederherstellung der anatomischen Gelenkverhältnisse. Die mit der Operation erzielte Frühmobilisierung beschleunigt die Rehabilitationsphase, welche aus medizinischen und nicht zuletzt aus wirtschaftlichen Gründen von großer Bedeutung ist.

Literatur

1 Vécsei V: Zur operativen Versorgung der Hüftverrenkungsbrüche. Arch. orthop. Unfall-Chir., 82, 107–121 (1975)

2 Opitz A, Vécsei V, Wagner M, Trojan E: Acetabulumfrakturen; Ergebnisse operativer Therapie. Unfallchirurgie 8 (1982) 14–26

3 Scharf W, Herz H, Weinstabl R: Ergebnisse der operativen Therapie von Acetabulumfrakturen. Acta chir. Aust. 213 (1988) Heft 3 202–203

4 Matta J, Merritt Ph: Displaced Acetabular fractures. Clin. orthop. and rel.res. Mai 1988 Vol. 230 83–97

5 Fenzel G, Fischer G, Galle P: Acetabulumfrakturen operative versus konservative Behandlung. Unfallchirurgie 16 (1990) 230–35

6 Baumgärtel F: Diagnostik, Klassifikation und Indikationsstellung bei Acetabulumfrakturen. Orthopäde (1992) 21: 427–41

7 Ragnarsson B, Mijöberg B: Arthrosis after surgically treated Acetabular fractures. Acta orthop. scand. (1992) 63 (5): 511–14

8 Letournel E, Judet R: Fractures of the Acetabulum. 2nd Edition (1991)

Operative Therapie und Ergebnisse von Acetabulumfrakturen des B_2 und B_3 Typs nach AO

F. Baumgärtel / C. Feld / R. Stiletto / L. Gotzen

Die von der Arbeitsgemeinschaft für Osteosynthesefragen als B_2 und B_3 klassifizierten Acetabulumfrakturen sind identisch mit den von Letournel beschriebenen T-Frakturen und den Frakturen des ventralen Pfeilers plus dorsaler Hemiquerfraktur. Zusammen machen sie etwa 15% aller Acetabulumfrakturen aus und weisen charakteristische Frakturmerkmale auf.

Sie haben stets eine Querkomponente von unterschiedlicher Gestalt und unterschiedlicher Höhenlokalisation. Die Fraktur setzt sich fort durch das Foramen obturatum in den meisten Fällen und ein Segment des Pfannendaches ist immer intakt.

Sie gehören zu den operativ anspruchsvolleren Frakturen des Acetabulums, da ventrale und dorsale Pfeilerfragmente zueinander meist disloziert sind und das intakte Pfannendachsegment häufig klein ist.

Daraus ergeben sich folgende Probleme der operativen Frakturbehandlung:

1. Die Wahl des Zuganges, der vorne, hinten oder seitlich als Einzelzugang oder in kombinierter Form vorkommen kann
2. Die Fragmentreposition, da die Pfeiler zueinander und die dislozierten Fragmente zum intakten Teil des Acetabulums reponiert werden müssen
3. Die Art der Osteosynthese.

Das operative Vorgehen unterliegt einigen wichtigen Prinzipien. Der Zugang richtet sich nach der Querkomponente der Fraktur und dem Dislokationsgrad der Pfeiler.

So ist der ilioinguinale Zugang bei vorwiegender Beteiligung und Dislokation des ventralen Pfeilers und bei juxta- bis infratektalem Verlauf der Querfraktur zu wählen. Die meisten B_3-Frakturen sind so zu erreichen. Der dorsale Kocher-Langenbeck hingegen wird bei vorwiegender Beteiligung und Dislokation des dorsalen Pfeilers und ebenfalls juxta- bis infratektalem Verlauf der Querfraktur eingesetzt.

Der erweiterte iliofemorale oder modifizierte Marylandzugang wird bei den Frakturen mit transtektalem Querverlauf gewählt, da in den meisten Fällen beide Pfeiler deutlich disloziert sind.

Der kombinierte Zugang – ilioinguinal und Kocher-Langenbeck – ist als Alternative zu den großen lateralen Zugängen zu sehen und kann als solches geplant sein oder intraoperativ aufgrund von Repositionsschwierigkeiten in einer Sitzung notwendig werden. Nach sekundärer Dislokation eines primär nicht ausreichend fixierten Pfeilers kann die Gegeninzision als zweiter Eingriff notwendig werden.

Die Reposition der Fraktur erfordert zunächst die kongruente Reposition des Femurkopfes unter dem intakten Pfannendachsegment. Eine Stabilisierungsmöglichkeit ergibt sich mit dem Distraktor und einer Schanz-Schraube im Trochanter major.

Die Reposition des dorsalen Pfeilers wird erleichtert durch eine Schanz-Schraube im Tuber ischii. Der Femurkopf und gegebenenfalls der Gegenpfeiler werden als Schablone verwendet. Die Fixation erfolgt mit Spezialzangen.

Die Reposition des ventralen Pfeilers geschieht meist mit direkter Manipulation mit Fingern oder Instrumenten. Auch hier werden Kopf und Gegenpfeiler als Schablone verwendet und Spezialzangen zur Fixation eingesetzt. Wichtig dabei ist, daß Fragmente mit hohem Dislokationsgrad zuerst reponiert werden.

Als Implantate werden Rekonstruktionsplatten verwendet. Die Platte stabilisiert die Fraktur zwischen dem Hauptpfeiler, d. h. dem größten Fragment und dem intakten Ilium. Der Gegenpfeiler wird wenn möglich, mit Zugschrauben gefaßt, bei kombinierten Zugängen ist jedoch die Verwendung von zwei Platten üblich.

Patientengut

Bei 18 Männern und 8 Frauen mit einem Altersdurchschnitt von 44 Jahren wurden 26 eindeutig als B_2 oder B_3 klassifizierte Frakturen operativ behandelt. Die Unfallursache war in den meisten Fällen ein Verkehrsunfall, eine offene Fraktur war zu beklagen. Vier Patienten waren polytraumatisiert und 9 weitere hatten ungefährliche Begleitverletzungen, meistens handelte es sich jedoch um ein Monotrauma. Zusätzliche Beckenringverletzungen waren in 6 Fällen diagnostiziert worden, neurologische Ausfälle wurden bei 4 Patienten dokumentiert. 14 Frakturen vom T-Typ und 12 kombinierte Frakturen des vorderen Pfeilers plus Hemiquerfraktur des hinteren Pfeilers wurden operiert.

12mal wurde der ilioinguinale Zugang, 5mal der Kocher-Langenbeck, 3mal ein lateraler und 6mal kombinierte Zugänge verwendet. In 18 Fällen reichte eine Platte zur Fixation, in 8 Fällen wurden Doppelplattenosteosynthesen durchgeführt.

Der Versorgungszeitpunkt lag überwiegend in den ersten 12 Tagen nach der Verletzung.

Ergebnisse

Die klinische Nachuntersuchung erfolgte modifiziert nach Merle D'Aubigné hinsichtlich Schmerzbild, Beweglichkeit und Mobilisation. Die radiologische Beurteilung richtete sich nach den Kongruenzverhältnissen zwischen Kopf und Pfannendach im Bereich der Pfannendachbögen, die von Matta zur Beurteilung des Röntgenergebnisses empfohlen wird.

20 Patienten konnten durchschnittlich 19 Monate nach Frakturversorgung untersucht werden, 5 Patienten konnten leider über 3 Monate hinaus nicht verfolgt werden. Ein Patient starb an seinen Begleitverletzungen.

Bei den 20 nachuntersuchten Patienten gaben 15 keine oder nur gelegentliche Schmerzen an, 4 Schmerzen nach Belastung. In einem Fall war die Schmerzsymptomatik erheblich.

Die Beweglichkeit wurde als frei oder nahezu frei beurteilt bei einer Flexion von über 90°. Dies war bei 12 Patienten zu verzeichnen. Eine eingeschränkte Beweglichkeit hatten 8 Patienten.

Hinsichtlich der Mobilisation war bei 13 von 20 Patienten keinerlei Gehhilfe notwendig, ein leichtes Hinken mit gelegentlicher Stockhilfe hatten 6 Patienten und schlecht mobilisiert war ein Patient.

Bei den radiologischen Ergebnissen zeigte sich, daß eine anatomische oder nahezu anatomische Reposition in der Mehrheit der Fälle zu erreichen war, daß jedoch bei 3 Patienten eine Inkongruenz von bis zu 3 mm in mindestens einer Röntgenebene zu verzeichnen war. Bei einem Patienten fand sich eine ausgeprägte Inkongruenz mit deutlicher Gelenkspaltverschmälerung und Subluxationsstellung des Femurkopfes.

Die Komplikationen umfaßten einen Infekt bei der offenen Fraktur, der schließlich zur Ausheilung kam, jedoch eine ausgeprägte, operationsbedürftige heterotope Ossifikation bedingte. Bis zum Nachuntersuchungszeitpunkt noch feststellbare Nervenläsionen des Ischiadicus und Pudendus waren in drei Fällen evident.

4mal führten sekundäre Dislokationen zu erneuten Eingriffen und eine Gelenkdegeneration im Sinne einer frühen posttraumatischen Arthrose war zu verzeichnen.

Die seitlichen und hinteren Zugänge neigten zur heterotopen Ossifikation. Bei adäquater Prophylaxe war jedoch nur bei 4 Patienten diese Komplikation zu verzeichnen.

Zusammenfassend ist festzustellen, daß die Querfrakturen mit unterschiedlichen T-Charakteristika für die Diagnostik und Therapie sehr anspruchsvolle Läsionen darstellen. Alle drei Hauptzugänge können bei diesen Frakturen Anwendung finden, mit Zugangskombinationen muß gerechnet werden.

Der Pfeiler mit der stärksten Dislokation muß zuerst reponiert werden bei bereits perfekt plaziertem Femurkopf.

Nach Versorgung nur eines Pfeilers sind trotz korrekt plazierten Zugschrauben sekundäre Dislokationen der Gegenpfeiler relativ häufig.

Gelingt jedoch die Rekonstruktion des Pfannendaches und die Wiederherstellung einer korrekten Relation zwischen Femurkopf und Pfannendach, sind gute Ergebnisse zu erwarten.

Ergebnisse operativ versorgter kombinierter Acetabulumfrakturen vom Typ B und C nach der AO-Helfet-Klassifikation

W. Seggl / K. Stockenhuber / R. Szyszkowitz

Gute Ergebnisse nach operativ versorgten Acetabulumfrakturen können in der Regel nur dann erreicht werden, wenn die sofortige Reposition, frühzeitige Rekonstruktion und Stabilisierung der Fraktur durchgeführt wird.

An der Universitätsklinik für Chirurgie, Department für Unfallchirurgie der heutigen Universitätsklinik für Unfallchirurgie in Graz wurden in der Zeit von 1970 bis 1992 223 Patienten mit einer Acetabulumfraktur behandelt. Dabei entfielen 69 Fälle auf die Frakturtypen B2 bis C3. Von diesen wurden wiederum 49 einer operativen Therapie zugeführt, wobei der Frakturtyp B2 mit 29 Fällen gegenüber den anderen Frakturen deutlich überwog.

Von den 49 operierten Patienten mit kombinierten Acetabulumfrakturen waren 21 polytraumatisiert, 16 zeigten eine primäre Ischiadicus-Peronäusläsion. 19 Patienten wurden an unsere Klinik zur weiteren Behandlung zugewiesen, davon 9 erst nach über einer Woche.

Alle Frakturen wurden mittels Platten und Schraubenosteosynthese stabilisiert, wobei 32mal ein dorsaler, einmal ein ventraler und 16mal ein kombinierter dorsaler und ventraler Zugang gewählt wurde. Zweimal mußte über einen sekundären ventralen Zugang wegen einer noch bestehenden Dehiszenz des ventralen Pfeilers mit Subluxationsstellung des Kopfes zusätzlich reponiert und stabilisiert werden.

An Komplikationen kam es postoperativ viermal zum Auftreten einer Nervenläsion. Zweimal stellte sich eine Verschiebung des ventralen Pfeilers im Röntgen dar.

Zwei tiefen Infekten standen sechs oberflächliche Infekte gegenüber. Während die oberflächlichen Infekte problemlos nach Wundrevisionen ausheilten, kam ein tiefer Infekt erst nach Metallentfernung und Anlegen einer Spüldrainage, der andere tiefe Infekt erst nach mehrmaliger Revision nach Durchführung einer Arthrodese zur Ausheilung.

Im weiteren Behandlungs- und Beobachtungsverlauf kam es zu 21 posttraumatischen Coxarthrosen, wovon 11 mit einer partiellen Kopfnekrose verbunden waren. 22mal zeigte sich eine periartikuläre Verkalkung. Interessant ist dabei, daß bei 2 Patienten diese partielle Femurkopfnekrosen erst nach 6 und 7 Jahren auftraten.

Zur Nachuntersuchung konnten 39 Patienten erfaßt werden. 4 waren in der Zwischenzeit verstorben, 6 lehnten eine Nachuntersuchung ab bzw. waren im fremdsprachigen Ausland. Der Nachuntersuchungszeitraum betrug im Durchschnitt 52 Monate.

Von den 13 primären Nervenläsionen der zur Nachuntersuchung erschienenen Patienten zeigten 6 eine komplette und 2 eine partielle Remission. Von den postoperativ aufgetretenen Nervenläsionen zeigten sich 3 komplett und eine nur inkomplett zurückgebildet.

Von den 21 Coxarthrosen mit den 11 partiellen Hüftkopfnekrosen sind 7 mit einer Totalendoprothese und eine partielle Kopfnekrose mit einem Cup versorgt worden. Das radiologische Ergebnis im Bezug auf die periartikulären Verkalkungen war gegenüber den Verlaufskontrollen im wesentlichen unverändert.

Das funktionelle Gesamtergebnis bewerteten wir nach Merle D'Aubigné mit den Kriterien Schmerz – Motilität – Gang. Alle drei Kriterien wurden mit Punkten, 6 (bester Wert) bis 0 (schlechtester Wert), benotet. Die Ermittlung des Gesamtergebnisses erfolgte nach dem Schlüssel 0–8 Punkte schlecht, 9–11 Punkte mäßig, 13–16 Punkte gut und 17–18 Punkte sehr gut.

Nach diesen Kriterien beurteilt zeigten 15 Patienten ein sehr gutes, 9 Patienten ein gutes, 8 ein mäßiges und 7 ein schlechtes Ergebnis. Dieses Resultat wurde auch in etwa durch den subjektiven Gesamteindruck der Patienten bestätigt, wo 21 sehr gute und gute Ergebnisse 18 mäßigen und schlechten Ergebnissen gegenüberstanden.

Bei der Analyse jener Faktoren mit negativem Einfluß auf das Spätergebnis stehen neben dem Frakturtyp das Polytrauma, das verlängerte Operations-Unfall-Intervall und schlechte bzw. wiederholte Repositionsmanöver im Vordergrund. Aber auch mangelnde Operationsroutine und Knorpelschäden dürfen nicht außer acht gelassen werden.

Aufgrund der Analyse unserer Ergebnisse können wir somit sagen, daß sich gute Ergebnisse nur dann erreichen lassen, wenn Luxationen und grobe Dislokationen sofort behoben und retiniert werden, das Unfall-Op-Intervall möglichst kurz ist und die Osteosynthesen unter schonender Weichteilbehandlung mit stufenloser Fragmentreposition durchgeführt wird.

Diskussion

Holz, Stuttgart: Wir haben nur wenig Zeit für die Diskussion, so daß wir leider nicht jeden einzelnen Vortrag diskutieren können. Wir haben uns geeinigt, einige Probleme herauszugreifen. Ich darf damit anfangen die Kontroverse zwischen den Zugängen aufzuklären. Es gibt einen der Redner, der mit relativ jungen Erfahrungen wieder den extensiven Zugang – ein bißchen modifiziert – als eine Methode, eine sehr gute Konstruktion zustande zu bringen. Wir haben auf der anderen Seite die in der Acetabulumchirurgie schon lange tätigen Kollegen Mr. Chapman und Mr. Mears, die zurückgegangen sind von den extensiven Zugängen zugunsten von zwei Zugängen, also vorderer und hinterer kombiniert, oder möglichst indirekte Repositionen. Ich darf also bitten, die Kontroverse aufzuklären, insbesondere auch vor dem Hintergrund, daß sich die Traumatologie und Orthopädie in der Reposition von Frakturen sicher in einer günstigen modischen Woge, nämlich der indirekten Reposition zur Schonung der Weichteile befindet. Nun möchte ich bitten, über die Zugänge ein paar Meinungen aus dem Auditorium zu hören.

Pohlemann, Hannover: Wir haben ja gestern auch den erweiterten Zugang mit angegeben. Ich glaube, wir müssen differenzieren. Wir haben einerseits eine Gruppe von Patienten, die am Acetabulum isoliert verletzt sind, die sicherlich auch einen sehr großen Eingriff vertragen. Wir hatten gestern angesprochen, daß wir zwar diesen erweiterten Zugang durchführen, daß wir aber in der Indikationsstellung auch wesentlich strenger geworden sind. Wir wenden ihn nur noch an, wenn wirklich simultan der vordere und hintere Pfeiler angegangen werden muß, und das sind im wesentlichen Patienten, wo, was als Knochenimpression, Gelenksimpression beschrieben ist, vorliegt, daß man wirklich das Gelenk an sich angehen muß. Zu der «minimalinvasiven» Technik, das ist ja auch ein Schlagwort. Es ist natürlich ein relativ großer Anteil von Patienten, der polytraumatisiert ist, der erhebliche Begleitverletzungen hat und an sich dieser isolierten großen Acetabulumchirurgie nicht zugänglich ist. Liegen bei diesen Patienten einfache Frakturformen vor, die man eventuell eben nur indirekt über Zugschrauben angehen kann, dann denke ich, daß das ein Weg ist, über den man in Zukunft nachdenken muß, daß man wirklich über diese minimale Belastung des Patienten doch ein akzeptables Ergebnis, auch des Acetabulums, erreichen kann. Das sind ja Patienten, die in vielen Serien nicht auftauchen, denn es gibt natürlich viele Spezialisten, die sich nur um das Acetabulum kümmern, die aber überwiesene Patienten bekommen, die aber operationsfähig und schon stabilisiert sind.

Holz, Stuttgart: Herr Haas, würden Sie dem zustimmen?

Haas, Berlin: Ich habe in meinem Vortrag gesagt, daß man unterscheiden muß, Herr Pohlemann hat ja darauf hingewiesen, zuerst einmal das Gesamtbild, das ist ja auch von Schatzker sehr schön gezeigt worden, daß man das Gesamtbild des Verletzungsmusters des Patienten anschauen muß und dann natürlich auch die Fraktur, und dann aber auch den Zeitpunkt. Natürlich, je früher ich den Patienten operiere, um so eher kann ich indirekte Techniken anwenden. Wir versuchen das auch und wir sind auch dazu übergegangen, daß wir zum Beispiel Querfrakturen indirekt reponiert und dann über perkutane Inzision und über den oszillierenden Bohrer und über die kanüllierten Schrauben stabilisiert haben; man hat natürlich heute alle Möglichkeiten das zu machen, aber es bedarf schon einer großen Erfahrung und Vorstellungsvermögen, wie die Schrauben zu führen sind und es bedarf genauso aber einer guten intraoperativen Durchleuchtungstechnik, um auch wirklich ganz sicher zu sein, daß die Reposition stimmt, denn der Rotationsfaktor ist ja doch relativ schwierig zu beurteilen. Das gilt aber nur für die frischen Frakturen. Für die älteren Frakturen, nach 14 Tagen, und wir sind eine Klinik, die viel überwiesen bekommt, können Sie diese indirekte Technik nur noch sehr schwer durchführen. Das weiß jeder, der am Acetabulum schon operiert hat, wie schwierig es ist, dann genau anatomisch zu reponieren, wenn Sie nicht vorher wirklich ein gutes Debridement gemacht und alles entfernt haben. Vor allem dann ist es auch primär schwierig, wenn zum Teil, was ja ist, Muskulatur mit eingeschlagen ist, wenn es stark disloziert war und beim Reponieren oder Zurückgehen der Fraktur sind Teile der Muskulatur mit abgerissen. Dann ist es natürlich auch schwierig. Aber generell ist natürlich völlig klar, daß die Indikation für diese erweiterten Zugänge sehr zurückhaltend gestellt werden muß. In der späten Phase sehe ich im Moment keine Möglichkeit, das mit gedeckten Verfahren anatomisch herzustellen. Das haben alle Redner heute gezeigt, daß schon ein Zusammenhang besteht zwischen anatomischen Repositionen und dem späteren Ergebnis.

Poigenfürst, Wien: Wir haben gesehen, daß die frischen Frakturen nicht alle früh operiert werden. Das entspricht auch jeder eigenen Erfahrung. Wenn man beurteilen will, ob man eine frische Fraktur mit einem kleinen Zugang perkutan fixieren kann, dann muß man natürlich vorher reponieren. Ich glaube, es ist ganz wesentlich, was man bis zur Operation macht. Man kann auch bei einem Patienten, der auf der Intensivstation liegt, für zwei, drei Tage oder eine Woche eine Extension anlegen, aber die muß natürlich exakt sein. So wie man es gelernt hat und wie es gehört, damit auch die Pfannenfraktur möglichst gut reponiert ist. Dann kann man natürlich auch nach einiger Zeit noch einen kleineren Zugang wählen. Das erscheint mir wichtig.

Wir verwenden seit einiger Zeit den Zugang, den Rüedi in seinem Buch beschrieben hat, der alle Möglichkeiten offen läßt und man kann dann nach vorne, nach hinten, nach beiden Seiten, wenn es sich intraoperativ ergibt, aber es nicht a priori von vorneherein ein riesiger Zugang. Man muß nicht unbedingt osteotomieren, aber man kann die Spina osteotomieren, den Trochanter osteotomieren, und dieser Zugang reduziert nach meiner Meinung die Zahl der Doppelzugänge.

Holz, Stuttgart: Darf ich zu der anfänglichen Extensionsbehandlung fragen, von Frakturtypen B und C zum Beispiel, die gelegentlich zusätzlich einen Seitzug erfordern. Würden Sie auch in den ersten drei Tagen auf der Intensivstation den Seitzug montieren, in der Vorstellung, daß man nachher operiert? Wir haben die Erfahrung gemacht, daß diese Seitzüge eben sehr schnell zu Pintrac-Infektionen führen.

Poigenfürst, Wien: Wenn man operieren will, dann soll man als Seitenzug nicht eine Trochanterschraube nehmen, sondern man muß einen textilen Zug anwenden, so wie man es früher auch getan hat. Wenn der gut gemacht ist, mit einem Gegenzug am Becken, dann kann man damit auch eine gute Lateralisierung des Kopfes erreichen.

Ich möchte noch etwas zu den Nachuntersuchungsergebnissen sagen. Ein Hüftbefund am stehenden Patienten ist nicht aussagekräftig. Wenn ein Patient im Stehen das Bein nach hinten streckt, ist das noch lange kein Beweis, daß er eine freie Hyperextension in der Hüfte hat.

Holz, Stuttgart: Ja! Gibt es zu dem Problem der Zugänge noch Meinungsäußerungen?

Vécsei, Wien: Wir haben bei der Auswertung in den früheren Jahren gesehen, wo wir den Lexer-Ollier-Zugang favorisiert haben, daß die Anzahl der Kopfnekrosen größer war, als wenn dieser Zugang nicht benötigt worden ist. Nun versteckt sich dahinter natürlich selbstverständlich der Umstand, daß eine entsprechende Fraktur vorgelegen sein muß, um diesen Zugang zu benützen.

Daher ist aufgrund des traumatischen Ereignisses möglicherweise dieser Umstand begründet, aber ich möchte in diesem Zusammenhang darauf hinweisen, daß diese extensiven Zugänge möglicherweise auch die Kopfnekrosenrate erhöhen würden. Das ist zu bedenken, wenn man den Trochanter osteotomieren muß. Was ich noch dazu sagen möchte ist – es verlockt einem, wenn man nicht entsprechende Erfahrung hat, diese extensiven Zugänge zu benützen, weil sie so offensichtlich alles darstellen. Meine Anregung ist, bevor man so etwas macht, sollte man mit einem Kollegen reden. Man sollte das Röntgenbild herzeigen und sagen, ist wirklich jetzt und welcher Zugang notwendig. Es ergibt sich aufgrund eines Gespräches unter Umständen immer eine einfachere Lösung als man selber es plant.

Szyszkowitz, Graz: Wie Sie bei uns gesehen haben, haben wir keine extensiven Zugänge verwendet, sondern haben eben die Erfahrung des Kocher-Langenbeck's kombiniert mit der des ilioinguinalen. Für diejenigen, die nicht viele Erfahrungen haben, das ist ein relativ einfacher Zugang, den kann man an der Leiche üben und kann ihn dann auch intraoperativ ohne relativ große Komplikationen, was Verkalkungen betrifft, – ich würde sagen, daß das ist der Hauptvorteil des vorderen Zuganges, das wir kaum Verkalkungen sehen, – anwenden. Und mit dieser Methode oder mit diesen beiden Zugängen kommen wir aus. Mich freut das, daß sozusagen sogar wieder ein Schwenk zurück zu diesen beiden Zugängen, zumindest bei einigen Autoren, wieder herausgekommen ist und wir sind froh, daß wir eigentlich diese große Erfahrung und die großen Nachteile nicht gemacht haben – wir haben zwei Fälle, wo wir eben schlechte Erfahrungen damit haben – der eine ist versteift worden, der andere hatte einen tiefen Infekt – daß wir also nicht sehr weit mitgegangen sind mit den großen Zugängen, obwohl ich sagen muß, wenn man Zugschrauben verwendet und wirklich da richtig zielt – und keine Platten – dann braucht man diese großen Zugänge, denn sonst kann man zwar schon mit Hilfe des Bildwandlers zielen, aber diese Ergebnisse, die Matta und auch Haas zum Beispiel gezeigt hat, sind sonst mit den zwei isolierten Zugängen relativ schwierig zu er«zielen».

Holz, Stuttgart: Ich möchte dieses Thema abschließen und vielleicht noch einmal etwas ketzerisch oder pointiert das so formulieren, daß wir im deutschsprachigen Teil Europas nun bekannt waren für mutige, extensive Zugänge in der gesamten Chirurgie, wobei wir Neuland entdeckt haben und vieles davon ist sekundär bei den Amerikanern übernommen worden. Jetzt scheint es mir so zu sein, daß der von Letournel gepriesene Zugang, den nur er zunächst gemacht hat, nach Amerika ging, dort zehn Jahre geprüft wurde und jetzt sind die wieder auf dem Rückmarsch, wo hingegen wir nun wieder beginnen neue Erfahrungen mit dem extensiven Zugang zu lernen. Es ist sehr differenziert mit den Zugängen, aber eines ist klar – wir haben etwa in den letzten zehn Jahren auch 200 Acetabulumfrakturen operiert – je extensiver der Zugang, desto höher sind die Risiken. Nicht nur was die Verknöcherung betrifft, sondern auch die thrombembolischen Risiken, zu denen heute sehr wenig Stellung genommen wurde, steigen ebenfalls an.

Buchinger, Horn: Eines der Probleme, ob operative oder konservative Therapie, wurde eben angesprochen, sind sicher die Ossifikationen. Nun ist dieses Problem jetzt mit der Ossifikationsprophylaxe mit Indometacin gelöst. Ich möchte die Redner fragen, geben Sie es prophylaktisch, sowohl bei operativer wie bei konservativer Behandlung, welche Dosierung und wie lange? Herr König, geben Sie es?

König, Wien: Wir haben keine Erfahrungen damit.

Fischmeister, Linz: Ich habe nur über die konservative Behandlung gesprochen. Bei unseren operativen Fällen verwenden wir 3×25 mg Indometacin oral für 3 Wochen.

Peicha, Graz: Wir verwenden es auch nur bei den operativen Fällen und da geben wir 2×50 mg für 6 bis 8 Wochen, aber ich glaube, da gibt es keine großen Divergenzen zwischen den Dosierungen.

Buchinger, Horn: Die Bestrahlung, auch die wurde hier in die Diskussion geworfen.

Stiletto, Marburg: Wir bestrahlen routinemäßig am ersten postoperativen Tag mit 8 Gray lokal.

Holz, Stuttgart: Jüngere und Alte?

Stiletto, Marburg: Bei den jüngeren vorher nach Rücksprache mit dem Patienten, wenn es geht.

Holz, Stuttgart: Aber Sie versuchen ihn zu beeinflussen, daß er sich bestrahlen lassen soll.

Stiletto, Marburg: Ja. Bei der Aufklärung von nicht polytraumatisierten Patienten sprechen wir mit ihm, stellen die Problematik der heterotopen Ossifikation dar und sagen eigentlich nach dem heutigen Stand, wir geben Imuno oder die Bestrahlung. In der Regel, wenn es geht und der Patient einverstanden ist, kombiniert und 80% der Patienten, speziell der elektiven Patien-

ten, die von sekundären Häusern zugewiesen werden, sind damit einverstanden.

Holz, Stuttgart: Haben Sie schon eine Analyse Ihrer Fälle vorgenommen?

Stiletto, Marburg: Das ist noch zu kurz, aber die Patienten, die wir jetzt überschauen, scheinen ganz gut darauf anzusprechen.

Holz, Stuttgart: Gibt es sonst jemanden, der mit dieser Methode innerhalb von 36 Stunden mit etwa 7 bis 8 Gray zu bestrahlen, routinemäßig, Verknöcherungen verhindern konnte?

Haas, Berlin: Herr Pohlemann müßte die hannover'schen Zahlen ja auch wissen. Wir haben es in Hannover auch so gemacht. In Abhängigkeit vom Alter des Patienten und Aufklärung, also im fortpflanzungsfähigen Alter, haben wir es nicht gemacht. Wir haben das in Berlin genauso übernommen. Wir geben 3 Wochen lang Indometacin und bestrahlen, in Abhängigkeit vom Alter des Patienten.

Poigenfürst, Wien: Es haben jetzt Kollegen gesagt was sie machen oder was sie gemacht haben, aber es hat niemand über den Erfolg seiner Tätigkeit berichtet. Das wäre eigentlich ausschlaggebend. Beim Indometacin weiß man ja von der elektiven Hüftchirurgie, daß es nur dann Verknöcherungen verhindert, wenn man vor der Operation schon anfängt. Daher frage ich, wie sind tatsächlich die Ergebnisse mit dieser sogenannten Indometacinprophylaxe und wie sind Sie mit der Röntgenbestrahlung zufrieden?

Holz, Stuttgart: Eine sehr heikle Frage.

Buchinger, Horn: Aus der elektiven Hüftchirurgie – wir geben es postoperativ – mit guten Ergebnissen, nicht präoperativ.

Pohlemann, Hannover: Das ist ein ganz kontroversielles Thema, was auch in den letzten internationalen Kongressen vielfach besprochen worden ist. Man kann an sich die ganzen Studien zusammenfassen. Es gibt kleinere Serien, die wirklich einen Einfluß zeigen, aber es kann bis jetzt keiner genau sagen, warum das Indometacin helfen soll. Es gibt keinen wirklichen Wirkmechanismus, der sagt, auf dieser Ebene wird irgendein Enzym oder irgendetwas blockiert, was die heterotope Ossifikation ergibt. Matta hat zum Beispiel eine vergleichende Studie gemacht, wo er keinerlei Unterschiede sieht, ob nun gegeben wurde oder nicht. Wir selbst geben Indometacin, wir geben es präoperativ, sind aber mit der Bestrahlung allerdings extrem zurückhaltend. Nach Rücksprache mit unserem Radiologen machen wir es nicht, weil sie sagen, daß das Risiko an sich unkalkulierbar ist.

Kuderna, Wien: Ich glaube, wir sollten Herrn Mears sehr dankbar sein. Er hat auf ein ganz wichtiges Problem hingewiesen und zwar ist das dieser hohe Prozentsatz in Kopfschädigungen, der auftritt. In meinen Augen ist das ein Schlüssel für die schlechten Ergebnisse der operierten Pfannenbrüche. Wenn ich im Vergleich dazu auf eine Arbeit von Fritz Wechselberger zurückgreife, der bei 56 konservativ Behandelten nur ein einziges Mal eine Kopfnekrose gesehen hat, dann wirft das die Frage auf, wieso ist das? Offenkundig sind die bei den Operierten häufiger. Wie halt schon alles in der Medizin mit einer unglaublichen Geschwindigkeit kommt und dann wieder verschwindet, ist längst in Vergessenheit geraten, daß fast vor 40 Jahren Jörg Böhler nachgewiesen hat, daß es in einem hohen Prozentsatz zu einer Schädigung des Hüftkopfes kommt, daß Impressionen auftreten, die sich nur dann wieder ordentlich aufrichten können, wenn entlastet wird. Das hat jetzt gar nichts mit der konservativen Behandlung zu tun. Es hat aber damit zu tun, daß wir bei einer Operation den Kopf ganz genau prüfen, ob er wirklich allseits hart ist. Wenn er das nicht ist, wenn er solche Impressionen hat, dann machen wir nach seiner Vorschrift eine Extensionsbehandlung, um den Kopf zu entlasten. Wohlgemerkt heißt das nicht, daß er nicht bewegt, aber er darf nicht belastet werden. Ich glaube, das ist ein ganz entscheidender Punkt.

Holz, Stuttgart: Der Knorpel und der Knochen lebt ja von der Belastung. Wir wissen ja aus anderen Formen der Nekroseentwicklung, am Talus zum Beispiel, daß also ein Jahr Entlastung eine Talusnekrose nun nicht verhindern kann, wenn sie auf dem Wege ist, zum Beispiel nach bestimmten Talusfrakturen. Ähnlich denke ich, ist es am Hüftkopf, daß die Entlastung letztlich ja einen avaskulären Bezirk am Hüftkopf nicht mehr vaskularisieren kann.

Kuderna, Wien: Es kommt spontan zur Revaskularisation im Knochen. Der Knorpel muß diese Zeit überleben. Ich habe selbst histologische Aufnahmen, auf denen zu sehen ist, daß am nekrotischen Knochen ein gesunder Knorpel daraufsitzen kann. Daß der Knorpel nicht zugrunde geht, dazu braucht er die Bewegung, aber nicht die Belastung.

Poigenfürst, Wien: Man muß das noch einmal betonen. Zum großen Teil sind das keine echten avaskulären Nekrosen, sondern das sind subchrondale Mikrofrak-

turen, und die Trabekel können sich nur aufstellen, wenn sie unter Zug kommen. Man muß bei diesen Fällen, bei denen man intraoperativ sieht, daß der Kopf weich ist oder subchondrale Blutungen bestehen, die man dann entlasten muß, dann muß man extendieren, damit diese Mikrofrakturen sich wieder aufrichten und auch ihnen die Zeit geben zu heilen. Wir haben jetzt begonnen, ich kann noch nicht sagen, ob es etwas nützt, bei den Patienten, die wir postoperativ extendieren, auch eine kontinuierliche passive Bewegung damit zu kombinieren.

Holz, Stuttgart: Aber wenn wir davon ausgehen, daß es sich dabei um eine Kompression von Spongiosa handelt, also um Mikro- oder Frakturen der Spongiosa, dann müssen wir auch davon ausgehen, daß diese einer normalen Knochenheilung unterliegen. Es ist ja vaskularisiert, hieß es. Eine normale Knochenheilung in einem vaskularisierten spongiösen Bezirk wird ja nicht länger als 12 Wochen dauern.

Poigenfürst, Wien: Ja, aber man kann im Magnetresonanzbild diese Mikrofrakturen sehr wohl überprüfen und verfolgen und man sieht dann, daß es doch sehr lange dauert bis sich diese Bezirke beruhigen.

Holz, Stuttgart: Wie lange sollen wir denn dann teilbelasten? Über 3 Monate hinaus?

Poigenfürst, Wien: Nein. Wir machen die Extension 4 bis 6 Wochen. Nach der Operation, wenn der Kopf also wirklich makroskopisch sichtbar geschädigt war und dann beginnt der Patient aufzustehen, aber nur teilzubelasten. Natürlich müßte man konsequent sagen – 3 Monate nichts, aber …

Holz, Stuttgart: Wir wissen ja, daß zum Beispiel bei der Bewegung im Bett ohne Extension das Hochheben des Beines einen Druck von etwa 200 Kilopond im Hüftgelenk verursacht, das heißt also so viel, wie wir beim normalen Gehen auf den Hüftkopf auch ausüben.

Poigenfürst, Wien: Ja, und das ist ja genau der springende Punkt. Erstens darf man dem Patienten keine Übungen zeigen, wo er das gestreckte Bein hebt, sondern er muß das Knie mit schleifender Ferse beugen, und zweitens soll er extendiert werden. Wenn man im Bett bewegen will, dann muß das eine geführte Bewegung sein und am günstigsten wahrscheinlich mit der elektrischen Bewegungsschiene, die kontinuierliche passive Bewegung.

Holz, Stuttgart: May I ask Mr. Mears and Mr. Chapman, how long do they immobilize their patients and do they use ever traction after operative reconstruction of an acetabulum?

Chapman, Sacramento: We try to mobilize our patients immediately, the next day if possible, we never use traction. We delay weight bearing in almost every case twelve weeks. But the patient is encouraged to be very active.

Mears, Pittsburgh: We, too, never use traction, we mobilize the patient the day after surgery. They undertake partial weight bearing immediately and generally full weight bearing at six weeks and most of the patients are full weight bearing before that.

Holz, Stuttgart: Eine klare, gegensätzliche Auffassung. Ich denke wir haben in den zurückliegenden Jahren auch die lange Entlastung für die Hüftkopffrakturen, auch für die Hüftkopfluxationen streng befolgt. Für die Hüftluxationen wird bei uns überhaupt keine Entlastung mehr vorgenommen. Die wird so schnell wie möglich reponiert und die Patienten belasten innerhalb von 2, 3 Wochen. Wenn der Schmerz zu Ende ist, belasten sie wieder normal. Es wird auch nicht mehr extendiert. Die Rate der Kopfnekrosen hat sich nicht verändert. Ich denke, daß die lange Entlastung für den Kranken kein großer Gewinn ist.

Böhler, Wien: Ich möchte noch einmal sagen, daß das ein grundlegender Unterschied ist zwischen einer reinen Hüftluxation und dem Verrenkungsbruch der Hüfte. Ich erinnere mich sehr lebhaft wie 1947 beim SICOT-Kongreß in Amsterdam das zur Debatte stand – soll man eine reine Hüftluxation entlasten oder nicht. Mein Vater hat sehr eindeutig nachgewiesen, daß er die reine Hüftluxation nicht entlastet und daß die Einbrüche des Kopfes, die sogenannten Kopfnekrosen nur kommen bei der Entlastung, weil es dadurch zu einer Atrophie des Kopfes kommt und diese zusammenbrechen. Er hat grundsätzlich die reinen Luxationen nicht entlastet. Aber umgekehrt ist es bei den Hüftluxationsfrakturen, wenn man eben diese Impressionen, die Mikrospongiosafrakturen sieht, dann sind das Frakturen und die müssen heilen, und die heilen eben nur, wenn man entlastet, weil es sonst zur Impression kommt, zum Beispiel ein Pingpong-Ball, der sich aufrichtet, aber der eine Läsion hat. Das ist der Unterschied und deshalb glaube ich doch, daß man entlasten soll, wenn man intraoperativ nachweist, daß eben dieser Kopf wie ein Pingpong-Ball eingedrückt werden kann. 6 Wochen Extension mit gleichzeitiger Bewegung und anschließend 6 Wochen Krückengehen.

Poigenfürst, Wien: Eine Anekdote zur Extensionsbehandlung der reinen Hüftluxation. Auf der Reisens-burg wurde dieses Thema vor einigen Jahren extensiv diskutiert und es sind dann zwei Herren übriggeblieben, die reine Hüftluxationen extendiert haben. Der eine war Schweikert aus Mainz, der sagte, daß er es so mache, weil er es so gelernt habe. Der andere war Dieter Havemann – der hat gesagt, ich extendiere sie, damit sie mir nicht davonlaufen.

Holz, Stuttgart: Dana Mears mentioned at the end of his lecture the hope for new biological methods in reconstructive surgery of the acetabulum. What do you mean by new biological methods for reconstruction of the acetabulum?

Mears, Pittsburgh: A major problem is the loss of articular cartilage. The cartilage may be lost by abrasion against bone, it may have impaction so that it is effectively lost. We have looked at replication of chondrocytes in the laboratory, and the creation of an artifical bone matrix that could replace the surface, so that one could replace a limited area of cartilage with a poor substrate and grow cartilage on the surface. We have looked at this model in canines and in dogs, it looks very encouraging. We have looked at it in humans, in areas of a joint up to about 10% of the surface area. Currently our substrate is not strong enough to permit the replacement of large parts of the femoral head or the acetabulum. But that would be the direction of the future.

Holz, Stuttgart: Is that original cartilage or fibrous cartilage?

Mears, Pittsburgh: As far as we can tell, it is hyaline cartilage. It is replicated from cells of hyaline cartilage.

Holz, Stuttgart: But still it is more a vision than truth?

Mears, Pittsburgh: Yes, I think so.

Buchinger, Horn: Herr Chapman hat begonnen, aber keine Zeit mehr gehabt, über evozierte Potentiale im Rahmen der intraoperativen Versorgung zu sprechen.
May you tell us something about evoked potentials as you did intraoperatively?

Chapman, Sacramento: D. Mears mentioned somatosensory evoked potentials. They are for us now very important. We use them every time we do a Kocher-Langenbeck incision. When you have a patient in whom you do not know the condition of the nerve, for example in a severely injured patient whom you are taking to surgery immediately, it is possible with the potentials to know the condition of the nerve. Also during surgery you often must retract the nerve and you do not know how much you are pulling and whether it is hurting the nerve. And with the evoked potentials you can always tell, almost immediately. This has given us the ability to almost totally eliminate nerve injuries during surgery. And you will notice from many of the papers given today, that the incidence of nerve injury is very significant. It runs between two to five percent with the Kocher-Langenbach exposure. So we think this is very helpful, but it is important to monitor the common perineal nerve rather than the posterior tibial, when you are using the monitoring.

Buchinger, Horn: Danke. Ich glaube, das ist ein wichtiger Hinweis. Wir haben doch einige Statistiken gesehen, wo ehrlicherweise präoperativ geringe und postoperativ doch dann eine Anzahl von Ischiadicusläsionen vorhanden waren und wenn das eine Methode ist, um das zu minimieren, dann sollte man sich das dann doch in Zukunft überlegen.

Holz, Stuttgart: Wer benützt bei uns evozierte Potentiale zur Kontrolle dieser Acetabulumchirurgie? Noch niemand? Es ist ganz einfach sehr aufwendig. Das ist der Grund. Bei uns macht das der Anästhesist, aber eben nicht routinemäßig.

Resch, Salzburg: Ich hätte eine Frage an die Referenten, ob jemand, wenn zwei Zugänge notwendig sind, sie zeitversetzt macht. Ich erinnere mich, ich war 1983 einige Wochen bei Letournel und der hat 1983 sehr gerne zeitversetzt operiert. Das heißt, er hat zuerst nach Kocher-Langenbeck aufgemacht und hat dann 10 Tage später, also nach Wundheilung, den vorderen Zugang angewendet. Auf meine Frage, warum er das macht, hat er gesagt, daß sich die Weichteile in der Zeit erholen können. Nun hat er das sicher auch aus anderen Gründen gemacht. Er hätte nämlich umlagern müssen, weil er ja auf dem Extensionstisch operiert. Aber er hat damit argumentiert, daß sie sich erholen können. Ob er es heute noch so macht, weiß ich nicht. Gibt es Gründe, gibt es Argumente dafür?

Holz, Stuttgart: Ausnahmsweise vielleicht, daß einmal irgendein Fragment, wo man glaubt, daß man das sekundär einpassen kann, daß man dann einen zweiten Zugang später macht, aber im Grund ist ja der zweite Zugang die Repositionshilfe. Deshalb muß man ihn meines Erachtens während eines Eingriffes machen.

Resch, Salzburg: Meine Frage war hauptsächlich auch in Richtung Verkalkungen gerichtet. Ich erinnere mich

– ich kann es nicht sagen, ich war dort 5 Wochen und habe diese Fälle gesehen, aber Verkalkungen schienen mir damals kein großes Problem zu sein bei ihm, obwohl er alle Fälle verzögert bekam. Er hat ja ein kleines Krankenhaus, er bekommt sie ja immer erst sekundär, also operiert frühestens in der zweiten, dritten Woche. Da hätte man eigentlich die Probleme sehen sollen. Bei ihm habe ich es zumindest nicht so sehr gesehen. Deshalb vielleicht auch meine Frage hinsichtlich Erholung der Weichteile.

Haas, Berlin: Ich wollte noch zu gestern sagen, da wir ja keine Diskussion hatten. Es klang so ab und zu an, daß, wenn man mit dem konventionellen CT nicht zurecht käme, das 3D mehr Informationen gibt. Ich möchte nur darlegen, daß das 3D nicht mehr Informationen gibt. Das 3D holt seine Informationen ja aus dem normalen CT heraus. Wenn man also das normale CT nicht richtig interpretieren kann, das 3D gibt einem nicht mehr, sondern es besteht eher die Gefahr, daß das 3D was wegrechnet. Kleine Fissuren oder Fragmente, die sie auf dem konventionellen CT in den Schichten noch sehen, die sind in der 3D-Rekonstruktion weggerechnet. Man muß sich sehr wohl das konventionelle CT vorher genau anschauen und dann erst das 3D.

Holz, Stuttgart: Aber es gibt uns eine visuelle Hilfe für unser perspektivisches Denken. Es ist schon so, daß wir das dreidimensionale Sehen aus dem normalen CT erst lange, lange lernen müssen und manche können das gar nie. Es gibt Menschen, die haben starke Probleme dreidimensional zu denken. Die tun sich allerdings auch in der Acetabulumchirurgie schwer.

Pipkin Frakturen

M. Gabl / R. Spiss / B. Dolati / Ch. Rangger

Traumatische Hüftluxationen mit Frakturen der Femurkopfkalotte werden nach Pipkin in vier Klassen eingeteilt [4]. Pipkin 1 entspricht einer dorsokranialen Hüftverrenkung mit einer osteochondralen Fraktur des Femurkopfes kaudal der Fovea capitis. Pipkin-2-Verletzungen sind durch ein Kalottenfragment, das kranial bis über die Fovea capitis reicht und somit in der Belastungszone liegt, gekennzeichnet. Pipkin 3 entspricht einer Pipkin-1- oder Pipkin-2-Fraktur mit einer zusätzlichen Fraktur des Schenkelhalses. Pipkin 4 setzt sich aus einer Pipkin-1- oder Pipkin-2-Verletzung und einem dorsalen Pfannenfragment zusammen. Besonders bei Frakturen, die in der Belastungszone liegen, ist mit Spätfolgen zu rechnen.

Patienten und Methode

Von 1981 bis 1990 wurden 4 Frauen und 9 Männer mit Pipkinverletzungen an unserer Klinik behandelt. Das Durchschnittsalter betrug 36 Jahre (max. 54 Jahre, min. 18 Jahre). 11mal trat die Verletzung als «Dash board injury» auf. 2 Motorradfahrer kollidierten mit einem Hindernis, wobei bei gebeugtem Hüft- und Kniegelenk der Pathomechanismus den «Dash board» Verletzungen gleichzusetzen ist. 9mal lag eine isolierte Hüftverletzung, 4mal eine Kettenverletzung vor. Von diesen Patienten war ein Patient polytraumatisiert, ein weiterer wies eine primäre Ischiadikusläsion auf.

Pipkin 1: Bei insgesamt 3 Patienten dieses Frakturtyps wurde das Kalottenfragment entfernt. Dabei wurde je einmal der Zugang nach Kocher-Langenbeck, Smith-Peterson und Watson-Jones angewandt. Die Operation erfolgte durchschnittlich am vierten Tag nach dem Unfall.

Pipkin 2: Bei 2 Patienten wurde am zweiten Tag nach dem Unfall das Kalottenfragment über einen Zugang nach Kocher-Langenbeck entfernt.

Pipkin 3: Verletzungen dieses Typs waren in unserem Krankengut nicht vertreten.

Pipkin 4: Insgesamt sahen wir 8 Verletzungen des Typs Pipkin 4 in unserem Kollektiv. In allen Fällen

wurde der dorsale Rand des Acetabulums durch einen Zugang nach Kocher-Langenbeck refixiert. In 2 Fällen wurde das Kalottenfragment zusätzlich über einen iliofemoralen Zugang versorgt. 3 Kalottenfragmente wurden refixiert, 5 wurden entfernt. Die Operation erfolgte durchschnittlich am dritten Tag nach dem Unfall (Tab. 1).

Der Schmerz wurde in drei Stufen bewertet. Schmerzfrei entsprach 0 Punkten, leichter Schmerz ohne Medikation entsprach 1 Punkt und Dauer- bzw. Nachtschmerz mit Medikation entsprach 2 Punkten. Das Bewegungsausmaß wurde nach der Neutral-Null-Methode bestimmt. Die radiologische Klassifikation der Coxarthrose erfolgte nach Busse, jene der Femurkopfnekrose nach Stahl und jene der HPO nach DeLee [1, 2, 5].

Ergebnisse

Zur Nachuntersuchung erschienen, da unsere Patienten zumeist Urlaubsgäste sind, nur 6 Patienten. Der Beobachtungszeitraum beträgt durchschnittlich 4 Jahre und 10 Monate. Eine 60jährige Patientin erlitt in der Zwischenzeit eine Schenkelhalsfraktur und wurde endoprothetisch versorgt. Somit konnten 5 Männer im durchschnittlichen Alter von 35 Jahren, 5 Jahre nach ihrer Pipkin-4-Fraktur klinisch und radiologisch nachuntersucht werden. Jene 2 Patienten mit entferntem und jene 3 Patienten mit fixiertem Kalottenfragment wurden zusammengefaßt (Tab. 2a–c).

Jene Patienten, bei denen das Kalottenfragment entfernt wurde, üben heute ihre alpine Sportart wieder aus und sind dabei nur gering schmerzbedingt eingeschränkt. Die Innenrotation ist bei einem Patienten um 30°, beim anderen um 20° eingeschränkt. Die Abduktion ist bei einem Patienten um 15° vermindert. Das Bewegungsausmaß in der Saggitalebene ist unbehindert. Bei einem Patienten liegt eine zweit- beim anderen eine erstgradige Arthrose vor. Die HPO befindet sich bei beiden im Stadium 1. Eine Femurkopfnekrose ist radiologisch nicht nachweisbar.

Wurde das Fragment refixiert, war auch die Beweglichkeit in der Sagittalebene um 15 bis 30° vermindert. Das Ausmaß der verringerten Innenrotation beträgt 10 bis 20°. Bei einem Patienten ist auch die Abduktion um 20° verringert. Ein Patient ist schmerzfrei, ein weiterer leidet unter leichten und ein dritter unter schweren Schmerzen. Sport wird wieder von 2 Patienten betrieben. Radiologisch war bei allen Patienten eine Arthrose im Stadium 1, zweimal eine HPO im Stadium 2 und zweimal eine Femurkopfnekrose im Stadium 1 und 3 zu sehen.

Tabelle 1: Verteilung und operatives Management

Typ	n	Lok	Zugang	Th	OP-Zeitp.
1	3	1d, 2v	KL, WJ, SP	3 ex	4d
2	2	2d	KL	2 ex	2d
3	0				
4	8	6d, 2v	KL, 2 SP	3 F, 5 ex	3d

v: ventral	WJ: Watson J.	F: Fixation
d: dorsal	SP: Smith P.	Ex: Entfernung
	KL: Kocher L.	

Tabelle 2a: Subjektives 5-Jahres-Ergebnis operierter Pipkinfrakturen

		Schmerz	Sport
ex.	C. A.	0	+
	P. B.	1	+
fix	S	2	0
	F	0	+
	T	1	+

Tabelle 2b: Bewegungsausmaß 5 Jahre nach operierten Pipkinfrakturen

		Sagg	F	R
ex.	C. A	0	15 Ab	20i
	P. B.	0	0	30i
fix	S	30	20 Ab	20i
	F	15	0	20i
	T	30	0	10i

Tabelle 2c: Radiologische 5-Jahres-Ergebnisse operierter Pipkinfrakturen

		Arthrose	HPO	Nekrose
ex.	C. A	2	1	0
	P. B.	1	1	0
fix	S	1	2	1
	F	1–2	0	0
	T	1	2	3

Diskussion

Bei Luxationen und Luxationsfrakturen der Hüfte kann der Femurkopf ebenfalls frakturiert sein. Daher muß bei entsprechendem Verdacht eine Femurkopfkalottenfraktur tomographisch ausgeschlossen werden. Die Prognose solcher Frakturen ist allgemein schlecht (Pipkin).

Als operative Zugangswege zur Fragmententfernung oder Refixation stehen jene nach Kocher-Langenbeck, Smith-Peterson und Watson Jones zur Auswahl. Auch in unserem Krankengut zeigen einige Patienten Anzeichen einer partiellen Femurkopfnekrose, einer Arthrose und einer paraartikulären heterotopen Ossifikation (HPO). Das beeinträchtigte Bewegungsausmaß und die Schmerzen werden von unseren jungen und sportlich ambitionierten Patienten noch toleriert. Wegen der geringen Fallzahl und der ungleichen Verteilung sind diese 5-Jahresergebnisse der Pipkin-4-Verletzungen nur vorsichtig prognostisch zu bewerten.

Zusammenfassung

Pipkinverletzungen sind seltene, high energy Verletzungen junger Verkehrsteilnehmer. In unserem Kollektiv (n = 13) überwiegen Verletzungen des Typs Pipkin 4. Nach 4 Jahren und 10 Monaten (n = 5) sind die jungen Patienten nach operativer Therapie subjektiv zufrieden und nur mäßig durch Schmerzen bei ihrer Arbeit und Sportausübung beeinträchtigt. Die Innenrotation war bei allen Patienten verringert. Die Bewegung in der Sagittalebene war bei jenen Patienten, die einen zweiseitigen Zugang benötigten, um das Kalottenfragment zu refixieren, eingeschränkt. Radiologisch lag bei allen Patienten eine Arthrose des Stadiums 1 vor. Wurde das Fragment entfernt, war eine HPO im Stadium 1 zu sehen. Nach Refixation des Kalottenfragmentes war eine HPO im Stadium 2 zu beobachten. Eine partielle Femurkopfnekrose war nur in zwei Fällen nach Refixation des Kalottenfragmentes zu sehen.

Literatur

1 Busse J, Gasteiger W, Tönnis D: Eine neue Methode zur röntgenologischen Beurteilung eines Hüftgelenkes – der Hüftwert. Arch Orthop Unfall-Chir (1972) 72, 1–9

2 DeLee J, Ferrari A, Charnley J: Ectopic bone formation following low-friction arthroplasty of the hip. Clin Orthop (1976) 121:53

3 Dolati B: Becken- und Acetabulumchirurgie. Traumatologie aktuell Band 10, Thieme, Stuttgart–New York (1993)

4 Pipkin G: Treatment of grade VI fracture dislocation of the hip. J Bone Joint Surg (1957) 39 A, 1027

5 Stahl C, Kang Ch et al.: Die Femurkopfnekrose – Wert der sogenannten radiologischen Frühzeichen für Diagnose und Therapie. Beitr Orthop Traumatol (1985) 32, 88–97

Prognose der Pipkinfraktur

K. Stockenhuber / F. Schweighofer / W. Seggl / F. J. Seibert

Zu den seltenen Begleitverletzungen des Hüftgelenkes gehört der Hüftkopfverrenkungsbruch der fast immer in Verbindung mit einer hinteren Hüftluxation auftritt. An unserer Klinik wurden von 1975 bis 1993 231 Patienten wegen einer Hüftgelenksverletzung operativ behandelt. Davon hatten sich 9 eine Femurkopfkalotten-Abscherfraktur mit hinterer Hüftgelenksluxation zugezogen (Tab. 1).

Zur Fraktureinteilung benützten wir die 1957 von Pipkin angegebene Klassifizierung, die sich hinsichtlich der Prognose und der Therapie als wertvoll erwiesen hat. Sie unterscheidet zwischen Hüftluxationen mit Kopffrakturen kaudal (Typ I) und Kopffraktur kranial der Fovea capitis femoris (Typ II). Typ I oder Typ II kombiniert mit einer Schenkelhalsfraktur ergibt den Typ III. Als Typ IV bezeichnet Pipkin das Zusammentreffen einer Typ I- oder Typ II-Fraktur mit einer Acetabulumfraktur bzw. einer Pfannenrandfraktur (Abb. 1).

Die Verletzungsursache war in allen Fällen ein Verkehrsunfall mit einem Knieanpralltrauma bei gebeugter und abduzierter Hüfte (Tab. 2, 3). Ähnlich einem Hammer überträgt dabei der Femurkopf die gewaltige Kraft gegen den dorsokranialen Pfannenrand. Neben der Luxation nach hinten und oben kann es dabei auch zur Abscherfraktur an der Hüftkopfkalotte kommen. Das abgescherte Fragment bleibt in der Pfanne liegen. Bei der Luxation nach hinten gehört es zum ventrokaudalen, bei der wesentlich selteneren Luxation nach vorne zum dorsokranialen Kopfanteil (Abb. 2).

In allen Fällen erfolgte die Reposition innerhalb der ersten Stunden, unmittelbar nach der Einlieferung der Patienten. Zunächst wurde im Schockraum die röntgenologische Abklärung mit Standardaufnahmen im a.p.- und axialen Strahlengang durchgeführt, in kurzer Allgemeinnarkose reponiert und zur weiteren präoperativen Planung die computertomographische Untersuchung angeschlossen. Die Tabellen 4 und 5 zeigen die Behandlungsform und die Wahl des operativen Zugangs. Die Nachbehandlung war funktionell, die Entlastungszeit betrug zwischen 6 und 10 Monaten. Die Arbeitsfähigkeit war bei allen Patienten spätestens nach einem Jahr wieder gegeben (Abb. 3).

Von den 9 Patienten konnten 8 zu einer Nachuntersuchung erfaßt werden. Das Nachuntersuchungsintervall betrug zwischen 1 und 15,7 Jahren.

Tabelle 1: Pipkin Frakturen (1975–1993)

Typ I	Typ II	Typ III	Typ IV
2	3	0	4

Tabelle 2: Verletzungsursachen

VU	
PKW	8 ×
Krad	1 ×

Tabelle 3: Begleitverletzungen

Region	
SHT	4
Obere Extremitäten	2
Thorax	3
Becken	1
Untere Extremitäten	2

Tabelle 4: Behandlungsformen

	Typ I	Typ II	Typ III	Typ IV
▶ Verschraubung des Kopffragmentes	2	3		
▶ Verschraubung des Pfannenrandfragmentes				2
▶ Verplattung des Acetabulums				1
▶ Fragmententfernung Pfannenrandverschraubung				1

Tabelle 5: Operativer Zugang

	Typ I	Typ II	Typ III	Typ IV
Watson-Jones	2	3		
post. Zugang				4

Tabelle 6: Subjektiver Gesamteindruck

	Typ I	Typ II	Typ IV
sehr gut			1
gut	1	1	2
mäßig	1	1	1

Bewertet wurde der subjektive Gesamteindruck mit sehr gut, gut, mäßig und schlecht (Tab. 6).

Röntgenologisch ließ sich bei einem Patienten mit einer Typ-IV-Fraktur nach 6,2 Jahren eine posttraumatische Coxarthrosis deformans mit Entrundung des Femurkopfs nachweisen (Abb. 4). Ein anderer Typ-IV-Patient bot nach 15,7 Jahren hingegen nur eine mäßige Coxarthrose (Abb. 5). Unter den übrigen Patienten diagnostizierten wir noch dreimal geringfügige heterotope Ossifikationen, die die Gelenkfunktion nicht wesentlich beeinflußten (Tab. 7, Abb. 6, 7).

Die Bewertung der Hüftfunktion erhoben wir nach einem Schema von Merle D'Aubigné, das Schmerzen, die Motilität und den Gang des Patienten mit jeweils 0 bis 6 Punkten klassifiziert. Die Funktionsbeurteilung erfolgt aus der Summe der einzelnen Punkte:

0–8: schlecht
9–12: mäßig
13–16: gut
17–18: sehr gut

So ergab die Auswertung des Schemas bei den Patienten mit einer Typ-I-Fraktur einmal ein gutes und einmal ein schlechtes, bei den Typ-II-Frakturen einmal ein sehr gutes und einmal ein gutes Ergebnis. Die Typ-IV-Brüche wiesen ein sehr gutes, zwei gute und ein mäßiges Ergebnis auf (Tab. 8).

Tabelle 7: Röntgenbefund

Frakturtyp Pipkin	I	II	III	IV
posttraumatische Hüftkopfnekrose				1
Coxarthrose stark				1
mäßig				1
Verkalkungen (Brooker I–IV)				
Brooker II	1	1		1
Brooker III		1		1

Tabelle 8: Gesamtergebnis

	Typ I	Typ II	Typ III	Typ IV
sehr gut		1		1
gut	1	1		2
mäßig				1
schlecht	1			

Ob das Pendel der Prognose in die Richtung schlecht oder günstig ausschlägt, hängt von mehreren Faktoren ab:

– Frakturen des Typs I und II haben eine deutlich bessere Prognose als Frakturen des Types III und IV. Die schlechteste Prognose besteht beim Typ III (Pipkin 57, Ebstein 73).
– Das Ausmaß der Hüftgelenksschädigung durch den Unfall sowie bereits bestehende degenerative Gelenksveränderungen beeinflussen das funktionelle Ergebnis.
– Die Tatsache, daß das Zusammentreffen einer hinteren Hüftgelenksluxation mit einer Kalotten-Abscherfraktur ein relativ seltenes Ereignis darstellt, erfordert eine exakte Diagnosestellung (Röntgen, CT).
– Da der Zeitpunkt der Reposition für die Femurkopfnekrosen-Entstehung ein wesentlicher Faktor ist, muß sie innerhalb der 6-Stunden-Grenze, am besten sofort, auf schonendste Weise bei optimaler Relaxation des Patienten erfolgen. Brüske Repositionstechniken sind wegen der hohen Gefahr einer iatrogenen, zusätzlichen Fraktur zu unterlassen.
– Zur Vermeidung sekundärer Komplikationen wie der heterotopen Ossifikation oder der avaskulären Nekrose, sollte die Operationstechnik weichteilschonend und diffizil sein. Wegen der fehlenden Beeinflussung der späteren MR-Kontroll-Untersuchungen empfiehlt sich die Verwendung von Titan-Implantaten.
– Die Gabe von Indometacin für 3–6 Monate post operationem zur Verminderung der heterotopen Ossifikation sowie eine adäquate physiotherapeutische Nachbehandlung üben ebenso einen positiven Effekt auf das Endresultat aus.

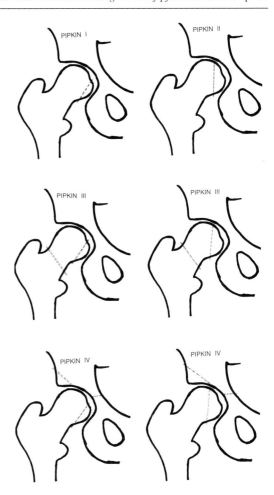

Abbildung 1: Schematische Darstellung der von Pipkin angegebenen Klassifizierung

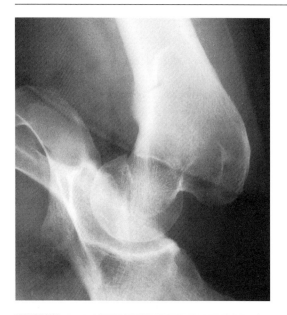
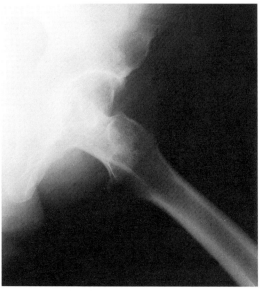

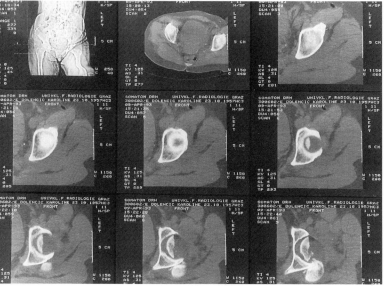

Abbildung 2 a: 36jährige Patientin, die bei einem Verkehrsunfall mit Knieanpralltrauma eine Pipkin-II mit hinterer Hüftluxation erlitt
b: Geschlossene Reposition nicht möglich, CT zeigt das abgescherte Fragment in der Pfanne liegen
c: Zustand nach offener Reposition und Verschraubung am Aufnahmetag

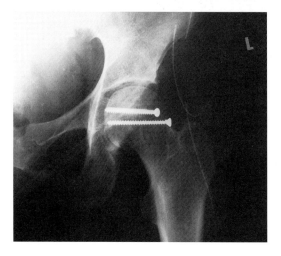
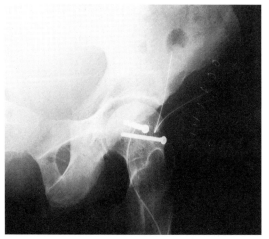

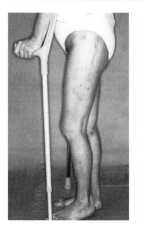
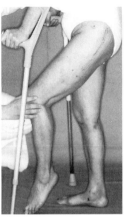

Abbildung 3: Funktionelle Nachbehandlung – Zugang nach Watson-Jones

Abbildung 4: Röntgenkontrolle (a.p., Ala- und Obduratoraufnahme) einer Typ-IV-Fraktur nach 6,2 Jahren: Posttraumatische Coxarthrosis deformans, Entrundung des Femurkopfes, massive periartikuläre Verkalkungen

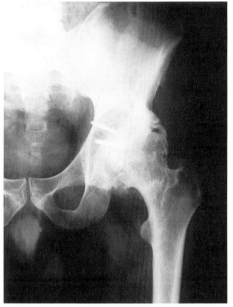
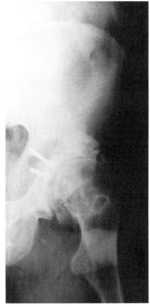
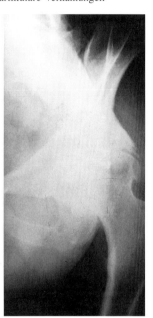

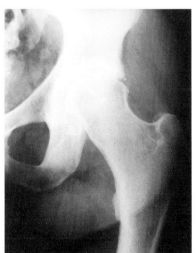
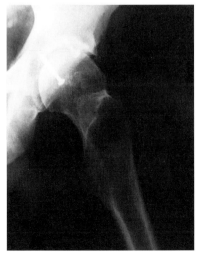

Abbildung 5: Röntgen a.p. und axial einer Typ-IV-Fraktur nach 15,7 Jahren: Lediglich mäßige Coxarthrose

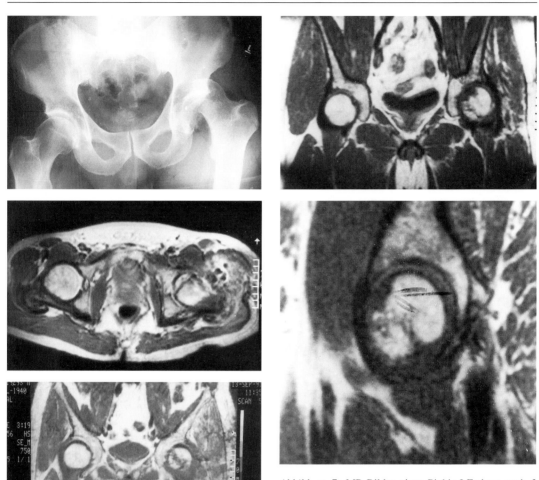

Abbildung 7: MR-Bilder einer Pipkin-I-Fraktur nach 3 Jahren: Ventromedial im Bereich der Fovea signalarmes Areal, vereinbar mit einem devitalisierten Fragment. Die übrigen Anteile des Femurkopfes, insbesondere im Bereich der Druckaufnahmezone zeigen ein normales Signalverhalten, kein Hinweis auf AVN

Abbildung 6 a: Primäres Röntgen einer Pipkin-II-Fraktur
b: MR-Kontrolle koronar und sagittal nach 4 Monaten: Unauffälliges Signalverhalten des Fragmentes, periartikuläres Ödem bei Zustand nach Metallentfernung

Literatur

1 Brooker AF, Bowerman JW, Robinson RA, Riley LH jun.: Ectopic ossification following total hip replacement: incidence and a method of classification. J. Bone Joint Surg. Am. 55: 1029–1632 (1973)

2 Brumback RJ, Kenzora JE, Levitt LE, Burgess AR, Poka A: Fractures of the femoral head, In: Proceedings of the 1986 Hip Society, St. Louis, MO: CV Mosby, pp 181–206 (1987)

3 Butler JE: Pipkin Type II-Fractures of the femoral head. J. Bone Joint Surg. Am. 63: 1292–1296 (1981)

4 De Lee JC, Evans JA, Thomas J: Anterior dislocation of the hip and associated femoral head fractures. J. Bone Joint Surg. Am. 62, 960–964 (1980)

5 Dowd GSE, Johnson R: Successfull conservative treatment of a fracture dislocation of the femoral head – a case report. J. Bone Joint Surg. Am. 61: 1244–1246 (1979)

6 Epstein HC, Wiss DA, Cozen L: Posterior fracture dislocation of the hip with fractures of the femoral head. Clin. Orthop. 201: 9–17 (1985)

7 Funsten RV, Kinsa P, Frankel CJ: Dash board dislocation of the hip: A report of 20 cases of traumatic dislocations. J. Bone Joint Surg. 20, 124–132 (1938)

8 Hansen ST: Personal communication (1981)

9 Lange RH, Engber D, Clancy WG: Expending application for the Herbert scaphoid screw. Orthopaedics 9: 1393–1397 (1986)

10 Mowery C, Gershuni DH: Fracture dislocation of the femoral head treated by open reduction and internal fixation. J. Trauma 26: 1041–1044 (1986)

11 Pipkin G (1957): Treatment of grade IV fracture dislocation of the hip. J. Bone Joint Surg. Am. 39: 1027–1041 (1957)

12 Rooder LF, De Lee JC: Femoral head fractures associated with posterior hip dislocations. Clin Orthop 147: 121–130 (1980)

13 Scham SM, Frey LR: Traumatic antero dislocation of the hip with fracture of the femoral head. A case report. Clin Orthop 62, 133 (1969)

14 Swiontkowski MF et al: Operative management of displaced femoral head fractures. Case-Matched comparison of anterior versus posterior approaches for Pipkin I- and Pipkin II-Fractures. Journal of Orthopaedic Trauma Vol. 6, Nr. 4, pp 437–442 (1992)

15 Trojan E: Luxations et fractures-luxationes traumatiques de la hanche à l'exception des fractures-luxationes avec enfoncement du cotyle. Rev Chir Orthop 45, 469 (1959)

16 Trueta J, Harrison MHM: The normal vascular anatomy of the femoral head in adult men. J Bone Joint Surg Br. 35: 442–461 (1953)

17 Weigand H: Kombinationsverletzungen des Hüftgelenkes mit Abscherfrakturen am coxalen Femurende. Akt Traumatol 10, 1–8 (1980)

Diskussion

Gaudernak, Wien: Es wurde darauf hingewiesen, rasch und schonend zu reponieren. Kann man kurz dieses Repositionsmanöver beschreiben, das Sie vornehmen? Reponieren Sie im Längszug, bei gestreckter Hüfte, bei gebeugter Hüfte, mit dem Flaschenzug?

Stockenhuber, Graz: Wir reponieren den Patienten in kurzer Allgemeinnarkose, er ist relaxiert, bei gebeugter Hüfte, mit Zug nach oben.

Gaudernak, Wien: Es ist eine äußerst seltene Verletzung, das haben wir gehört. Es sind insgesamt 14 Fälle, die da nachuntersucht wurden. Haben Sie auch konservativ behandelte Pipkin-Frakturen?

Stockenhuber, Graz: Die Pipkin-1- und 2-Frakturen haben wir alle operiert, außer bei den Pipkin-4-Frakturen, da ist der dorsocaraniale Pfannenrand jeweils verschraubt und einmal verplattet worden, das Fragment wurde in einem Fall entfernt und in den drei anderen Fällen konservativ.

Matter, Davos: Noch eine Frage zu den Kriterien für den Belastungsbeginn. Wie sehen Sie die?

Stockenhuber, Graz: Der Belastungsbeginn sollte zwischen 3 und 6 Monaten sein. Er hängt ab von den Verlaufkontrollen, der Frakturheilung und von den Beschwerden, die die Patienten haben.

Matter, Davos: Also es ist wiederum recht schwierig eigentlich den genauen Zeitpunkt festzustellen, weil man kaum etwas sieht.

Prophylaxe und Therapie der Thrombose bei Beckenfrakturen und hüftgelenksnahen Femurfrakturen

H. Rudolph / V. Studtmann / A. Possart / K. Drabeck

Der thromboembolische Verschluß der tiefen Beinvenen ist wegen der lebensbedrohlichen Komplikation Lungenembolie, aber auch wegen der erheblich lebensbeeinträchtigenden Folgeerkrankungen postthrombotisches Syndrom oder Ulcus cruris eine gefährliche Erkrankung. Bis heute gibt es keine hundertprozentig sichere Prophylaxe, die Frühdiagnose kann schwierig sein, der Therapieerfolg bei eingetretener Komplikation häufig unbefriedigend.

Die klinischen Thrombosezeichen wie Schmerz oder Schwellung, Konsistenz- und Umfangsvermehrung in Verbindung mit Tachykardie oder Unruhe, die allerdings fehlen können, sowie das Auftreten typischer Schmerzpunkte und eine Vielzahl klinischer Untersuchungszeichen wie die Pratt'schen Warnvenen an Tibiavorderkante, Beckenkamm und Genitale, die schmerzhafte Dorsalflexion des Fußes nach Homann, der schmerzhafte Schlag auf die Fußsohle nach Payr, oder der Wadendruckschmerz nach Lowenberg sind inkonstant ausgeprägt und nicht spezifisch [26, 29].

Die klinische Manifestation der Phlebothrombose ist wesentlich seltener als die Ausbildung venöser Thromben. Oft wird die Diagnose erst bei voller Ausprägung der Symptome gestellt. Es muß grundsätzlich davon ausgegangen werden, daß bei jeder Fraktur der großen Röhrenknochen und des Beckens eine Venenthrombose entsteht [14, 34]. Daher sind für wirksame Prophylaxemaßnahmen immer die ersten Stunden nach der Verletzung entscheidend.

Von den verschiedenen Methoden der apparativen Diagnostik sind Phlebographie und Szintigraphie am sichersten. Vor allem die Phlebographie hat praktische Bedeutung und muß bei klinischen Verdachtsmomenten und anhaltenden Beschwerden gegebenenfalls wiederholt werden. Trotz hoher Aussagekraft muß dem Einsatz der genannten Verfahren wegen des hohen personellen und finanziellen Aufwandes stets die klinische Diagnostik vorangestellt bleiben [18].

Nichtinvasiv, aber mit geringerer Trefferquote sind die Sonographie, die Thermographie und die Plethysmographie – letztere von untergeordneter Bedeutung – zu werten.

Die wesentlichen allgemeinen Risikofaktoren sind ein hohes Lebensalter, hormonelle Veränderungen, Varicosis, Adipositas, Herzinsuffizienz, Immobilisierung, Nikotin, Kontrazeptiva, anamnestisch gehäuft auftretende Thromboembolien sowie maligne Tumoren uvm. [9].

Patienten mit Verletzungen und operativen Eingriffen am Becken sowie hüftgelenksnahe Frakturen sind eine Hochrisikogruppe [4, 31]. Die Ursachen dafür liegen in der Topographie der Verletzung mit hohem Traumatisierungsgrad und damit verbundener entsprechender Immobilisierung sowie die allgemeinen Risikofaktoren. In der Literatur werden für hüftgelenksnahe Frakturen Häufigkeitswerte apparativ diagnostizierter Phlebothrombosen von 16 bis 60% genannt [5, 39, 40]. Obwohl wir darüber seit mindestens 15 Jahren Bescheid wissen, haben diese alten Erkenntnisse bedauerlicherweise erst sehr spät zu einer dringenden Empfehlung wirksamer Prophylaxemaßnahmen durch wissenschaftliche Gesellschaften geführt [31, 34].

Von wesentlicher Bedeutung ist die medikamentöse Prophylaxe mit Heparinpräparaten und Cumarinen [5, 14, 20]. Dextrane und ASS haben eher historischen Wert, zumal der Einsatz von ASS nur bei arteriellen Erkrankungen sinnvoll ist.

In jüngster Zeit werden niedermolekulare Heparine häufig favorisiert. Als Gründe werden die einmalige Gabe als Vorteil für die Patientencompliance, eine bessere Wirksamkeit und ein herabgesetztes Blutungsrisiko genannt. Diese vor allem von der Industrie zitierten Vorzüge sind bis heute jedoch wissenschaftlich nicht einwandfrei bewiesen [10, 17]. Dem Vorteil der ein- oder zweimaligen Applikation pro Tag stehen außerdem wesentlich höhere Kosten entgegen (Tab. 1 und 2).

So berichtete Tilsner aus Hamburg in einer persönlichen Mitteilung erst vor wenigen Tagen, daß sich nach der Einführung von niedermolekularem Heparin im Vergleich mit mittelmolekularem Heparin die Thrombosekomplikationen in einer Orthopädischen Klinik im Verlaufe eines Jahres verdreifacht hätten. Tilsner propagiert als Indikation für niedermolekulares Heparin nur schwere thrombocytäre Störungen, die im normalen Krankengut jedoch nur in etwa 1,5% der Fälle auftreten. Fernerhin empfiehlt er beim Einsatz niedermolekularer Heparine eine individuelle Dosierung. Im Laufe der Jahre erwiesen sich Cumarine lediglich bei einem Drittel der Patienten gut steuerbar, bei einem Drittel unzuverlässig und bei einem Drittel überhaupt

Tabelle 1: Medikamentöse Prophylaxe I – Tageskosten in DM

	1984	1993
Liquemin®	1,80	0,95
Marcumar®	0,27	0,36

Tabelle 2: Medikamentöse Prophylaxe II – Tageskosten in DM

	1993
Clexane® 20	17,01
Clexane® 40	26,90
Fraxiparin®	17,59
Mono-Embolex®	10,55

Tabelle 3: Weitere prophylaktische Maßnahmen

- Früh-Operation
- Kompression
- Krankengymnastik
- Früh-Mobilisation
- Behandlung von Risikofaktoren

Tabelle 4: Diagnosen (n = 1137)

	n	%
Beckenfraktur	191	16,8
Mediale SHF	393	34,5
Laterale SHF	36	3,2
Pertr. OSF	444	39,1
Subtr. OSF	73	6,4

Tabelle 5: Versorgungsart (n = 1137)

	n	%
TEP	317	27,9
Endernagel	352	30,9
Winkelplatte, DHS/DCS	222	19,5
Sonstiges	27	2,4
Konservativ	219	19,3

nicht einsetzbar. Diese Unzuverlässigkeit mit all ihren Komplikationsmöglichkeiten ist ein Grund, weshalb seit 10 bis 15 Jahren viele Gefäßchirurgen postoperativ völlig auf eine medikamentöse Prophylaxe verzichten.

Weitere Prophylaxemaßnahmen sind neben den Medikamenten die Frühoperation, ein korrekt sitzender Kompressionsverband, die frühestmögliche Krankengymnastik und Mobilisation sowie die effiziente Behandlung der Risikofaktoren.

Bei der Krankengymnastik sind besonders die Frühmobilisation, Spannungsübungen, die Bewegungen der freien Gelenke, die Bewegungsübungen der kontralateralen Seite sowie Stoffwechsel- und Atemgymnastik wichtig (Tab. 3).

Ist es zur Thrombose gekommen, stehen uns drei Möglichkeiten zur Verfügung:

1. Die systemische Lyse mit Streptokinase bzw. Urokinase
2. Die Thrombektomie
3. Die konservative Behandlung mit Bettruhe und hochdosierten Heparingaben.

Die Kontraindikationen zur Lyse sind vorangegangene Operationen oder Arterienpunktionen je nach Größe des Eingriffes im Zeitraum von mindestens zwei bis sechs Wochen vor dem Ereignis, i.m.-Injektionen zwei Wochen vor dem Ereignis, gastrointestinale Ulcerationen, eine Apoplexanamnese und verschiedenes mehr [7, 29].

Indikationen zur Thrombektomie sind:

1. Frische iliacale oder femoropopliteale Thrombosen drei bis maximal sieben Tage nach Symptombeginn, wobei selbstverständlich auch hier die Sofortoperation anzustreben ist
2. Die Phlegmasia coerulea dolens
3. Eine erfolglose Lysetherapie
4. Eine Kontraindikation zur Lysebehandlung [15, 16].

Kontraindikationen zur Thrombektomie sind:

1. Ein hohes Operationsrisiko
2. Eine eingeschränkte Lebenserwartung bei konsumierenden Erkrankungen wie Malignome oder Aids
3. Septische Thrombosen
4. Altthrombosen, länger als eine Woche bestehend [15, 16, 21].

Genauso wichtig ist die postoperative Weiterbehandlung mit Kompressionsstrümpfen bzw. -strumpfhosen, Frühmobilisation, eine spezielle Krankengymnastik mit entsprechendem venösem Training sowie Kurzphasenmobilisation.

Indikationen zur konservativen Therapie sind die isolierte Unterschenkelvenenthrombose und eine Kontraindikation zur Lyse und Thrombektomie. Bei jeder Maßnahme ist zu berücksichtigen, daß bis zur Wandfixation des Thrombus acht Tage oder mehr vergehen können.

In der II. Chirurgischen Klinik des Diakoniekrankenhauses Rotenburg wurden von 1975 bis 1992 1137 Patienten mit Beckenfrakturen oder hüftgelenksnahen Femurfrakturen behandelt (Tab. 4).

Die Versorgung speziell der proximalen Femurfrakturen geschah in 28% durch TEP, in 31% durch Endernägel und in 20% durch Winkelplatte respektive DHS oder DCS. In 19,3% erfolgte eine konservative Behandlung vor allem der Beckenfrakturen und der eingestauchten medialen Schenkelhalsfrakturen (Tab. 5).

Die Verletzungen in dieser Region betrafen vorwiegend Patienten höherer Altersgruppen.

34 der 1137 Patienten (3%) hatten eine Thrombose, respektive Embolie bei einem Altersspitzenwert von 70 bis 80 Jahren nachgewiesen.

Im Verlauf der letzten 18 Jahre erfolgte mehrfach eine Änderung der medikamentösen Emboliepropylaxe. Von 1975 bis 1980 wurden zwei- bis dreimal 5000 IE Calciparin, von 1980 bis 1986 zweimal 5000 IE Heparin-DHE oder zwei- bis dreimal 5000 IE Liquemin und seit 1987 dreimal 5000 IE Liquemin verabreicht.

Trotz unterschiedlicher medikamentöser Behandlung im Verlaufe der einzelnen Jahre und bei nur geringen Fallzahlschwankungen blieb die Thromboserate von 1975 bis 1992 konstant niedrig (Abb. 1).

Statistische Aussagen über 1- oder 2-Jahresbeobachtungen auf diesem Gebiet sind wissenschaftlich wenig aussagefähig, da diese geringe Rate auch noch jahreszeitlich schwanken kann. So wurde in unserer Klinik hin und wieder eine Häufung von Thrombosen im Verlaufe von 1–2 Wochen bei sonst freiem Intervall im Verlauf des übrigen Jahres beobachtet.

Die Gründe sehen wir zweifelsfrei in der unzuverlässigen Standardisierbarkeit des Heparins. Deshalb sind nach unserer Ansicht nur Statistiken aussagekräftig, die sich über mindestens fünf Jahre mit einem entsprechenden Krankengut erstrecken.

Die Thrombosehäufigkeit wird in der Literatur sehr unterschiedlich angegeben. Sie reicht bei klinischer Diagnostik von 7,6% bei Orthner 1990 bis zu 1,2% von Maroske 1986, bei szintigraphischer Diagnostik von 20 bis 70%.

Unsere Ergebnisse liegen mit 3% Thrombosen bei vorwiegend klinischer Diagnostik im unteren Bereich (Tab. 6 und 7).

Die Thrombosehäufigkeit bei unseren Patienten in

Tabelle 6: Thrombosehäufigkeit – Literatur I

	klinisch	szintigr.
1. Kakkar et al. 1995	–	26,2%
2. Consensus Conference 1986	–	45–70%
3. Maroske et al. 1986	1,2%	–
4. Encke et al. 1987	5,0%	30–50%

Tabelle 7: Thrombosehäufigkeit – Literatur II

	klinisch	szintigr.
5. Collins et al. 1988	–	20–30%
6. Orthner et al. 1990	7,6%	–
7. Krüger et al. 1992	3,3%	–
8. Eigene Studie 1993	3,0%	–

Tabelle 8: Thrombosehäufigkeit und Diagnose (Insgesamt 34 von 1137 = 3,0%)

	n	%
Beckenfrakturen (n = 191)	5	2,6
Med. SHF (n = 393)	15	3,8
Lat. SHF (n = 36)	–	–
pertr. OSF (n = 444)	9	2,0
subtr. OSF (n = 73)	5	6,8
Gesamt	34	

Tabelle 9: Thrombosehäufigkeit und Versorgungsart (Insgesamt 34 von 1137 = 3,0%)

	n	%
TEP (n = 317)	14	4,4
Endernagel (n = 352)	7	2,0
Winkelplatte, DHS/DCS (n = 222)	7	3,2
Sonstiges (n = 27)	1	3,7
Konservativ (n = 219)	5	2,3

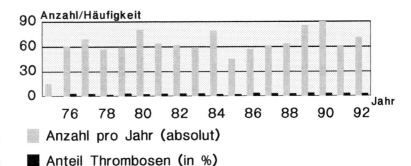

Abbildung 1: Häufigkeitsverteilung Thrombose 1975–1992 (34 von 1137 = 3%)

■ **Anzahl pro Jahr (absolut)**

■ **Anteil Thrombosen (in %)**

den verschiedenen Regionen reicht von 2,6% bei den Beckenfrakturen über 3,8% bei den medialen Schenkelhalsfrakturen und 2,0% bei den pertrochantären Frakturen bis zu 6,8% bei den subtrochantären Frakturen (Tab. 8). Interessant ist die Thrombosehäufigkeit in Abhängigkeit von der Versorgungsart. So beobachteten wir eine Quote von 4,4% bei Hüftendoprothesen, dagegen nur 2,0% beim Endernagel. Wir führen diese eklatant niedrige Quote bei der Endernagelung auf die Sofortoperation mit Frühmobilisation zurück. Bei Winkelplatten und sonstigem Material betrug die Quote 3,2 bzw. 3,7%. Bei den konservativ behandelten Patienten mit Beckenfrakturen oder eingestauchten medialen Schenkelhalsfrakturen waren es 2,3% (Tab. 9).

Bei den Risikofaktoren im Gesamtkrankengut und den Thrombosepatienten bestand zwischen Varicosis und Herzinsuffizienz kein Unterschied, während der immobilisierende Verband einen deutlich höheren Anteil hatte. Gleiches galt bei Thrombose oder Embolie in der Vorgeschichte. Die Exsiccose war offensichtlich keine wesentliche Thromboseursache (Tab. 10). Die Thromboserate stieg bei verzögerter Heparingabe an. Nicht so ausgeprägt galt dies für die Kompressionsbehandlung und den Beginn der Krankengymnastik, während die große Bedeutung der Frühmobilisation wieder bestätigt wurde (Tab. 12).

Die Behandlungsergebnisse nach Thrombektomie in der Literaturübersicht entsprechen in etwa unseren eigenen Ergebnissen. Allerdings waren in unserem operierten Krankengut auch internistische bzw. gynäkologische Patienten vertreten.

Aus unseren Untersuchungen möchten wir folgende Empfehlungen ableiten:

1. Bei Aufnahme der Patienten sofortige Heparingabe in niedriger Dosierung (low dose)
2. Sofortige Kompressionsbehandlung der unteren Extremität

3. Frühestmögliche Operation, noch besser Sofortoperation
4. Krankengymnastik ab dem Operationstag bzw. ab dem ersten Tag nach der Operation
5. Frühmobilisation der Patienten.

Als Tagesheparindosis empfehlen wir die Gabe von 3×5000 IE bis zu einem Körpergewicht von 80 kg, bei höherem Gewicht von 4×5000 IE. Entscheidend ist jedoch, daß nur die Kombination aller Prophylaxemaßnahmen bestmögliche Ergebnisse bringt.

Tabelle 10: Risikofaktoren und Thrombosehäufigkeit

	Gesamt n = 1137	Thrombose n = 34
Varicosis	51,3	53,3
Herzinsuffizienz	40,5	40,0
Immob. Verbände	22,1	33,3
Adipositas	20,0	26,7
anamn. Thrombose	5,9	20,0
anamn. Lungenembolie	0,4	13,3
Exsikkose	4,1	6,7
Malignom	2,7	13,3

Tabelle 11: Beginn der prophylaktischen Maßnahmen nach Unfall

	Gesamt n = 1137	Thrombose n = 34
Heparin s.c.	17,5 h	28,5 h
Kompression	1,8 d	2,0 d
KG	2,4 d	3,0 d
Mobilisation	6,6 d	10,8 d

Die Behandlung bei Eintritt einer Thrombose:

– Entweder Heparin i.v. hochdosiert sieben bis zehn Tage, anschließend Dicumarolderivate sechs Monate bis lebenslang je nach den Risikofaktoren, dem Ereignis und Verlauf
– oder Heparinderivate bei Dicumarolunverträglichkeiten oder -unwirksamkeiten. Letzteres aber nur in Verbindung mit entsprechender Kompressionsbehandlung, Krankengymnastik und Frühmobilisation.

Wer heute völlig auf jede Thromboseprophylaxe verzichtet, ohne dies mit einer entsprechenden Kontraindikation begründen zu können, macht sich eines Behandlungsfehlers schuldig. Die hervorragenden Ergebnisse einer kompetenten Prophylaxekombination sprechen für sich.

Literatur

1 Bergquist D, Bergentz S: Diagnosis of Deep Vein Thrombosis. World J Surg 14 (1990) 679–687
2 Bollinger A: Funktionelle Angiologie. Thieme, Stuttgart (1979)
3 Bollinger A: Zur Diagnose und Therapie des postthrombotischen Syndroms. Internist 28 (1987) 344–355
4 Breddin HK, Basic-Micic M: Zur Pathophysiologie und Pathogenese venöser Thromben. Chirurg (1992) 63: 260–263
5 Collins R, Scrimgeour A, Yusuf S, Peto R: Reduction in Fatal Pulmonary Embolism and Venous Thrombosis by Perioperative Administration of Subcutaneous Heparin. N Engl J Med 318 (1988) 1162–1173
6 Comerota AJ, Stewart GJ, Alburger PD, Smalky K, White JV: Operative Venodilatation: A Previously Unsuspected Factor in the Cause of Postoperative Deep Vein Thrombosis. Surgery 106/2 (1989) 301–309
7 Ehringer H, Minar E: Die Therapie der akuten Becken-Bein-Venenthrombose. Internist 28 (1987) 317–335
8 Encke A 1987: Die medikamentöse Prophylaxe in der Unfallchirurgie. In: Arens und Weller: Bericht über die Unfallmedizinische Tagung in Baden-Baden am 24./25. Oktober 1987. Kepnerdruck Eppingen: 161–166
9 Encke A, Breddin K: Comparison of a Low Moecular Wight- and Unfractionated Heparin for the Prevention of Deep Vein Thrombosis in Patients Undergoing Abdominal Surgery. Br J Surg 75 (1988) 1058–1063
10 Encke A: Wirksamkeit und Sicherheit niedermolekularer Heparine. Langenbecks Archiv 377 (1992) 257
11 Encke A: Thromboembolieprophylaxe in der Allgemeinchirurgie. Chirurg (1992) 63: 264–270
12 Encke A: Gegenwärtiger Stand der Thromboembolieprophylaxe in der Chirurgie. Akt Chir (1992) 27: 110–116
13 Gatterer R, Wruhs O, Havelec L, Polterauer P, Marosi L: Thromboembolieprophylaxe in der Unfallchirurgie. Unfallchirurgie (1987) 13: 263–270
14 Haas S, Haas P: Thromboembolieprophylaxe in der Orthopädie und Unfallchirurgie. Chirurg (1992) 63: 271–277
15 Heberer G, Van Dongen RJAM: Vascular Surgery. Springer, Berlin–Heidelberg–New York (1989)
16 Heene DL, Havenberg J: Behandlung der manifesten Thrombose. Chirurg 63 (1992) 276–281
17 Hoffmann R, Largiader F: Perioperative Thromboembolieprophylaxe mit Standardheparin und niedermolekularem Heparin, Wertung der postoperativen Blutung. Langenbecks Arch Chir 377 (1992) 258–261
18 Jäger K: Apparative Untersuchungen zur Diagnose der tiefen Venenthrombose. Internist 28 (1987) 299–307
19 Junginger TH, Bierhoff E: Diagnostik und Therapie der tiefen Becken- und Beinvenenthrombose. chir praxis 39 (1988) 411–418
20 Kakkar VV, Fok PJ, Murray WJG, Paes T, Dodds R, Farrell R, Crellin RQ, Thomas EM, Morley TR, Price AJ: Heparin and Dihydergotamine Prophylaxis Against Thromboembolism after Hiparthroplasty. J Bone Joint Surg 67-B (1985) 538–542
21 Karavias TH, Hartmann A, Häring R, Germer CT: Chirurgische Behandlung der Bein- und Beckenvenenthrombose. Akt Chir 25 (1990) 52–56
22 Klempa L, Baca I, Menzel J, Rasche H: Thromboembolieprophylaxe in der Chirurgie. Chirurg 63 (1992) 501–506
24 Kock HJ, Schmit-Neuerburg KP, Hanke J, Hakmann A, Althoff M, Rudofsky G, Hirche H: Ambulante Thromboseprophylaxe mit niedermolekularem Heparin bei Gipsimmobilisation der unteren Extremität. Chirurg 64 (1993) 483–491
25 Koppenhagen K, Adolf J, Matthes M, Tröster E, Roder JD, Haas S, Fritsche HM, Wolf H: Low Molekular Weight Heparin and Prevention of Postoperative Thrombosis in Abdominal Surgery. Thrombosis and Haemostasis (1992)
26 Kriesmann A: Klinik der akuten Bein- und Beckenvenenthrombose. Internist 28 (1987) 291–298
27 Krüger-Franke M: Thromboembolische Komplikationen in der Orthopädie und Unfallchirurgie. Akt Traumatol 22 (1992) 114–119
28 May R: Chirurgie der Bein- und Beckenvenen. Thieme, Stuttgart (1974)
29 Mörl H 1992: Gefäßkrankheiten in der Praxis. VCH, Weinheim (1992) 333–398
30 Kujath P, Spannagel U, Habscheid W, Weckbach A: Thromboseprophylaxe bei ambulanten Patienten mit Verletzung der unteren Extremität. DMW 117, (1992) 6–10
31 National Institutes of Health Bethesda: Consensus Conference. Prevention of Venous Thrombosis and Pulmonary Embolism. JAMA 256, (1966) 744–749
32 Orthner E: Thromboembolieprophylaxe bei hüftgelenksnahen Oberschenkelfrakturen – Ergebnisse einer prospektiven randomisierten Studie zwischen Heparin DHE und ASS-DHE. Unfallchirurgie 16 (1990) 128–138

33 Paiement GD, Wessinger SJ, Harris WH: Thromboembolism in Adults Undergoing Hip Surgery. Clin Orthop 223 (1987) 188–193

34 Schmidt-Neuerburg KP: Empfehlungen zur Thrombose-Prophylaxe bei ambulanten Patienten. Chirurg 61 (1990) 853

35 Schröder A: Paradoxe venöse und arterielle Thrombosen bei Heparin-induzierter Thrombozytopenie – Erfahrungen in zehn Fällen. Akt Chir 26 (1991) 152–156

36 Stewart GJ, Lachmann JW, Alburger PD, Ziskin MC, Philips CM, Jensen K: Intraoperativ Venous Dilatation and Subsequent Development of deep Vein Thrombosis in Patients Undergoing Total Hip or Knee Replacement. Ultrasound in Med Biol 16 (1990) 133–140

37 Wakenfield TW, Greenfield LJ, Rolfe MW, De Lucia A, Strieter RM, Abrams GD, Kunkel SL, Esmon CT, Wrobleski SK, Kadell AM, Burdick MD, Taylor BT: Inflammatory and Procoagulant Mediator Interactions in a Experimental Baboon Model of Venous Thrombosis. Thrombosis and Haemostasis 69 (1993) 164–172

38 Weiler-Mithoff EM, Gärtner J, Rudolph H, Zimmermann C: Thromboseprophylaxe bei Unterschenkelfrakturen. In: Rahmanzadeh R 1987: Endoprothetik, medikamentöse Prophylaxe und Therapie in der Unfallchirurgie. Schnetztor, Konstanz (1987)

39 Wenda K, Jäger U, Das Gupta K, Runkel M, Ritter G: Zur Entstehung der Thrombosen in der Hüftgelenksendoprothetik. Unfallchirurg 96 (1993) 373–381

40 White RH, Goulet JA, Bray TJ, Daschbach MM, McGahan JP, Hartling RP: Deep-Vein Thrombosis after Fracture of the Pelvis: Assessment with Serial Duplex-Ultrasound Screening. J Bone Joint Surg 72 A (1990) 495–500

Komplikationen bei und nach operativer Behandlung von Acetabulumfrakturen

E. H. Kuner / S. Gimpel / D. J. Schaefer

Komplikationen bei und nach operativer Behandlung von Acetabulumfrakturen können eingeteilt werden in solche, die verletzungsbedingt, operationsbedingt und postoperativ auftreten und das Behandlungsergebnis maßgeblich beeinträchtigen.

Unter den verletzungsbedingten Komplikationen sind es vor allem Polytraumatismus, Schädel-Hirn-Trauma und Thoraxverletzungen, die auf die Wahl des Operationszeitpunktes Einfluß nehmen und damit gelegentlich auch auf die Qualität der Gelenkrekonstruktion.

Unter den operationsbedingten Komplikationen sind ganz besonders stumpfe und scharfe, partielle oder komplette Verletzungen des N. Ischiadicus zu nennen. Die spontane Remissionsrate nach stumpfer Verletzung wird mit 55 bis 85% angegeben. Ektopische Ossifikationen können auch operationstechnisch bedingt sein; es kommen aber auch andere Ursachen in Frage. Der eigentliche Mechanismus ist noch weitgehend unbekannt.

Die posttraumatische Arthrose wird durch die eigentliche Gelenkverletzung mit z. T. ganz erheblichen Knorpelläsionen verursacht, aber auch durch unvollständige Gelenkrekonstruktion, insbesondere wenn Stufen verbleiben. Es bleibt festzuhalten, daß die Frühoperation innerhalb der ersten Woche zu den besten Repositionsergebnissen führt.

Zu den postoperativen Komplikationen zählen vor allem die tiefe Wundinfektion und die durch den ausgedehnten Zugang mitverursachten ektopen Ossifikationen. In diesem Zusammenhang sollte gerade bei den schweren komplexen Verletzungen die konservative Behandlung nicht vergessen werden.

Die operative Behandlung der Acetabulumfraktur ist auf die anatomische Wiederherstellung der gebrochenen Pfanne ausgerichtet, einschließlich der Beseitigung allfälliger Zusatzverletzungen und lokaler Störfaktoren (intraartikuläre Fragmente, Repositionshindernisse usw.). Das Operationsergebnis kann durch Planung und Standardisierung optimiert, durch eine Reihe von Komplikationen jedoch auch ganz erheblich beeinträchtigt werden. Der Umgang mit Komplikationen bei und nach operativer bzw. konservativer Behandlung von Acetabulumfrakturen beruht auf der Erfahrung mit über 400 eigenen Behandlungsfällen.

Versteht man unter Komplikation zusätzlich zur eigentlichen Verletzung auftretende Erschwernisse oder Schwierigkeiten, die Einfluß auf das Behandlungsergebnis haben, dann sind folgende zu unterscheiden:

verletzungsbedingte – *traumatisch*
operationsbedingte – *iatrogen*
postoperative – *spontan*

Eine saubere ätiologische Zuordnung ist nicht immer möglich.

Man kann bei den verletzungsbedingten Komplikationen allgemeine und lokale unterscheiden. Zu den *verletzungsbedingten allgemeinen Komplikationen* zählen vor allem Zusatzverletzungen, die beispielsweise auf die Indikation, den Operationszeitpunkt oder die Lagerung zur Operation entscheidenden Einfluß haben können. Im einzelnen sind hier zu nennen:

– Polytrauma
– Schädel-Hirn-Trauma mit erhöhtem Hirndruck
– stumpfes Thorax- und/oder Abdominaltrauma
– komplexe Beckenfrakturen (Typen B und C)
– großes retroperitoneales Hämatom
– zusätzliche Frakturen der Wirbelsäule und/oder der Extremitäten u. a.

Der Anteil der Patienten mit zusätzlichen Verletzungen zur Acetabulumfraktur ist entsprechend der enormen Verletzungsgewalt hoch und liegt zwischen 75 und 83% [15]. Im eigenen Krankengut beträgt der Anteil 81% [5]. Dies wird auch verständlich, da es sich überwiegend um schwere Verkehrsunfälle (PKW/LKW 54,7%, Zweirad 25,5%) handelt.

Im Vordergrund der Verletzungen steht das Schädel-Hirn-Trauma aller Schweregrade mit 65,3%, das Thoraxtrauma mit 31,6% und zusätzliche Beckenfrakturen mit 27,4% der Fälle [5], so daß von selbst die Behandlungsprioritäten festgelegt werden. Letournel und Judet (1993) berichten ebenfalls über eine große Zahl von Zusatzverletzungen, die aus einem kontrollierten Krankengut von N = 940 Acetabulumfrakturen folgendes Bild ergibt:

– zusätzliche Frakturen   45,2%
– Schädel-Hirn-Trauma   20,5%
– Beckenfrakturen   16,1%
– Thorax- und/oder Abdominalverletzungen   5,4%
– Urogenitalverletzungen   2,0%

Die Unterschiede zum eigenen Krankengut sind auffällig.

Der Zeitpunkt für die Acetabulum-Osteosynthese in der Behandlungsfolge ist in der Regel nachgeordnet und fällt in die sog. Sekundär- oder Regenerationsphase (3.–10. Tag) der Polytraumabehandlung [23]. Stark verzögert durchgeführte Osteosynthesen besitzen ein deutlich erhöhtes lokales Komplikationspotential (Nerven, ektopische Knochenbildung u. a.).

Unter den *verletzungsbedingten lokalen Komplikationen* stehen die Nachbarstrukturen im Blickpunkt:

– Urogenitalverletzungen
– Ischiadicus-Läsion
– Beckenfrakturen
– Hüftkopfbeschädigungen (Pipkinfrakturen)
– Gefäßverletzungen
– Kompartment-Syndrom

Verletzungen der Blase und/oder der Urethra sind bei der solitären Acetabulumfraktur selten und werden nur in etwa 1 bis 3,6% der Fälle festgestellt [13, 25]. Beim Polytrauma ist der Anteil wesentlich höher und beträgt bis zu 10%. Entscheidend ist, daß diese Verletzungen umgehend diagnostiziert werden. Bei allen Rasanztraumen wird heute routinemäßig eine Beckenübersichtsaufnahme angefertigt. Sie kann bereits Auskunft über die Möglichkeit von zusätzlichen Verletzungen der Beckenorgane geben. Blutiger oder gar kein Urin sind Anlaß zur sofortigen Abklärung (Urethro-Cystografie, Sonografie).

Liegt gleichzeitig eine Symphysenruptur vor, ist es von Vorteil, diese auf dem Rückweg der Operation zu stabilisieren. Die Entscheidung muß sich immer am Einzelfall orientieren.

Unter den verletzungsbedingten lokalen Komplikationen nimmt die *primäre Ischiadicus-Läsion* den größten Raum ein. Sie wird aber gleichzeitig auch nach operativer Stabilisierung der Acetabulumfraktur gefunden. Die Häufigkeit wird in der Literatur unterschiedlich angegeben:

Lähmung	primäre	postoperative
Mommsen/ Jungbluth et al. (1985)	22,0%	22,0%
Letournel/Judet (1993)	12,2%	6,3%
John (1983)/Freiburg	21,9%	6,3%
Elsässer (1993)/Freiburg	14,5%	7,7%
Beckengruppe der AO und DGU/93	19,9%	

Pathologisch-anatomisch ist zwischen der vollständigen Ischiadicus-Lähmung und der partiellen zu unterscheiden. Dabei stellt man fest, daß der traumatisch bedingte Schaden hauptsächlich bei den hinteren Luxationsfrakturen auftritt und dabei der fibulare Anteil wesentlich häufiger in Mitleidenschaft gezogen ist als der Gesamtnerv. Letournel und Judet (1993) finden ein Verhältnis von etwa 7:3, im eigenen Krankengut beträgt es 6:4 [5].

Man kann davon ausgehen, daß nach zwei Jahren der Erholungsprozeß des Nerven abgeschlossen ist und in über der Hälfte der Fälle mit einer spontanen Wiederkehr der Funktion (53,2%) gerechnet werden darf [13]. Interessanterweise ist die spontane Erholungsrate der postoperativen Nervenschäden mit 65,6% sogar noch etwas besser. Mommsen und Jungbluth (1985) berichten bei posttraumatischer Läsion von einer spontanen Erholungs-Quote von 55% und bei postoperativer Verletzung gar von 85% Remissionen.

Während chirurgischerseits auf die posttraumatische Lähmungsquote evtl. nur indirekt (sofortige Reposition, entsprechende Lagerung, Operation usw.) Einfluß genommen werden kann, stellt sich zwingend die Frage, wie die Häufigkeit postoperativer Nervenlähmungen gesenkt werden kann.

Der Ischiasnerv mit einer Zugfestigkeit von etwa 91,5 kp verläuft topografisch durch die Incisura ischiadica major und gelangt etwas distal davon in unmittelbare Nachbarschaft der hinteren Hüftpfannenbegrenzung, wo er in einer knöchernen Rinne am «Sims» des hinteren Pfeilers in einer Gleitschicht auf Zug und Entlastung die Lage verändern kann. Darauf haben die Gelenkstellung in Hüfte und Kniegelenk erheblichen Einfluß. Bereits durch eine Beugestellung im Hüftgelenk wird der Nerv gespannt. Verstärkt wird der Zug dann, wenn gleichzeitig noch das Kniegelenk gestreckt wird. Das Lasègue'sche Zeichen beruht auf diesem Phänomen, indem der Zug bis zu den Nervenwurzeln am Rückenmark fortgeleitet wird. Durch Dehnung- bzw. Entlastungsstellung wird die Wegstrecke des Nerven um jeweils 4 bis 5 cm verlängert oder verkürzt [12]. Diese Tatsache ist sicher dafür entscheidend, daß Nervenläsionen bei derartigen Verletzungen nicht noch häufiger vorkommen.

Letournel und Judet (1993) konnten zeigen, daß seit Verwendung der suprakondylären Extension und flektiertem Knie, die Rate postoperativer Ischiaslähmungen nach dem Kocher-Langenbeck-Zugang von 18,4% auf 3,3% zurückgegangen ist. Dies ist ein sehr wichtiger Hinweis zur Vermeidung dieser schweren Komplikation.

Aber auch die direkte Schädigung des Nerven durch Hakendruck oder aber infolge scharfer Durchtrennung ist möglich. Es ist deshalb beim hinteren Zugang (Kocher-Langenbeck) zu empfehlen, den Nerven in seinem Verlauf darzustellen, anzuschlingen und bei allen instrumentellen Manipulationen mit dem Finger zu beschützen. Außerordentlich bewährt hat sich der

Oszillationsaufsatz zur AO-Bohrmaschine, mit dessen Verwendung praktisch iatrogene Läsionen ausgeschlossen worden sind.

Wird eine Durchtrennung intraoperativ festgestellt, sollte unverzüglich die mikrochirurgische Nervennaht durchgeführt werden. In den anderen Fällen von Zug- und Druckläsionen kann man zuwarten, da die Prognose nicht ungünstig ist [13].

Eine zusätzliche *Beckenfraktur* z. B. vom B-Typ (Beckenring mit Rotationsinstabilität) oder die vertikal instabile C-Fraktur, bei der die Frakturen sowohl im vorderen als auch im hinteren Pfeiler (bzw. IS-Gelenk oder Sacrum) verlaufen, können bereits primärer Ausgangspunkt für lokale Komplikationen der Acetabulumfraktur sein. Hierher gehören wieder Verletzungen des Urogenitalsystems und die seltenen Läsionen des Femoralnervs und der Femoralgefäße.

Eine weitere verletzungsbedingte Komplikation, die auf das Behandlungsergebnis unmittelbaren Einfluß hat, stellt die gleichzeitige *Verletzung des Hüftkopfes* dar.

Zu unterscheiden sind:
– Hüftkopfkalottenfrakturen
– osteochondrale Impressionen
– tiefe Knorpelschürfungen

Hüftkopfkalottenfrakturen (Pipkin Typ 4) sind gar nicht so selten. In unserem Krankengut beträgt ihr Anteil immerhin 7,7% und wird überwiegend bei den Hüftluxationsfrakturen mit dorso-cranialer Fragmentaussprengung am Acetabulum gefunden [5]. Die Diagnose ist nicht immer leicht. Gelegentlich ist ein CT für die Operationsplanung angezeigt. Beim gleichen Verletzungsmechanismus entstehen auch tiefe Knorpelschürfungen, die zumindest als Präarthrosen angesehen werden müssen. Daneben gibt es die schweren osteochondralen Impressionen, die einem eingedrückten Pingpongball ähnlich sind. Die beiden letzten Verletzungsformen entgehen meistens auch der subtilsten Diagnostik.

Zu erwähnen sind auch die subchondralen Hämatome mit Abheben des Gelenkknorpels von der Unterlage. Während man bei Knorpelabschürfungen keine aktive Therapie kennt, sollten Knorpelunterblutungen trepaniert und festgestellte Impressionsfrakturen gehoben und unterlegt werden soweit dies möglich ist. Die Entlastung des Gelenkes für einige Zeit kann angezeigt sein.

Neben diesen makroskopischen Läsionen muß man auch an die sekundären denken, welche Folge von Ernährungsstörungen sind und auf Gefäßschäden beruhen. Die Rate an Hüftkopfnekrosen beträgt in unserem Krankengut nach konservativer 3,5%, nach operativer

6,8%, wobei nicht entschieden werden kann, ob dieser relativ hohe Prozentsatz verletzungs- oder operationsbedingt ist [5]. Letournel und Judet (1993) findet diese Komplikation in seinem großen Krankengut fast gleich häufig (3,9%). Auch im mikroskopischen Bereich sind traumatische Schädigungen denkbar, die durch eine schwere Erschütterung des Hüftkopfes zustande kommen und die zellulären Funktionen ganz erheblich stören können bis hin zum Zelltod [21].

Ein begleitender medialer Schenkelhalsbruch oder eine pertrochantere Oberschenkelfraktur ist zwar selten (1,2%), komplizieren die lokale Situation jedoch ganz erheblich. In diesen Fällen sollte die Frakturstabilisierung, wenn immer möglich, umgehend erfolgen. Dabei würden wir der Dynamischen Hüftschraube wegen ihrer großen intraoperativen Sicherheit den Vorzug geben [11].

Als begleitende schwere Komplikation muß auch die *Verletzung großer pelviner Gefäße* angesehen werden. Wir finden in unserem Krankengut einen Fall mit Einriß der Arteria iliaca externa und A. femoralis communis nach stumpfem Abdominaltrauma (Sigma- und Mesenterialeinriß) sowie beidseitiger Acetabulumfraktur. Hier stand die Gefäßrekonstruktion ganz im Vordergrund. Über die Therapiewahl der Acetabulumfraktur muß dann im Einzelfall entschieden werden.

Schließlich muß noch an die Entwicklung eines *Kompartmentsyndroms* erinnert werden. Es ist zwar äußerst selten, würde aber eine ganz erhebliche Komplikation darstellen, vor allem, wenn es nicht oder zu spät erkannt wird. Verursacht wird es durch eine größere intramuskuläre Blutung in den M. iliacus. Dies führt zur Drucksteigerung im Raum zwischen der Fascia iliaca und der Fascia transversalis. Da die Blutversorgung des N. femoralis innerhalb der Iliopsoasrinne nur über einen Ast der A. iliolumbalis erfolgt, kommt es infolge Kompression auch zur ischämischen Nervenläsion (10).

Behandlungsbedingte Komplikationen können vielgestaltig sein. In Frage kommen im wesentlichen folgende:

– operationsbedingte Nervenschädigung
– mangelhafte Reposition → Arthrose
– fehlplazierte Implantate
– instabile Montage
– Reluxation (→ ektope Ossifikationen)
– Asepsis-Lücke → Infektion

Operationsbedingte Nervenläsionen betreffen vor allem den N. ischiadicus. Auf diese Problematik wurde bereits eingegangen. Gefährdet ist beim ilio-inguinalen und dem erweiterten ilio-femoralen Zugang auch der N. cutaneus femoris lateralis, bei dessen Verletzung ein Sensibilitätsausfall auf der lateralen Seite des Oberschenkels bis hinab zum Knie resultiert. Diese Verletzung hat eine Frequenz von 12%.

Der N. femoralis ist kaum gefährdet. Seine Verletzung ist tatsächlich eine Rarität. Gleiches gilt für den N. glutaeus superior. Sein Ausfall würde ebenso schwer wiegen (Trendelenburg'sches Zeichen).

Die *anatomische Reposition* ist eines der wesentlichen Operationsziele. Sie wird am besten erreicht, wenn die Operation zum frühestmöglichen Zeitpunkt durchgeführt wird. Innerhalb der ersten 14 Tage scheint dabei kein nennenswerter Qualitätsunterschied bezüglich des erzielten Repositionsergebnisses zu bestehen. Später durchgeführte Rekonstruktionsversuche stoßen jedoch auf so große Schwierigkeiten, daß nur noch in 62% der Fälle ein zufriedenstellendes Repositionsresultat zu erzielen ist [13]. Am günstigsten sind dabei noch die hinteren Pfannenrandbrüche, die wir in 90,3% der Fälle gut reponieren konnten [8].

Die Repositionsqualität entscheidet über die Entwicklung der posttraumatischen Arthrose. In der Studie von Jungbluth et al. (1977) wird eine Arthrosrate von 40% mitgeteilt. Im eigenen Krankengut finden wir eine deutliche Abhängigkeit vom Untersuchungszeitpunkt. So betrug die Arthrosrate nach 4,3 Jahren 25%, nach 8,4 Jahren jedoch bereits 35,5% der Fälle [8]. Letournel und Judet (1993) analysieren ihre Fälle auch im Hinblick auf die Repositionsqualität und zeigen, daß nach perfekter anatomischer Reposition in 10,2% der Fälle mit diesen Veränderungen zu rechnen ist; bei unvollständiger Wiederherstellung jedoch in 35,5%.

Neben der Repositionsqualität spielen auch intraartikulär fehlplazierte Schrauben sowie instabile Montagen mit Luxationstendenzen eine große Rolle. Dorso-kraniale Fragmente stellen nach reiner Verschraubung einen nicht zu unterschätzenden Risikofaktor für eine sekundäre Luxation dar. Wir würden immer eine dorsale, gürtelförmig gebogene Rekonstruktionsplatte empfehlen.

Im eigenen Krankengut kam es zu drei Reluxationen, die alle auf instabile Osteosynthesetechnik zurückzuführen waren.

Die *postoperative Wundinfektion* gehört zu den schwersten lokalen Komplikationen. Sie entwickeln sich nicht selten aus anderen Komplikationen wie beispielsweise langen Operationszeiten, postoperative Reluxationen u. a. Die Häufigkeit tiefer Infektionen wird von Jungbluth et al. (1977) mit 1,8% und von Mommsen et al. (1985) mit 2,0% angegeben. In den eigenen Kontrollstudien werden sie in 1,6% bzw. 1,8%

der Fälle gefunden [5, 8]. Letournel und Judet (1993) berichten von einer Quote von 4,2% über einen Zeitraum von 30 Jahren. Wichtig ist jedoch der Hinweis, daß die Autoren zuletzt bei 114 ilio-inguinalen Zugängen lediglich eine Rate von 0,8% zu verzeichnen hatten.

Das Hauptaugenmerk ist auf die Infektionsverhütung zu richten. Dabei spielen lückenlose Asepsis und anatomische Operationstechnik eine entscheidende Rolle. Wir selbst nutzen die Möglichkeit, diese Operationen ausschließlich unter Laminar air-flow Bedingungen durchzuführen. Solange der Patient Fieber hat, sollte man den Eingriff zurückstellen. Am Ende der Operation muß eine ausreichende Zahl funktionierender Drainagen eingelegt werden, die man in der Regel nicht länger als 48 Stunden belassen sollte. Eine perioperative Antibiotikaprophylaxe wird von verschiedenen Autoren empfohlen (13; u. a.).

Die Entzündungsparameter (BSG, Leukozyten) sind nach einer schweren Verletzung und vor allem beim Polytrauma kaum zu verwerten. Postoperative Hämatome müssen sofort ausgeräumt werden. Die Sonografie leistet bei der diagnostischen Abklärung sehr gute Dienste. Bei manifester Infektion muß die umgehende, radikale chirurgische Ausräumung erfolgen (Hämatom, Nekrosen). Mit der Installation einer Saug-Spül-Drainage sollte großzügig umgegangen werden, mit ihrer Überwachung dagegen äußerst penibel. Bei Vorliegen stabiler Verhältnisse kann zusätzlich auch limitierte passive Bewegungstherapie (CPM) mit der elektrischen Hüftbewegungsschiene empfohlen werden. Ist bereits das Gelenk von der Infektion betroffen, verschlechtert sich die Prognose ganz erheblich.

Zu den häufigsten postoperativen Komplikationen zählen *periartikuläre Verkalkungen und Verknöcherungen* (ektopische Ossifikationen). Sie können das Operationsergebnis ganz erheblich beeinträchtigen. Die am meisten gebrauchte Klassifikation ist die nach Brooker et al. (1973), die sich auf Größe und Beziehung zum Gelenk konzentriert und gut mit der Graduierung der Hüftbeweglichkeit nach Merle D'Aubigné ergänzt werden kann.

Brooker's Einteilung unterscheidet vier Typen und zwar:

I   kleine Knocheninseln mit Durchmesser von < 1 cm
II größere Knocheninseln die zwischen den gelenkbildenden Knochen einen Abstand halten von mindestens 1 cm
III Der verknöcherungsfreie Abstand zwischen Bekken oder Femur beträgt weniger als 1 cm
IV vollständige knöcherne Gelenküberbrückung

Die Frequenz ektopischer Verknöcherungen nach operativer Behandlung von Acetabulumfrakturen wird in der Literatur gesamthaft mit 20% und mehr veranschlagt [14]. Kontrollierte Angaben werden folgende gemacht:

Letournel/Judet (1993)   24,4%
John/Freiburg (1983)   23,4%
Elsässer/Freiburg (1993)   31,0%

Am häufigsten werden ektope Ossifikationen beim erweiterten ilio-femoralen Zugang (57,1%), dem kombinierten Zugang (45,4%) und dem Kocher-Langenbeck-Zugang (26,3%) gefunden [13]. Am wenigsten kommen diese Veränderungen beim ilioinguinalen Zugang (4,9%) vor. Nach konservativer Behandlung von Acetabulumfrakturen finden wir lediglich in 3,6% der Fälle (Typ Brooker III) Verknöcherungen. Ein Zusammenhang mit einem ausgedehnten operativen Weichteil-Muskeltrauma erscheint wahrscheinlich.

Nach Hüftendoprothesen-Operationen schwanken die Angaben bezüglich der Häufigkeit ektoper Ossifikationen zwischen 8% und 53% [2,24]. Die Ursache ist letztlich nicht geklärt, jedoch werden übermäßige Traumatisierung der Muskulatur, Kompartmentsyndrom, Ischämiebezirke, belassene kleine Knochenpartikel, große Knochenwunden, Hämatomdruck und gelegentlich auch eine individuelle Disposition verantwortlich gemacht. Schneider (1987) schätzt die Häufigkeit dieser Veränderungen auf 25% und stellt fest, daß höchstens 2% davon behandlungsbedürftig sind.

Es wird auch immer wieder daran gedacht, ob nicht ein Zusammenhang zwischen Schädel-Hirn-Trauma und ektopen Ossifikationen besteht. Letournel und Judet (1993) haben ihr großes Krankengut auch auf diese Frage hin untersucht und fanden einen Anstieg der Inzidenz von den üblichen 20,8% auf 25,8%, wenn ein schweres Schädel-Hirn-Trauma vorlag. Dies ist weniger als man annehmen sollte. Andererseits wird über gehäufte periartikuläre Ossifikationen auch unverletzter Gelenke beim schweren Schädel-Hirn-Trauma bzw. apallischen Syndrom in einer Frequenz von 19% berichtet [7]. Es wird vermutet, daß aufgrund schwerer Regulationsstörungen im Wasser-, Elektrolyt- und Eiweißhaushalt und vor allem infolge einer ausgeprägten vegetativen Enthemmung mit Tonuserhöhung und Dauerkontraktionen die Voraussetzungen für diese schwerwiegende Komplikation geschaffen werden.

Neben humoralen Mechanismen werden auch komplexe Entzündungskaskaden mit Freisetzung von Zytokinen diskutiert [2, 20].

Eine *medikamentöse Behandlung* für bereits eingetretene Ossifikationen ist nicht bekannt. Die Behandlung mit Diphosphonaten ist bei Vorliegen einer Fraktur kontraindiziert. Im übrigen können Ossifikationen auch nach Absetzen der Medikation auftreten. Sie sind offensichtlich etwas geringer [19].

Als Standard hat sich in den letzten Jahren die medikamentöse Behandlung mit Indometacin in einer Dosierung von anfangs dreimal 50 mg, später dreimal 25 mg bewährt. Das Medikament wirkt entzündungshemmend indem es die Prostaglandin-Synthese hemmt und so die Mesenchymzellen-Proliferation supprimiert. Zur Prophylaxe sollte Indometacin mindestens 6 Wochen lang gegeben werden [6].

Die *Röntgen-Entzündungsbestrahlung* wird heute ebenfalls zur Prävention ektopischer Ossifikationen bei Patienten angewandt, die eine Prädisposition aufweisen oder aber bei denen es bereits zu diesen Veränderungen gekommen ist und ein weiteres postoperatives Rezidiv verhindert werden soll [1]. Der Ansatzpunkt für die Wirkungsweise der Strahlenbehandlung liegt in der lokalen Entzündungshemmung durch pH-Verschiebung ins alkalische Milieu und in einer Stoffwechselumstellung. Darüber hinaus beeinflussen bereits niedrige Strahlendosen lymphozytäre Infiltrationen [18]. Auch die Zellteilung der Osteoblastenvorstufen soll verhindert werden und somit auch die spätere Osteoidbildung [17]. Mit der Bestrahlung sollte in speziellen Fällen möglichst am Operationstag begonnen werden. Die Gesamt-Herd-Dosis (GHD) beträgt für die Hüftregion 12–20 Gray (Gy) bei einer Einzelherddosis von 4 Gy [16]. Ist es bereits zu ektopischen Ossifikationen nach operativer Behandlung einer Acetabulumfraktur gekommen, muß festgestellt werden, ob sie die Funktion des Hüftgelenkes beeinträchtigen und ob die Knochenneubildung ausgereift ist. Die erste Frage wird klinisch beantwortet, die zweite durch Röntgenbild und Kontrollszintigrafie. Besteht die Indikation zur Entfernung der Ossifikationen wird prophylaktisch bereits vor der Operation Indometacin verabreicht (dreimal 25 bis 50 mg/die) und noch am Operationstag mit der Röntgenbestrahlung begonnen [3, 13]. Die prinzipielle Bestrahlung nach jeder Acetabulum-Osteosynthese ist abzulehnen.

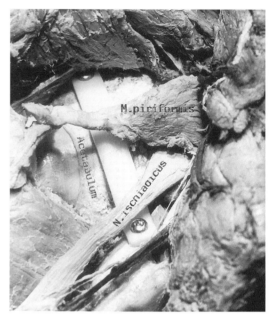

Abbildung 1 a: Anatomisches Präparat der dorsalen Acetabulumregion mit typischer Montage einer Kunststoffplatte (Hostalen), die gürtelförmig den dorsalen Pfannenabschnitt überspannt. Mit der Präparation des N. ischiadicus soll auf die besonders enge Nachbarschaft zum hinteren Pfeiler aufmerksam gemacht werden, wodurch eine Gefährdung sowohl durch Trauma als auch durch Operation resultiert.

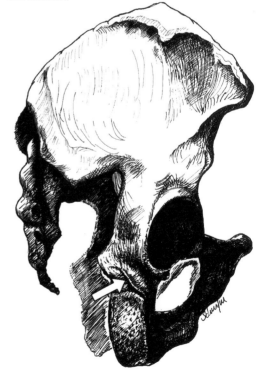

Abbildung 1 b: Zeichnerische Darstellung der knöchernen Rinne (Pfeil) am «Sims» des hinteren Pfeilers. In ihr besteht für den Nerven die Möglichkeit, in seinem Gleitlager bei Beugung bzw. Streckung den Zug in jeder Richtung um etwa 4 bis 5 cm auszugleichen.

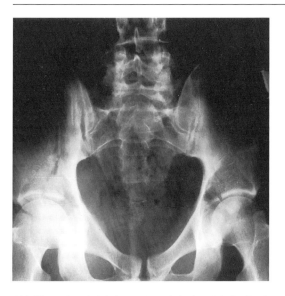

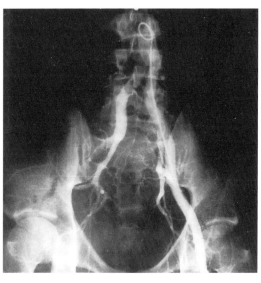

Abbildung 2a: 21jähriger Mann bei der Arbeit durch umstürzende schwere Betonwand polytraumatisiert: Diagnose: u. a. stumpfes Thorax- und Bauchtrauma mit Acetabulumfraktur rechts und links und der sehr seltenen Verletzung der A. Iliaca communis.

Abbildung 2b: Transfemorale Aortografie: flaue Darstellung der Iliaca communis; fehlende Darstellung der A. iliaca externa und interna. Klinisch Ischämie der rechten Extremität

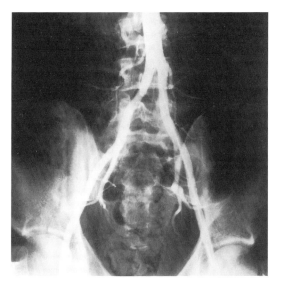

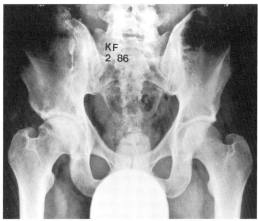

Abbildung 2c: Umgehende Gefäßrekonstruktion durch Veneninterponat.

Abbildung 2d: Kontrolluntersuchung zwei Jahre nach Unfall. Patient ist beschwerdefrei und im früheren Beruf als Bauarbeiter tätig. Beweglichkeit in beiden Hüftgelenken normal.

Literatur

1 Ayers DC, Pellegrini VD, McCollister Evarts C: Prevention of Heterotopic Ossification in High-Risk Patients by Radiation. Therapy. – Clinical Orthopaedics an Related Research 263:87–93 (1991)

2 Bidner SM, Rubins IM, Desjardins JV, Zukor DJ, Goltzman D: Evidence for Humoral Mechanism for Enhanced Osteogenesis after Head Injury. J Bone Joint Surg 72 A, No 8:1144–1149 (1990)

3 Braun W: Die Bestrahlung zur Prophylaxe heterotoper Ossifikationen nach Eingriffen am Hüft- und Ellenbogengelenk. – Chirurg 60:795–800

4 Brooker AF, Bowerman JW, Robinson RA, Riley LH: Ectopic ossification following total hip replacement. Incidence and method of classification. – J Bone Joint Surg. 55 A: 1629–1632

5 Elsässer BU: Traumatische Hüftgelenksluxationen und Hüftluxationsfrakturen. Behandlung und Spätergebnisse. Inauguraldissertation Med. Fakultät der Albert-Ludwigs-Universität Freiburg (1993)

6 Garland EG: A Clinical Perspective on Common Forms of Acquired Heterotopic Ossification Clinical Orthopaedics and Related Research 263:13–29 (1993)

7 Gerstenbrand F, Liebe-Kreutzner M, Bruha W: Periartikuläre Ossifikationen beim traumatischen apallischen Syndrom. Arch Orthop Unfall-Chir 67:173–186 (1970)

8 John J: Spätergebnisse nach operativ versorgten Acetabulumfrakturen. Inauguraldissertation Med. Fakultät der Albert-Ludwigs-Universität Freiburg (1983)

9 Jungbluth KH, Sauer HD: Ergebnisse operativ versorgter schwerer Hüftverrenkungsbrüche. Chirurg 48:786–792 (1977)

10 Kirchner R, Halbfaß HJ, Martin L: Kompressionssyndrom des Nervus femoralis infolge retroperitonaler Blutung. Chirurg 52:409–411 (1981)

11 Kuner EH, Muller B, Bonnaire F: Mögliche Komplikationen bei der Schenkelhalsfraktur. – Prophylaxe und Therapie in: Rahmanzadeh/Meißner: Fortschritte in der Unfallchirurgie, Springer, Heidelberg–Berlin (1992)

12 v. Lanz T, Wachsmuth W: Praktische Anatomie Bd. I, Teil 4. Springer, Berlin–Heidelberg–New York (1972)

13 Letournel E, Judet R: Fractures of the Acetabulum. Springer, Berlin–Heidelberg–New York (1993)

14 Matta J, Merritt PO: Displaced acetabular fractures. Clin Orthop 230:83–97 (1988)

15 Mommsen U, Jungbluth KH, Thiessen CH: Ergebnisse operativ versorgter Acetabulumfrakturen. Hefte Unfallheilk. 174:460–471 (1985)

16 Reining J, Heß F, Pfab R: Strahlenbehandlung nach Hüfttotalendoprothese gegen periartikuläre Verknöcherungen. Dtsch. Ärztebl. 85:1188 (1988)

17 Rudicel S: Paraartikuläre Ossifikationen nach Hüfttotalendoprothese. Orthopäde 14:54 (1985)

18 Sautter-Bihl ML, Liebermeister E, Scheurig H, Heinze HG: Analgetische Bestrahlung degenerativ-entzündlicher Skeletterkrankungen DMW 118:493–498 (1993)

19 Schneider R: Die Totalprothese der Hüfte. Huber, Bern–Stuttgart–Toronto (1987)

20 Smith R: Head Injury, Fracture Healing and Callus. J Bone Jt Surg 69 B No 4:518520 (1987)

21 Stockhammer G, Reindl H, Saltuari L, Spögler F, Benedetto K, Kadlez R, Frischhut B: Die periartikulären Verkalkungen bei Zustand nach Schädel-Hirn-Trauma – der natürliche Verlauf und Behandlungskonzepte. Orthopäde 21:346–352 (1992)

22 Stewart MJ, Milford W: Fracture dislocations of the hip: an result study. J Bone Jt Surg. 36 A:315–342 (1954)

23 Tscherne H, Nerlich ML, Sturm JA: Der schwerverletzte Patient – Prioritäten und Management. Hefte Unfallheilk. 200:394–410 (1988)

24 Zichner L: Heterotope Ossifikationen – Komplikationen nach TEP und Trauma. In: Zieglet R Diphosphonate eine neue Substanzklasse. Böhringer Mannheim, S. 55–67 (1985)

25 Beckengruppe der Deutschen Sektion der internationalen Arbeitsgemeinschaft für Osteosynthesefragen (AO) und der Deutschen Gesellschaft für Unfallchirurgie (DGU)/Unfallchirurgie Med. Hochschule Hannover (persönl. Mitteilung)

Neurologische Komplikationen und Folgen nach Hüft- und Beckenverletzungen

G. Stahr

In einer Durchsicht der Aufnahmen des Jahres 1993 kamen zwischen Januar und August 1993 64 Patienten nach Hüft- und Beckenverletzungen zur stationären Aufnahme im Rehabilitationszentrum Häring der AUVA Bad Häring.

Dabei erstaunt der Anteil von 28 Patienten mit neurologischen Komplikationen, dies entspricht einer sehr hohen Zahl von 43,75%. Von diesen 28 Patienten waren 20 (71,4%) männlich und acht (28,6%) weiblich.

Die beiden Gruppen unterschieden sich in ihrem Durchschnittsalter sehr wenig. Dies betrug bei den männlichen Patienten 33,35 Jahre (zwischen 19 und 63) und bei den weiblichen Patienten 32,37 Jahre (zwischen 14 und 64).

Die durchschnittliche stationäre Behandlungsdauer im Rehabilitationszentrum lag bei 1,89 Monaten (für alle Patienten zusammen, wobei anzumerken ist, daß ein wesentlicher Teil der Behandlungsdauer durch die neurologischen Komplikationen bedingt war, d. h. der Versuch in Anspruch genommen wurde, durch Heilgymnastik die Heilungschancen bei inkompletten Nervenverletzungen zu verbessern bzw. bei mangelnder Besserung eine orthopädische Versorgung durchzuführen).

Interessant scheint auch die Zeit, welche *zwischen* dem Unfall *und* der neurologischen Untersuchung (und somit gewissermaßen Bestandsaufnahme der neurologischen Folgen) an unserem Rehabilitationszentrum vergangen ist: die Männer wurden im Schnitt 7,65 Monate, die Frauen im Durchschnitt 8,7 Monate *nach dem* Unfallereignis neurologisch im Rehabilitationszentrum untersucht.

Welche peripheren Nervenläsionen sind nun eingetreten? Der Häufigkeit nach:

1. N. ischiadicus (9)
   a) Betonung des peronäalen Anteiles (7)
   b) Betonung des tibialen Anteiles (4) (Überschneidung aufgrund des Betroffenseins beider Anteile)

2. N. peronaeus profundus (8)
   zusätzlich: N. peronaeus communis (2)
   N. peronaeus superficialis (1)

3. N. obturatorius (4)
4. a) N. femoralis (3)
   b) N. clunii superiores et inferiores (3)
5. a) N. gluteus inferior (2)
   b) sakrale Wurzeln (2)
   c) lumbale Wurzeln (2)
   d) N. cut. femoralis anterior (2)
   e) N. cut. femoris lateralis (2)
6. N. tibialis (1), N. peronaeus superficialis (1), N. saphenus (1), N. glutaeus superior (1)

Auffallend die fast symmetrische Verteilung von rechter und linker Seite (23mal war die rechte Seite betroffen, 21mal die linke Seite).

Die höhere Zahl von Verletzungen einzelner Nerven im Vergleich zur Zahl von Patienten (daß also insgesamt *44* verletzte Nerven bei *28* Patienten erfaßt sind) kommt dadurch zustande, daß bei vielen Patienten mehr als ein einziger peripherer Nerv verletzt war. Es würde nun bei weitem den Rahmen dieses Vortrages sprengen, wenn ich die einzelnen Schädigungsbilder erklären möchte. Einige Details, welche mir bei der Auswertung der Statistik *aufgefallen* sind:

Bei welchen Verletzungen muß man mit Nervenverletzungen rechnen?

1. Nur viermal lag eine *reine* Hüftverletzung vor (14,3%), ansonsten komplexere Beckenverletzungen
2. Auffallend auch die relativ hohe Zahl von *Polytraumen* mit elf von 28 Patienten (39,3%), welche bis maximal 15(!) Begleitverletzungen aufwiesen
3. Auffallend auch, daß in 10% *beiderseitige* Beckenverletzungen vorlagen
4. Interessant scheint mir auch, daß von allen diesen neurologischen Begleitverletzungen in 18% *Rupturen* an der Symphyse auftraten, wenn man die Luxation im Sakroiliakalgelenk noch dazurechnet sogar in 28,5% mit dem Auftreten von neurologischen Komplikationen zu rechnen ist, was aber angesichts der dann doch einwirkenden massiven Energie nicht verwunderlich scheint.

Bei welcher sonstigen Begleitverletzung wird man noch an eine periphere neurologische Komplikation denken müssen? Ich weiß nicht, ob Sie richtig getippt hätten.

1. Oberschenkel- und Kniegelenkbrüche (10)
2. Schädelhirntrauma (9)
3. a) Brüche von Wirbelsäule (einschl. Sacrum) (5)
   b) Rippenbrüche (5)
   c) Milzriß (5)
4. Unterarmbrüche (4)
   Brüche von Hand/Fußknochen (4)
5. Nur aufgelistet ferner noch jeweils zwei: Gefäßverletzungen, Leberriß, Muskeldefekte, Unterschenkelbrüche
6. jeweils ein: Scapulabruch, Skalpverletzung, Retroperitonäales Hämatom, Urethraverletzung, Lungenkontusion, Penisverletzung.

Nun noch zur Frage der *Auswirkung* dieser neurologischen Verletzungen: Elf von 28 Patienten (39,3%) benötigten einen Behelf (Stützapparat, Peronaeusschienen, orthopädische Schuhe, Krücken). Bei einem Patienten (3,57%) war bereits eine Muskel-Transfer-Operation an einer Plastisch-Chirurgischen Abteilung vorgenommen worden (M. tibialis posterior-Sehne wurde nach vorne verlagert mit ausreichendem Erfolg, sieben Monate nach dem Unfallereignis).

Bei wievielen ist bis zum Zeitpunkt der neurologischen Untersuchung bereits eine Besserung eingetreten?

– 8/28 Besserung (28,6%)
– 6/28 geringe Besserung (21,4%)
– 14/28 *keine* Besserung (50%) nach einem doch schon immerhin relativ langen Beobachtungszeitraum (Männer im Mittel 7,65 Monate nach dem Unfall, Frauen im Mittel 8,7 Monate nach dem Unfall).

Die Auswirkung der einzelnen Nervenläsionen ist nunmehr natürlich sehr unterschiedlich.

Abhängig:
1. Motorischer Nerv
   Frage: komplette/inkomplette Läsion? (insgesamt 23 Nervenläsionen) – Komplett: 10 (43,5%) – Inkomplett: 13 (56,6%)
2. Rein sensibler Nerv (zehnmal), naturgemäß ohne besondere Auswirkung (sieht man von der Möglichkeit ab, daß sich in späterer Zeit als Folge noch ein Neurinom entwickeln kann).

Folge kompletter Lähmungen:

1. N. Ischiadicus-Lähmung: notwendig meist Sützapparat, bei distaler Lähmung auch Schienen-/Schuhversorgung meist ausreichend
2. N. femoralis-Lähmung: Stabilisierung im Kniegelenk äußerst notwendig (Orthese/Stützapparat) wegen hoher Sturzgefahr
3. N. peronaeus/N. tibialis-Lähmung: meist Schuhversorgung ausreichend
4. N. obturatorius-Parese: wird meist gut spontan kompensiert (oft verkannt).

Welches Verhalten ist nun bei einer vermuteten Nervenläsion sinnvoll? Zögern Sie bitte nicht, den Neurologen erneut beizuziehen. Sehr häufig hat dies auch forensische Bedeutung, da sich zeigt, daß die neurologischen Folgezustände leider weitaus heikler sind und nach der gezeigten doch relativ langen Beobachtungszeit nur eine relativ geringe Ausheilung eingetreten war!

Somit soll der betroffene Patient zumindest den gebührenden finanziellen Ersatz erhalten!

Sind sie also gewissermaßen «lästig», wenn ein unklarer Stillstand im Rahmen der frührehabilitativen Maßnahmen im Aktuspital eintritt und fordern Sie von Ihrem Neurologen eine *erneute Kontrolle* bzw. eventuell auch eine *elektrophysiologische Abklärung* bzw. einen *Termin dazu* (wenn dies aus Sicht der Antikoagulation oder der sonstigen Verbandsituation bzw. des Allgemeinzustandes des Verunfallten akut nicht möglich scheint).

In acht von 28 Patienten (28%) wurde die neurologische Diagnose erstmals im Reha-Zentrum gestellt, darunter waren immerhin *fünf Patienten (17,8% der Patienten mit neurologischen Komplikationen)*, die eine klinisch bedeutende motorische Schwäche aufwiesen; eine an sich erstaunliche Zahl, die auch unterstreicht, daß es selbst bei einem vorselektionierten und voruntersuchten Patientengut auch von neurologischer Seite durchaus bedeutsam ist, eine exakte klinische und elektromyographische bzw. neurographische Untersuchung zu betreiben.

Die Nachbehandlung der Acetabulumfraktur

A. Armbrecht / F. Draijer / H. J. Egbers /
D. Havemann

Wie kann die postoperative Behandlung der Acetabulumfraktur optimiert werden angesichts der unbefriedigenden Ausheilungsergebnisse, die wir trotz guter operativer Resultate im Einklang mit den Angaben in der Literatur bei unseren Patienten feststellten?

Die am häufigsten genannte Komplikation in der Nachbehandlung ist das Auftreten von heterotopen Ossifikationen, die bei anfänglich guter Beweglichkeit sich im Laufe der ersten zwei Monate nach der operativen Versorgung in den periartikulären Weichteilen des Hüftgelenkes entwickeln und bis zur vollständigen Ankylose führen können. In der Literatur finden sich Angaben von 24 bis 58% der Patienten, die aufgrund von signifikanten Ossifikationen Bewegungseinschränkungen hinnehmen müssen. Bei unseren Patienten lag die Rate in den letzten zwei Jahren bei 33%.

Als weitere Komplikationen, die sich im postoperativen Verlauf ergeben, sind die tiefe Becken-Beinvenenthrombose mit 8 bis 10% und eine gegenüber anderen Operationen des Beckens deutlich erhöhte Infektionsrate von 10 bis 13% zu nennen. Auf die avaskuläre Hüftkopfnekrose nach Trochanterosteotomie, mit 10 bis 26% angegeben, kann im Rahmen dieses Vortrags nicht eingegangen werden. Eine Bewertung der postoperativen Arthroserate ist schwierig, da sich selten nach der Ausheilung keine Arthrosezeichen finden. Dennoch sollte auch eine Verbesserung der Ergebnisse dieses Kriterium einschließen. Unsere Klinik ist beteiligt an einer Multicenterstudie der Arbeitsgruppe Becken der AO-International und der DGU mit der Zielsetzung, durch eine konsequente Nachuntersuchung diese Problematik zu erfassen.

Die hohe Rate der Komplikationen war für uns Anlaß, ein aufwendiges Nachbehandlungskonzept aufzustellen, das die z.Zt. vorhandenen Möglichkeiten berücksichtigt. Drei Aspekte waren von Bedeutung:

1. Die positiven Erfahrungen, die insbesondere in den Vereinigten Staaten mit der prophylaktischen Röntgenbestrahlung von Hüftgelenken zur Verminderung der Ossifikatbildung gemacht wurden, veranlaßten uns, die Irradiatio einzubeziehen. Geringe Einzeldosen bei fraktionierter Bestrahlung sollten nach Ansicht der Strahlentherapeuten nicht durch Gewebefibrosen und höhere Spätfolgerisiken belastet sein. Daher wurde eine Gesamtdosis von 12 Gy verteilt auf sechs Sitzungen festgelegt.

2. Indometacin ist als nicht steroidales Antiphlogistikum seit Jahrzehnten bewährt. Es hat von den bekannten Antirheumatika die höchste Potenz als Prostaglandinsynthesehemmer und hat, allein angewendet, eine reduzierende Wirkung auf die Bildung von Ossifikationen gezeigt. Auch wenn der Wirkmechanismus noch nicht ausreichend belegt ist, kann doch davon ausgegangen werden, daß es die Entzündungsprozesse, die einer Ossifikation vorangehen, eingrenzt. Es wird in einer Tagesdosis von dreimal 50 mg für sechs Wochen appliziert.

3. Die passive Bewegungstherapie, die CPM-Behandlung haben wir seit 1991 in das postoperative Übungskonzept der Acetabulumfraktur einbezogen. Bisher war es lediglich möglich, das Hüftgelenk mit der Kniegelenkschiene in einer Ebene zu bewegen. Seit letztem Jahr steht eine motorisierte Bewegungsschiene für das Hüftgelenk zur Verfügung, die es ermöglicht, das verletzte Hüftgelenk passiv in allen drei Ebenen zu bewegen. Die Motorschiene ist so konstruiert, daß eine exakte Anpassung an die Gelenkachsen des Hüftgelenkes möglich ist. Die drei Motoren des Gerätes sind nicht synchronisiert, so daß innerhalb der eingestellten Bewegungsintervalle alle Gelenkstellungen erreicht werden können.

Das Bewegungsausmaß wird so festgelegt, daß der Patient schmerzfrei und entspannt üben kann. Es werden zur Behandlung keine zusätzlichen Analgetika gegeben, um die Bewegungsgrade zu steigern. Der Patient selbst bestimmt die Dauer der täglichen Übungen. Beginn der CPM-Behandlung ist in der Regel der erste postoperative Tag.

Die CPM-Behandlung bewirkt durch die Steigerung des intravasalen Flows eine effektivere Thromboseprophylaxe und durch die verbesserte Stoffwechsellage eine zusätzliche Infektionsprotektion. Daß die aktive Funktion des verletzten Gelenkes durch CPM gesteigert werden kann, ist inzwischen in einer randomisierten Studie für Sprunggelenkfrakturen nachgewiesen.

Ein wesentlicher Vorteil der CPM-Behandlung liegt aber in ihrer chondroprotektiven Wirkung: Durch kontinuierliche intermittierende Kompression und Relaxation des Gelenkknorpels in den unterschiedlichen Gelenkstellungen, hier dargestellt am tibio-talaren Gelenk, bleibt der Stoffwechsel des Knorpels im Gegensatz zur Ruhigstellung erhalten und kann auf diese Weise die Nekrosierung des kontusionierten Knorpels verringern. Das gezeigte Schema verwenden wir seit Januar 1993 bei allen operativ versorgten Acetabulumfrakturen:

Behandlung bei Acetabulumfrakturen postoperativ:
1. Irradiatio, 2 Gy in sechs Sitzungen, Beginn erster bis vierter Tag p. o.
2. Indometacin, 3×50 mg für sechs Wochen
3. CPM-Behandlung mit der Hüftgelenkbewegungsschiene, Beginn erster bis zweiter Tag p. o.

Ergebnisse

Wir haben seitdem neun Patienten auf diese Weise nachbehandelt. Es sind alles Männer. Das Durchschnittsalter beträgt 34,7 Jahre. Eingeteilt nach der AO-Klassifikation ergeben sich fünf A-Frakturen, zwei B-Frakturen und zwei C-Frakturen. Bis auf einen Patienten wurde ein Op-Zugang nach Kocher-Langenbeck gewählt, einmal fand der erweiterte iliofemorale Zugang Anwendung. Die Nachuntersuchung, von der berichtet wird, fand im Mittel fünf Monate, mindestens aber drei Monate nach der Operation statt.

Alle Patienten bis auf einen, der wegen einer komplexen Fußverletzung noch nicht belasten darf, konnten ohne Hilfsmittel gehen. Passagere belastungsabhängige Schmerzen nach einer Gehzeit von mindestens 10 min. gaben zwei Patienten an. Ruheschmerzen oder Startschmerzen wurden nicht registriert. Drei Patienten hatten eine Funktionseinschränkung von mehr als 30° in mindestens einer Ebene. Wundheilungsstörungen oder Thrombosen traten bei keinem Patienten auf. Ebenso waren keine Irritationen der Haut als Bestrahlungsfolge zu erkennen.

Die Auswertung der Röntgenbilder des betroffenen Hüftgelenkes im anterior-posterioren Strahlengang ergab bezüglich des Auftretens heterotoper Ossifikationen folgendes Bild, bewertet nach dem Brooker-Schema: Ein Patient zeigte keinerlei Verkalkungen, bei fünf Patienten fanden sich dezente Knocheninseln, zwei Patienten wiesen eine Knochenspangenbildung mit einer Distanz von mindestens 1 cm voneinander auf. Ein Patient wurde nach Grad III beurteilt und hatte eine Knochenspangenbildung mit einer Distanz von weniger als 1 cm. Nach Brooker und anderen Autoren ist der Umfang der Ossifikationen bereits nach zwei Monaten radiologisch abzuschätzen, so daß wir dieses Ergebnis bezüglich der aufgetretenen Verkalkungsstrukturen als Endergebnis werten können. Im Vergleich mit unseren Ergebnissen 1991/92 sind die präsentierten Zahlen deutlich besser zu beurteilen.

Es darf der Hinweis nicht fehlen, daß die noch geringe Fallzahl allenfalls erste Trends, aber sicher keine handfesten Signifikanzen geben kann. Dennoch ist aber anzunehmen, daß das vorgestellte Behandlungsschema eine Verbesserung der Nachbehandlung darstellt und die bisherigen Zahlen eine Reduzierung der hohen Komplikationsrate andeuten.

Literatur

1 Ayers DC, Pellergrini VD jr, Evarts CM: Prevention of Heterotopic Ossifikation in High- risk Patients By Radiation Therapy Clin Orthop (1991) 263:87–93
2 Brooker AF, Bowerman JW, Robinson RA, Riley LH: Ectopic Ossification Following Total Hip Replacement. J. Bone and Joint Surg (1973) 55a:1629–1632
3 Daum WJ, Scarborough MT, Gordon W jr, Uchida T: Heterotopic Ossification and other Perioperative Complikations of Acetabular Fractures. J. Ortop. Trauma (1992) 6(4): 427–432
4 Moed BR, Maxey JW: The Effect of Indometacin on Heterotopic Ossification following Acetabular Fracture. J. Orthop. Trauma (1993) 7(1): 33–38
5 Salter RB: The Biological Concept of Continuous Passive Motion of Synovial Joints: The First 18 Years of Basic Research and its Clinical Application Clin Orthop Rel Res (1989) 242:12–25

Diskussion

Matter, Davos: Wir danken allen Rednern für die Diszipliniertheit, so daß wir noch ein bißchen Zeit haben für die Diskussion. Gehen wir vielleicht etwas thematisch vor, also Prophylaxe und Therapie der Thrombose. Ich würde gerne Herrn Rudoph fragen: Es hat doch ein bißchen kontradiktatorisch geklungen, daß Sie auf der einen Seite doch das Gefühl haben, die Beweise für die Effektivität der Prophylaxe fehlen, und am Schluß haben Sie aber doch darauf hingewiesen, daß man, wenn man nichts tut, einen Behandlungsfehler macht. Vielleicht sollten wir das noch ein bißchen präzisieren.

Rudolph, Rotenburg: Wenn wir die Ergebnisse vergleichen, die wir jetzt und gestern gehört haben, auch in der AO-Studie, dann ist es schon sehr auffällig, daß in Ihrer Studie überhaupt keine Thrombosen erwähnt werden. Das kann ja mit absoluter Sicherheit nur einen Grund haben und zwar, daß die Komplikationen nicht exakt erfaßt worden sind. Ich komme aus einer Klinik von Jungbluth, der sehr zeitig mit der operativen Behandlung dieser Frakturen angefangen hat. Wir haben Komplikationen gehabt, wir haben Todesfälle gehabt und zwar unter einer strikten Bewachung von Fachleuten, von Gerinnungsexperten. Das war für mich so dramatisch, daß ich für meine Klinik später in Anspruch genommen habe, in erster Linie, wenn irgend möglich, konservativ vorzugehen, wenn es also nicht eklatante Verletzungen sind. Aber wenn wir eine so geringe Quote von Thromboseangaben haben, dann kann das nur daran liegen, daß das nicht entsprechend klar aufgeschlüsselt ist. Auf der anderen Seite, wenn man unsere Zahlen vergleicht mit der wechselhaften Therapie, die es ja im Laufe von 18 Jahren gegeben hat, und sie ist im Prinzip immer gleich geblieben, dann kann man daraus eigentlich nur den Schluß ziehen, entweder ist die Quote, wenn man nichts macht und wenn man was macht immer gleich – das ist es sicher nicht. Ich habe deshalb darauf hingewiesen, da es für uns mit weitem Abstand das Wichtigste ist, die Kombination von allem miteinander. Die frühestmögliche Operation, da gehe ich auch nicht mit allem einher, was heute gesagt wurde, daß gerade die heterotopen Ossifizierungen nach zwölf Tagen oder nach 14 Tagen nicht auftreten. Die Komplikationen treten sehr wohl häufiger auf, wenn man später operiert. Wir wissen ganz genau von allen operativen Verfahren, daß die frühestmögliche oder die Sofortoperation einer der entscheidenden Punkte ist. Der nächste ist die Sofortmobilisation. Dann kommt die Krankengymnastik und dann kommt selbstverständlich die Medikation hinzu. Ich glaube, das Wesentliche ist hervorzuheben; man muß etwas wirkungsvolles machen. Ich würde niemals sagen, daß das Auslassen der medikamentösen Prophylaxe bei Bewahrung aller anderen Faktoren ein Fehler sei, aber ich habe damit sagen wollen, nichts zu tun, und das wird auch noch gemacht, Patienten einfach im Bett liegen lassen, man macht nichts mit ihnen, das halten wir sehr wohl für einen schwerwiegenden Behandlungsfehler.

Gaudernak, Wien: Ich möchte gleich da anschließen und die Problematik etwas verschärfen. Wir machen auch regelmäßige Studien über die Thromboseinzidenz bei den hüftnahen Oberschenkelfrakturen. Aus unserer Erfahrung stellt sie sich folgendermaßen dar, Sie haben das auch erwähnt: Der Patient kommt bereits mit der Thrombose ins Krankenhaus, und das in einem Prozentsatz zwischen 60 und 80%. Das heißt, wenn Sie, und da setzt ein bißchen meine Kritik an, in Ihrem Untersuchungsschema oder in Ihrer Thrombosefrequenz angeben, eine Häufigkeit der Thrombose von 3%, so kann ich dem nicht zustimmen. Es handelt sich hier, und das ist deutlich zu erwähnen, um klinisch feststellbare Thrombosezeichen. Wir müssen aber davon ausgehen, daß der Großteil der Thrombosen, die wir am Bein haben, stumm ist, primär stumm ist. Das heißt, wir können uns auf die klinische Diagnostik absolut nicht verlassen. Wir müssen daher davon ausgehen, daß wir keine Prophylaxe betreiben, sondern daß wir in 60 bis 80% unserer Patienten eine Frühtherapie beginnen. Und jetzt ist halt die Frage, wie wir diese beginnen, und das zeigt sich doch, daß mit der niedermolekularen Heparinbehandlung das Ergebnis bezüglich der tödlichen Lungenembolien, und die sind auch wert zu erwähnen, deutlich zu reduzieren ist. Wenn ich zusammenfasse: wir betreiben wenig Prophylaxe, sondern beginnen mit einer Frühbehandlung, und die Frühbehandlung ist darauf ausgerichtet, die Thrombosen früh zu behandeln, um damit die Folgen zu verkleinern und die tödliche Lungenembolierate zu reduzieren.

Rudolph, Rotenburg: Jetzt wollte ich Ihnen schon sagen, daß ich dem zum Schluß zustimme. Im wesentlichen habe ich das alles gesagt. Ich habe gesagt, und das wissen wir seit langen Zeiten, daß wir grundsätzlich bei allen Frakturen großer Röhrenknochen der unteren Extremitäten, des Beckens, grundsätzlich von einer Thrombose ausgehen müssen. Ich habe deutlich gesagt, daß unser Krankengut fast ausschließlich klinisch diagnostiziert ist. Ich habe auf die Diskrepanz hingewiesen, apparative Diagnostik und klinische. Ich sage das noch einmal und auch noch einmal klipp und klar: nach Befragung auch führender Gerinnungsexperten, und vor allen Dingen von Gefäßchirurgen, das sind die Leute, die damit leben müssen, bis heute gibt es keine eindeutig beweisbare Überlegenheit des niedermolekularen Heparins, außer der Tatsache, daß es viel teurer ist. Sonst nichts. Die vergleichbaren Statistiken, die gemacht worden sind, sind alle mit Patienten gewesen, die entweder nicht geeignet waren, oder es waren Nullwerte gewesen. Es gibt bis zum heutigen Tag keine eindeutig wissenschaftliche Studie, die das beweist. Das Hauptproblem ist vor allen Dingen, daß die Studien alle zu kurz sind. Sie müssen ein großes Krankengut nehmen und müssen es über viele Jahre hinweg nehmen und dann können Sie etwas entsprechendes vergleichen. Bisher sind die Beweise nicht ausreichend.

Gaudernak, Wien: Ich stimme mit Ihnen überein, was die Preise anlangt. Trotzdem sollten wir unseren Blickwinkel daran festhalten, daß wir eine sehr hohe Thrombosefrequenz haben, und die nicht um die 2 bis 5% liegt, sondern zwischen 60 bis 80%.

Rudolph, Rotenburg: Absolut einverstanden.

Gaudernak, Wien: Das ist wichtig festzuhalten.

Matter, Davos: Einmal mehr müssen wir auch festhalten, daß eben die medikamentöse Prophylaxe in Anführungszeichen, oder die Therapie, nur ein Adjuvanz ist zu allen anderen Maßnahmen. Das ist ganz wichtig.

Rudolph, Rotenburg: Das ist absolut sicher, und wir dürfen auch die Preise nicht aus dem Auge verlieren.

Gaudernak, Wien: Bei unseren Studien zeigt sich auch, daß wir mit der Thrombosebehandlung, ich lasse jetzt das Wort Prophylaxe weg, mit der früheinsetzenden Thrombosebehandlung die Thrombosefrequenz nur unwesentlich reduzieren können. Was uns aber gelingt, ist das Ausmaß der Thrombose zu reduzieren. Wir haben weniger komplette tiefe Beinvenenthrombosen, wir haben mehr Unterschenkelvenenthrombosen unter der Frühbehandlung.

Rudolph, Rotenburg: Weitgehend Übereinstimmung.

Kuner, Freiburg: Es ist mir doch noch ein Anliegen, hier etwas präzisiert haben zu wollen. Das zwar das letzte Dia, das apodiktisch festgestellt hat, daß, wer keine Thromboseprophylaxe macht, einen ärztlichen Kunstfehler begeht. Das ist natürlich für jeden Juristen eine sehr schöne Sache, wenn das in den Verhandlungsberichten steht. Meine konkrete Frage ist: ist ausschließlich die medikamentöse Behandlung damit gemeint, oder gilt das auch, wenn man eine intensive physikalische Therapie durchführt, diese auch als adäquate Thromboseprophylaxe.

Rudolph, Rotenburg: Es tut mir leid, daß ich das zum zweiten Mal sagen muß. Ich habe ausdrücklich darauf hingewiesen, nur die Kombination bringt etwas, und ich habe zuletzt darauf hingewiesen, nur wer gar nichts macht, begeht einen Behandlungsfehler. Lassen Sie mich das noch erklären. Wenn man eine proximale Femurfraktur behandelt, und wir haben ja genügend solche Fälle, diese operiert und im Bett liegen läßt, kein Medikament bekommt, keine Krankengymnastik, nicht mobilisiert, dann ist das nach meinem Dafürhalten und auch nach dem, was die wissenschaftlichen Gesellschaften ja nun sich bequemt haben zu sagen, ein Behandlungsfehler. Es ist kein Behandlungsfehler, keine medikamentöse Prophylaxe zu machen, bei den entsprechenden krankengymnastischen Frühmobilisierungen und so weiter. Das würde ich wenigstens sagen. Nur wenn man gar nichts tut, dann halte ich das für verkehrt.

Gaudernak, Wien: Herr Rudoph, wenn Sie eine tiefe Beinvenenthrombose haben, würden Sie diese ohne Hypokoagulation behandeln?

Rudolph, Rotenburg: Unter- oder Oberschenkel?

Gaudernak, Wien: Unter- und Oberschenkel. Würden Sie diese ohne Koagulation behandeln, also nur mit anderen Maßnahmen.

Rudolph, Rotenburg: Nein, die würden wir medikamentös behandeln oder operieren.

Gaudernak, Wien: Wenn Sie aber jetzt wissen, daß etwa 60 bis 80% der Becken- und oberschenkelnahen Hüftfrakturen eine Beinvenenthrombose haben, die vom Unterschenkel bis in den Oberschenkel reicht, warum dann keine Antikoagulation?

Rudolph, Rotenburg: Dann müssen wir uns darauf verständigen – über die klinisch manifesten. Einverstanden? Die wirklich imponieren, mit erheblichen Schwellungs- und ödematösen Zuständen, dem entsprechenden Krankheitsgut, dann schon. Bei den Fällen, die klinisch irrelevant sind oder die über 8 Tage hinaus sind, nicht.

Povacz, Gaspoltshofen: Bei den Diskussionen über die Thrombosen tritt immer das eine Problem auf, daß, wenn man das klinisch untersucht, die Thrombose-häufigkeit relativ gering ist. Mit allen anderen Untersuchungen, sei es nun Venographie oder Isotopen, bekommt man diese hohe Thromboserate, von der Gaudernak gesprochen hat, die man oft primär feststellen kann. Wir haben im Unfallkrankenhaus Linz eine Serie gemacht bei Knöchelbrüchen, wo wir primär angiographiert haben, und nach acht Stunden und so weiter haben wir auch das gesehen, daß eben die Thrombose schon vorhanden war, und es kommt das heraus, was auch erwähnt wurde, daß es letztlich darauf ankommt, wie weit das klinisch eine Bedeutung hat, wenn irgendwo eine kleine Thrombose entsteht, die traumatisch bedingt sein kann, eine direkte Verletzung des Gefäßes und ein vernünftiger Vorgang, weil dort die Blutung zum Stillstand kommt. Gefährlich wird es nur, wenn sich die Thrombose ausbreitet und dann Symptome macht. Mein Vorschlag wäre, daß man bei einer Nachuntersuchungsreihe, ob jetzt Knieoperationen oder was immer, wo halt die Thrombose eine Rolle spielt, systematisch bei der Abschlußkontrolle, wo man jetzt einen klinischen Befund und ein Röntgen macht, auch eine Venographie macht. Das ist kein großes Problem. Wenn man in der Studie bei 100 Patienten acht oder neun Venographien gemacht hat, und es ist ja für einen Arbeitsunfall oder auch für ein anhängiges Gerichtsverfahren nicht ohne Bedeutung, ob venographisch eine Thrombose festgestellt ist, weil er dann einen Entschädigungsanspruch hat, der berechtigt ist. Ich glaube, die Patienten würden das schon hinnehmen. Es hat ja auch keine besonderen Gefahren. Mein Vorschlag wäre, daß man richtige Serien macht von bestimmten Verletzungen, die bei der Abschlußkontrolle eine Venographie mit eingeschlossen haben. Dann bekommt man ein Bild was wirklich los ist.

Vécsei, Wien: Wenn Herr Gaudernak sagt, daß 60 bis 80% der Patienten eine Thromboserate bereits beim Betreten des Krankenhauses aufweisen, muß man davon immer jene uns unbekannte Anzahl von Thrombosen abziehen, die wir ständig im Leben erleiden. Ich weiß nicht, wieviele von uns, die hier sitzen, im Augenblick eine Wadenthrombose haben. Das kann ein kleiner Schmerz sein, es muß überhaupt nicht zu irgendwelchen Symptomen führen. Wenn wir aber jetzt beginnen, alle Leute nachzuphlebographieren, weiß ich nicht, wer das technisch bewältigen soll. Ich weiß jetzt nicht die rechtlichen Hintergründe wegen der Kontrastmittelprobleme und so fort. Für eine Phlebographie muß ich eine Indikation haben. Ich kann nicht auf Vermutungen alle Leute phlebographieren.

Matter, Davos: Es kann sicher nicht sein, daß das Routine werden kann, aber es fragt sich natürlich, ob man wirklich einmal eine Studie machen muß. Wobei aber auch hier wieder die Frage kommt, wie genau ist die Diagnostik der Thrombose. Das ist immer auch noch ein Problem.

Holz, Stuttgart: Ich denke, bei diesem Problem der Thromboseprophylaxe haben sich schon viele Generationen die Köpfe heiß geredet, und es gibt ein paar Dinge, von denen wir annehmen, daß sie gesichert sind. Das sind die physikalischen Maßnahmen und das ist die Bewegungstherapie. Was immer im Zweifel stand, war die medikamentöse Therapie und sie hat sich immer wieder gewandelt. Jedesmal gab es eine neue Methode der medikamentösen Therapie, die absolut besser war als die vorherige. Das ist immer von ganz bestimmten Gruppen auch statistisch bewiesen worden an einem bestimmten Krankengut. Ich wollte nur empfehlen, daß wir als Chirurgen uns bemühen sollten, bei Empfehlungen zu bleiben, und sollten nicht von uns aus konstatieren, was ein Kunstfehler ist. Das wird im Einzelfall bewiesen. Es ist nicht Aufgabe unserer wissenschaftlichen Gesellschaft, Ausschlußkriterien für einen Kunstfehler zu definieren. Wenn wir das tun, und in unseren Publikationen und in unseren Beiträgen immer wieder das Wort Kunstfehler vorkommt unter den und den Bedingungen, dann laden wir die Welt ein, uns kritischer zu betrachten, und die Rate der Kunstfehler wird steigen. Ich komme von einer Wochenendtagung der Süddeutschen Ärztekammern, wo man Kollegen der Gerichte eingeladen hat, die in diesen Kunstfehlerbereichen tätig sind, und man hat eingeladen Vertreter der Arzt-Haftpflichtsenate. Es ist in Süddeutschland so, daß die Rate der Kunstfehlergutachten, die vor die Kommission kommen, seit 1985 nicht gestiegen ist, und das ist ein Erfolg der Kammeraktionen, das ist der Erfolg eines vorsichtigen Umganges mit dem Wort Kunstfehler. Der Präsident des Arzt-Haftpflichtsenates hat gesagt, daß die Haftpflichtprozesse, die direkt vor Gericht gehen, ebenfalls in Deutschland nicht wesentlich steigen. Wir sollten eigentlich sehr froh sein, daß das so ist, und wir sollten überhaupt nichts dazu tun, um die Pforten weiter zu öffnen. Eine Empfehlung ist dringend, nicht zu sagen, wenn Sie das nicht tun, ist es ein Kunstfehler. Ich möchte davor dringend warnen.

Titze, Salzburg: Für den gutachterlich tätigen Arzt wäre natürlich sehr zu begrüßen, eine Phlebographie primär zu haben. Ich möchte aber daran erinnern, häufig sind es ja gerade die stummen Thrombosen, die dann viele Jahre später Symptome machen, und wo es dann sehr schwer ist, gutachterlich nachzuweisen, ob das wirklich eine Unfallfolge darstellt. Da bleibt dann nur die Möglichkeit, daß man schaut, ob die Venenklappen noch intakt sind oder nicht, nach der Rekanalisation. Also man muß dann die Phlebographie später nachholen.

Pühringer, Mödling: Herr Rudolph, wie setzen Sie die Thromboseprophylaxe nach der Entlassung aus dem Krankenhaus fort? Mit welchen Methoden, abgesehen von den physikalischen Methoden, rein medikamentös? Mit Heparin oder mit Sintrom?

Rudolph, Rotenburg: Das ist nach meinem Dafürhalten ein nahezu unlösbares Problem. In Deutschland ist es so, daß ein Großteil oder fast alle der Patienten in dem Moment, wo sie aus stationärer Behandlung entlassen werden, in die Behandlung eines niedergelassenen Kollegen gehen. Wir können lediglich Empfehlungen geben, mehr nicht. Die Durchführung der poststationären Behandlung liegt in der Regel nicht in unserer Hand. Selbstverständlich, wenn wir diese Patienten in der Klinik behalten würden, dann würden wir ja vermutlich über einen gewissen Zeitraum, das können wir jetzt ja nicht festlegen, weiterhin entsprechend medikamentös behandeln, bis zu einem Zeitpunkt, der ja sehr individuell ist. Bis die Patienten mobilisiert sind, aufstehen, klinisch auffällig und so weiter. Nur allgemeine Regeln für die Ambulanz können wir sicherlich nicht geben.

Pühringer, Mödling: Wir versuchen jetzt, daß die Patienten das Heparin selbst spritzen. Wir lernen es ihnen und haben damit ganz gute Erfolge.

Rudolph, Rotenburg: Ich möchte noch einen kurzen Satz sagen zu dem, was Herr Holz gesagt hat. Ich stehe dem absolut konträr gegenüber. Ich habe nicht gesagt, ich wiederhole das noch einmal, wer einen Faktor nicht macht, das Wort Kunstfehler habe ich nicht gebraucht, sondern Behandlungsfehler. Meine Damen, meine Herren, diese Sachen sind uns zum Teil in Deutschland aus der Hand genommen. Ich stehe dazu. Wer dementsprechende Operationen durchführt und nichts macht, und nur das habe ich gesagt, wird eine falsche Behandlung machen. Die Behandlung hat Konsequenzen auch für die Patienten. Wenn wir das nicht korrekt, seriös selbst in die Hand nehmen, dann wird uns das von absolut fachfremden Gruppen aufgedrängt, wie es jetzt schon der Fall, daß nämlich die Kostenträger, das sind Politiker und das sind Eiferer, die uns dann das Handwerk aus der Hand nehmen. Es ist viel besser, wenn wir solide unsere Ergebnisse aufschlüsseln und dann allerdings, und da gebe ich Herrn Holz recht, mit Vorsicht und mit Maß herangehen. Es

wäre absolut zu tadeln, wenn ich mich hingestellt und gesagt hätte, wer das alles nicht macht, macht einen Behandlungsfehler. Wenn wir aber ganz klar sagen, daß ist ein Minimum, auf das wir uns einigen müssen, allerdings wissenschaftlich korrekt. Wenn wir dieses Minimum haben und wir behandeln nicht, dann – es tut mir leid – muß ich dem entgegenstehen.

Gaudernak, Wien: Wir haben noch den Vortrag von Herrn Prof. Kuner zu diskutieren. Gibt es dazu Wortmeldungen oder Anfragen?

Matter, Davos: Herr Kuner, Sie legen oder präparieren den Nervus Ischiadicus immer frei?

Kuner, Freiburg: Ja.

Matter, Davos: Ist das überall so, oder wird er zum Teil einfach mit den Rotatoren dann hochgeklappt?

Kuner, Freiburg: Ich muß ihn gesehen haben und gefühlt haben, und ich habe während der ganzen Operation, vor allem wenn man die Platte weit nach unten machen muß an diesem – wir sagen zu dem Sims, es ist wie ein Vorsprung, wo er in dieser Rinne verläuft – wenn man dort bohren muß, habe ich immer meinen Finger zum Schutz vor den Nervus Ischiadicus liegen.

Matter, Davos: Auch in bezug auf Spannung des Nervens?

Kuner, Freiburg: Ja.

Titze, Salzburg: Eine Frage an Herrn Prof. Kuner und Dr. Stahr. Sie haben gesagt, daß der Ischiadicus eine Remission von etwa 30 bis 55% hat. In welchem Zeitraum haben Sie das nachuntersucht?

Kuner, Freiburg: Innerhalb von zwei Jahren.

Matter, Davos: Herr Stahr, können Sie noch etwas über den Zeitpunkt der EMG-Untersuchungen sagen. Wann sind sie sinnvoll? Nach der eigentlichen Diagnostik?

Stahr, Bad Häring: Der früheste Zeitpunkt hängt natürlich ab von der Antikoagulation. Wenn jetzt der Patient bei Gefäßverletzungen unter Sintrom steht, wird man verantwortungsbewußt keine EMG-Untersuchung durchführen. Heparin wäre keine Kontraindikation. Das hängt dann vom Allgemeinzustand ab. Frühestens 14 Tage nach dem Unfallereignis. Wir sehen sie ja im Rehabilitationszentrum später. Bei kompletten Läsionen würde ich sagen ab der ersten EMG-Diagnostik in dreimonatigem Abstand unter entsprechender Therapie.

Matter, Davos: 14 Tage ist das früheste, vorher haben wir keine Erkenntnisse.

Stahr, Bad Häring: Vorher wird es keine wesentlichen Erkenntnisse geben.

Passl, Graz: Ich habe eine gutachterliche Frage, die sehr schwierig für mich ist. Gibt es Potenzstörungen nach Beckenfrakturen, wenn keine Verletzung der Harnröhre, also keine Verletzung des Urogenitaltraktes besteht. Reine Beckenfrakturen und Symphysensprengungen? Ist das bekannt?

Stahr, Bad Häring: Ja, das ist bekannt. Das gibt es über Gefäßschäden und Nervenschäden.

Haas, Berlin: Ich möchte dazu sagen, daß wir das auch gesehen haben. Aus meiner Sicht ist es so, daß dann der Neurologe zumindest seinen Beitrag leisten soll, indem eine Untersuchung des Beckenbodens elektromyographisch erfolgt. Wir führen auch eine Bulbo-Cavernosus-Reflex-Untersuchung durch. Das ist eine spezielle Reflexuntersuchung der Faserstrukturen des Reflexbogens S2 bis S4 und weil ja das Problem insofern ist, daß sich bei einem verschlechterten Allgemeinzustand auch diesbezüglich nicht rein organisch bedingte Potenzstörungen einstellen. Dann kann der Neurologe zumindest sagen, das Dermatom ist sensibel geschädigt, der Reflexbogen ist aber in Ordnung.

Haas, Berlin: Ich finde die Ausführungen von Herrn Stahr sehr interessant. Ich kann das nur bestätigen. Je öfter wir den Neurologen hinzuziehen, umsomehr entdeckt man plötzlich doch, daß neurologische Schäden vorhanden sind. Deshalb muß man all diese Zahlen, die von uns und die von Chirurgen, mit äußerster Vorsicht genießen. Wir haben eine ganze Reihe von Untersuchungen durchgeführt, zum Beispiel nach Spongiosaentnahme im Beckenkamm, und waren erstaunt, wie hoch der Prozentsatz Cutaneus Femoris Lateralis Schäden ist, die nirgends im chirurgischen Krankengut überhaupt erwähnt wurden. Genauso wurde nach Hüftimplantationen in einer gezielten Studie einmal der Femoralis untersucht und erschrocken festgestellt, wie hoch, sicher nur temporär und passager, aber doch Femoralisschäden vorhanden sind, die nirgendwo sonst erwähnt werden. Das deckt sich mit seinen Ergebnissen, wie viele von den Nervenschäden primär gar nicht erkannt waren und eben hier präsentiert wur-den mit unter 1% Nervenschäden. Ich meine, das ist ganz wichtig. An sich müßte man fast nach all diesen großen Eingriffen präoperativ und postoperativ einen neurologischen Status haben.

Matter, Davos: Wobei das präoperativ fast ein bißchen schwierig ist bei den polytraumatisierten Patienten, aber ich bin auch überzeugt, daß dieser Beitrag für uns Chirurgen außerordentlich wichtig ist.

Kröpfl, Salzburg: Ich wollte nur kurz zu den Potenzstörungen Stellung nehmen. Anhand einer Nachuntersuchung aus unserem Haus, dem Unfallkrankenhaus Salzburg, zeigte sich bei den operierten Männern im Rahmen von Beckenringverletzungen eine Rate von 60% Potenzstörungen.

Matter, Davos: Für welche Zeit?

Kröpfl, Salzburg: Die Nachuntersuchung war im Durchschnitt 5,3 Jahre nach der Verletzung. Von der Besserungsrate zeigte ich bei den Potenzstörungen, daß sich etwa ein Drittel zurückbilden und zwei Drittel noch geblieben sind.

Rüedi, Chur: Ich möchte nur eine ganz kleine technische Hilfe erwähnen, um Komplikationen zu vermeiden, wenn man im Zugang limitiert ist. Herr Haas hat das schon ganz kurz erwähnt, der Oszillationsbohreraufsatz auf die Bohrmaschine. Da kann man nämlich mit dem Finger zum Beispiel den Ischiadicus zur Seite halten, braucht keine Bohrschutzhülse und man kann durch den Muskel hindurch bohren, wenn man sonst nicht dazukommt. Man muß die Muskulatur nicht so weit retrahieren. Ich glaube, um Komplikationen zu verhindern, ist das ein ganz hervorragendes Gerät. Auch was gegenüber ist, wickelt man nicht auf.

Matter, Davos: Danke, das ist eine ganz wertvolle Ergänzung.

Fiechter, St. Gallen: Wenn Sie evotierte Potentiale bei der Operation anlegen, dann ist es möglich, die Komplikationsrate von um die 6 bis 7% deutlich zu senken. Jeff Mast (?) hat das publiziert. Er kommt jetzt zu einer Komplikationsrate von unter 1%, allerdings brauchen Sie zusätzlich eine Stunde, um die Potentiale anzulegen, das heißt, hauptsächlich bei Sekundäreingriffen ist diese Methode sicher zu empfehlen.

Verformung der Becken-halbgelenke im kontrollierten Belastungstest

J. Ulmer / S. Lange / K. Kunze

Die Verformung der Beckenhalbgelenke unter Belastung wurde an 6 Leichenbecken untersucht. Zu jeder Seite eines Halbgelenks wurde eine Schanzsche Schraube in den Knochen eingebracht, deren Abstandsänderungen in allen Raumachsen quantitativ mit einer Genauigkeit von 0,02 mm erfaßt wurde. Das Os sacrum wurde steigenden Gewichtsbelastungen von 100 N bis 700 N ausgesetzt. Die physiologischen Verhältnisse im Zweibeinstand, im Sitzen und im Einbeinstand wurden simuliert. Am Iliosakralgelenk wurden Translations- und Rotationsbewegungen vorgefunden, die nur in ihrem Ausmaß variierten, an der Symphyse wurden Kontraktions und Distraktionsbewegungen gemessen, die die theoretischen Überlegungen nur zum Teil bestätigen.

Einleitung

Die Beschwerden vieler Patienten mit akuten oder chronischen Rückenschmerzen sind auf Funktionsstörungen der Beckenhalbgelenke, insbesondere des Iliosakralgelenks (ISG) zurückzuführen [1, 2]. Es herrscht Einigkeit darüber, daß ein bestimmtes Bewegungsspiel in diesen Gelenken physiologisch ist. Eine Störung dieser Mechanik kann sich entweder als «Blockierung» [3, 4, 5, 6, 7, 8] oder als «Lockerung» [9, 10, 11, 12, 13] äußern. Sie kann funktionell [14, 15], degenerativ [9], traumatisch [14, 16, 17, 18, 19], entzündlich [20, 21] oder postpartal [21, 22, 23] entstanden sein.

Über Art und Umfang der Beweglichkeit im ISG als einem durch starke Bänder gegurteten «echten» Gelenk einerseits und der Symphysenfuge als einer Bandhafte anderseits gehen die Meinungen auseinander [10, 24, 25, 26]. Die Dreh-/Gleitbewegung des ISG beim Gehen und bei der Rumpfbeuge wird allgemein als «Nutation» bzw. «Gegennutation» [8, 15, 27] bezeichnet und stellt bereits ein komplexes Geschehen mit mehreren Freiheitsgraden dar. Der Bewegungsausschlag ist so minimal, daß die verschiedenen Methoden seiner Vermessung oft an die Grenzen ihrer Meßgenauigkeit stoßen [17, 27, 28, 29, 30, 31, 32]. Was das Auftreten von Druck- und Zugbelastungen anbe-

langt, so gelten die theoretischen Überlegungen von Pauwels [24] aus dem Jahre 1947 vom Beckenring als einem Gewölbe mit Schlußstein und Zugstange als grundlegend. Das Modell ist jedoch zweidimensional und durch empirische Ergebnisse und theoretische Untersuchungen nicht unwidersprochen geblieben [24, 25, 26, 33].

Ziel unserer Untersuchung am Präparat war es, durch physiologische Krafteinleitung in den geschlossenen Beckenring die resultierende Verformung der Halbgelenke in den Raumachsen zu messen, ohne durch die Versuchsanordnung selbst den physiologischen Kraftfluß mehr als nötig zu behindern.

Material und Methoden

Von 6 Leichenbecken (47 bis 80 Jahre, 4 weiblich, 2 männlich) wurden die Weichteile abgelöst, wobei die ligamentären Strukturen erhalten blieben. Hinweise für Erkrankungen, die die Stabilität des Beckenrings beeinträchtigen, lagen nicht vor. Am ersten Sakralwirbel wurde ein Winkelstück angebracht und mit Spongiosaschrauben bzw. Schrauben mit Kontermuttern fest am Os sacrum fixiert. Über dieses Winkelstück erfolgte die axiale Krafteinleitung in einem Spannrahmen. Das Becken wurde in physiologischer Weise belastet (Beckeneingangsebene um 60° nach ventral gekippt, Spinae iliacae anteriores superiores sowie ventraler Rand der Symphyse in der Vertikalebene) [34]. In die leeren Hüftgelenkpfannen wurden rechts und links Äquivalente der Femora, bestehend aus einer Kugel im Durchmesser des Hüftkopfes sowie einer Gewindestange mit Kraftmeßdose eingebracht. Die Größe der vertikalen Krafteinleitung über das Sakrum ließ sich ebenfalls über eine solche Einrichtung erfassen. Diese Kraft wurde in Schritten von 100 Newton (von 0 bis 700 Newton) gesteigert. Um die Verformung der Symphyse und einer Iliosakralfuge zu bestimmen, wurde auf jeder Seite eines Halbgelenkes je eine Schanzsche Schraube parallel zur anderen angebracht. Die Parallelverschiebung der Schrauben in allen drei Raumachsen und die Winkelveränderung zwischen den Schanzschrauben wurde aufgezeichnet. Die Aufzeichnung erfolgte mittels zweier induktive Wegaufnehmer mit Tastspitze (Typ W20TK Hottinger Baldwin Messtechnik GmbH Darmstadt), die in definiertem Abstand über der Kortikalis an den Schrauben angebracht wurden. Die räumliche Veränderung zwischen den Schanzschen Schrauben und damit die Verformung des Beckenhalbgelenkes ließ sich mit dieser Anordnung auf 0,02 mm genau messen.

Jede Belastungsreihe wurde fünfmal wiederholt. Ausgewertet wurde die Verformbarkeit der Symphyse bzw. des Iliosakralgelenkes in jeder Raumachse in Bezug auf die über das Os sacrum eingeleitete Kraft. Um die Bewegungen eindeutig beschreiben zu können, kam ein Koordinatensystem zur Anwendung, dessen xz-Ebene identisch mit der Beckeneingangsebene ist.

Es war jedoch nicht möglich, die im Gelenk selbst wirkende Kraft gemeinsam mit der Wegveränderung zu messen. Der Versuchsaufbau wurde in einer Form gewählt, die möglichst genau den physiologischen Verhältnissen entsprechen sollte. Die Becken wurden zuerst im Zweibeinstand belastet. Dabei wurde darauf geachtet, daß die über die Femora abgeleiteten Kräfte jeweils halb so groß waren wie die über das Os sacrum eingeleitete Kraft. Dies konnte über die Kraftmeßdosen festgestellt werden.

In einer weiteren Anordnung wurden die Verhältnisse im Sitzen geprüft. Dabei wurden die Femora entfernt und das Becken auf die Sitzbeinhöcker gestellt. In der dritten und letzten Versuchsanordnung wurde der Einbeinstand geprüft. Dabei war ist die Linie zwischen Spina iliaca anterior superior rechts und links um 5° zur Standbeinseite hin geneigt. Um das resultierende Drehmoment auszugleichen, wie es beim Lebenden durch Muskelzug geschieht, wurde die Beckenseite des Schwungbeins mittels Zuggurtung (kleine Stahlkette) innerhalb des beweglichen Systems fixiert. Die gemessenen Kraftwegbeziehungen wurden in einem Tabellenkalkulationsprogramm als Dateien angelegt. Mit ihnen erfolgte die graphische Auswertung. Die Kraftwegbeziehung konnte mittels linearer Regressionsanalyse ermittelt werden. Sie folgte einer Funktion 0. Ordnung analog dem Hookschen Gesetz. Die statistische Auswertung war deskriptiv.

Ergebnisse

Bei allen Messungen zeigte sich, daß die Verformung des Beckenringes proportional der eingeleiteten Kraft war, und daß das Becken nach Entlastung wieder die ursprüngliche Form annahm.

Beim Vergleich der graphisch in Form von Punktwolken dargestellten Meßwerte mit den von Hofmann [17] angefertigten Kraft-Weg-Diagrammen ist zu sehen, daß in keinem Fall der elastische Verformungsbereich überschritten oder gar die Fließgrenze erreicht wurde. Dies bestätigt, daß bei allen Versuchen innerhalb der physiologischen Belastungsgrenzen gemessen wurde. Die angegebenen Winkelveränderungen beziehen sich immer auf Winkel zwischen den Schanzschen Schrauben, die im unbelasteten Zustand streng parallel waren. Die geringen Winkelveränderungen erlaubten bei der zur Verfügung stehenden Installations- und Meßgenauigkeit keine Bestimmung virtueller Rotationsachsen.

Zweibeinstand

Symphyse

Bei allen Becken kam es bei Belastung im Zweibeinstand zu einer Annäherung der Schambeinäste in Richtung der Transversalen (x-Achse) von 0,1 bis 0,5 mm, wobei, außer bei Becken 2, eine geringe Rotation (0,05° bis 0,75°) im Sinne einer Annäherung der Cristae iliacae gegeneinander in der xy-Ebene gemessen werden konnte. In der Vertikalen kam es bei Becken 2 und 4 zu einer Hebung des linke Schambeinastes gegenüber dem rechten, bei Becken 1, 3, 5, 6 zu einer Senkung. Bis auf Becken 6 und 4 zeigten alle Becken eine geringe Verschiebung der linken Beckenhälfte in Richtung der Sagittalen (z-Achse) nach ventral, wobei diese Seite leicht nach hinten kippte. Das heißt, die Symphyse wurde im Zweibeinstand auf Druck belastet, kranial stärker als kaudal. Zusätzlich traten Scherkräfte in der yz-Ebene auf, über deren Richtung keine allgemeingültige Aussage gemacht werden konnte.

ISG

Das Os sacrum sank bei voller Belastung um etwa 2,5 mm in caudaler Richtung zwischen die Darmbeinschaufeln ein. In der xy- Ebene vergrößerte sich der Abstand der Gelenkflächen um etwa 0,2 mm, am distalen Meßfühler mehr als am proximalen. Die dadurch auftretende Winkelbewegung von 0,2 bis 0,5° führte auf der Dorsalseite zum Klaffen des ISG, was durch den starken dorsalen Bandapparat aufgefangen wurde.

Gleichzeitig wurde das Kreuzbein einer nach ventral gerichteten Rotationsbewegung (1,5°) unterworfen: Die Sakrumbasis mit der Gelenkfläche zum 5. Lendenwirbel neigte sich nach ventral in das Becken hinein, was die Lendenlordose verstärkte. Die Sakrumspitze hob sich dabei an, die Längsachse des Kreuzbein neigte sich zur Horizontalen (Becken 1, 2, 5 und 6). Bei Becken 3 und 4 war die Rotation nur mäßig ausgeprägt. Statt dessen trat eine Translationsbewegung von 1 bis 2 mm nach ventral auf, die sich an den entsprechenden Meßpunkten von der Rotation subtrahiert.

Sitzen

Symphyse

Außer bei Becken 4, das eine Annäherung der Schambeinäste in der Transversalen zeigte, kam es bei den anderen Becken zu einem Auseinanderweichen der Schambeinäste in der Transversalen (0,06 bis 0,50 mm) und einer Rotation in der xy-Ebene im Sinne eines

Auseinanderweichens der Cristae iliacae (0,21° bis 0,45°). In der Vertikalen war bei Becken 1, 3 und 4 eine Aufwärtsbewegung des linken Schambeinastes, bei Becken 5 und 6 eine Abwärtsbewegung desselben festzustellen. In Richtung der Sagittalen kam es außer bei Becken 4, das eine entgegengesetzte Bewegung zeigte, zu einer geringen Dorsalverlagerung der linken Beckenhälfte, die bei Becken 1, 3 und 5 leicht nach vorne kippte, bei Becken 2 und 4 leicht nach hinten. Dies zeigte daß, mit Ausnahme von Becken 4, im Sitzen Zugkräfte in der Symphyse wirksam wurden. Über die Richtung der in der yz-Ebene auftretenden Kräfte konnte keine einheitliche Aussage getroffen werden.

ISG

Im Prinzip ließen sich die gleichen Vorgänge wie beim Zweibeinstand beobachten, wobei (außer bei Becken 5) die dorsale Zugbeanspruchung des ISG vermehrt auftrat. Außerdem überwogen die nach caudal (ca. 3 mm) und ventral gerichteten Translationsbewegungen des Sakrums die der Rotation (ca. 0,5°). Ursache dafür war der im Vergleich zum Zweibeinstand kürzere sagittale Hebelarm zwischen den Punkten der Kraftein- und ausleitung.

Einbeinstand

Symphyse

Bei Becken 2 waren bei Belastung mit 250 N deutlich Krepitationen hörbar, was zum Abbruch des Versuches zwang. Die anschließende Präparation zeigte eine bilaterale Sacrumfraktur in Höhe des Übergangs S1-S2. Becken 2 wurde daher nicht in die Auswertung der restlichen Versuchsanordnungen einbezogen.

Außer bei Becken 3, das eine gegensätzliche Bewegung zeigte, kommt es bei den übrigen Becken zu einer Annäherung der Schambeinäste in der Transversalen (0,1 bis 1,4 mm) und einer Rotation in der xy-Ebene im Sinne einer Annäherung der Cristae iliacae zueinander (0,08 bis 1,7°). In der Vertikalen kam es bei Becken 3, 5 und 6 zum Absinken der Schwungbeinseite, bei Becken 1 und 4 zu einem Höhertreten der Schwungbeinseite gegenüber der Standbeinseite. In Richtung der Sagittalen trat bei allen Becken eine Ventralverlagerung (0,1 bis 1,0 mm) und eine Rotation nach ventral in der zy-Ebene auf (0,13 bis 0,82°). Dies zeigte daß, außer bei Becken 3, im Einbeinstand in der Symphyse kranial betonte Druckkräfte wirkten. Durch Rotation und Translation in der zy-Ebene wirkten zudem Scherkräfte auf die Symphyse.

ISG

Die Vermessung des standbeinseitigen Iliosakralgelenks zeigte wiederum ein starkes Klaffen der dorsalen, durch Bänder gegurteten ISG- Anteile, wobei in der zx-Ebene und in der Horizontalen eine nach dorsal offene Winkelbewegung von etwa 0,6° auftritt. Daher muß man annehmen, daß in den ventralen Anteilen des ISG Druckkräfte auftraten und sich das Sakrum dort zwischen den Darmbeinen «verkantete». Eine nennenswerte Translation war nur bei Becken 5 zu beobachten. Bei den restlichen Becken überwog bei dieser Form der Belastung im Gegensatz zum Sitzen die Rotationsbewegung nach ventral von 1 bis 2°.

Mit Ausnahme von Becken 2, das der Belastung im Einbeinstand nicht standhielt und danach nicht mehr in die Auswertung miteinbezogen wurde, kehrten alle Becken nach Belastung in ihren Ausgangszustand zurück und zeigten bei erneuter Belastung dasselbe Verhalten.

Diskussion

Die Verformung jedes einzelnen Beckens war in der fünffachen Wiederholung der Versuche sehr gut reproduzierbar. Zur Prüfung der Frage, ob eine eindeutig gerichtete Bewegung vorliegt, führten wir eine lineare Regressionsanalyse durch (Prüfung der Regressionskoeffizienten auf Signifikanz gegen Null mit $p < 0.001$). Im Gegensatz zu der geringen intraindividuellen Varianz der Messungen war die interindividuelle Spannbreite der Ergebnisse hoch. Dies und die geringe Zahl von Präparaten ließen daher keine allgemeingültigen Aussagen über das Ausmaß der Bewegungen in den Beckenhalbgelenken zu.

Das Ziel, ein biomechanisches Modell zu schaffen, das sich in jeder Hinsicht so verhält wie das biologische Original, konnte verständlicherweise nicht erreicht werden. Vielmehr zwingen die im folgenden genannten Gründe zu einer kritischen Betrachtung der Ergebnisse:

Im aufrechten Stand befindet sich der Bewegungs- und Stützapparat des Menschen niemals im Zustand des stabilen Gleichgewichtes. Statt dessen wird durch ein komplexes Zusammenspiel muskulärer Agonisten und Antagonisten ein labiles Gleichgewicht aufrechterhalten. In den Versuchsaufbauten Zweibeinstand und Sitzen wird gänzlich auf die Imitation muskulärer Kräfte verzichtet, beim Aufbau Einbeinstand dient die an der Crista iliaca verankerte Kette dazu, Kräfte aufzunehmen, die in vivo von mehreren Muskelgruppen aufgebracht werden. Auch die Kräfte, die durch das Gewicht der Bauchorgane und die Weichteilhemmung bei bestimmten Bewegungen auf das knöcherne Bek-

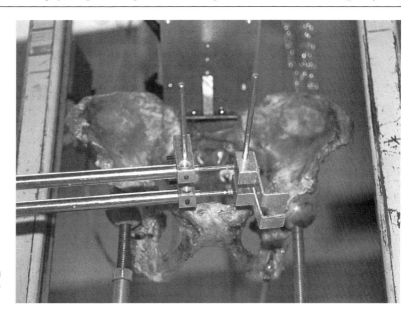

Abbildung 1: Versuchsaufbau Zweibeinstand mit Meßgeräten

ken einwirken, müssen unberücksichtigt bleiben. Neben diesen Punkten gibt es im Versuchsaufbau selbst Faktoren, die das Ergebnis beeinflussen können: Um eine Fehlbelastung der Wägezelle und ein Abkippen des Beckens nach dorsal bei starker Belastung zu vermeiden, war es notwendig, die Beweglichkeit des Os sacrum am Ort der Krafteinleitung auf einen Freiheitsgrad zu beschränken. Die Reibungskräfte, die in den Hüftgelenken und an den Aufstandflächen der Stützbeine bei den durch die Bewegungen der Ossa coxae bedingten Verschiebungen entstanden, ließen sich ebenfalls nicht erfassen.

Auch ließen sich die innerhalb eines Gelenks wirksamen Kräfte nicht direkt bestimmen, ohne den Beckenring als Einheit zu zerstören, sondern nur die durch sie hervorgerufenen Lageveränderungen der Meßpunkte. Daher war die separate Darstellung einer Kraft-Weg-Kennlinie des einzelnen Gelenks nicht möglich. Diese Kennlinie müßte entweder am isolierten Gelenkpräparat ermittelt werden, nachdem dessen Bewegung im Raum definiert worden ist, oder es müßte die Symphyse durchtrennt werden, um die Schambeinäste als «Zeiger» der Bewegungen im ISG zu benutzen, was aber wieder eine Störung der mechanischen Integrität bedeutet[29].

Eine Gegenüberstellung der in dieser Studie gewonnenen Ergebnisse mit denen anderer Autoren gibt folgende Tabelle:

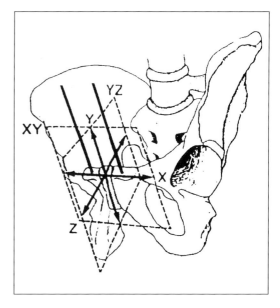

Abbildung 2: Koordinatensystem

Tabelle 1:

Autor	F. Pauwels [24]	H. Kamieth [25]	Hofman-Daimler [26]	Eigene
Zweibeinstand	Zugkräfte		Druckkräfte	Druckkräfte
Sitzen	Druckkräfte		Druckkräfte	Zugkräfte
Einbeinstand	Druckkräfte	Druckkräfte	Druckkräfte	Druckkräfte

Insbesondere im Vergleich mit dem Beckenmodell von F. Pauwels [24] ergaben die Messungen an der Symphyse genau entgegengesetzte Werte in den Anordnungen Sitzen und Zweibeinstand [24]. Das Pauwelsche Modell beschreibt die gelenkigen Beckenverbindungen als mechanische Gelenke mit einem Freiheitsgrad und feststehendem Drehpunkt. Ebenso liegen Kraftein- und -ausleitung in der selben frontalen Ebene. Daß diese Vorstellung den anatomischen und funktionellen Gegebenheiten, insbesondere dem komplex geformten Iliosakralgelenk und der Beckenkippung nicht vollständig gerecht wird, bestätigten die Untersuchungsergebnisse.

Das Iliosakralgelenk besitzt keinerlei Muskulatur für ein aktive Gelenkbewegung und führt daher nur passive Bewegungen aus, deren Richtung und Ausmaß von der Beanspruchung im Beckenring und der Rumpflast abhängig sind [25]. Symphysenfuge und Iliosakralgelenk gewährleisten so eine elastische Kraftübertragung von der unteren Extremität auf den Rumpf [35]. Obwohl noch keine einheitliche Meinung über die physiologische Belastung der Beckenhalbgelenke besteht sollten operative Maßnahmen zur Versorgung knöchernen und ligamentären Beckenverletzungen diese passive Beweglichkeit erhalten [24, 25, 26, 33, 36, 37]. Andererseits sollten gelenküberbrückende Osteosyntheseverfahren in der Lage sein, die Hauptbelastung des Gelenkes aufzunehmen und so eine ausreichende Stabilität bis zur straffen ligamentären Heilung zu garantieren [17,37,38]. Eine Versorgung mit primär dynamischen Verfahren, z. B. mit PDS-Zuggurtung, halten wir bei dislozierten und instabilen Verletzungen des Beckenrings (Ruptur der Ligg. sacroiliaca interossea) daher nicht für ausreichend, wohl aber bei rein ventralen Verletzungen, die nur des Symphysenschlusses bedürfen (Open book fracture). Die Entfernung des Osteosynthesematerials am ISG sollte rechtzeitig vor der Ausbildung einer definitiven Arthrodese (etwa nach 6 Wochen) durchgeführt werden. Da bei den Beckenringverletzungen keine Möglichkeit besteht, die insuffizienten Bandverbindungen muskulär zu kompensieren, beschränken sich die physiotherapeutischen Möglichkeiten auf unterstützende Maßnahmen.

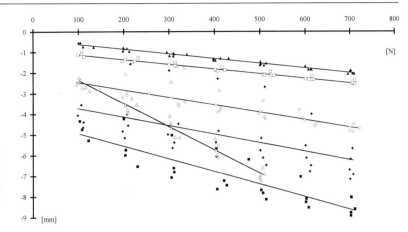

Abbildung 3: Translationsbewegungen in der Vertikalen am Ort der Krafteinleitung. Meßwerte aller 6 Becken mit den entsprechenden Regressionsgeraden.

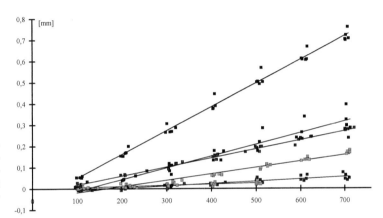

Abbildung 4: Translationsbewegungen an der Symphysenfuge in X-Richtung. Meßwerte aller 6 Becken mit den entsprechenden Regressionsgeraden.

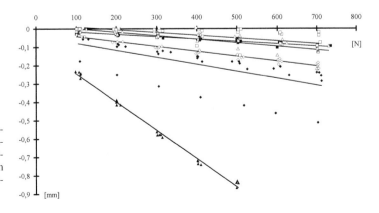

Abbildung 5: Translationsbewegungen am Iliosakralgelenk in X-Richtung. Meßwerte aller 6 Becken mit den entsprechenden Regressionsgeraden.

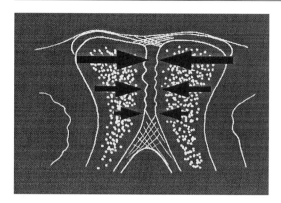

Abbildung 6: Kräfte an der Symphysenfuge im Zwei-beinstand.

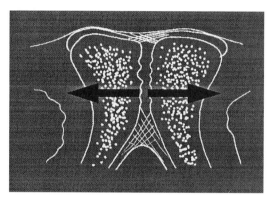

Abbildung 7: Kräfte an der Symphysenfuge im Sitzen.

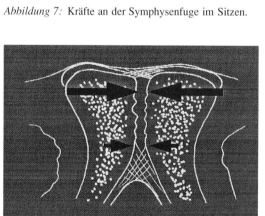

Abbildung 8: Kräfte an der Symphysenfuge im Einbein-stand.

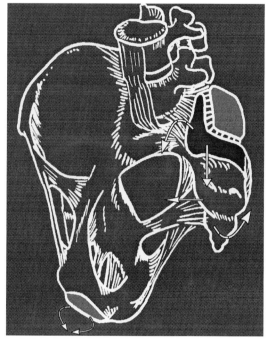

Abbildung 9: Relativbewegung des Sacrums zum Os ilium bei Belastung im Zweibeinstand.

Literatur

1 Schwab, W A: Principles of Manipulative Treatment. The Low Back Problem IX. J. Am. Osteopath. Assoc. 10: 216 (1933)

2 Sashin, D: A Critical Analysis of the Anatomy and the Pathologic Changes of Sacroiliac Joints. J. Bone Joint Surg. 12: 891–910 (1930)

3 Greenman, P E: Klinische Aspekte der Funktion der Iliosakralgelenke beim Gehen. Manuelle Medizin 28: 83–88 (1990)

4 Mitchell, F L: The balanced pelvis and its relationship to reflexes. Yearbook Academy Appplied Osteopathy 48: 146–151 (1948)

5 Mitchell, F L jr., Moran, P S und Pruzzo, N A: An Evaluation and Treatment Manual of Osteopathic Muscle Energy Procedures. 1. Aufl. Mitchell, Moran and Pruzzo (Hrsg.) Valley Park (1979).

6 Neumann, H D: Manuelle Diagnostik und Therapie von Blockierungen der Kreuzdarmbeingelenke. Manuelle Medizin 23: 116–126 (1985)

7 Nicholas, A S: Dysfunktion of the Innominate Complex. Osteopath. Med. 4: 65–77 (1979)

8 Vleeming, A, Stoeckart, R, Snijders, C J, van Wingerden, J-P und Dijkstra, P F: Das Iliosakrale Gelenk. Manuelle Medizin 29: 31–34 (1991)

9 Kamieth, H, Reinhardt, K: Der ungleiche Symphysenstand. Ein wichtiges Symptom der Beckenringlockerung. Fortschritte Roentgenstr. 83: 530–546

10 Tönnis, D: Das Iliosakralsyndrom. Ursachen, Diagnostik, Therapie. Orthop. Praxis 13: 637ff. (1977)

11 Metz, B: Arthrose des Iliosakralgelenkes und Indikation für seine Arthrodese: Z. Orthop. 107: 315–334

12 Ankermann, K J: Reversible Fehlstellungen im Beckenbereich als Folge von Kombinationen zwischen partiellen Blockierungen und Subluxationen im Iliosakralgelenk: Z. Physiother. 40: 243–250 (1988)

13 Kamieth, H: Die Mechanik der Beckenringlockerung und ihre statische Rückwirkung auf die Wirbelsäule. Fortschr. Röntgenstr. 87: 499–511 (1957)

14 Ankermann, K J: Die Häufigkeit von Störungen funktionell reversibler Natur im Beckenbereich unter besonderer Berücksichtigung von Mehrfachstörungen. Z. Physiother. 6: 241–246 (1986)

15 Ankermann, K-J: Reversible Fehlstellungen des Beckens bei Kombination von partiellen Blockierungen mit Nutations oder Gegennutationsläsionen im Iliosakralgelenk Manuelle Medizin 28, Heft 5: 89ff.

16 Ecke, H, Hofmann, D: Operative Behandlung der Halbgelenke des Beckenrings. Ethicon, Im Dienste der Chirurgie 57: 1–11 (1990)

17 Hofmann, D: Vergleichende Untersuchung verschiedener Stabilisierungsverfahren bei der Luxation der Beckenhalbgelenke. Unfallchirurgie 17: 247–252 (1991)

18 Vogt, G E: Untersuchungen zur Mechanik der Beckenfrakturen und Luxation. Hefte zur Unfallheilk. 85 (1965)

19 Ahlers, J, Schweikert, C-H und Schwarzkopf, W: Ergebnisse nach Symphysensprengungen und Iliosakralgelenksluxationen 249–257

20 Tönnis, D: Reizzustände des Iliosakralgelenks, ihre Symptomatik und Behandlung. Arch. Orthop. Unfall-Chir. 68: 358 (1970)

21 Putschar, W: Entwicklung, Wachstum und Pathologie der Beckenverbindung des Menschen mit besonderer Berücksichtigung von Schwangerschaft, Geburt und ihren Folgen. Fischer, Jena 1931, Seite 154ff.

22 Steiner, H, Beck, W, Prestel, E und Richter, D: Symphysenschaden. Klinik, Therapie und Prognose. Fortschr. Med. 35: 2132–2137 (1977)

23 Beck, W und Steiner, H: Die Behandlung des geburtsbedingten Symphysenschadens. Orthop. Prax. 3: 398–399 (1977)

24 Pauwels, F: Gesammelte Abhandlungen zur funktionellen Anatomie des Bewegungsapparates. Springer Berlin–Heidelberg–New York 1965

25 Kamieth, H: Beckenring und Wirbelsäule. Arch. Orthop. Unfall-Chir. 50: 124ff. (1958)

26 Hoffmann-Daimler, S: Bio- und Pathomechanische Funktionen des Beckenrings. Orthop. Praxis 7: 162ff. (1972)

27 Lavignolle, B, Vital, J M, Senegas, J, Destandau, J, Toson, B, und Bouyx, P: An Approach to the Funktional Anatomy of the Sacro-Iliac Joints in vivo. Anat. Clinic 5: 169–176 (1983)

28 Wahlheim, G G, Olerud, S und Ribbe, T: Motion of the Pubic Symphysis in Pelvic Instability. Scand. J. Rehabil. Med. 16(4): 163–169 (1984)

29 Meissner, A und Hochmut, R: Vektormathematisches Modell zur Analyse komplexer Bewegungen im dreidimensionalen Raum am Beispiel der durchtrennten Symphyse. Biomed. Tech. Berlin 36 (1–2): 12–19 (1991)

30 Wahlheim, G G und Selvic, G: Mobility of the Pubic Symphysis. In Vivo Measurements with an Elektomechanic Method and a Roentgen Stereophotogrammetric Method. Clinical Orthopaedics and related Research (Philadelphia) 191: 129–135 (1984)

31 Reynolds, H M: Three Dimensional Kinematics in the Pelvic Girdle. J. Am. Osteopath. Assoc. 80: 277–280

32 Kissling, R, Brunner, Ch und Jacob, H A C.: Zur Beweglichkeit der Iliosakralgelenke in Vitro. Z. Orthop. Ihre Grenzgebiete 128(3): 282–288 (1990)

33 Euler, E, Krueger, P, Betz, A und Schweiberer, L: Beckenringfrakturen – müssen sie stabilisiert werden? Unfallchirurg 95: 174–180 (1992)

34 Dörr, W M, Oest, W und Stollberg: Die klinische Messung der Spinen-Symphysen Ebene und ihre Bedeutung zur Beurteilung der menschlichen Beckenstellung. Z. Orthop. 119: 806–808 (1981)

35 Schumacher, G und Weber, M: Biomechanische Probleme am Beckenring nach totalem Hüftgelenksersatz. Z. Orthop. 118: 691–697 (1980)

36 Kamhin, M, Ganel, A, Salai, M und Horozowski, H: Rigid Fixation in Diastasis of Symphysis Pubis. J. Trauma 20: 523–525 (1980)

37 Berner, W, Oestern, H J und Sorge, J: Ligamentäre Beckenringverletzungen. Behandlung und Spätergebnisse. Unfallheilkunde 85: 377ff. (1982)

38 Poigenfürst, J: Beckenringbrüche und ihre Behandlung. Unfallheilkunde 82: 309ff. (1972)

Bildgebende Diagnostik von Beckenringverletzungen

W. Kleschpis / B. Grasl / E. Tibold / R. Reschauer

Die Häufigkeit von Beckenfrakturen wird mit bis zu 2% aller Skelettfrakturen angegeben und verteilt sich auf zwei Gipfel, einem in der 2. und 3. sowie in der 6. Lebensdekade [8].

Die Mortalität von Beckentraumen variiert, abhängig vom Verletzungsausmaß und vom Management, und wird beim Typ C mit bis zu 17% angegeben [3].

Im diagnostischen Algorithmus nehmen bildgebende Verfahren eine zentrale Stellung ein, und es ist wesentlich, den Verletzungstyp, eine Instabilität und Begleitverletzungen rechtzeitig zu erfassen [3, 7].

Die Untersuchung von Beckenverletzungen beginnt mit der Anamnese, aus der die Größe und Richtung der Gewalteinwirkung eruiert werden sollen.

Bei der klinischen Untersuchung werden äußere Verletzungen (Hämatome, Wunden) inspiziert, kann man pathologische Beweglichkeiten feststellen und Beinlängendifferenzen erkennen. Auch eine neurologische Untersuchung ist durchzuführen.

Bildgebende Verfahren

Wegen der allerorts bestehenden Verfügbarkeit bilden die Summationsröntgen-Beckenübersicht, Inlet und Outletaufnahmen die Grundpfeiler der bildgebenden Diagnostik.

Nach Young und Burgess [9] können über 90% der knöchernen Verletzungen aus der konventionellen Beckenübersichtsaufnahme und etwa 94% aus den zusätzlich angefertigten Inlet- und Outletprojektionen (Aufnahmen nach Pennal) verifiziert werden.

Die Analyse der Summationsaufnahmen sollte systematisch erfolgen, um diskrete Frakturen nicht zu übersehen.

Die Beckenübersichtsaufnahme erfolgt in Rückenlage des Patienten mit auf die Symphis pubis zentriertem vertikal ausgerichtetem Zentralstrahl (Abb. 1).

Beurteilt werden:
– an der Symphysis pubis die Weite des radiologischen Spaltes und eventuell eine kraniokaudale Verschiebung. Eine Weite über 8 mm gilt als sicher pathologisch

– an den Schambeinästen Frakturen und Dislokationen
– an den Darmbeinschaufeln-Frakturen und Assymetrien (Rotationsfehlstellungen!)
– an den Foramina obturatoria die Symmetrie
– am Acetabulum Frakturen, Dislokationen und (Sub-)luxationen
– an den Sakroiliakalgelenken Diastasen, (Sub-)luxationen sowie Symmetrie
– am Sacrum Frakturen, Verdichtungen (Spongiosainfraktion) sowie Kontinuität der Ränder der Foramina sacralia (sog. eyebrowline)
– an der caudalen Lendenwirbelsäule Frakturen der Querfortsätze
– die «Weichteilzeichen», deren wichtigste der Psoasschatten, der Obturatorschatten und der Blasenschatten sind (Abb. 2, 3 und 4).

Die Inletaufnahme erfolgt mit 45 bis 50° kraniokaudal geneigtem Strahlengang. Der Zentralstrahl ist auf den Nabel zentriert, der Patient ist in Rückenlage (Abb. 5).

Beurteilt werden der hintere und vordere Beckenring mit anteroposterioren Dislokationen oder (Sub-) luxationen und (intra)postoperativ Osteosynthesen.

Die Outletaufnahme erfolgt mit 40 bis 60° kaudokranial geneigtem Strahlengang. Der Zentralstrahl ist auf die Symphyse zentriert, der Patient ist in Rückenlage.

Beurteilt werden der hintere Beckenring mit kraniokaudalen Dislokationen, das Sakrum mit Frakturen (orthograde Darstellung), der vordere Beckenring mit Frakturen (unterer Schambeinast) und (intra-)postoperativ Osteosynthesen.

Instabilität

Instabilität ist die Unfähigkeit anatomischer Strukturen oder Strukturkomplexe, physiologischen statischen oder dynamischen Kräften zu widerstehen.

Die radiologischen Zeichen der Instabilität sind nach Tile und Buchholz definiert als:

– Dislokation des sakroiliakalen Komplexes um mehr als 0,5 cm durch Fraktur, Dislokation oder einer Kombination von beiden.
– Durch eine Impaktion im Sakrum
– Ein Fehlen dieser Zeichen ist jedoch kein Stabilitätshinweis.

Wir unterscheiden eine rotatorische von einer translatorischen Instabilität und nehmen damit Bezug zur ursächlich einwirkenden Kraft einerseits (Unfallmechanismus), andererseits aber auch zur Pathomorphologie (Definition der zerstörten Strukturen). Wir prüfen diese Instabilitäten durch einfache Manöver (push and

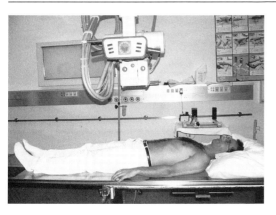

Abbildung 1: Beckenübersicht: Aufnahmetechnik

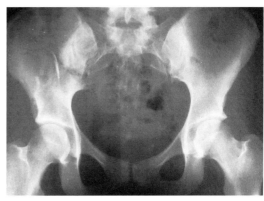

Abbildung 4: Darmbeinschaufelbruch

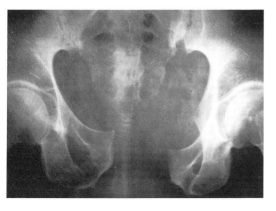

Abbildung 2: Beckenübersicht: Symphysen- und Sakroilakalgelenkssprengung

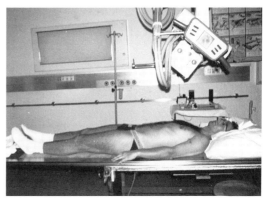

Abbildung 5: Aufnahmetechnik Inletaufnahme

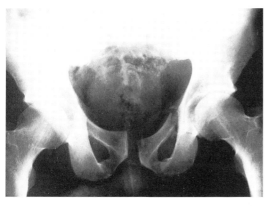

Abbildung 3: Symphysensprengung, Schambeinastbrüche, Blasenschatten

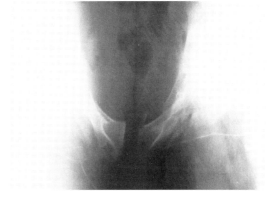

Abbildung 6: Inlet-Ansicht-Symphyse

pull sowie Rotation an den unteren Extremitäten, Kompression oder Distraktion der Spinae iliacae ant. sup. in Narkose). Dies geleitet uns zu der unabdingbaren funktionell pathomorphologischen Betrachtungsweise unter Integration bildgebender Verfahren.

Es erscheint uns wichtig, darauf hinzuweisen, daß es sich bei konventionellen Röntgen um Summationsaufnahmen mit methodisch bedingter schlechter Orts- und Dichteauflösung handelt, und aus diesen und anderen Gründen (häufig Meteorismus) die Beurteilbarkeit dorsaler Beckenringstrukturen erheblich erschwert bis unmöglich sein kann.

Computertomographie

Aus den oben angeführten Gründen wird bei uns zum frühest möglichen Zeitpunkt (Einsatz von schnellen Rechnern und Spiral-CT gestatten dies) die Computertomographie auch in der Akutphase unter Wahrung der vitalen Funktionen des Patienten eingesetzt. Die Sensitivität dieser Methode ist nahezu 100%, wie bereits Howie und Rafii feststellen konnten [4].

Die wesentliche Aufgabe der Computertomographie liegt in der Beurteilung und Darstellung des dorsalen Beckenringes zu (Abb. 8, 9).

Durch entsprechende Programmgestaltung und wahlweise Kontrastmittelapplikation i. v. (Bolus) bzw. retrograde Instillation in Urethra oder auch Harnblase, lassen sich thorakoabdominelle und speziell Weichteilverletzungen des kleinen Beckens (Urogenitalverletzung) in entsprechender Fensterung zuverlässig abklären. An dieser Stelle möchten wir insbesondere auf Verletzungen des Plexus lumbosakralis (v. a. bei zentralen und transforaminellen Sakrumfrakturen), aber auch auf die des Beckenbodens (bei Typ C-Frakturen) hinweisen, zumal dieselben in der Akutphase häufig kaum beachtet werden und zu erheblichen Langzeitfolgen (Beckenbodeninsuffizienz, Störungen des Sexuallebens) führen können.

2-D-Rekonstruktion

Diese erlaubt uns zumeist eine ausreichende Frakturklassifikation, läßt sich jedoch nicht in beliebiger Ebene durchführen und es verbleiben aus diesen, aber auch anderen Gründen Frakturen (v. a. Gelenkfrakturen), die zwar ausreichend klassifiziert werden können, bei denen aber trotz reichlicher Erfahrung des Operateurs die mentale Bildintegration zur dreidimensionalen Vorstellung einer konkreten Fraktur schwierig bleibt.

3-D-Rekonstruktion

Durch beliebige Rekrutierung aus einem Bilddatensatz ist es uns möglich, ein realitätsgetreues dreidimensionales Frakturmodell zu bekommen. Durch entsprechende Manöver (Fensterwahl-Weichteilsubtraktion, Rotation, Sektion, Simulation) gewinnen wir beliebige Projektionen und auch strukturelle Einblicke von Frakturen. Wir sehen in diesem Rechenverfahren eine wesentliche Hilfe des Vorstellungsvermögens und damit auch Beeinflussung des Managements derartiger Verletzungen (Wahl des operativen Zugangs und der Art der Instrumentation) (Abb. 10, 11, 12).

Nachteilig sind sogenannte «Pseudofrakturen» an Schichtgrenzen bei Unruhebewegungen bzw. das Übersehen von kleinen schichtparallelen Frakturen. Auch die Strahlenbelastung der Gonaden ist bei Dünnschichtführung beachtenswert.

Aus angeführten Gründen sollte die Indikationsstellung streng sein.

Angiographie (DSA)

Bei Pulslosigkeit setzen wir die Angiographie vorzugsweise in DSA-Technik unverzüglich, bei hämodynamischer Instabilität die trotz konservativer und (minimal-Beckenzwinge) operativer Intervention therapierefraktär ist, auch im Intervall ein. Der Zugang wird vorteilsweise über eine 5-F-Schleuse links axillär gelegt, (damit ist simultanes Arbeiten möglich und die Intervention – beispielsweise Embolisation mit Ethiblock oder Mikrocoils – ist im Stromgebiet der A. iliaca int. beidseits einfacher).

Sonographie

Als bedside-Methode im Schockraum etabliert, ermöglicht sie eine grobe Orientierung über Verletzungsmuster (freie Flüssigkeit, sowie Läsionen parenchymatöser Organe). Eingeschränkte Applikation bei großflächigen Verbänden bzw. Schalleitungsprobleme bei ausgeprägtem Meteorismus. Sie erfordert einen versierten Untersucher!

Zusammenfassung

Mit konventionellen Summationsröntgen ist es uns möglich, die Mehrzahl (etwa 94%) der Beckenringverletzungen abzuklären. Durch Einsatz sensitiver indirekt bildgebender Verfahren (CT, 2 D CT) läßt sich die diagnostische Lücke zuverlässig schließen. Durch

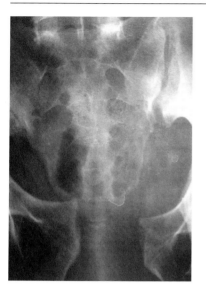

Abbildung 7: Outlet-Ansicht Sakrum

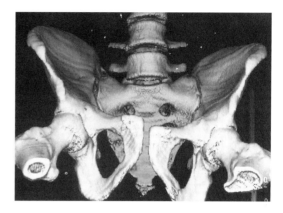

Abbildung 10: 3-D-Rekonstruktion Becken: Sakroiliakalgelenksprengung rechts, Symphysensprengung

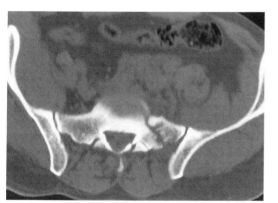

Abbildung 8: CT Sakrumfraktur

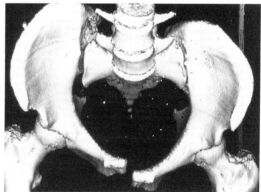

Abbildung 11: 3-D-Rekonstruktion Inletview

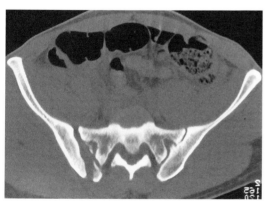

Abbildung 9: CT Sakroiliakalgelenksprengung mit Fraktur Darmbein

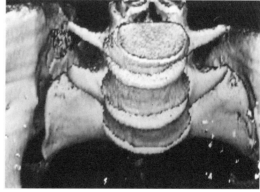

Abbildung 12: 3-D-Ausschnitt rechtes Sakroiliakalgelenk

hohe Orts- und Dichteauflösung und entsprechende Programmgestaltung lassen sich auch thorakoabdominelle und insbesondere Weichteilverletzungen des kleinen Beckens erfassen.

Die Wertigkeit der 3-D-CT ist zur Zeit noch nicht klar definiert und wird untersucher- und disziplinabhängig kontroversiell diskutiert. Die Beeinflussung des Managementes (Prozedere, Zugangswahl, Wahl der Instrumentation) wäre zu beweisen und – viel schwieriger – die adjuvante Funktion bei der mentalen Bildverarbeitung nachzuweisen.

Literatur

1 Bucholz R: The pathological anatomy of Malgaigne fracture-dislocation of the pelvis JBone Joint Surgery 63 A 400 (1981)
2 Edeiken-Monroe BS: The role of standard roentgenograms in the evaluation of instability of pelvic ring disruption. Clin orth 240, 63 (1989)
3 Failinger MS: Unstable fractures of the pelvic rim JBone Joint Surgery 74 A 781 (1992)
4 Howii Rafii: Computertomography in diagnosis of pelvic fractures. Clin Orth 178, 228–235 (1983)
5 Jackson H: The sacral arcuate lines in upper sacral fractures. Radiology 145, 35 (1982)
6 Pennal GF et al: Pelvic disruption: Assessment and classification Clin orthop 151, 12 (1980
7 Tile M: Pelvic ring fractures: should they be fixed? JBJS (Br) 70, 1 (1988)
8 Tile M: Fractures of the pelvis and acetabulum. Williams & Wilkins, Baltimore (1984)
9 Young JW, Burgess AR: Radiologic management of pelvic ring fractures. Urban und Schwarzenberg (1987)

Instabilität: RTG versus CT

J. Szita / A. Renner / L. Kurucz

Bei den Verletzungen des Beckenringes ist das Behandlungsziel die Rekonstruktion, die individuell auf Patienten angewendet werden muß, und inzwischen müssen die biomechanischen Eigenschaften des Bruches berücksichtigt werden.

In der Diagnostik und Behandlung ist die Beurteilung der Stabilität des Bruches am wichtigsten. Wir sprechen über Instabilität bei Beckenringbrüchen, wenn es auch eine Vertikalverschiebung gibt. Vom Gesichtspunkt der Stabilität ist der Hintertrakt des Beckenringes von großer Bedeutung.

Die konventionellen Röntgenaufnahmen, CT, 3D und MRI stehen uns als bildgebende diagnostische Methode zur Verfügung. Zuerst bereiten wir die a. p.-Aufnahme des Beckens vor und die Inlet- und Outlet-Aufnahmen gegeben von Pennal. Die sogenannten Ala- und Obturator-Aufnahmen können uns beim begleitenden Acetabulum-Bruch behilflich sein. Auf der sogenannten Inlet-Aufnahme können die Sagittalverschiebungen, Rotationen und der Kranialteil des Sacrums gut beurteilt werden. Auf der sogenannten Outlet-Aufnahme können die Vertikalverschiebung des Hinterteils des Beckenringes, die Stufenbildung auf der Symphyse und die Foramina sacralia und das ganze Sakrum beurteilt werden.

Auf den konventionellen Röntgenaufnahmen, die aus drei Richtungen gemachten a. p., Inlet- und Outlet-Aufnahmen sind die Instabilitätszeichen die folgenden:

– Der Bruch des Processus transversus des V. Lumbalwirbels
– Das knöchige Ausreißen der Insertion des Ligamentum sacrospinosum
– Die 1 cm lange oder größere Kranialverschiebung des Hintertraktes des Beckenringes.

Wir halten den CT bei solchen Brüchen für wichtig, bei denen der Bruch mit aus drei Richtungen gemachten Beckenaufnahmen nicht exakt beurteilt werden kann, und bei präoperativer Planung bzw. wenn der Bruch des Beckenringes sich mit Acetabulumbruch verflochten hat.

Beim Transilialkalbruch auf dem Hintertrakt des Beckenringes ist das CT nicht begründet. Die transartikular bzw. transsakral schreitenden Brüche können mit CT genau beurteilt werden.

Auf CT-Aufnahmen können die Eigenschaften, der Verlauf, die Stabilität, eventueller Knochenmangel, Impaktion und das Trümmerfeld des Bruches genau beurteilt werden.

Die klaren Verrenkungen oder Luxationsfrakturen im sakroiliakalen Gelenk können mit CT genau beurteilt werden.

Von 1989 bis 1992 haben wir 212 Kranke mit Beckenringfraktur in unserer Klinik behandelt. Im Fall der Verletzung des Beckenringes erlitt mehr als ein Viertel der Patienten auch eine Acetabulumfraktur.

Im Fall der Beckenringfraktur haben wir bei 20% der Patienten CT-Untersuchungen vorgenommen und dies für begründet gehalten.

Zusammenfassend: Die konventionelle Röntgenaufnahme des Beckens aus drei Richtungen hat folgende Vorteile:
1. Die Aufnahme kann auf dem Rücken liegend gemacht werden, ohne den Kranken bewegen zu müssen (polytraumatisierter Patient).
2. Die Inlet- und Outlet-Aufnahmen laufen in einen 90gradigen Winkel aus, wie die Aufnahmen bei den Röhrenknochen. Deswegen können die Verschiebungen der Brüche im Raum viel besser beurteilt werden.
3. Die aus drei Richtungen gemachten Röntgenaufnahmen des Beckens können auf jedem Röntgenapparat, in jedem Krankenhaus, und auch ohne spezielle Ausbildung gemacht werden.
4. CT-Aufnahmen sind bei transsakralen und transartikularen Frakturen bzw. bei Acetabulumfrakturen begründet.

Mit genauer Analyse der a. p. und Pennal konventionellen Röntgenaufnahmen kann die Stabilität des Beckenringes beurteilt werden, und vielleicht kann der Kranke mit instabilen Beckenbruch für weitere operative Behandlungen in entsprechenden Zentralen überführt werden.

Die Beckenfraktur als Todesursache
Die Sterbeziffern für Österreich in den Jahren 1980 bis 1989

E. Foltin

Bei der Meldung von Unfalltodesfällen wird neben der Verletzungsursache (Verkehr, Sturz usw.) auch diejenige Region angegeben, deren Verletzung als Haupttodesursache aufzufassen ist. Die Angaben auf dem Totenschein werden vom Statistischen Zentralamt in Wien erfaßt, eine Aufschlüsselung nach verletzten Regionen wird aber nicht veröffentlicht.

Die folgenden Angaben wurden aufgrund der vom Statistischen Zentralamt auf elektronischem Speichermedium abgegebenen (anonymisierten) Daten der 65017 Unfalltoten von zehn Jahren zusammengestellt. Es soll ausdrücklich darauf hingewiesen werden, daß die präsentierten Daten nichts darüber aussagen, wie hoch das Sterberisiko ist, wenn eine Beckenfraktur eingetreten ist; es wird also nicht die Letalität der Beckenfraktur behandelt!

In den Jahren 1980 bis 1989 verstarben in Österreich 699 Menschen an Beckenfrakturen, einschließlich Frakturen des Kreuzbeines und des Acetabulums, entsprechend den ICD-N-Codes 805.6 und 805.7, sowie 808.0 bis 808.9. Davon verstarben 51% im Lebensalter von 80 Jahren und darüber. Nur 16% waren jünger als 60 Jahre. Das Durchschnittsalter stieg im betrachteten Zeitraum an: von 68,5 Jahren im Berichtjahre 1980 auf 77,1 Jahre im Berichtjahre 1989. Bis zum 60. Lebensjahr überwogen die Männer etwa im Verhältnis 2:1, darüber nahm der Anteil der Frauen stetig zu. In der Altersklasse ab 85 Jahre ist das Geschlechterverhältnis 1:4. Als Ursache wurde in 430 Fällen ein Sturz gemeldet, in 187 ein Verkehrsunfall.

Bezieht man die Zahl der Todesfälle auf die Bevölkerung unter Risiko und mittelt über den Zehnjahreszeitraum, so zeigte sich in dieser höchsten Altersklasse für die Frauen ein nur gering höheres Risiko als für Männer, an einer Beckenfraktur zu sterben. Für die Altersklassen 70 bis 74, 75 bis 79 und 80 bis 84 waren die entsprechenden Ziffern bemerkenswerterweise für Männer und Frauen nahezu gleich. Bei den vor dem 65. Lebensjahr Verstorbenen war das Risiko niedrig, für Männer jedoch etwa doppelt so hoch wie für Frauen. Wie der Blick auf die folgende Tabelle zeigt, nahm die Mortalität an Beckenfrakturen mit dem Alter exponentiell zu; ab dem 60. Lebensjahr trat alle fünf Jahre etwa eine Verdoppelung des Risikos ein.

An Beckenfrakturen in den Jahren 1980 bis 1989 Verstorbene, nach Alter und Geschlecht, bezogen auf 1 Million Personenjahre

Alter	Männer	Frauen
00 bis 59	2 630	1 122
60 bis 64	8 318	3 948
65 bis 69	14 719	10 267
70 bis 74	19 494	19 954
75 bis 79	40 175	41 484
80 bis 84	92 419	92 542
85 und darüber	213 217	275 712

Quelle der Rohdaten: Statistische Zentralamt, Wien

Dieses Verhalten der Beckenfrakturen war sehr verschieden von dem anderer zum Tode führender Verletzungen im gleichen Zeitraum: Bei den Schenkelhalsfrakturen zum Beispiel stieg das Risiko mit zunehmendem Alter exponentiell an, die Frauen unterlagen aber einem wesentlich größeren Risiko als die Männer. Das Risiko, an einem Schädel-Hirn-Trauma zu sterben, nahm mit dem Alter annähernd linear zu und die Männer hatten in allen Altersklassen höhere Mortalitäten für diese Verletzungsart als die Frauen.

Es ist daraus zu schließen, daß das alters- und geschlechtsspezifische Risiko, an einer Beckenfraktur zu sterben, ein im Vergleich zu anderen Verletzungen ganz charakteristisches Muster aufweist. Es wird der Versuchung widerstanden, dafür Interpretationen anzubieten, die doch nur spekulativ bleiben können. Vielmehr kam es darauf an, Daten mitzuteilen, die seit Jahrzehnten gesammelt, aber nicht beachtet werden, obwohl die Unfallchirurgen daran interessiert sein müßten, haben sie doch die meisten der Verstorbenen behandelt und die Dokumentation auf den Totenscheinen durchführen lassen.

Präklinische Versorgung gedeckter Beckenring-verletzungen

P. Kemetzhofer / M. Mousavi / V. Vécsei

Der Sturz aus großer Höhe, der Verkehrsunfall als PKW-Insasse und das Überrolltrauma sind die mit Abstand häufigsten Ursachen von Beckenringverletzungen. Diese sind als Beckenfrakturen häufig mit pelvinen Begleitverletzungen im Rahmen eines Polytraumas verbunden. Präklinisch stehen die massive Blutung und damit einhergehenden Komplikationen im Vordergrund. In der Literatur wird die Letalität bei Beckenverletzungen mit 30 bis 50% angegeben, wobei die Haupttodesursache im irreversiblen traumatisch-hämorrhagischen Schock zu suchen ist. Diese Prozentsätze beziehen sich sowohl auf gedeckte, als auch auf offene Beckenringverletzungen. Die Hauptblutungsquellen sind der spongiöse Knochen und das sakrale Venengeflecht, sowie bei 10% der Fälle die großen Iliakalgefäße.

Der traumatisch-hypovolämische Schockzustand führt zur massiven Störung der Hämodynamik und des Gerinnungssystems. Anzustreben ist daher der frühzeitige Beginn des Schockmanagements, das einerseits gegen die schockunterhaltenden Ursachen gerichtet ist und den Patienten in seinen Vitalfunktionen unterstützt, und andererseits aus der großzügigen, mit entsprechend ausgewählten Therapeutika versehene Volumenstherapie besteht. Die optimale präklinische Therapie besteht somit nebst Intubation und Medikation aus Volumenstherapie und Kompression.

Ein Polytraumatisierter benötigt im Schnitt eine Sauerstoffaufnahme von 150 ml/min/m². (Ein gesunder Proband weist eine Aufnahme von etwa 80 ml/min/m² auf.)

Ein intravasales Volumensdefizit von etwa 20% bedeutet bereits eine Reduzierung des HZV um 21 bis 44%. Eine isolierte Betrachtung des Blutdruckes ist bedenklich, da die übliche gängige Schocksymptomatik erst bei Verlusten von 30 bis 40% des zirkulierenden Volumens «greifbar» wird. Ein Blutverlust von zwei Litern und mehr ist bei Beckenverletzungen durchaus möglich.

Es ist hinreichend belegt, daß die frühzeitige Intubation bei schwerverletzten Patienten die Überlebensrate positiv beeinflußt und die Rate der pulmonalen Komplikationen deutlich senkt. Nicht immer entspricht das klinische Zustandsbild der Beschreibung der übernommenen Patienten: «Patient ist respiratorisch suffizient».

Jede Beckenverletzung, jeder hämorrhagische Schockzustand gehört mit mindestens zwei Venflons adäquater Stärke «Grau/Braun» (French: 5.6/6), die eine Flüssigkeitszufuhr von 1,8 l bzw. 2,5 l in zehn Minuten normobar erlauben, versorgt. Zum Vergleich ein grüner Venflon French 3 schafft gerade 800 ml/ 10 min.

Zur Volumenstherapie stehen vor Ort kristalloide, kolloide, und hyperonkotische Kombinationspräparate zur Verfügung. Die Applikation von Ringerlaktat stößt bei einem Volumenverhältnis von 4:1, wie es für Kristalloide typisch ist, schnell an natürliche Grenzen. Die kolloidalen Lösungen (Gelatine, HÄS, Dextrane) sind den zuvor genannten an Volumenswirksamkeit (in etwa 1:1) und in der intravasalen Verweildauer überlegen. Der Einfluß auf das Gerinnungssystem nimmt in der Aufzählfolge zu.

Einen neueren Therapieansatz stellt die Therapie über «small volume resuscitation» dar. Dabei werden hypertone Kochsalzlösung (7,2% NaCl) alleine, oder diese in Kombination mit einem Kolloid (Dextran, HÄS) in hyperonkotischer Form verabreicht. Diese Mischungen gibt es bereits in fertiger Ausführung in 250 ml Beuteln (z. B. Hyperhäs®). Bei einer Dosierung von 4 ml/kg Körpergewicht und rascher Infusion (maximal 3–5 min), erzielen diese Präparate, durch eine Mobilisierung und Bindung von freiem Wasser, eine deutlich höhere Volumenwirksamkeit. Klinisch sichtbar wird dies durch einen deutlichen Blutdruckanstieg bei sinkender Herzfrequenz, Reduktion des Gefäßwiderstandes und Aufhebung von schockinduzierten Gefäßspasmen.

Bei den Möglichkeitern der mechanischen Kompression sind folgende physikalische Gesetzmäßigkeiten von Bedeutung. Die Formel

$$V = \pi R^2 H \qquad (1)$$

zeigt deutlich, daß bei Anwendung auf einen Gefäßquerschnitt, die Halbierung des Gefäßradius das Volumen um den Faktor Vier vermindert.

Mit der Bernoulli-Gleichung kann der Zusammenhang zwischen Gefäßquerschnitt, hier mit dem Gefäßdefekt gleichgesetzt, sowie dem intra- und extraluminaler Druck hergestellt werden:

$$Q = A \frac{P}{E} + V^2 \qquad (2)$$

wobei Q der Leckabflußrate (Flußrate durch den Gefäßdefekt), A dem Verletzungsareal, P dem transmuralen Druck (Intraluminal- minus Extraluminaldruck), E der Viskosität und V der Flußgeschwindigkeit entspricht.

Das Gesetz von Laplace zeigt den Zusammenhang zwischen der Wandspannung eines Gefäßes, dem herrschenden transmuralen Druck und dem Gefäßradius.

$$T = PR \qquad (3)$$

Basierend auf diesen physikalischen Prinzipien wurde bereits 1903 von George Crile eine der heute verwendeten MAST (**m**ilitary / **m**edical **a**nti **s**hock **t**rouser) ähnlichen Kompressionsvorrichtung beschrieben. Kaplan modifizierte dann die Air Force G-suit für medizinische Belange, die in ihren Grundzügen heute noch Gültigkeit hat. Die MAST besteht aus drei aufblasbaren Kammern an den unteren Extremitäten und Becken-Bauch-Bereich. Optimale Verbesserung der Klinik ergeben Kompressionsdrücke, die zwischen 60–80 mm Hg liegen; darüber hinaus gehende Druckerhöhungen bringen nur minimal bessere Response. Ein Druck von 100 mm Hg in der initialen Reanimationsphase ist möglich; bei Langzeitanwendung (bis zu 96 Stunden) ist auf 40 mm Hg zu reduzieren. Eine angelegte MAST kann einen Volumenseffekt von bis zu einem Liter erbringen.

An weiteren Kompressionsmöglichkeiten sind die Beckenzwinge und die Vakuummatratze zu erwähnen. Die Beckenzwinge erlaubt eine rasche Reposition und Stabilisation des Beckenringes und eine Kompression der Frakturflächen. Sie ist als präklinische Methode sowohl vom Handling, als auch von den Möglichkeiten der MAST unterlegen.

Da die Vakuummatratze kein geschlossenes System darstellt, ist es unmöglich, ungeachtet ihrer Verdienste bei der Stabilisierung von Frakturen, damit adäquate Kompressionsdrücke zu erzielen.

In den Jahren 1989 bis 1993 wurden nach NAH Christophorus II (Krems) 42 Patienten mit Beckenverletzung primär versorgt. Davon hatten 15 Patienten (32%) Verletzungen der langen Röhrenknochen, acht (19%) Patienten Schädelhirntrauma, sechs (14%) Patienten abdominelle Begleitverletzungen und jeweils fünf (12%) Patienten eine Beteiligung des Thorax und der Wirbelsäule. 17 (35%) der Patienten waren beim Eintreffen des NAH's bereits im schweren Blutungsschock.

Zusammenfassend meinen wir, daß neben adäquater Sauerstofftherapie und ausgewogener Volumenssubstitution auch eine mechanische Kompression eine wesentliche Rolle im Outcome dieser Patienten spielt. Derzeit wird die Möglichkeit der Kompression mittels Schockhose nicht genutzt. Die MAST hat in Österreich noch keine größere Verbreitung gefunden. Eine größere Studie, die die Möglichkeiten im Österreichischen Rettungswesen erfassen soll, ist in Planung.

«Scoop and run» kann nicht unsere Auffassung präklinischer Notfallmedizin sein.

Und wahrscheinlich trifft das, das Shoemaker über den Schock gesagt hat, auch hier in abgewandelter Form zu: «...but in the late stage, the patient with the same degree of hypotension may respond to almost nothing:»

Literatur

Flint LM, Jr, Brown A, Richardson JD: Definitive control of bleeding fron severe pelvic fractures, Ann Surg 1979; 189: 709–716

Schreiner J: Physik I Verlag Hölder-Pichler-Tempsky 1973

Kwasny O, Kemetzhofer P: Die Erstversorgung des polytraumatisierten Patienten (in Druck)

Zenker W, Besch L, Egbers H-J, Havemann D: Verletzungsmuster mit Gradation der Verletzungsschwere beim Polytrauma; ACA 5/6/92 Jg. 24 282–285

Moss GS, Lowe RJ, Jilek J, Levine HD: Colloid or cristaloyd in the resuscitation of hemorrhagic shock: a controlled clinical trial Surgery 89, 434 (1981)

Mattox K, Bickell W, Pepe P, Burch J, Feliciano D: Prospective MAST study in 911 Patients. Journal of Trauma 29: 1104–1112 (1989)

Krausz MM, Baar-Ziv M, Rabinovici R, Gross D: «Scoop and Run» or stabilize hemorrhagic shock with normal saline or small-volume hypertonic saline? Journal of Trauma, Vol 33, No. 1 (1992)

Kremeier U, Messmer K: Small-volume resuscitation. Baılliere's Clinical Physiology, Vol 2,2, 545–577 (1988)

Helm M, Thomas A, Bock K-H: Einsatz der Anti Schock Hose bei einem polytraumatisierten Patienten, Notfallmedizin 12, 803–806 (1986)

Lindner KH, Dick W, Lotz P, Pfenninger E: Abdominale Kompression und PEEP Beatmung während der kardiopulmonalen Reanimation, Anaesthesist 33: 20–30 (1984)

Kaplan BH: Emergency autotransfusion medical pneumatic trousers in disclosure and intervention

Kaplan BC, Civetta JM, Nagel E: The military anti-shock trouser in civilian prehospital emergency care. Journal of Trauma 13: 843–848 (1973)

Shoemaker WL, Wolff G: Die Klinik des akuten progressiven Lungenversagens

Taeger K: Anästhesiologische Probleme und Besonderheiten in der Versorgung von schweren Beckenverletzungen. Unfallchirurg (1992) 95: 185–188

Bosch U, Pohlemann T, Haas N, Tscherne H: Klassifikation und Management des komplexen Beckentrauma. Unfallchirurg (1992) 95: 189–196

Bosch U, Pohlemann T, Tscherne H: Strategie bei der Primärversorgung von Beckenverletzungen. Orthopädie (1992); 21 (6): 385–392

Diskussion

Passl, Graz: Gibt es Anfragen zu bezug auf Diagnostik, Pathomechanik und CT? Wenn wir uns mit der konventionellen Röntgen- und CT-Diagnostik zu einer Klassifikation entschließen, dann ist es unbedingt notwendig, daß wir wissen, wie das passiert ist, wie der Frakturmechanismus ist? Ist es dann unbedingt notwendig, für die präoperative Planung auch noch 3-D-CT zu machen?

Schatzker, Toronto: We have studied this issue very carefully, we have certainly CT available, we also use the 3-D-reconstruction, the software which Dana Mears showed comes from Toronto. I think there are issues that have to be considered, who has a CT available, and finally, what is the cost-effectiveness of this procedure? I believe very strongly, that the 3 views which Pennal described with Sutherland in 1957 carefully done, of good diagnostic quality, will give you over 90% of the information which is necessary, whether there is a lesion in the sacrum, whether the posterior complex is disrupted, and, as Dr. Mears pointed out, the displacement is not only rotational about one axis, the B and C classification differentiates the displacement about the vertical axis from the x axial and horizontal axes. The vertical axis displacement denotes a lesion of the posterior complex, which has a major prognostic significance, but you certainly do not need to do CT scans with cuts down to 1,5 mm, which is costly, it is timeconsuming and it exposes the patient to a great deal of unnessary irradiation. So we rely on the three views, we rely on the CT, in order to have a detailed understanding of the posterior complex. But that is for the definitive stabilization, to see whether you have a fracture through the sacrum, which is extraforamenal, transforamenal, whether you have a fracture dislocation with evulsion. But these are details, which you can then evolve, not as an emergency measure. Thank you.

Mears, Pittsburgh: I would like to respond, in the beginning you look at three main views which Pennal described or to look at three acetabular views, an enormous amount of information is rapidly gleaned and it is passed to those surgeons who are around them. And this rests on their years of dedication and experience in this field. Most surgeons do not see many of these injuries, even in moderate size trauma centers, and when they look at the X-rays, they do not appreciate the details that Joe Schatzker appreciates. They are lucky to characterize it adequately, to determine: Is surgery necessary? If it is necessary, what should be done? And if they make any mistake in the judgement, the cost for the patient is much more than the cost of the 3D-scan. We find in seeing our residents, and when I teach courses around the country, if you put them to the test to look at X-rays of the pelvis or to look at X-rays of the acetabulum, and you ask them: What is injured, how is this deformed? And my experience across Europe, United States, Australia, New Zealand, is: Hardly any of those that one asks can give an accurate answer. And that is a serious problem. Maybe some day there will be more training, but right now there is not, and if the three-dimensional images provide rapid expert realization of the injury, it is better and less expensive to do that, than to have grave errors from looking at a few X-rays. The second thing is that technology is changing very rapidly. Now, one can obtain a whole body study of 2-D- and 3-D-CT scan of the whole body in something like 20 minutes. And if you take the time for most surgeons to obtain all the special studies of different organ systems, that is much longer and more costly. So that ironically, within a few years, as this instrumentation becomes available in major centers, it will be less costly, less time-consuming and much more accurate, especially for multiple trauma victims. So I would suggest that Joe Schatzker thinks a little bit longer about the three views.

Ulmer, Gießen: Ich habe das Gefühl, daß jene Chirurgen, die sehr wenig Beckenfrakturen sehen und dann eine 3-D-Rekonstruktion brauchen, um in Indikation zur Versorgung zu stellen, auch nicht gerade die sind, die eine 3-D-Rekonstruktion zur Verfügung haben, weil das eben jene sind, wo die Patienten notfallmäßig in kleine Krankenhäuser kommen. Ich meine, es ist sicher toll, diese 3-D-Bilder anzuschauen, und ich meine, die Technologie, die Hochtechnologie, stellt ja alle möglichen Hilfsmittel zur Verfügung, aber die Kostenfrage dürfte doch wohl allmählich entscheidend werden. Ich glaube bei 3-D-Rekonstruktionen von Beckenfrakturen gilt das gleiche wie für die Arthroskopie am Kniegelenk. Man muß nicht unbedingt jedes Knie arthroskopieren. Ich glaube, man kommt mit der Nativdiagnostik bei Beckenfrakturen auch schon ganz schön weit. Ein CT ist sicher hilfreich zum Beispiel eine Entscheidung zu erzwingen, um zu sehen, ob wirklich nur eine einfache Beckenringverletzung vorliegt oder ob im dorsalen Bereich, was eben wirklich durch das Röntgen schwer einzusehen ist, auch noch eine Laesion ist, um zum Beispiel auch die konservative Therapie zu planen.

Poigenfürst, Wien: Ich möchte auch dafür sprechen, daß man sich natürlich nach dem normalen Röntgenbild und nach den Einstellungen von Pennal und Jodet richtet. Ich habe mich mit diesem Problem ja schon sehr früh beschäftigt, ich glaube, die Publikation ist aus dem Jahr 1968 oder 1969, und es ist eigentlich, wenn man weiß, bei welcher Frakturform im vorderen Beckenring eine Verletzung im dorsalen Beckenring zu erwarten ist und man die Stadien der Instabilität kennt, kommt man eigentlich mit diesen Röntgenbildern aus. Aber ich glaube, es ist sinnlos, jetzt sich dagegen zu stemmen, weil die Industrie wird dafür sorgen, daß jeder in jedem Krankenhaus 3-D-Rekonstruktionen machen kann, und dann wird es sinnlos sein, jemandem zu zeigen, wie man ein normales Röntgenbild liest. Es wird jeder nur mehr 3-D-Rekonstruktionen verstehen.

Haas, Berlin: Ich glaube, das war eine ganz gute Zusammenfassung, denn es ist ja auch von Herrn Schatzker nicht so gesagt worden, daß er auf das CT in gewissen Situationen verzichten kann, aber es ist eine gefährliche Entwicklung. Wir sehen das in ähnlicher Weise. Sicher nur in einzelnen Kliniken, aber es ist tendenziell – zum Beispiel beim Knie. Die Leute können heute zum Teil schon das Knie nicht mehr richtig untersuchen. Das erste, was bei einer Knieverletzung verlangt wird, ist ein MRI heutzutage schon, um die Ruptur des vorderen Kreuzbandes nachzuweisen, weil sie gar nicht mehr klinisch untersuchen können. Genauso ist es ja auch bei der Beckenstabilität. An erster Stelle kommt ja noch die klinische Untersuchung und da kann man ja auch schon das eine oder andere feststellen, und dann kommt das konventionelle Röntgen. Da ist man dann schon recht weit. Sicher, das CT hat natürlich seine Indikation und die 3-D-Rekonstruktion, je besser sie wird, um so eleganter ist sie und wird man sie auch anwenden, aber man muß aufpassen, daß man die anderen Techniken nicht plötzlich vernachlässigt und dann gar nicht mehr interpretieren kann.

Szyszkowitz, Graz: Man muß unterscheiden zwischen CT und 3-D-Rekonstruktion. Zuerst die Röntgenbilder und im Zweifelsfall CT. Da sieht man doch überraschend wesentlich mehr, als ich vielleicht zuerst am Röntgenbild nur vermutet habe. Die 3-D-Rekonstruktion gibt mir eigentlich nicht mehr als das normale Schicht-CT.

Haas, Berlin: Vielleicht sollte man den Vortrag von Herrn Foltin noch einmal zur Diskussion aufrufen, falls da noch Fragen anstehen. Es war ja doch interessant, daß die 80jährigen in Österreich sehr häufig an Beckenverletzungen zu Tode kommen. Sind die obduziert worden, oder ist das eine Diagnose, die der Hausarzt oder Notarzt gestellt hat?

Foltin, Kirchdorf: Das kann man leider nicht herausbekommen, denn das sind anonym abgegebene Daten, die sich eben auf die Totenscheine stützen. Ich glaube, daß die meisten dieser Patienten von den Anwesenden behandelt worden sind.

Heim, Davos-Platz: Ich habe den peinlichen Eindruck, daß es sich hier um eine Verwechslung handelt, denn die Kurven, die wir gesehen haben, sind die Kurven der proximalen Femurfrakturen und die Todesfälle um 70, 80, 90 mit Ausnahme der männlichen Prädominanz. Wenn man nicht Stichproben machen kann mit Röntgenbildern, halte ich diese Aussage für nicht schlüssig.

Haas, Berlin: Das ist ein interessanter Hinweis.

Poigenfürst, Wien: Ich wollte auch die Diagnosen anzweifeln. Die haben Sie ja nicht gestellt, sondern wir, die wir wie Patienten behandelt haben, und diese sind halt auch manchmal nicht richtig. Ich glaube, bei den meisten dieser alten Frauen handelt es sich um Schambeinbrüche, und Frauen bleiben im Bett liegen und sterben dann an den Folgen des langen Krankenlagers, und nicht an der Beckenfraktur.

Foltin, Kirchdorf: Das ist die auslösende Todesursache im Sinne dieser International Classification of Diseases, das heißt Haupttodesursache, das ist eine Abstraktion. Da wird die Verletzung hergenommen, von der man annimmt, daß sie den Prozeß in Gang gebracht hat, der schließlich zum Tod führt. Es ist eigentlich nicht meine Absicht gewesen, Schlußfolgerungen zu bringen, sondern diese Daten nur überhaupt einmal vorzustellen, denn die werden jahraus, jahrein erhoben, und es scheint diejenigen, die sie erzeugen, überhaupt nicht zu interessieren, denn sonst hätte sie schon jemand ausgewertet.

Haas, Berlin: Nein, ich glaube, das war schon ganz richtig, daß Sie die Zahl einmal gezeigt haben, und das haben wir auch gesehen, denn die Diskussion jetzt – aber ich glaube mit der Interpretation von Herrn Poigenfürst kann man leben, daß das das auslösende Moment war, aber verstorben sind die dann an multifaktoriell und letztendlich an ihrem Alter.

Notfallbehandlung instabiler Beckenringfrakturen

Th. Fiechter / J. Osterwalder

Die instabile Beckenringfraktur stellt an und für sich schon eine schwere Verletzung mit einem AIS (abreviated injury scale) von drei bis vier dar und ist zudem häufig mit anderen Verletzungen kombiniert. Bei der primären Versorgung stehen deshalb vor allem lebensrettende Sofortmaßnahmen wie Blutstillung und Schockbekämpfung im Vordergrund.

Vom Juni 1990 bis März 1993 wurden an unserer Klinik 324 mehrfach verletzte Patienten mit einem minimalen ISS (injury severity scale) von 18 aufgenommen und anhand der Polytraumastudie ausgewertet. Bisher konnten 288 Patienten ausgewertet werden. Davon erlitten 44 (15%) eine Beckenringsprengung. Die mittlere Überlebenswahrscheinlichkeit nach TRISS betrug 78,5% bei einem mittleren ISS von 22,2 und einem mittleren AIS/85 von 2,8. Der Vergleich des Sterberisikos von Patienten mit gleichen ISS jedoch mit und ohne Beckenringfraktur zeigte eine deutliche Tendenz (ODDS RATIO = 1,99) zu Lasten der Patienten mit Beckenfraktur. Zufolge der Analyse der Todesursache starben acht von elf Patienten (73%) an den Folgen des massiven Blutverlustes (Autopsiediagnose).

Aus der Erfahrung der oft dramatischen Verschlechterung des Allgemeinzustandes der Patienten noch auf der Notfallstation wurde der Stellenwert der Notfallabklärungen und Therapien reglementiert.

So werden bei Notfalleinlieferung des Patienten während der ersten kursorischen klinischen Untersuchung die venösen Zugänge gelegt und der Patient allenfalls intubiert. Parallel dazu wird die Abdomenultrasonographie durchgeführt. Anschließend werden Becken und Thoraxübersichtsbilder angefertigt. Im Falle eines Spannungspneumothoraxes respektive einer signifikanten Beckenringsprengung werden auf dem Röntgentisch die Thoraxdrainage gelegt, respektive die Beckenzwinge (AO) (entspricht C-Clamp) angelegt. Erst nachher wird mit der Diagnostik oder Therapie weitergefahren.

Unsere klinischen Erfahrungen haben gezeigt, daß das unmittelbare Anlegen der Beckenzwinge in manchen Fällen eine druck- und volumenmäßige Stabilisierung des Patienten erst ermöglicht. Wir verwenden dieses System seit Mai 1991. Die Montage ist einfach und kann ohne weiteres innerhalb von zehn Minuten angelegt werden. Die 17 angelegten Beckenzwingen gestatten es nicht, eine statistisch relevante Aussage über den blutstillenden Effekt zu machen. Bei einem Fall jedoch, wo wir bei einer nur geringgradigen Sprengung keine Fixation angelegt hatten, und der Patient wegen einer zusätzlichen Leberruptur operiert wurde, konnte erst eine genügende Blutstillung erreicht werden, nachdem das Becken intraoperativ stabilisiert wurde. Das Schließen des Beckenringes stoppte die Blutung fast augenblicklich.

Die Blutung als Notfall bei der Beckenverletzung

F. Maurer / R. Braunschweig / K. Weise

Polytraumatisierte erleiden in etwa 27% der Fälle eine Beckenverletzung. Davon entfallen 87% auf eine Beckenringfraktur (REGEL et al, 1993). In der ersten Phase nach dem Trauma ist der polytraumatisierte Patient vor allem durch lebensbedrohliche Blutungen gefährdet. Im Vordergrund steht dabei die abdominelle Massenblutung aus den parenchymatösen Oberbauchorganen. Hinzu kommt noch der Blutverlust als Folge von Thoraxverletzungen, pelviner Gefäßverletzungen und Frakturen der langen Röhrenknochen. Bei der Primärbehandlung steht damit die Vermeidung bzw. die Therapie des hämorrhagischen Schocks im Vordergrund. Bereits durch den Notarzt werden dabei die Weichen entscheidend gestellt. Neben Intubation und Beatmung ist die Volumengabe zur Kreislaufstabilisierung die wesentliche Maßnahme zur Verhinderung eines späteren Multiorganversagens und damit für die Prognose des Verletzten.

Diagnostik

Klinische Diagnostik: Parallel zur ersten Notfalldiagnostik müssen nach Klinikaufnahme die vitalen Funktionen gesichert werden. Der Kreislauf des Unfallverletzten wird durch Infusion und Transfusion gestützt und stabilisiert. Die rasche und umfassende klinische Untersuchung des Unfallverletzten ist die Grundlage für alle weiteren diagnostischen und therapeutischen Maßnahmen. Offene Beckenverletzungen mit augenfälliger Blutung nach außen sind selten, haben aber eine hohe Letalität von etwa 50%. Hämatome im Bereich des Perineums und der Gesäßregion, Blutungen aus der Urethra, sowie Fehlstellung und Beinverkürzung geben erste Hinweise auf das Vorliegen einer Beckenverletzung.

Sonografie: Die Ultraschalluntersuchung des Abdomens ist die entscheidende diagnostische Maßnahme zur Sicherung oder zum Ausschluß von freier Flüssigkeit in der Bauchhöhle. Sie hat die früher übliche Lavage weitgehend abgelöst, weil sie als nicht invasive Methode rasch durchführbar, von hoher Aussagekraft und beliebig oft reproduzierbar ist. Im Fall einer massiven Blutung in die freie Bauchhöhle ist die notfallmäßige Laparotomie die Maßnahme, hinter der die weiterführende Diagnostik zurückstehen muß.

Röntgendiagnostik: Bei der Röntgendiagnostik hat sich in unserer Klinik die rasche und umfassende Röntgenuntersuchung des Unfallverletzten an einem sogenannten Traumaplatz bewährt. Hier können Diagnostik und Therapie ohne weiteres parallel laufen. Die wesentliche Untersuchung der konventionellen Röntgendiagnostik stellt die Beckenübersichtsaufnahme dar. Mit ihrer Hilfe können über 90% aller Beckenringverletzungen objektiviert werden. Vor allem bei einer Läsion der dorsalen Beckenringabschnitte muß mit einer kreislaufwirksamen Blutung im Beckenbereich gerechnet werden. Die Indikation für weitere diagnostische Maßnahmen wie Röntgen-Schrägaufnahmen oder eine computertomografische Untersuchung orientiert sich maßgeblich am klinischen Zustand des Verunfallten.

Angiografie: Läßt sich bei einem Verletzten mit nicht dislozierter oder reponierter Beckenringverletzung der Kreislauf trotz Volumengabe einschließlich Transfusion von Fremdblut – orientiert am aufgrund des Verletzungsmusters erwarteten Blutverlust – nicht stabilisieren, so besteht die Indikation zur Angiografie.

Therapie

Die Therapie der Blutung bei Beckenverletzungen ist immer eine Notfalltherapie. Für das Vorgehen wurden mehrfach Behandlungs-Algorithmen entwickelt. Als wesentlichste Blutungsquellen gelten der klappenlose, präsakrale Venenplexus, eröffnete spongiöse Knochenflächen sowie kleine bis mittelgroße Arterien und Venen. Eine Blutung aus den großen Gefäßhauptstämmen des Beckens ist dagegen eher selten.

MAST: Keine eigenen Erfahrungen haben wir mit dem Einsatz der sog. «MAST-trousers», welche vor allem in den USA in Gebrauch sind. In der Literatur werden die mit der Anwendung dieser anti-shock-trousers in Verbindung gebrachten Probleme und Komplikationen beschrieben; so der erschwerte Zugang zum Becken und Abdomen, Weichteilprobleme nach lokalen Druckstellen bis hin zu Ischämie und Kompartment-Syndrom.

Externe Stabilisierung: Bei Zerreißung des Beckenrings mit nachfolgender Instabilität (vor allem Verletzungen des Typs C der AO-Klassifikation) muß man davon ausgehen, daß das Prinzip der Selbsttamponade einer Blutung nicht mehr zur Wirkung kommt, da das Becken als abgeschlossener und nicht erweiterungsfähiger Raum (Kompartment) nicht mehr besteht. Dadurch kann sich ein Hämatom relativ ungehindert ausdehnen. Bei solchen Verletzten, bei denen der Kreislauf trotz Volumengabe einschließlich Transfusion von Fremdblut nicht zu stabilisieren ist, stellen wir die Indikation zur notfallmäßigen äußeren Stabilisierung des Beckens. Für die ventralen Abschnitte hat sich dabei der Fixateur externe, für die dorsalen Beckenabschnitte die Beckenzwinge bewährt.

Das Prinzip der Fixateur-Anlage von ventral ist bekannt und soll hier nicht näher erläutert werden. Die nach dem Prinzhip der Tischlerzwinge funktionierende Beckenzwinge hat den Vorteil, daß man mit ihrer Hilfe eine gute Stabilisierung bzw. Kompression der dorsalen Beckenabschnitte erzielen kann. Dadurch wird das Becken als nicht aufdehnbarer Raum wiederhergestellt und damit eine wesentliche Voraussetzung für das spontane Sistieren einer Blutung geschaffen – abgesehen von den Vorteilen eines stabilen Beckens für die Intensivbehandlung eines Schwerverletzten. Die Bekkenzwinge ist rasch und auch außerhalb des Operationssaals mit relativ wenig Aufwand zu plazieren. Bei liegender Beckenzwinge ist der Weg für eine weitere Diagnostik (z. B. Computertomografie von Becken und Abdomen) und auch der operative Zugang zum Abdomen nicht verbaut.

Interventionelle Radiologie: Führt die zunächst durchgeführte Volumengabe und ggf. auch eine externe Stabilisierung des Beckens nicht auch zu einer Stabilisierung des Kreislaufs, so ist die angiografische Abklärung einer Blutungsquelle indiziert. Neben der Lokalisationsdiagnostik besteht hierbei gleichzeitig noch die Möglichkeit einer Blutstillung im Rahmen der «interventionellen Radiologie». Durch selektive Okklusion und Embolisation blutender arterieller Gefäße kann eine Blutung ohne operativen Eingriff zum Stehen gebracht werden. Diese Therapie steht und fällt jedoch mit der Verfügbarkeit eines versierten Radiologen und einer entsprechenden Einrichtung, so daß ein solches Vorgehen nicht in jeder Klinik praktikabel ist.

Chirurgische Blutstillung: Kontrovers ist die Einstellung der Unfallchirurgen nach wie vor in bezug auf die Eröffnung eines retroperitonealen Hämatoms, wenngleich sich die Ansichten hier doch etwas gewandelt haben. In verzweifelten Fällen bleibt – wenn alle anderen Maßnahmen ohne Effekt geblieben sind – nur die Laparotomie mit Darstellung der infrarenalen Aorta und deren Abklemmung um Zeit für eine definitive Blutstillung zu gewinnen. Die Ligatur der Arteria iliaca interna hat sich wegen der vielfältigen Kollaterali

sierung als nicht wirksam erwiesen. Die diffusen venösen Blutungen bereiten in bezug auf die Blutstillung bedeutend mehr Probleme als gut lokalisierbare, spritzende Arterienblutungen. So bleibt bei einem bereits durch das Unfallereignis eröffneten Retroperitoneum oder nach Öffnen des retroperitonealen Hämatoms durch den Chirurgen oft nichts anderes übrig, als das Becken mit Bauchtüchern auszutamponieren und die Tücher dann im Rahmen einer secondlook-Operation nach zwei bis drei Tagen wieder zu entfernen.

All diese Maßnahmen dienen letztendlich dazu, den Unfallverletzten soweit zu stabilisieren, daß in der sich anschließenden Sekundärphase eine möglichst risikoarme Definitivversorgung der Verletzungen möglich wird.

Zusammenfassung

Beckenverletzungen sind meist Folge einer stumpfen Gewalteinwirkung. Offene Verletzungen sind selten, haben aber eine hohe Letalität. Kreislaufwirksame Blutungen aufgrund von Beckenverletzungen erfordern ein rasches diagnostisches und therapeutisches Vorgehen. Da Patienten mit Beckenverletzungen häufig polytraumatisiert sind, muß die Versorgungsstrategie im Einzelfall auf das Verletzungsmuster abgestimmt sein. Höchste Priorität hat die Sicherung der vitalen Funktionen. Die Orientierung an einem Therapie-Algorithmus kann das systematische Vorgehen erleichtern.

Die für eine Blutstillung zur Verfügung stehenden Maßnahmen besitzen verfahrenspezifische Effektivität und Risiken, ihre Indikation muß vom erfahrenen Unfallchirurgen gestellt werden.

Perkutane Katheterembolisation bei ausgedehnten Retroperitonealen Blutungen nach Beckenfrakturen

K. Eibenberger / W. Dock / F. Grabenwöger

Bei Beckenfrakturen kann es zu schweren retroperitonealen Blutungen kommen, die ein sofortiges therapeutisches Eingreifen notwendig machen [2, 4, 7, 10, 13]. Bei einem operativen Eingriff, der in dieser Situation auch heute noch mit einem hohen Risiko verbunden ist, wird zumeist lediglich die Art. iliaca interna zentral ligiert [6, 7, 11, 12, 13, 15]. Als therapeutische Alternative tritt in den letzten Jahren die perkutane Gefäßembolisation immer mehr in den Vordergrund.

Da die meisten Studien, die sich mit diesem Thema befassen, über nur geringe Fallzahlen verfügen, versuchten wir, anhand des eigenen Patientengutes und einer Literaturübersicht [1, 2, 5, 6, 7, 9, 13, 17] verläßlichere Aussagen hinsichtlich der Indikationsstellung, Methode, Art des Embolisationsmaterials, Erfolgsrate sowie der Komplikationsrate dieser Therapie zu erarbeiten.

Material und Methode

In den Jahren 1987 bis 1992 wurden an der Röntgenabteilung der II. Chir. Univ. Klinik Wien 9 perkutane Transkatheter-Embolisationen bei polytraumatisierten Patienten wegen lebensbedrohlicher retroperitonealer Blutungen durchgeführt. Das Alter der Patienten betrug 26 bis 73 Jahre (im Durchschnitt 40 Jahre). Das eigene Krankengut und 87 gut dokumentierte Fälle aus der Literatur wurden hinsichtlich der Methode der Embolisation, des verwendeten Embolisationsmaterials, des Verbrauches an Blutkonserven vor und nach Embolisation, der Erfolgsrate sowie der Mortalitätsrate ausgewertet.

Bei allen von uns behandelten Patienten wurde über einen transfemoralen Zugang zuerst eine Übersichtsangiographie und danach eine selektive Katheterangiographie beider Art. iliacae internae vorgenommen. Für diese Serien wurden 15 bis 20 ml Kontrastmittel mit einer Flußrate von 6 ml/Sek. verabreicht. Nach Lokalisierung der Blutungsquelle wurde versucht, das die Blutung unterhaltende Gefäßsystem möglichst selektiv zu sondieren und zu embolisieren. Als Embolisationsmaterial verwendeten wir viermal Gelfoam®-Partikel in einer Größe von etwa 1 mm und fünfmal Invalon® mit einer Partikelgröße von 0,5 bis 1 mm. Das Embolisationsmaterial wurde mit einem Kontrastmittel-Kochsalzgemisch so lange unter Durchleuchtungskontrolle injiziert, bis es zu einem Stillstand des Kontrastmittelflusses im sondierten Gefäß kam. In drei von fünf Fällen mit unilateral versorgter Blutung wurde noch zusätzlich die Art. iliaca int. zentral mit einer Metallspirale verschlossen.

Bei vier Patienten wurde die Blutung aus beiden Art. iliacae internae gespeist. In diesen Fällen wurde das hauptsächlich die Blutung unterhaltende Gefäß mit Gelfoam® bzw. Ivalon® peripher okkludiert und die kontralaterale Seite nur zentral mit Metallspiralen verschlossen. Zum Abschluß wurde nochmals eine Übersichtsangiographie durchgeführt und der Erfolg der Embolisation überprüft.

Ergebnisse

Im eigenen Patientengut lagen in allen Fällen komplizierte Beckenfrakturen vor. Vor der Embolisation waren 14 bis 35 Blutkonserven (ø 24 Blutkonserven) notwendig, um die Patienten kreislaufstabil zu halten. Nach der Embolisation sank der Bedarf auf zwei bis 10 Blutkonserven (ø fünf Blutkonserven). In sämtlichen Fällen wurde die Embolisation mit Erfolg durchgeführt, das heißt, diese konnte technisch durchgeführt werden und die angiographisch nachweisbare Blutung konnte zum Stillstand gebracht werden. Trotzdem verstarben vier Patienten vier Stunden bis zwei Tage nach der Embolisation an Begleitverletzungen.

Zusätzlich wurden die Ergebnisse der aus der Literatur bekannten Fälle ausgewertet. Da jedoch bei diesen Patienten nicht immer alle Daten erhebbar waren, variiert die Anzahl der auswertbaren Ergebnisse in den einzelnen Gruppen. Über den Verbrauch an Blutkonserven lagen von 68 Patienten entsprechende Daten vor. Der Verbrauch betrug vor Embolisation zwischen sechs und 150 Konserven (ø 25,7) und sank nach Embolisation auf 0 bis 65 Konserven (ø 6,5). Die Erfolgsrate konnte anhand von 82 Patienten errechnet werden; in 93,9% (77/82) wurde die Embolisation mit Erfolg durchgeführt. Für die Bestimmung der Mortalitätsrate konnten 67 Patienten ausgewertet werden [12, 13, 14, 20, 24]. Sie beträgt trotz erfolgreich durchgeführter perkutaner Embolisation 43,3% (29/67).

Diskussion

In den sechziger Jahren wurde den retroperitonealen Blutungen als hauptsächliche Todesursache nach Beckenfrakturen erstmals größere Beachtung geschenkt [17]. Früher konnten diese bedrohlichen Blutungen lediglich operativ – mit unterschiedlichem Erfolg – versorgt werden. Untersuchungen von Burchell [17] haben gezeigt, daß die einseitige Ligatur der Art. iliaca interna den Blutdruck der ipsilateralen Seite um 77%, den der kontralateralen Seite um 14% senkt; der Blutfluß der ipsilateralen Seite wird sogar nur um 49% gesenkt. Auch eine beidseitige Ligatur senkt den Blutdruck nur um 85%, den Blutfluß um 48%. Dadurch ist es erklärbar, daß die operative Ligatur der Art iliacae internae zur Blutstillung oft ohne Erfolg durchgeführt wird.

Als Alternative bietet sich die Transkatheterembolisation an. Diese Methode ist, im Vergleich zur Operation, nicht nur weniger invasiv, sondern es ist damit auch möglich, eine periphere Gefäßokklusion zu erzielen, wodurch intakte, nicht die Blutung unterhaltende Gefäßbezirke geschont werden können. Mit dieser Methode wird in über 90% ein Sistieren der Blutung erreicht [1, 2, 5, 6, 7, 9, 13, 18].

Grundvoraussetzung für eine erfolgreiche Embolisation ist jedoch die Einhaltung gewisser Richtlinien. Ein wichtiger Punkt ist die Wahl des Embolisationsmaterials. Dieses soll eine Partikelgröße von etwa 1 mm haben, damit der Verschluß im Bereich der Arteriolen erfolgt und so eine minimale Blutversorgung über die präkapillären Kollateralen gewährleistet wird. Weiter soll das Embolisationsmaterial keine Gewebereaktion hervorrufen. Von manchen Autoren wird resorbierbares Material bevorzugt, weil es nach zwei bis drei Wochen zu einer kompletten Revaskularisation des Gefäßbettes kommen kann [19].

All diese Anforderungen werden von Gelatineschwämmen (Gelfoam®, Spongostan®) erfüllt. Diese sind in kleinen Blöcken erhältlich und müssen erst in die gewünschte Größe geschnitten werden. Sie bedingen einen zwei bis drei Wochen dauernden Verschluß und werden dann reaktionslos resorbiert. Gelfoam-Puder® ist aufgrund seiner kleinen Partikelgröße von 0,04 bis 0,1 mm [14] für die Embolisation von retroperitonealen Blutungen im Rahmen von Beckenfrakturen nicht geeignet. Es führt zu Verschlüssen im Bereich der Kapillaren, wodurch es zu Nekrosen kommen kann.

Polyvinylalkoholpräparate (Ivalon®) weisen zwar die richtige Partikelgröße auf, bewirken jedoch einen permanenten Verschluß, was von manchen Autoren als Nachteil angesehen wird [19]. Einen dauerhaften Verschluß verursachen auch Metallspiralen (Gianturco-Spiralen). Diese sollten jedoch, da sie lediglich zu einem zentralen Verschluß führen, nur nach peripherer Embolisation oder, wenn die Notwendigkeit der Embolisation der kontralateralen Seite besteht, eingesetzt werden.

Bei der Auswertung der eigenen sowie der uns aus der Literatur bekannten Fälle zeigte sich, daß es für die Erfolgsrate sowie das Auftreten von Komplikationen unerheblich war, ob die periphere Embolisation mit autologen Blutgerinnsel, Gelfoam® oder Ivalon® durchgeführt wurde. Eine alleinige zentrale Embolisation mit Stahlspiralen, die bezüglich der Verschlußhöhe einer operativen Ligatur entspricht, wurde weder von uns noch in den uns aus der Literatur bekannten Fällen durchgeführt.

Falls die Blutung von Ästen beider Art. iliacae internae unterhalten wird, ist ein anderes Vorgehen zu empfehlen. In diesen Fällen sollte die Arterie, die hauptsächlich für die Blutung verantwortlich ist, peripher mit resorbierbarem Material embolisiert werden. Die Arterie der kontralateralen Seite sollte nur zentral mit einer Metallspirale verschlossen werden. Dadurch wird der Kollateralkreislauf nicht vollständig unterbrochen, wodurch Nekrosen vermieden werden können. Selbst wenn die Blutung primär nur von Ästen einer Art. iliaca interna versorgt wird, kann sie nach Embolisation weiter über Kollateralen der Gegenseite unterhalten werden [5]. Aus diesem Grund ist es auch nach erfolgreicher Embolisation notwendig, eine selektive Darstellung des Gefäßgebietes der kontralateralen Art. iliaca interna durchzuführen und diese gegebenenfalls zusätzlich zentral zu embolisieren. Bei unserem Patientengut war ein derartiges Vorgehen in vier Fällen notwendig.

Bei einer richtig durchgeführten Embolisation gibt es kaum nennenswerte Komplikationen. Falls jedoch die Partikelgröße des Embolisationsmaterials zu klein gewählt wird und es zu Verschlüssen im Bereich der Kapillaren kommt, können Nekrosen der Harnblasenwand, des Rektums sowie Hautnekrosen und Blasen-Scheidenfisteln auftreten [3, 5]. Weiter kann es bei einem Reflux des Embolisationsmaterials in die Art. iliaca externa zu peripheren Embolien kommen [7]. Derartige Komplikationen sind jedoch bei unserem Krankengut niemals aufgetreten.

Die Mortalitätsrate dieses speziellen Krankengutes ist naturgemäß trotz perkutaner Embolisation mit 43,3% extrem hoch [7, 8, 16]. Dies ist darauf zurückzuführen, daß zusätzlich zumeist schwere Begleitverletzungen wie Schädel-Hirn-Traumata, Verletzungen der Thorax- oder Abdominalorgane sowie Verletzungen der Wirbelsäule oder der Extremitäten vorliegen. Auch von unseren neun Patienten verstarben vier an Begleitverletzungen.

Zusammenfassend kann gesagt werden: die Transkatheterembolisation ist weniger invasiv als die operative Ligatur; sie zeichnet sich durch eine hohe Erfolgs- und eine geringe Komplikationsquote aus. Mit der Transkatheterembolisation werden Gefäßbezirke geschont, welche nicht zur Blutung beitragen; sie ist bei diesem Krankengut als Therapie der ersten Wahl anzusehen.

Literatur

1 Avoy J, Cook J: The treatment plan for rapid assessment of the patient with massive blood loss and pelvic fractures. Arch. Surg. 113 (1978) 896–990

2 Ayella R, DuPriest R, Khaneja S, Maekawa K, Soderstrom C, Rodriguez A, Cowley A: Transcatheter embolisation of autologous clot in the management of bleeding associated with fractures of the pelvis. Surgery, Gynecology & Obstetrics 147 (1978) 849–852

3 Banaschak A, Stößlein F, Kielbach O, Bilek K, Elling D: Therapeutische Gefäßembolisation bei lebensbedrohlichen gynäkologischen Blutungen. Zbl. Gynäkol. 107 (1985) 1050–1056

4 Baylis S, Lansing E, Glas W: Traumatic retroperitoneal hematoma. America Journal of Surgery 103 (1962) 477–480

5 Lang EK: Transcatheter embolisation of pelvic vessels for control of intractable hemorrhage. Radiology 140 (1981) 331–339

6 Margolies M, Ring E, Waltman A, Kerr W, Baum S: Arteriography in the management of hemorrhage from pelvic fractures. The New England Journal of Medicine 287 (1972) 317–321

7 Matalon T, Athanasoulis C, Margolies M, Waltman A, Novelline R, Greenfield A, Miller S: Hemorrhage with pelvic fractures: Efficacy of transcatheter embolisation. AJR 133 (1979) 859–864

8 Moreno C, Moore E, Rosenberger A, Cleveland H: Hemorrhage associated with major pelvic fracture: A multi speciality challenge. The Journal of Trauma 26 (1986) 987–994

9 Panetta T, Sclafani S, Goldstein A, Phillips T, Shaftan G: Percutaneous transcatheter embolisation for massive bleeding from pelvic fractures. The Journal of Trauma 25 (1985) 1021–1029

10 Perry J, Clellan, J: Autopsy findings in 127 patients following fatal traffic accidents. Surgery, Gynecology & Obstetrics 119 (1964) 586–590

11 Quinby W: Pelvic fractures with hemorrhage. New England Journal of Medicine 284 (1971) 668–669

12 Ravdin I, Ellison E: Hypogastric artery ligation in acute pelvic trauma. Surgery 56 (1964) 601–602

13 Ring E, Athanasoulis C, Waltmann A, Margolies M, Baum S: Arteriographic management of hemorrhage following pelvic fracture. Radiology 109 (1973) 65–70

14 Rösch J, Keller F, Kozak B, Niles N, Dotter Ch: Gelfoam powder embolisation of the left gastric artery in treatment of massive small-vessel gastric bleeding. Radiology 151 (1984) 365–370

15 Rose S, Moore E: Emergency trauma angiography: accuracy, safety, and pitfalls. AJR 148 (1987) 1243–1246

16 Rose S, Moore E: Angiography in patients with arterial trauma: correlation between angiographic abnormalities, operative findings and clinical outcome. AJR 149 (1987) 613–619

17 Sclafani S, Becker J: Traumatic presacral hemorrhage: angiographic diagnosis and therapy. AJR 138 (1982) 123–126

18 Sclafani S, Cooper R, Shaftan G, Goldstein A, Glanz S, Gordon D: Arterial trauma: Diagnostic and therapeutic angiography. Radiology 161 (1986) 165–172

19 Vogel H, Niemeier J: Indikation, Vorgehen und Wahl des Embolisationsmaterials beim transkatheteralen Gefäßverschluß. Röntgen-Bl. 38 (1985) 265–269

Therapie der Verletzung der Arteria glutea superior bei Beckenringfrakturen

A. Kröpfl / B. Niederwieser / H. Hertz

Beckenfrakturen mit begleitenden Gefäßverletzungen stellen nach wie vor eine absolute Herausforderung an das behandelnde Traumateam dar. Letalitätsraten bis zu 65% spiegeln selbst in unfallchirurgischen Zentren die Schwere dieser Komplexverletzungen wieder [1, 4].

Adäquates Schockmanagement, sowie rasche Kontrolle der Blutungsquellen derart schwerstverletzter Patienten stellen eine absolute Priorität in der Erstbehandlung dar.

Aufgrund ihres anatomischen Verlaufes nimmt die Arteria glutea superior eine Sonderstellung unter den gefährdeten Gefäßen bei Beckenringverletzungen ein. Die Arteria glutea superior, die größte hintere Aufzweigung der Arteria iliaca interna, verläuft mit einem relativ engen Bogen durch die Pars supra-piri formis des Foramen ischiadicum majus aus dem kleinen Becken zu den Gesäßmuskeln. Diese fixierte Austrittsstelle aus dem Beckenraum stellt eine Prädilektionsstelle zur Verletzung der Arteria glutea superior bei Beckenringverletzungen dar [6, 7].

Folgende Erfahrungen mit vier Patienten mit Verletzungen der Arteria glutea superior aus dem Unfallkrankenhaus Salzburg aus den Jahren 1984 bis 1992 werden dargestellt.

Kasuistiken

Fall 1: männlich, 24 Jahre, erlitt bei einem Motorradunfall folgende Verletzungen:

– Fract. cost. V.–VII. sin.
– Haematothorax sin.
– Rupt. lienis
– Fract. corp. vertebr. TH IV et L I–III
– Fract. proc. transvers. L II–V sin.
– BRV Typ C II (AO/Klass.)
– Fract. cruris bilat.

Am Aufnahmetag erfolgte die Laparotomie mit Splenektomie, sowie die operative Stabilisierung beider Unterschenkelfrakturen. In kreislaufstabilem Zustand kam der Patient an die ICU. Von Seiten der Beckenverletzung wurde kons. vorgegangen.

Am 13. postoperativen Tag wurde aufgrund eines blutenden Ulcus duodeni relaparotomiert und das blutende Ulcus umstochen, da die Blutung endoskopisch nicht zu beherrschen war. Im Weiteren zeigte sich zunächst ein komplikationsloser Verlauf. Sechs Wochen nach dem Unfall kam es zu einer rasch auftretenden glutealen Schwellung links mit massiver Verdrängung der Harnblase nach rechts im IVP.

In der daraufhin durchgeführten Angiographie zeigte sich eine Ruptur im Bereiche der Arteria glutea superior links. Über einen inguinalen Zugang links erfolgte die Hämatomausräumung und die selektive Ligatur der A. glutea superior links. Der weitere Verlauf war komplikationslos.

Fall 2: männlich, 43 Jahre, wurde bei Grabungsarbeiten verschüttet und zog sich dabei eine Symphysenruptur mit Läsion des linken Sakroiliakalgelenkes im Sinne einer open-book-Läsion zu. In der Harnblasendarstellung zeigte sich eine massive Verdrängung der Harnblase nach rechts. Die Angiographie bewies eine Ruptur der A. glutea superior links.

Am Aufnahmetag erfolgte die operative Versorgung über einen ileo-inguinalen Zugang mit Hämatomausräumung, selektiver Ligatur der A. glutea superior links und Symphysenverplattung. Der weitere Verlauf war ebenfalls komplikationslos.

Fall 3: männlich, 25 Jahre, stürzte bei Dacharbeiten von 12 Meter Höhe herab und zog sich dabei folgende Verletzungen zu:

– Fract. corp. vertebr. L I–II
– BRV Typ B II (AO Klass.)
– Fract. acetabuli dext.
– Fract. apert. I. cruris dext.
– Fract. apert. III. calcan. sin.

Die Aufnahme erfolgte an einer auswärtigen Unfallabteilung, wo die offene US-Fraktur rechts und die offene Kalkaneusfraktur links operativ versorgt wurden. Von Seiten der unverschobenen Beckenringfrakturen wurde kons. verfahren.

Wegen zunehmender respiratorischer Insuffizienz wurde der Patient am vierten postoperativen Tag in unser Haus verlegt.

Nach entsprechenden intensivmedizinischen Maßnahmen und Beatmungstherapie stabilisierte sich der Zustand des Patienten, so daß dieser am sechsten postoperativen Tag wieder extubiert werden konnte. Fünf Wochen nach dem Unfall kam es zum Auftreten einer schmerzhaften Schwellung rechts gluteal, welche im CT als gluteales Hämatom imponierte. Die daraufhin durchgeführte Angiographie zeigte ein Pseudoaneurysma der A. glutea superior rechts; in der gleichen Sitzung erfolgte die angiographische Katheterembolisation der A. glutea superior rechts. Das gluteale Hämatom resorbierte sich und der weitere Verlauf war ebenfalls unauffällig.

Fall 4: männlich, 33 Jahre, zog sich bei einer Kollision als Motorradfahrer mit einem PKW folgende Verletzungen zu:

– Fract. cost. V.–VIII. sin.
– Fract. humeri sin.
– BRV Typ C I (AO Klass.)

Bei einer Blasenfüllung im Schockraum zeigte sich ebenfalls eine deutliche Verlagerung der Harnblase nach rechts, es erfolgte in diesem Fall am Aufnahmetag über einen ileo-inguinalen Zugang links die Exploration des Retroperitoneums, wobei sich eine Blutung aus der A. glutea superior links zeigte. Nach selektiver Ligatur der rupturierten A. glutea superior wurde die Plattenosteosynthese des vorderen Beckenringes links und Stabilisierung des rupturierten Sacro-iliacalgelenkes links mittels einer Plattenosteosynthese vom gleichen Zugang aus angeschlossen. Auch dieser Patient zeigte einen komplikationslosen postoperativen Verlauf.

Diskussion

Retroperitoneale Blutungen stellen beim Beckentrauma nach wie vor ein zentrales Problem dar. Bedingt durch ihren besonderen Verlauf stellt die A. glutea superior ein potentiell gefährdetes Gefäß im Rahmen von Beckenringverletzungen dar.

Persistierende Schocksymptomatik, ein gluteales Hämatom, eine Verdrängung der Harnblase zur Gegenseite können auf eine Ruptur der A. glutea superior hinweisen.

Die selektive Katheterangiographie ermöglicht neben der Diagnose auch die Therapie mittels Katheterembolisation [2, 3, 4, 6, 7].

Andererseits ist durch die frühzeitige operative Blutstillung auch eine Hämatomausräumung und gleichzeitig die innere Stabilisierung von instabilen Beckenringverletzungen möglich [1, 5, 7].

Im Akutfall wird im eigenen Vorgehen der operativen Blutstillung aus obigen Gründen der Vorzug gegeben. Die selektive Katheterembolisation wird von uns bei persistierender, chirurgisch nicht beherrschbarer Blutung, sowie bei sekundärer Diagnostik einer isolierten Blutung der A. glutea superior eingesetzt.

Literatur

1 Bosch U, Pohlemann T, Haas N, Tscherne H: Klassifikation und Management des komplexen Beckentraumas. Unfallchirurg (1992) 95: 189–196
2 Evers BM, Cryer HM, Miller FB: Pelvic fracture hemorrhage. Arch. Surg. (1989) 124: 422–424
3 Mucha P, Welch TJ: Hemmorrhage in major pelvic fractures. Surg. Clin. North Am. (1988) 68: 757–773
4 Panetta T, Sclafani S, Goldstein A, Phillips T, Shaftan G: Percutaneous transcatheter embolization for massive bleeding from pelvic fractures. J. Trauma (1985) 25: 1021–1029
5 Rothenberger D, Fischer R, Perry J: Major vascular injuries secondary to pelvic fractures: An unsolved clinical problem. Am. J. Surg. (1978) 136: 660–662
6 Smith K, Ben-Menachem Y, Duke J, Hill G: The superior gluteal: An artery at risk in blunt pelvic trauma. J. Trauma (1976) 16: 273–279
7 Trentz O, Bühren V, Friedl HP: Beckenverletzungen. Chirurg (1989) 60: 639–648

Dringlichkeit der operativen Versorgung von Becken-verletzungen beim Polytrauma

D. Nast-Kolb / C. Waydhas / E. Euler / L. Schweiberer

Im Rahmen des abgestuften Behandlungsvorgehens der Polytraumaversorgung wird zwischen lebensrettenden Sofortoperationen der ersten Minuten, Frühoperationen der ersten 24 Stunden und Spätoperationen im weiteren Verlauf unterschieden. In der vorliegenden Untersuchung wurde die Bedeutung dieses Konzeptes für die Versorgung von Beckenfrakturen in Abhängigkeit von der AO-Dokumentation überprüft.

Zur Auswertung kamen 177 Patienten einer prospektiven Polytraumastudie, wobei 33 innerhalb der ersten 24 Stunden verstarben und 144 die Primärphase überlebten.

Die Analyse der 33 primär verstorbenen Patienten ergab als Todesursache in jeweils der Hälfte der Fälle ein nicht beherrschbares Schockgeschehen sowie ein nicht überlebbares Schädel-Hirn-Trauma. Bei den Massenblutungen waren bei elf von 15 Patienten schwere Beckenverletzungen beteiligt, überwiegend in der Kombination mit abdominellen Blutungen. Ein Patient verstarb an einer nicht stillbaren Thoraxblutung.

Diese Befunde bestätigen das obligate Erfordernis, bei der Primärdiagnostik mittels klinischer Stabilitätsprüfung und Standard-Röntgen-Beckenaufnahmen nach schweren Beckenverletzungen zu fahnden. Der Nachweis insbesondere dorsaler Instabilitäten in Kombination mit protrahiertem Schockgeschehen erfordert eine notfallmäßige lokale Blutungskontrolle. Neben einfachen Erstmaßnahmen, wie ein Beckenkompressionsverband bzw. in Ausnahmefällen die »Anti-

Schock-Hose«, steht in unserem Vorgehen die im Schockraum sofort durchführbare angiographische Darstellung mit der Möglichkeit der selektiven Ballontamponade im Vordergrund. Als nächster Schritt kommen als notfallmäßige Sofortoperation externe (Beckenzwinge, Fixateur externe) oder besser interne Stabilisierungsverfahren, ggf. mit direkter Gefäßversorgung bzw. retroperitonealer Tamponade zur Anwendung.

Von 144 primär überlebenden Patienten unserer prospektiven Polytraumastudie (mittl. ISS: 37 Punkte, Letalität: 15%) wiesen 68 (48%) eine Beckenbeteiligung auf.

Die Analyse dieser Beckenverletzungen (Tab. 1) ergab, daß es sich dabei zu 72% um Beckenringverletzungen gehandelt hatte mit jeweils zur Hälfte stabilen und instabilen Frakturen der Gruppe A bzw. B und C nach der AO-Klassifikation. 20mal war das Acetabulum betroffen, elfmal isoliert und neunmal in Kombination mit überwiegend vertikal instabilen Beckenfrakturen.

Während die Beckenringstabilisierungen annähernd gleichhäufig zu einem frühen und späten Operationspunkt erfolgten, wurden Acetabulumrekonstruktionen mit einer Ausnahme ausschließlich sekundär durchgeführt. In der Gruppe der konservativen Behandlungen fanden sich neben Situationen mit stabilem Beckenring auch zwölf instabile und damit eigentlich operationspflichtige Verletzungen. Dabei ist zu berücksichtigen, daß sechs Patienten (mittl. ISS: 49 Punkte) im

Tabelle 1: Behandlung der Beckenfrakturen (n = 68) in Abhängigkeit von der AO-Klassifikation

	n	Typ A	Typ B	Typ C	Typ C mit Acet.	nur Acet.
Früh-OP	7	0	0	6	0	1
Spät-OP	16	0	1	6	3	6
Konserv.	45	24	4	8	5	4
Gesamt	68	24	5	20	8	11

Tabelle 2: Operative Versorgungen von Beckenfrakturen (n = 23)

	Ventrale Rekonstruktion	Dorsale Rekonstruktion	Kombiniert	Acetabulum Rekonstruktion
Früh-OP	2	1	3 (Fix. extern)	1 (Luxation #)
Spät-OP	2	3	3 (intern)	8
Gesamt	4	4	6	9

Multiorganversagen (am 5.–24. Tag) verstarben, ohne daß die Operationsfähigkeit erreicht werden konnte. Bei den übrigen sechs Patienten lag nach überstandenem Organversagen bei Erreichen der Operabilität bereits eine ausreichende Fraktur-Konsolidierung vor.

Die genauere Analyse der durchgeführten Operationen (Tab. 2) zeigt auf, daß es sich bei den Frühversorgungen ausschließlich um «kleinere» Eingriffe gehandelt hatte: Neben zwei Symphysensprengungen (einmal bei zusätzlicher Blasenruptur, einmal bei «Open book»-Mechanismus) wurden bei schweren dorsalen Blutungen (einmal mit Gefäßrekonstruktion der A. iliaca externa) dreimal eine Fixateur externe-Stabilisierung und einmal eine dorsale Verschraubung einer SI-Fugen-Sprengung durchgeführt. Bei der einzigen Frühversorgung des Acetabulums handelte es sich um eine Rekonstruktion eines dorsalen Pfannenrandes bei geschlossen nicht reponibler Hüftgelenksluxation. Dagegen handelte es sich bei den Spätoperationen ausschließlich um aufwendige Acetabulumosteosynthesen sowie um größere definitive Versorgungen des Beckenringes. Die vergleichende Analyse (Tab. 3) des postoperativen Verlaufes der gleichschwer verletzten früh- und spätoperierten Patienten ergab keinerlei Unterschiede bezüglich der Beatmungsdauer und der Aufenthaltsdauer auf der Intensivstation, sie zeigte jedoch in der Gruppe der Spätversorgungen mit dem wesentlich größeren Operationstrauma eine deutlich erkennbare reduzierte Komplikationsrate ohne letalen Ausgang und in neun Fällen überwiegend ohne neu auftretendes oder sich verschlechterndes Organversagen.

Tabelle 3: Postoperativer Verlauf von Beckenfrakturen (n = 23) in Abhängigkeit vom Operationszeitpunkt

	n	ISS	Let. OV	Revers. OV	Beatm. Tage	Intensiv-Tage
Früh-OP	7	35	3	3	13	23
Spät-OP	16	36	0	7	11	29

Die Auswertungen unserer prospektiven Polytraumastudie bestätigen unser abgestuftes Behandlungsvorgehen auch für die Versorgung der Beckenverletzungen. Während bei lokalen Begleitverletzungen oder bei dorsalen Instabilitäten mit großem Blutverlust eine klare Indikation zur primären Intervention (mit möglichst kleinen Eingriffen) besteht, sollten alle aufwendigeren Rekonstruktionen sekundär nach intensivmedizinischer Stabilisierung erfolgen.

Diskussion

Kuner, Freiburg: Es stellen sich für mich drei wesentliche Fragen. Einmal die Frage nach der Reihenfolge der Maßnahmen zur akuten Blutstillung. Wir haben verschiedene Verfahren. Angefangen von der Anti-Schockhose über die Beckenzwinge bis hin zur Embolisation. Ich glaube, wir sollten bei der Anti-Schockhose vielleicht einmal beginnen, weil das schon in der vorherigen Sitzung im letzten Vortrag angeklungen ist. Möchte dazu jemand etwas sagen, der persönlich Erfahrung hat.

Pohlemann, Hannover: Wir haben jetzt in dieser Sitzung sehr viele Möglichkeiten dieser primären Versorgung gehört. Es sind immer sehr aufregende Momente. Etwa 10% der Beckenverletzungen haben ja komplexe Beckenfrakturen, nochmal etwa 10% von diesen Patienten sind wirklich akut blutungsbedroht, daß sie innerhalb der ersten Minuten behandelt werden müssen. Unserer Auffassung nach hat die Anti-Schockhose im europäischen Rettungssystem keinen Platz. Die Rettungszeiten sind sehr kurz, die präklinische Versorgung ist sehr gut, das heißt wir bekommen die Patienten in einem Stadium, wo einfach keine längeren Zeiten überbrückt werden müssen. Die ganzen Methoden, die wir gehört haben, haben sicherlich alle ihren Platz, und in unserer eigenen Erfahrung in Hannover ist die Schwierigkeit, sie am richtigen Zeitpunkt und Ort einzusetzen. Wir haben uns deswegen auf ein an sich sehr, sehr einfaches Schema geeinigt. Der Patient kommt herein, und im Rahmen des Polytraumachecks wird eben die klinische Untersuchung, das heißt der erste Blick, eine Inspektion des Patienten durchgeführt. Es wird das Röntgenbild des Thorax durchgeführt, die Sonographie des Abdomens, und wir wissen aus der klinischen Untersuchung, ob das Becken stabil oder instabil erscheint. Wir können innerhalb der ersten Minuten schon unsere Massenblutung eingrenzen auf den Thorax, auf das Abdomen und auf das Becken. Wenn wir den Verdacht haben, daß eben diese Massenblutung aus dem Becken kommt, liefert uns dann die Beckenübersichtsaufnahme sehr schnell den Hinweis, ob eine massive Beckeninstabilität vorliegt. Nur in diesem Fall würden wir uns dann dazu entschließen, diese sehr frühe oder Früheststabilisierung mit der Zwinge durchzuführen, wobei als Anhaltspunkt bei uns die hämodynamische Instabilität dient, die unbedingt zu fordern ist; vorher legen wir die Zwinge nicht an, und eine dorsale Diastase, die in etwa Daumenbreite, also etwa 1 bis 2 cm betragen sollte. Das habe ich hier bei einigen Bildern noch vermißt. Ich dachte bei einigen Indikationen, daß diese Beckenringe vielleicht doch nicht so instabil waren, daß die zugegebenermaßen teilweise riskante Zwinge berechtigt ist. Wenn die Indikation gegeben ist, dann wird die Zwinge sehr schnell angelegt, und in unseren 17 Fällen, die wir bis jetzt haben, war das innerhalb der ersten 15 Minuten nach Einlieferung in allen Fällen möglich. Aber auch diese Zwinge ist nun nicht das Zaubermittel, und wir nehmen sie nur als temporäre Stabilisierung. Ist der Patient weiter instabil, dann geht es sofort in den OP um eben eine Exploration dieser weiterbestehenden Blutung vorzunehmen, und es hat sich bei uns gezeigt, daß in eben 80% der Fälle eine venöse Blutung vorliegt, die dann mit einer selektiven Tamponade behandelt oder der Behandlungsversuch gemacht wird.

Kuner, Freiburg: Herr Pohlemann, könnten Sie noch ein Wort dazu sagen, weil Sie das Wort Risiko gebraucht haben.

Pohlemann, Hannover: Wir haben bei unseren 17 Fällen an sich zwei bemerkenswerte Komplikationen. Es ist eine Zwinge zu weit ventral angelegt worden. Der Risikobereich ist, wenn die Dornen der Zwinge zu weit nach vorne rutschen, das heißt in diesen sehr dünnen Bereich des Ileums. Hier ist sekundär die Zwinge disloziert, ist im Röntgenbild bis zur Mittellinie perforiert, ohne daß eine Verletzung vorlag. Man konnte sie herausziehen, es war keine weitere Blutung, aber dieses Bild hat uns sehr erschreckt.

Das zweite war noch eine Prototypzwinge der alten Generation, wo es bei einer Revision bei Tamponadenwechsel und Nachziehen der Zwinge zu einer Verletzung eines Glutalastes kam. Blutverlust etwa 500 ml. Es mußte von außen aufgemacht und noch einmal selektiv dort umstochen und tamponiert werden.

Trentz, Zürich: Ich möchte noch etwas zur Anti-Schockhose sagen. Im Prinzip bin ich der gleichen Ansicht. Ich denke, sie ist nur berechtigt in Gegenden, wo sehr lange Transportwege sind. In der Klinik mit kurzen Zeiten und in der klinischen Erstversorgung können Sie dieses Ding nicht brauchen. Sie kennen alle das Problem, wenn Sie einen vollgebluteten Bauch plötzlich entlasten, daß Ihnen die Leute sehr schnell hämodynamisch wegsacken. Genau das passiert Ihnen, wenn nach so einem Transport, Sie im Schockraum das Ding aufmachen müssen, dann wird das nur gefährlich. Ich denke, für die kurzen Transportzeiten hierzulande kann man das vergessen.

Zur Schock- oder Beckenzwinge bin ich etwas anderer Ansicht. Wir haben Erfahrung mit einem anderen Modell, das ist eine modifizierte Mayfield-Zange, die genauso funktioniert. In den Fällen, wo man sie eigentlich bräuchte, funktioniert sie nicht, und wo sie funktioniert, da braucht man sie nicht. Eine richtige Beckenring-Verletzung, wo es weit auseinander ist, die bekommen Sie nicht komprimiert, und außerdem gehen die Wühlblutungen nach oben und nach unten weiter. Ich glaube, das ist absolut verzichtbar, und wir haben seit drei oder vier Jahren das Ding nicht mehr benutzt.

Kuner, Freiburg: Obwohl das so teuer ist. Das kostet 5000 DM, das muß man ganz offen sagen. Ich weiß nicht, was an dieser Zwinge 5000 DM wert ist.

Seggl, Graz: Darf ich Herrn Haas bitten, Stellung zu nehmen, nachdem wir einerseits heute gehört haben, daß das Anlegen der Beckenzwinge sehr einfach ist, in zehn Minuten geschehen kann, und jetzt Komplikationen aufgezeigt werden.

Haas, Berlin: Man muß das sicher sehr differenziert darstellen, denn so, wie es hier zum Teil in den Vorträgen angeklungen ist, daß es das Allheilmittel ist, das ist sicher nicht der Fall. Das ist völlig richtig. Da muß ich Herrn Trentz rechtgeben. Es geht auch nicht so ganz einfach und es geht auch schon überhaupt nicht ohne Bildwandler. Jeder, der diese schweren Beckenverletzungen kennt, da können Sie keinen Trochanter mehr tasten. Das ist ein solches massives Hämatom, Weichteilschwellung – da soll mir einer die Beckenkämme zeigen und den Trochanter und dann die Linie aufzeichnen. Das geht nicht. Sie müssen einen Schnitt machen, Sie müssen digital mit dem Finger hineingehen und sich die Schaufel tasten und dann können Sie das machen. Am besten noch einen Bildwandler zu Hilfe nehmen, dann kommt man richtig. Aber ich muß auch ein bißchen Othmar Trentz widersprechen. Ich habe in Berlin ungefähr jetzt zehn oder elf, wir haben beide, wir haben die Ganz'sche und die von Browner im Vergleich. Beide haben ihre Mängel und Probleme. Es gibt schon Fälle – gerade letzte Wochen hatten wir ein junges Mädchen, das von einem 35-Tonner überrollt wurde. Da war wirklich das Becken in zwei Hälften auseinandergerissen. Die kam mit einem fast nicht mehr meßbaren Blutdruck herein. Wir haben ihr notfallmäßig das Becken unter den Bildwandler gezogen an der Extremität bis es auf gleicher Höhe war, dann die Zwinge geschlossen, laparotomiert und dann tamponiert. Wenn man dieses Widerlager dorsal nicht hat, kann man von innen schlecht tamponieren, weil man dann das Becken wieder auseinanderreißt. Sie hat bis jetzt überlebt. Ich meine, es ist schon eine Indikation, aber es ist nicht die Allheilmittel-indikation für alles. Man muß auch differenzieren, denn wenn das Sacrum zertrümmert ist, macht man ja durch die Kompression wieder einen Druck auf die nervalen Strukturen und kann einen zusätzlichen Schaden setzen. Das muß man abwägen. Wenn es zum Überleben notwendig ist, dann muß ich den nervalen Schaden mit in Kauf nehmen, den ich eventuell setze oder nicht. Jedenfalls aus unserer Sicht und Erfahrung, sowohl in Hannover als auch jetzt in Berlin, sehe ich die Indikation in ganz bestimmten Fällen für die Beckenzwinge.

Kuner, Freiburg: Wir haben festgestellt: Die Sache mit der Anti-Schockhose ist geklärt. Bei der Beckenzwinge gibt es unterschiedliche Auffassungen, aber eines ist einheitlich und kommt hier zum Ausdruck, daß das keine einfache und banale Geschichte ist, daß es Fälle gibt, wo man sich auch in der Orientierung sehr schwer tut. Jetzt hätte ich nur noch eine Frage geklärt, und zwar die Sache, wann embolisiert wird. Wenn es weiterblutet? Das ist ja auch etwas, was nicht in zehn Minuten passiert.

Vécsei, Wien: Die nächste Sitzung widmet sich der Klinik, der Embolisierung. Wir haben allein drei Vorträge in diesem Zusammenhang. Das Problem ist grundsätzlich aus meiner Sicht heute klar und ich kann es trotzdem nicht zum Ausdruck bringen. Ich glaube, daß ein geschlossenes Retroperitoneum heute ohne Angiographie nicht mehr geöffnet werden sollte. Wenn man einen Radiologen hat, wie wir das Glück haben, und zwar mehrere Radiologen, die Ihnen heute zwischen 30 und 45 Minuten beide Seiten, bei allen Ästen der Iliacae interna untersuchen, einzeln embolisieren, es sind ja niemals einzelne Äste, sondern immer mehrere Äste, und wenn Sie die Fähigkeit haben, mit diesem Patienten, der unter Umständen zwei Tage später wieder zu bluten beginnen kann, das gleiche zu wiederholen, tun Sie dem Patienten sicher das beste. Worum es hier geht ist, wann setze ich die Angiographie ein. Wenn ich die Angiographie eingesetzt habe, dann ist es keine Frage mehr, dann bekomme ich die Antwort, ist es ein Stammgefäß oder ist es ein Peripheriegefäß.

Pohlemann, Hannover: In unseren Erfahrungen ist das schwierig. Wir hatten gehört, daß wir etwa nur 10% arterielle Blutungen haben, die man angehen kann oder embolisieren könnte. Wenn man diese Patienten operiert, die Haut inzidiert, da ist kein Peritoneum mehr im Becken. Das ist alles zerrissen. Man kann nach der Hautinzision um die Blase herumgreifen und sitzt mit der Hand am Sacrum. Da wüßte ich jetzt nicht, was sich da selbst tamponieren könnte.

Kuner, Freiburg: Herr Vécsei, wollen wir es einmal so stehen lassen. Wir sind in der Zeit schlecht daran, aber wir haben nachher ja noch wesentliche Vorträge zu diesem Thema. Dann wird auch das eine oder andere noch klarer zum Ausdruck kommen.

Die Rolle des Weichteilschadens als begleitender Faktor der Beckenfraktur

V. Vécsei / F. Kutscha-Lissberg /
R. Weinstabl / O. Kwasny

Das massive subkutane Décollement, Muskelzer-reißungen und Quetschungen, Compartmentsyndrome und Muskelnekrosen sind regelmäßige Folgen von Überrollverletzungen, selten auch einer Pfählungsver-letzung der Dammregion.

Derartige massive Weichteilschäden sind üblicher-weise zwischem dem Nabel und den Kniegelenken lokalisiert und Folge von direkter Gewalteinwirkung im Rahmen von Verkehrsunfällen, vornehmlich bei Benützern zweispuriger Fahrzeuge.

Reifenspuren, Hautquetschungen und Einblutungen weisen auf den Entstehungsvorgang hin.

Die begleitenden Beckenfrakturen sind der Gruppe C nach *Tile* zuzuordnen und führen über den massiven Blutverlust zu einer lebensbedrohlichen Schocksym-ptomatik.

Die Weichteile nehmen doppelten Schaden: einer-seits wird die Blutversorgung der Weichteile durch die direkte Schädigung beeinträchtigt, andererseits pfropft sich die Mikrozirkulationsstörung, die durch den Schockzustand bedingt wird, im negativen Sinne auf.

Die unmittelbare Lebensgefahr durch Blutverlust re-sultiert:

– aus der Fraktur
– aus der Gefäßverletzung
– aus der Verletzung der parenchymatösen Organe,

die mittelbare besteht in den Schockfolgeerkrankun-gen, begleitet von einer Sepsis, deren Ausgangspunkt progrediente Muskelnekrosen oder abszedierende Re-tentionshöhlen sind.

Das besondere an den hier vorzustellenden lokalen Weichteilschäden ist, daß sie primär in ihrem Ausmaß nicht voll zu erfassen sind und häufig primär oder postprimär in ihrer negativen Auswirkung unterschätzt werden.

Krankengut

Wir berichten über sechs Patienten, die im Alter von neun bis 56 Jahren mit einem Durchschnittsalter von 27 Jahren und einem Median von 20 Jahren die fol-genden Charakteristika aufgewiesen haben:

– Überrollverletzung (Zwillingsrad LKW oder Bau-fahrzeug) 5/6
  zusätzlich gepfählt: 2/6
– aus dem Auto geschleudert: 1/6
– polytraumatisiert: 6/6
– therapierefraktärer Schockzustand: 6/6
– akutes Abdomen, Hämaskos: 4/6

Folgende lokale *Begleitverletzungen* wurden diagno-stiziert:

– instabile Beckenfraktur (Typ C): 6/6
  davon offene Beckenfraktur: 4/6
– Rektumverletzung: 4/6
– Urethraruptur: 2/6
– Milzverletzung: 3/6
– Gefäßverletzungen: 6/6

Folgende *therapeutische Maßnahmen* wurden durch-geführt:

– Intubation / Respiratortherapie: 6/6
– Blutstillung:
  Laparotomie: 4/6
  Gefäßnaht, Rekonstruktion oder Ligatur: 3/6
  Embolisierung: 4/6
– Fixateur externe: 5/6
– wiederholte Nekrosektomien: 6/6
– Reanimation (einmal oder öfters): 3/6
– Multiorganversagen: 4/6
– Monoorganversagen (Lunge): 2/6
– Sepsis: 5/6

Ergebnisse

– Tod durch Multiorganversagen, Sepsis, rezidivieren-de Blutungen: 2/6
– rehabilitiert: 3/6
– erfolgreich behandelt, Beckenbodenrekonstruktion ausständig! 1/6

Therapieempfehlungen

Aufgrund der persönlichen Erfahrung können wir fol-gende therapeutische Maßnahmen empfehlen:

1. Schockbehandlung mit aller Konsequenz des gegenwärtigen Wissens
2. Intubation und Respiratortherapie
3. Konventionelle Röntgenuntersuchung
4. Klinische Untersuchung (Meatus urethrae, Beckenboden, Rektum)
5. Sonographie des Abdomens mit der Fragestellung nach freier Flüssigkeit im Abdomen unter spezieller Berücksichtigung der Milz, der Leber, der Nieren und vornehmlich der Harnblase; bei bestätigter Urethraruptur: ultraschallgezielte Punktion und Katheterisierung der Harnblase
6. Akutlaparotomie – Blutstillung
7. Bei Rektumbeteiligung Colostomie – der Anus gehört auf seinen Platz
8. Provisorischer oder definitiver Bauchdeckenverschluß
9. Angiographie, Embolisation und intravenöses Pyelogramm
10. Anlegen eines Fixateur externe / Montagewahl nach Frakturtypus
11. Schrittweise, wiederholte Nekrosektomie der Weichteile und der ossären Strukturen
12. Provisorische Deckung mit Hautersatzmaterialien und Benützung lokal wirksamer antibiotischer Träger oder Antiseptika
13. Sekundäre plastische Maßnahmen zur Deckung der Hautdefekte.

Literatur

1 Bandhauer K, Hassler H: Die Verletzung der Urogenitalorgane. Chirurg 60: 649–656 (1989)
2 Bosch U, Pohlemann T, Haas N, Tscherne H: Klassifikation und Management des komplexen Beckentraumas. Unfallchirurg 95: 189–196 (1992)
3 Dove AF, Poon WS, Weston PAM: Hämorrhage from pelvis fractures: dangers and treatment. Injury 13: 375–381 (1982)
4 Kellam JF: The Role of External Fixation in Pelvic Disruptions. Clinical Orthop. and Rel. Research, No. 241: 66–82 (1989)
5 Pompino HJ: Verletzungen des knöchernen Beckens und seiner Weichteile im Kindesalter. Langenbecks Arch. Chir. 361: 237–239 (1983)
6 Tile M, Pennal GF: Pelvic Disruption: Principles of Management. Clinical Orthop. and Rel. Research, No. 151: 56–64 (1980)
7 Varney M, Fischer I, Becker H, Derra E, Röher HD: Intraabdominelle Zusatzverletzungen bei Polytraumatisierten mit Beckenfrakturen. Akt. Traumatologie 20: 226–230 (1990)

Intraabdominelle Begleitverletzungen beim Beckentrauma

H. Seitz / R. Maier / F. Kutscha-Lissberg / G. Pajenda

Verletzungen intraabdomineller Organe sind eine entscheidende, lebensbedrohliche Komplikation des Beckentraumas und Ausdruck einer massiven Gewalteinwirkung. Hämorrhagischer Schock und Sepsis sind bei diesen schwerstverletzten Patienten die häufigsten Todesursachen. Deshalb wird in diesem Zusammenhang eine rasche, prioritätenorientierte, operative Intervention gefordert.

Krankengut

An den Universitätskliniken für Unfallchirurgie in Wien wurden zwischen 1985 und 1992 40 Patienten (23 Männer, 17 Frauen) mit Becken- und intraabdominellen Begleitverletzungen behandelt. 32 Patienten waren polytraumatisiert mit zusätzlichen Frakturen im Bereich der Extremitäten, des Thorax, des Schädels und der Wirbelsäule (Tab. 1).

Das mittlere Lebensalter der Patienten betrug zum Zeitpunkt des Unfalls 40,2 Jahre (12 bis 77 Jahre).

28 Patienten (70%) waren Verkehrsunfallopfer, zehn Patienten (26%) zogen sich die Verletzungen bei einem Fenstersturz zu.

Bei 39 Patienten (98%) lag eine geschlossene, bei einem Patienten eine offene Beckenverletzung vor. An

Tabelle 1: Zusatzverletzungen 32 Polytraumatisierter mit kombiniertem Becken-Bauchtraume (1985–1992)

Frakturen der unteren Extremitäten	26
geschlossene	19
offene	7
Frakturen der oberen Extremitäten	17
geschlossene	13
offene	4
Thoraxtraumen	22
(Serienrippenfrakturen und Hämatopneumothorax)	
Schädelfrakturen	10
Wirbelsäulenfrakturen	8

Art und Häufigkeit der pelvinen Verletzungen fand sich bei 32 Patienten (80%) eine Schambeinfraktur, bei zehn Patienten (24%) eine Hüftgelenkpfannenfraktur, bei acht Patienten (20%) eine Darmbeinschaufelfraktur, bei sechs Patienten (16%) eine Symphysenruptur, bei sechs Patienten (16%) eine Kreuz-Darmbeingelenkruptur, bei fünf Patienten (12%) eine Kreuzbeinfraktur und bei zwei Patienten (4%) eine Hüftgelenkluxation.

Die intraabdominellen Begleitverletzungen waren bei 38 Patienten (96%) als Kombination eines Becken- mit einem stumpfen Bauchtrauma zu sehen und betrafen bei 24 Patienten (61%) die Milz, bei 14 Patienten (36%) die Leber, bei neun Patienten (22%) das Zwerchfell, bei sechs Patienten (14%) das Mesenterium, bei vier Patienten (11%) den Dickdarm, bei drei Patienten (7%) den Dünndarm und bei zwei Patienten (4%) das große Netz.

Der Schwere der Beckenverletzungen entsprechend konnte bei 30 Patienten ein konservatives Behandlungsverfahren angewandt werden. 18mal war nur eine Lagerung notwendig, in zwölf Fällen (Acetabulumfrakturen und Hüftgelenksluxationen) wurde eine Extension angelegt. Bei zehn Patienten (24%) wurde im Zuge der Akutlaparotomie die Symphysensprengung mittels Zuggurtung (sechs Patienten) bzw. komplexe Schambeinastfrakturen mittels Plattenosteosynthesen (vier Patienten) versorgt.

Alle 40 Patienten mit dem Verletzungsmuster Beckentrauma mit intraabdomineller Organbeteiligung wurden sofort laparotomiert.

Bei 32 Patienten (79%) stellte man die Indikation zur Notlaparotomie mit Hilfe der Sonographie, bei den restlichen acht Patienten aufgrund des Peritoneallavage-, CT- und Abdomen leer-Röntgenbefundes.

Intraabdominelle Begleitverletzungen wurden entsprechend den abdominalchirurgischen Richtlinien versorgt. Dabei wurden 24 Milzverletzungen 23mal mittels Exstirpation, einmal mittels Fibrinklebung, 14 Leberverletzungen elfmal mittels Naht, dreimal mittels Fibrinklebung, neun Zwerchfellrupturen mittels Naht, sechs Mesenterialverletzungen mittels Naht, vier Dickdarmverletzungen dreimal mittels Übernähung, einmal mittels Colostoma, drei Dünndarmverletzungen mittels Resektion und zwei Omentum majus-Verletzungen mittels Naht versorgt.

Für die Frühletalität innerhalb von 24 Stunden war bei fünf polytraumatisierten Patienten mit einem durchschnittlichen Hannoveraner Polytraumaschlüssel von 52,2 Punkten (48−62) ausschließlich der hämorrhagische Schock die Todesursache. Bei allen Patienten, die in der Frühphase verstarben, wurden entweder schwere Leberzerreißungen (2) oder kombinierte Leber-Milzverletzungen (zwei Patienten) bzw. Leber-, Milz- und Gefäßverletzungen (ein Patient) bei der Operation festgestellt.

Sekundär verstarben vier Patienten an den Folgen ihres Schädelhirn- und drei Patienten an den Folgen ihres schweren Thoraxtraumas. Weitere zwei Patienten erlagen nach mehrwöchiger intensivmedizinischer Therapie einem Multiorganversagen. Der durchschnittliche Hannoveraner-Polytraumaschlüssel der sekundär Verstorbenen lag bei 41,8 Punkten (31−54).

Zusammenfassung

Das Beckentrauma und die extraabdominellen Verletzungen bestimmten initial das klinische Bild, so daß das intraabdominelle Geschehen zunächst überdeckt sein kann.

Der bei den meisten Beckentraumen mit intraabdominellen Begleitverletzungen existente hämorrhagische Schock stellt die aggressive Volumenzufuhr, die sofortige operative Blutstillung sowie die Reposition und Stabilisierung eines eventuell instabilen Beckenrings an die erste Stelle der Therapie.

Eine erfolgreiche Behandlung dieser Kombinationsverletzungen setzt eine interdisziplinäre Zusammenarbeit mit Radiologen, Allgemeinchirurgen, Neurochirurgen, Blutbank und Labor rund um die Uhr voraus.

Literatur

1 Bosch U, Pohlemann T, Haas N, Tscherne H: Klassifikation und Management des komplexen Beckentraumas. Unfallchirurg 95: 189−196 (1992)
2 Huf R, Mittlmeir T, Pratschke E, Fabricius G: Begleitverletzungen bei Beckenfrakturen des polytraumatisierten Patienten. Acta Chir. Austriaca 20: 280 (1988)
3 Lange W, Stankovic P, Burchhardt H, Stuler Th: Exitus letalis als Folge von Beckenverletzungen. Acta Chir. Austriaca 20: 281 (1988)

Die Retroperitonealverletzung in Begleitung der Beckenfraktur

O. Kwasny / F. Kutscha-Lissberg / G. Bockhorn / V. Vécsei

Infolge der Zunahme von Hochrasanztraumen ist in den letzten Jahren eine deutliche Zunahme der schweren Beckenverletzungen zu beobachten [12]. Die hohen freiwerdenden Energien erzeugen über Kompressions- und Dezelerationskräfte neben der Zerstörung des knöchernen Beckenringes vor allem Verletzungen von abdominellen und retroperitoneal liegenden Strukturen [4, 14]. Ausgedehnte Läsionen des vorderen und hinteren Beckenringes mit begleitenden Organläsionen sind – wie die Literatur zeigt – mit einer Letalität von bis zu 80% verbunden, wobei die Haupttodesursache in über 50% im hämorrhagischen Schock und in etwa 20% in septischen Komplikationen und Gerinnungsstörungen zu suchen ist [3, 5, 6, 8].

Das Management der schweren Beckenverletzung muß daher sein, einerseits die akute Vitalgefährdung durch Verblutung, Schockfolgen und Sepsis abzuwenden und in weiterer Hinsicht auch einer funktionellen Wiederherstellung des Beckens Rechnung zu tragen.

Behandlungsrichtlinien

Im Rahmen der Beckenverletzung muß vor allem an folgende Retroperitonealverletzungen gedacht werden:

1. Gefäßverletzungen
2. Verletzungen der Niere und der ableitenden Harnwege
3. Verletzungen der Gekrösewurzel
4. Verletzungen des Rektums bzw. des extraperitoneal liegenden Dickdarms sowie Verletzungen des Pankreas und
5. Nervenverletzungen

Das umfassende Management der komplexen Beckenverletzung ist sicherlich vom Vorhandensein weiterer diagnostisch-technischer Hilfsmittel abhängig.

Für die Primärbeurteilung darf allerdings die klinische Untersuchung keinesfalls unterschätzt werden.

Hierzu zählt vor allem die Inspektion des Orificium urethrae externum, des Anus und des Dammes, die Beurteilung der Weichteilsituation des Beckens und das Tasten der Leistenpulse mit Beurteilung der peripheren Durchblutung.

Blut am Meatus urethrae externus weist in über 90% ebenso wie eine Dislokation der Prostata bei rektaler digitaler Untersuchung auf eine Urethraruptur hin. In diesen Fällen ist natürlich das Legen eines Blasenkatheters kontraindiziert.

Es muß eine Urethrographie mit einem wasserlöslichen Kontrastmittel durchgeführt werden. Bei Bestätigung des Verdachtes der Ruptur ist eine suprapubische Harnableitung als Akutmaßnahme indiziert, die unter Ultraschall-Kontrolle durchgeführt wird. Die gleichzeitige Sonographie gibt neben dem Füllungszustand der Blase zusätzlich Aufschluß über freie Flüssigkeit in der Peritonealhöhle, über die Abgrenzbarkeit beider Nieren mit der Beurteilung des Parenchyms sowie über das Vorliegen von großen retroperitonealen Hämatomen. Sie soll daher als Bedside-Methode im Schockraum unbedingt zur Verfügung stehen. Zur weiteren Untersuchung zählt das Tasten der Leistenpulse mit Beurteilung des Weichteilzustandes des Beckens (subkutanes Décollement).

Das weitere Vorgehen ist durch die allgemeine Kreislaufsituation des Patienten unter Schocktherapie geprägt. Die Blutstillung ist vorrangiges Ziel. Prinzipiell stehen verschiedene Methoden zur Verfügung, die zur richtigen Zeit angewendet werden müssen. Hierzu zählt die Military-Antishock-Trousers (MAST), die Blutstillung über Reposition der Beckenfraktur (Beckenzwinge/Fixateur externe), die angiographische Embolisation, der Versuch der selektiven chirurgischen Blutstillung, die Ligatur der Arteria iliaca interna (eventuell beidseits), die infrarenale Aortenklemmung als temporäre Maßnahme, die Tamponade des Hämatoms sowie als Ultima ratio die Hemipelvektomie.

Vor allem ist bei negativem Ultraschallbefund des Abdomens der Volumenbedarf über längere Zeit groß, der Kreislauf des Patienten aber «stabilisierbar», so sollte angiographiert werden. Die Katheterangiographie erlaubt neben der Lokalisation der Blutung in vielen Fällen auch die Embolisierung bei arterieller Blutung im Beckenbereich und damit die selektive Blutstillung [7, 10, 11, 16].

Bei hämodynamisch – auch unter Schockmanagement – instabilen Patienten muß notfallmäßig laparotomiert werden. Nach der Exploration des Bauchraumes wird die Aorta abdominalis infrarenal temporär geklemmt, um weiteren Blutverlust zu verhindern. Durch die Laparotomie können massive Blutungen im Bereich des Retroperitoneums, wie z. B. aus rupturierten Nieren oder großen Gefäßen, gestillt werden. Bei den oft vorliegenden diffusen Blutungen, meist aus Ästen zweiter Ordnung der Arteria iliaca interna oder

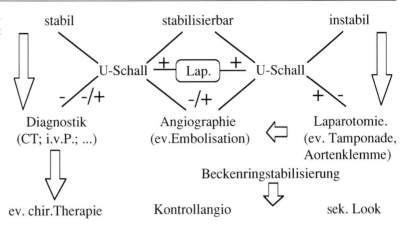

Abbildung 1: Taktische Vorgehen bei Beckenfraktur mit Leitsymptomblutung

venösen Ästen, ist die chirurgische Blutstillung in vielen Fällen frustran. Auch die in früheren Jahren angegebene Ligatur der Arteria iliaca interna beidseits ist mit zweifelhaften Erfolgen und andererseits mit hohen Komplikationen durch Weichteilnekrosen verbunden [15].

In diesen Fällen sollte daher das retroperitoneale Hämatom mit Perltüchern abtamponiert werden und die Bauchdecke provisorisch verschlossen werden.

Die Versorgungschance ist steigend, wenn eine gezielte intraoperative angiographische Akutdiagnostik betrieben werden kann.

Die Katheterangiographie erlaubt einerseits ein gezieltes Vorgehen durch Embolisation bzw. kann ein Sistieren der Blutung durch die Tamponade beweisen. Im Fall der Tamponade durch Perltücher wird eine Second-look-Operation nach etwa 48 Stunden angeschlossen (Abb. 1).

Bei diffuser Blutung aus dem venösen Bereich kann die Stabilisierung des instabilen Beckenringes abhängig von der Fraktur in vielen Fällen über den Fixateur externe oder durch die Beckenzwinge zu einer Kompression der venösen Blutung und damit zur Stabilisierung der Kreislaufsituation des Patienten führen [17, 2].

Zusammenfassung

Zusammenfassend kann daher festgestellt werden, daß die Behandlung der komplexen Beckenfraktur mit komplizierender retroperitonealer Begleitverletzung auf folgenden Säulen ruht:

1. Adäquater Schocktherapie
2. Als vitale Maßnahmen für den Patienten, dem Beherrschen der Blutung, wobei hier – wenn möglich – eine präoperative Angiographie zur Blutungslokalisation und eventuell gleichzeitige Therapie von großer Bedeutung ist.
   Venöse Blutungen, die gegebenenfalls auch phlebographisch dargestellt werden können, können durch Reposition und Stabilisierung der komplexen Beckenverletzung meist über den Fixateur externe beherrscht werden [2, 12, 13].
3. Zielgerichteter Diagnostik der urologischen Begleitverletzungen (Urethraabriß, Blasenruptur) mit entsprechender weiterer Therapie und bei Urethraruptur suprapubische Harnableitung [1].
4. Erkennen der Rektumverletzung (rektale Untersuchung!) Die Therapie der Rektumverletzung besteht in der Schutzkolostomie mit eventueller aboraler intraoperativer Darmspülung [2].

Bei Beherrschung dieser Therapiegrundsätze sollten die Ergebnisse der Versorgung dieser komplexen Beckenverletzungen und auch die Endresultate bezüglich späterer Komplikationen deutlich gebessert werden können.

Literatur

1 Bandhauer K, Hassler H: Die Verletzung der Urogenitalorgane. Chirurg 60 (1989) 649–656

2 Bosch U, Pohlemann T, Haas N, Tscherne H: Klassifikation und Management des komplexen Beckentraumas. Unfallchirurg 95 (1992) 189–196

3 Dove AF, Poon WS, Weston PAM: Haemorrhage from pelvic fractures: dangers and treatment. Injury 13 (1982) 375–381

4 Emerman CE: Abdominopelvic injury associated with pelvic fracture. Jacep 8 (1979) 312–315

5 Goldstein A, Phillips T, Sclafani S, Scalea T, Duncan A, Goldstein J, Panetta T, Shaftan G: Early open reduction and internal fixation of the disrupted pelvic ring. J. Trauma 26 (1986) 325–333

6 Flory PJ, Trentz O, Bühren V, Seiler H, Potulski M: Management der komplexen Beckenverletzung. Aktuelle Traumatologie 15 (1985) 139

7 Grabenwöger F, Dock W, Ittner G: Perkutane Embolisation von retroperitonealen Blutungen bei Beckenfrakturen. Fortschr. Röntgenstr. 150, 3 (1989) 335–338

8 Jonas M, Wruhs O: Verletzungen des Brust- und Bauchraumes bei Beckenbrüchen. Hefte Unfallheilkunde 124 (1975) 177–181

9 Nutz V: Therapeutische Probleme der Acetabulumfraktur beim Polytrauma. Langenbecks Arch. Chir. 370 (1987) 129–139

10 Panetta T, Sclafani S, Goldstein A, Phillips T, Shaftan G: Percutaneous transcatheter embolisation for massive bleeding from pelvic fractures. J. Trauma 25 (1985) 1021–1029

11 Rathel D: Diagnostisches und therapeutisches Konzept bei Gefäßverletzungen der Beckenetage. Langenbecks Arch. Chir. 361 (1983) 205–208

12 Roder Jd, Stübinger B, Gmeinwieser J, Müller E, Claudi BF: Ergebnisse der operativen Behandlung von Beckenfrakturen bei polytraumatisierten Patienten. Akt. Traumatologie 18 (1988) 129–133

13 Rothenberger DA, Fischer RP, Ferry JF: Major vascular injuries secondary to pelvic fractures: An unsolved clinical problem. Am. J. Surg. 136 (1978) 660–662

14 Schwemmle K, Schultheis KH: Abdominelle Begleitverletzungen der Beckenfrakturen. Unfallchirurgie 11 (1985) 7–11

15 Sclafani S, Becker J: Traumatic presacral hemorrhage: angiographic diagnosis and therapy. Amer. J. Röntgenol. 138 (1982) 123–126

16 Sclafani S, Cooper R, Shaftan A, Goldstein S, Glanz S, Gordon D: Arterial trauma: Diagnostic and therapeutic angiography. Radiology 161 (1986) 165–172

17 Trentz O, Bühren V, Friedl HP: Beckenverletzungen. Chirurg 60 (1989) 639–648

Versorgungsstrategie bei offenen Beckenringinstabilitäten in Kombination mit Rektumverletzungen

M. Lindner / J. Lafenthaler / F. Genelin

Ist eine offene Beckenfraktur ein Unfall für eine Unfallabteilung, fragten Sinnod et. al. im «American Journal of Surgery» im März 1992 [1, 3].

Der Zeitgewinn in der Prähospitalphase, die personelle Kontinuität in der chirurgischen Versorgung, gepaart mit einem radiologischen Bereitschaftsdienst rund um die Uhr, ermöglicht die Versorgung so schwerer Beckenverletzungen [2, 4, 5, 9].

Wir konnten vom 1. Januar 1988 bis März 1993 insgesamt 196 Beckenfrakturen behandeln. Bei elf Patienten oder 5,61% war die Beckenfraktur offen, davon erlitten sechs Patienten eine Rektumverletzung; dies entspricht einem Prozentsatz von 3,06%. Perry gibt in seiner Arbeit aus dem Jahre 1980 eine Prozentzahl von 4% an [2].

In Tabelle 1 sind unsere elf Patienten aufgelistet. Die Frakturformen wurden nach dem AO-Schema klassifiziert und die Schwere der Verletzung ist durch die hohe Punktezahl des Injury Severity Score nach Baker et. al. ausgedrückt.

Eines der Hauptprobleme bei der Behandlung von offenen Beckenfrakturen ist die massive retroperitoneale Blutung. Die Durchführung einer A. Femoralisangiographie im Schockraum ist zur Blutungslokalisation unerläßlich [2, 6, 8, 9].

Es ist nicht immer so einfach wie in dem dargestellten Fall, eine Ruptur eines Astes der A. Iliaca Interna, der sich für die Katheterembolisation geradezu anbietet, die diffusen Blutungen im Retroperitoneum zu beherrschen und den protrahierten Schock zu durchbrechen. Erst durch Kompression des Beckenringes mit Fixateur externe oder Pelvic Clamp gelingt die Stabilisierung der Schocksymptomatik. Der Zusammenhang zwischen dem Abfall von Hb- und Hk-Werten und die Gabe von Blutkonserven und Fresh Frozen Plasma wurde graphisch dargestellt.

Die Verletzungsschwere der offenen Beckenfrakturen, einerseits durch retroperitoneale Blutungen und andererseits durch die septischen Komplikationen, ist

Tabelle 1: Klassifikation und Begleitverletzungen

P.N.	AO	ISS					
G.J. (41a)	C.1.1.	34	Rip. Ser.	SHT	Urethra	Radius	
T.G. (40a)	C.1.1.	34	Pulmo	SHT	Urethra	Tibia	
K.E. (8a)	C.1.1.	33					Mesenter.
S.F. (12a)	B.1.1.	50		SHT	Harnblase		Mi, Le, Cav
D.J. (66a)	C.1.3.	59	Rip.	TH6, L1	Urethra	Clavicula	
K.R. (11a)	B.2.2. (A)	26		SHT			Milzruptur
S.O. (57a)	C.1.1.	45	Pulmo	SHT	Urethra		Rekto-Sigmoi.
K.A. (15a)	C.1.2.	36		L4, L5 (Q)	Harnblase		Vagina
M.M. (41a)	B.2.2.	54	Rip.	SHT		Cru., Hu.	Milz, Niere
M.A. (15a)	C.1.3.	59	Rip. Se., Asp.	SHT		Hu., Fem.	Leber, Niere
M.F. (84a)	C.1.3.	38		SHT		Rad.	Milz

Tabelle 2: Blutkonserven/FFP – Verbrauch in den ersten 24 posttraumatischen Stunden in Abhängigkeit von Hb/Hk-Werten

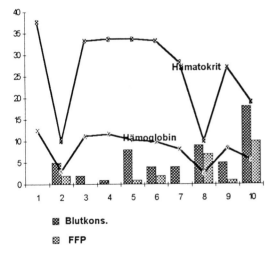

☒ **Blutkons.**

☒ **FFP**

Tabelle 3: Mortalitätsrate

Autoren	Pat.	Mortalität (%)
■ Maull, Sachatello, Ernst	12	60,0
■ Raffa, Christensen	16	50,0
■ Rothenberger, et al.	22	50,0
■ eigene	11	45,4
■ Perry	31	42,0
■ Kuminsky	14	42,0

verantwortlich für eine Letalität von 42,5%, in den aufgeführten Arbeiten zwischen 40 und 60% [1, 2, 3, 6, 8].

Fallbericht 1: Dieser Patient erlitt eine C 1.2-Fraktur mit Durchstoßung des Peritoneums und Verletzung der Urethra und des M. sphinkter ani, dazu noch eine Serienrippenfraktur und ein SHT. Das massive retroperitoneale Hämatom ist durch die Verdrängung der Harnblase nach vorne oben gut dokumentiert. Die Angiographie ergab keine embolisierbare Blutungsquelle. Zuerst führten wir das Debridement der Wunde, die Schienung der Urethra und die Naht des Rektums und des Sphinkters durch.

Anschließend erfolgte die notfallmäßige Stabilisierung der Fraktur mit einem Fixateur externe [10, 11, 12, 13]. Eine anatomische Rekonstruktion des Beckenringes konnte nicht erzielt werden. Die Anlage einer Symphysenplatte war aufgrund der Weichteilverhältnisse nicht möglich. Ein sekundär rekonstruktiver Eingriff wurde durch das Auftreten zweier symphysennaher Fisteln verhindert. Der Patient ist jetzt durch eine Beinlängendifferenz von 3 cm bei seiner täglichen Arbeit behindert.

Unser Behandlungskonzept wurde, unterstützt durch die dargestellte internationale Literatur, geändert. Unsere zwei Hauptziele sind: die Blutungskomplikation zu beherrschen, und zur Prophylaxe einer möglichen Sepsis die Stuhl- und Harnableitung mittels Schienung und Kolostomie sicherzustellen [2, 5, 8, 12].

Die retroperitoneale Blutstillung wird einerseits durch den Einsatz der Beckenzwinge und andererseits durch großzügigst durchgeführte Angiographie gewährleistet. Zeigt sich bei der Schockraum-Sonographie eine Läsion von parenchymatösen Bauchorganen, so wird nach Debridement der perinealen Wunde die Laparatomie durchgeführt. Nach Versorgung der Rektum-Wunde und der Urethra wird ein endgültiges Kolostoma angelegt.

Die Symphyse wird mittels Rekonstruktionsplatte oder Zuggurtung stabilisiert. Zusätzlich wird entweder die Beckenzwinge oder der Fixateur externe bis nach Abklingen der septischen Komplikationen belassen und erst nach Abheilung aller Komplikaktionen die innere Fixation angestrebt. Ist sonographisch keine Läsion der parenchymatösen Organe zu sehen, wird nach Versorgung des Rektum und der Urethra von perineal das Kolostoma nach Stabilisierung des Beckenringes und Osteosynthese angelegt.

Fallbericht 2: Eine 15jährige Patientin erlitt bei einem Skisturz gegen eine Liftstütze eine Zerreißung der Vagina, der Urethra, des Rektums und eine C 1.2-Fraktur.

Nach Versorgung der Läsionen von perineal wurde über einen gesonderten Zugang die Symphyse verplattet und zusätzlich der Beckenring mit einem Fixateur externe stabilisiert. Die Patientin war letzten Winter zu Besuch und stellte sich mit vollkommener Wiederherstellung vor.

Bei einer offenen Beckenverletzung muß die Frühstabilisierung und die Funktion der Urethra und des Rektums und der Kontinenz gewährleistet sein, da sekundär rekonstruktive Eingriffe aufgrund der hohen Rate an septischen und respiratorischen Komplikationen nicht durchführbar sind [1, 4, 5, 8, 9].

Literatur

1 Sinnott R, Rhodes M, Brader A: Open Pelvic Fracture, An Injury For Trauma Centers, The American Journal Of Surgery, March 1992, Volume 163, 283–7

2 Perry JF: Pelvic open fractures, Clinical orthopaedics and related research Sept. 1980, 41–5

3 Rothenberger D, Velasco R, Strate R, Fischer R, Perry JF: Open pelvic fractures a lethal injury, Journal of Trauma 18, 184–7, March 1987

4 Tscherne H, Oestern HJ, Sturm J: Osteosynthesis of major fractures in polytrauma, World Journal of Surgery, Jan 1983, 7(1):80–7

5 Raffa J, Christensen N: Compound fractures of the pelvis, American journal of Surgery, 8/1976, Volume 132, 282–6

6 Govender S, Sham A, Singh B: Open pelvic fractures, 21 (6), Nov. 1990, 373–6

7 Heinrich S, Sharps CH, Gardea J, Gervin A: Open pelvic fracture with vaginal laceration and diaphragmatic rupture in a child, 1988, Vol. 2 No. 3, 257–61

8 Richardson D, Harty J, Amin M, Flint L: Open pelvic fractures, Journal of Trauma, 22 (7) 533–8, 1982

9 Flory PJ, Trentz O, Bühren V, Seiler H, Potulski M: Management der komplexen Beckenverletzung, Aktuelle Traumatologie 15, 1985, 139–44

10 Mueller-Faerber J, Mueller KH: Die verschiedenen Formen der instabilen Beckenringverletzungen und ihre Behandlung, Unfallheilkunde, 1984, 87, 441–55

11 Hofmann: Die Behandlung frischer Frakturen und Luxationen am Becken mit dem Fixateur externe, Z. Unfallchir. Vers. med. Berufskr. Band 81, 1988, Heft 2

12 Tile M: Pelvic fractures Operative versus non – operative Treatment. Orth. Clinic of North America. Vol. 11, No. 3, 423–464, July 1980

13 Mears DC, Fu F: Modern concepts of external skeletal fixation of the pelvis, Clin. Orthop., 151, 12–21, 1980

Analyse 38 urogentialer Begleitverletzungen beim Beckentrauma

V. Fochter / A. Renner / J. Szita

Nach den Angaben der Fachliteratur folgen die Blasen- und Harnröhrenverletzungen den Beckenringverletzungen mit 10 bis 15prozentiger Häufigkeit.

In unserer Vorlesung haben wir das fünfjährige Krankenmaterial unseres Instituts untersucht. Zwischen 1988 und 1992 haben wir 279 Beckenverletzte behandelt. Wir haben urogenitale Begleitverletzungen bei 38 Verletzten gefunden ($\approx$ 13,5%).

Die Blasenverletzungen waren ungefähr viermal häufiger als die Harnröhrenverletzungen (30:8). Die Blasenverletzungen waren meist extraperitoneal (22 $\rightarrow$ $\approx$ 75%).

In erster Linie machen die klinischen Symptome – Hämaturie, Unterleibsbeschwerden, Hypovolämie – auf die Blasenverletzung aufmerksam.

Die Ultraschall-Untersuchung ist bei der Erstellung der richtigen Diagnose behilflich. Eine eindeutige Diagnose können wir nur stellen, wenn wir eine auf korrekte Weise durchgeführte Cystographie und entsprechende Röntgenaufnahmen besitzen. Die Blase muß mit 250–300 ml Kontrastmittel gefüllt werden. Native, aufgefüllte und heruntergelassene Blasenaufnahmen müssen gemacht werden.

Wenn die Diagnose der Verletzung eine Operationsindikation bedeutet, machen wir eine Laparotomie. Nach der Behandlung der Blasenverletzung revidieren wir die Bauchhöhle, um eventuelle Begleitverletzungen auszuschließen.

Wenn die Beckenverletzung ein Gepräge trägt, operative Behandlung zu brauchen, machen wir Osteosynthese. Wir halten den suprapubischen Katheter und die paravesikale Drainage für wichtig. Das Vorige halten wir für 7–14 Tagen, und das Letztere für 2–3 Tagen. In der perioperativen Behandlung werden Antibiotika in stoßweiser großer Dosis und Urinsäuerung verwendet. Von den möglichen Komplikationen sind vorgekommen: Inkontinenz, Fistel und Osteitis (1-1-1).

Beispiel: Derotationstrauma vom B2-Typ. Obwohl Dislokation der Stengel klein ist, wurde eine Blasenverletzung neben der Beckenringverletzung gefunden.

Die Harnröhrenverletzungen kommen relativ selten vor. Im Krankengut waren acht Harnröhrenverletzungen zu finden. Hinsichtlich der Lokalisation wurde der obere Harntrakt am häufigsten verletzt. In fünf Fällen ist die Blase von ihrer Basis abgerissen, in zwei Fällen wurde die Pars Membranacea verletzt, in einem Fall wurde der Distaltrakt verletzt.

Die klinischen Symptome – Harnröhrenverletzung und die Prostata kann nicht betastet werden – sind aufmerksame Zeichen. Zur Aufstellung der richtigen Diagnose und Lokalisation brauchen wir eine auf einer korrekten Weise gemachte Urethrographie. Für die Untersuchung werden 20 ml Kontrastmaterial gebraucht, sowie a.p.- und schräge Aufnahmen wurden durchgeführt.

Bei einer bestätigten Harnröhrenverletzung wird auch eine Operation gewählt. In der perioperativen Behandlung spielen auch jetzt der antibiotische Schutz (in großer Dosis, stoßweise) und die Urinsäuerung eine Rolle. Bei zwei von acht operierten Fällen haben wir Komplikationen bemerkt: Harnröhrenverengung und Sexualstörung (1-1).

Beispiel 1: Verletzung in der Höhe der Pars Membranacea.

Beispiel II: Verletzung vom C3-Typ, mit dem Abriß der Blase von ihrer Basis. Primäre Operationsrekonstruktion den Harnröhre und der Symphyse. Die Zugschlinge ist abgerissen, die Schraube hat sich gelockert, mit folgender Ruptur der oberen Harnröhre. Reosteosynthese mit Platte der Symphyse, neue Harnröhrennaht. Der Kranke wurde ohne Komplikationen geheilt.

Zusammenfassung

Im Fall der neben der Knochenverletzung auftretenden urogenitalen Begleitverletzungen ist die primäre, komplexe Versorgung der beste Weg. Komplikationen sind ausschließlich nur bei solchen Patienten aufgetreten, bei denen diagnostische oder taktische Fehler in der Behandlung gemacht wurden.

Nervenschaden und LWS-Begleitverletzungen bei Beckentrauma

J. Szita / R. Veres / G. Szontagh

In unserer Klinik haben wir in den vergangenen drei Jahren 31 Patienten mit Beckenringverletzungen operativ behandelt.

Aufgrund unserer Kenntnisse und der Erweiterung der klinischen Untersuchung und der bildgebenden Verfahren, wie der CT, haben wir solche Verletzungstypen oder Begleit-Verletzungen der Beckenringbrüche kennengelernt, für die es früher keine Möglichkeit der Diagnose gab.

Ich möchte dies mit zwei Beispielen erklären:

Erster Fall: Ein junger Mann wurde beim Fallschirmsprung verletzt. Es gab einen instabilen Beckenringbruch vom C-Typ, bei dem der Hintertrakt des Ringes transsakral verletzt war. Auf der CT-Aufnahme gab es einen instabilen Massabruch des Sakrums mit Ausläufen in die ersten Foramina sacralia. Primär wurde die Milzruptur versorgt, anschließend die Symphysensprengung stabilisiert.

Postoperativ hatte der Kranke heftige, brennende, auf der linken Sohle lokalisierte Schmerzen. Die daraufhin durchgeführte Myelographie mit Hilfe des CT's ergab folgenden Befund: Im ersten Foramen sacrale links zeigte sich eine Kompression der Nervenwurzel durch ein Fragment. Wegen des instabilen transsakralen Bruches wurde eine Befestigung durch eine transsakrale schmale DC-Platte vorgenommen, das linksseitige Foramen S1 ausgeräumt und die Nervenwurzel dekomprimiert. Beim Fixieren der Platte wurde darauf geachtet, keine Kompression sondern eine Distanzhaltung zu erreichen.

Die Beschwerden des Kranken an der linken Fußsohle waren verschwunden und er konnte nahezu beschwerdefrei entlassen werden.

Zweiter Fall: Ein junger Patient erlitt ein Überrolltrauma des Beckens. Es gab einen Bruch vom C3-Typ, rechtseitige iliosakrale Luxation und linkseitiger Bruch des Sakrums. Die im voraus schon bekannte kongenitale Fehlstellung der lumbosakralen Wirbelsäule wurde wegen des Traumas aggraviert und eine Spondylolisthese zwischen L5 und S1 ist aufgetreten.

Die Spondylolisthese wurde mit Steffee Platten von dorsal versorgt, sowie die Stabilität des Beckenringes mit transsakraler schmaler DC-Platte wiederhergestellt. Der Patient wurde nahezu beschwerdefrei entlassen.

Wir wollten Sie auf seltene begleitende Verletzungen aufmerksam machen. Besonders denken wir an Nervenschäden bei transforaminalen Sakrumverletzungen des Beckenringes. In solchen Fällen darf die Osteosynthese zum Schutz der Nervenwurzeln nicht nach Kompression streben.

Diskussion

Muhr, Bochum: Wir haben gehört, wie kompliziert und auch letal die Begleitverletzungen sind. Ich kann mir vorstellen, daß trotz weitgehender Einigkeit in den Referaten genügend zu diskutieren bleibt.

Ein Großteil der Referenten hat gesagt, ohne Angiographieembolisation geht nichts mehr. Othmar Trentz hat gesagt: Selbsttamponade doppeltes Fragezeichen, obsolet. Richtig? Gut! Jetzt müßte man fragen, ob das für alle Brüche gilt, oder nur für einen bestimmten Bruchtyp, wenn der Peritoneum zerrissen ist oder kann man das schon vom Bruchtyp her sehen. Sind diese Bilder, die hier stehen, allgemein gültig, weil die Gefahr liegt dabei, daß sich der Referent aufgrund seiner persönlich klinischen Eindrücke und wir, das Publikum, uns auf unterschiedlichen Denkebenen bewegen und wir deswegen möglicherweise einen anderen Blickwinkel haben. Wer kann denn das präzisieren?

Trentz, Zürich: Wir angiographieren natürlich nicht alle, sondern ich habe gesagt, bei schweren Blutungen, wo man in den ersten drei Stunden mehr als vier bis fünf Konserven braucht, um die Leute zu stabilisieren. Das heißt, wir schauen, wann die Leute während der Diagnostik hämodynamisch aus dem Schock herausgekommen. Wenn wir die trotz massiver Schockbehandlung nicht stabilisieren können, dann gibt es zwei Lösungen. Entweder verblutet uns der unter der Hand, daß wir eine Crash-Laparotomie machen und ausklemmen, oder aber, wenn wir den Eindruck haben, der ist noch stabilisierbar, dann geht er in die Angiographie und bekommt entweder eine temporäre Ballonokklusion oder halt Keuls oder Schelform oder was immer. Dann entscheidet man, wie man weiterversorgt, aber natürlich wird nicht jeder angiographiert. Wir übersehen inzwischen etwas über 50 Fälle bei schweren Beckenverletzungen, die angiographiert wurden, und da haben wir bei etwa einem Drittel eine therapierelevante Information daraus gewonnen.

Muhr, Bochum: Ist nicht der Zeiteffekt, bis er in die Angiographie kommt und bis das alles läuft und eingestellt ist unter der laufenden Schockbehandlung das bewirkt, den der Angiographie und Embolisation zugeschriebenen Effekt.

Trentz, Zürich: Das ist in kontrollierten Studien schwer zu beweisen. Also wir schauen natürlich, wer von der Radiologie ist im Dienst.

Muhr, Bochum: Davon hängt die Indikation ab?

Trentz, Zürich: Natürlich, wenn das ein Katheterakrobat ist, der das schnell und gut macht, dann ja. Wenn wir sehen, daß das Leute sind, wo wir wissen, daß das zwei Stunden dauert, dann machen wir auf, machen das Becken stabil und tamponieren oder klemmen aus, wenn wir sehen, daß es nicht anders geht.

Muhr, Bochum: Das ist ganz wichtig. Sie sehen, man darf sich nicht an gewissen Schemata festklammern und diese dann um jeden Preis exekutieren, weil wir damit dem Patienten sonst schaden. Man muß schon noch einmal auf den Zeitverlust hinweisen. Wir sollten im Hinterkopf immer diese schwedische Untersuchung haben, die eigentlich ganz gut nachweisen konnte, daß etwa 80% des Blutes aus dem Knochen kommt, und dann kommen große Volumina aus dem venösen Plexus paravesikal und um die Beckenweichteile herum im kleinen Becken und ein gewisser Prozentsatz der Blutmenge aus den kleinen Arterien und nur die können wir da erreichen. Darf ich den Kollegen aus Schwarzach, der auch dazu gesprochen hat, auch zu seiner Meinung fragen, denn er hat auch gleich als zweiten Punkt in seinem Vortrag, die Angiographie, angesprochen.

Linder, Schwarzach: Wir haben sechs ausgewählte Fälle herausgenommen und bei diesen haben wir nur zweimal eine Angiographie durchgeführt. Bei uns ist es so, daß unsere Katheterakrobaten direkt neben dem Krankenhaus wohnen. Die sind immer verfügbar.

Muhr, Bochum: Vielen Dank für diese Klarstellung.

Braunschweig, Tübingen: Als Angiograph oder als Radiologe möchte ich ganz kurz was zur Technik sagen. Was die Indikationsstellung zur Angiographie betrifft, gibt es gar keine Frage, ist das, was Prof. Trentz gesagt hat, absolut zu unterstützen. Es sind sicherlich ausgewählte Fälle, bei denen es denkbar ist, daß der Patient stabilisiert werden kann. Die Technik selbst ist bei weitem nicht so aufwendig, wie man sich das vorstellt. Die Angiographie selber ist innerhalb von zehn Minuten mit suffizienten Bildern über die Bühne zu bringen. Das ist überhaupt kein Problem. Man punktiert, legt einen Katheter in die distale Aorta ein und hat ein Bild.

Entscheidend für die Embolisation ist dann der Befund; ist er überhaupt a) relevant und b) arteriell. Darüber hinaus, und das haben wir in unserem Vortrag von Kollegen Maurer gezeigt, kommt ja neben der Blutung oder der Extravasation auch die Stretchverletzung des Gefäßes zum Tragen, bei der wir eine Intimaeinrollung haben, ohne daß Blut austritt. Das wiederum bedeutet aber möglicherweise bei Stammgefäßen in die Pulslosigkeit und damit nicht mehr die gegebene Versorgung der abhängigen Partie. Diese Information zum rekonstruktiven Eingriff ist ja ebenfalls eine sehr wichtige, und die können wir Ihnen eben innerhalb kürzester Zeit liefern. Wenn man von der Methodik her das gesamte Polytrauma primär diagnostiziert, an einer Angiographieanlage, so wie wir das in Tübingen tun, dann haben Sie natürlich hinsichtlich Einstellung usw., Vorbereitung überhaupt kein Problem.

Vécsei, Wien: Das Entscheidende ist meines Erachtens, daß kein relevanter Zeitverlust eintritt. Das setzt voraus, daß der Patient nach Möglichkeit aus dem Schockraum überhaupt nicht wegbewegt werden muß. Nach diesem Konzept muß der Schockraum funktionieren. Das können wir. Wir können heute im Schockraum angiographieren, durchleuchten, CT machen, alles, ohne den Patienten aus dem Raum zu bringen. Das sind natürlich ganz andere Voraussetzungen. Diese können ja nicht irgendwohin transponiert werden und ich kann von niemandem fordern, embolisieren Sie, wenn die Voraussetzungen dafür nicht gegeben sind.

Muhr, Bochum: An welcher Stelle kommt denn die notfallmäßige Reposition und «Irgendwie»-Stabilisation in der Reihe der hämostatischen Maßnahmen?

Trentz, Zürich: Wir haben das neulich einmal in einem Pennal unter verschiedenen Organisationsformen diskutiert. Man kann so sagen: In allen Kliniken, wo zur Angiographie weit weggefahren werden muß, und dazu gehören erstaunlicherweise ganz rennomierte Kliniken, muß oder sollte man das Becken vorher notfallmäßig in einer adäquaten Form komprimieren. Das ist richtig. Es kann auch einmal sein, daß man notfallmäßig, wenn es ganz schlecht ist, auch nur einen normalen Fixateur macht, wenn eine einfache Bruchform besteht. Das es nur zu ist, und daß Sie dann weggehen unter entsprechendem Monitoring und Schockbehandlung und dann zur Angiographie gehen. Wenn ich das im Raum habe, wie das eben gesagt worden ist, dann glaube ich, ist es sinnvoller, zuerst diese Information herzuholen und dann daraus weitere Konsequenzen zu ziehen.

Muhr, Bochum: Aber würde die Stabilisierung nicht zur Blutstillung beitragen, so daß Sie unter Umständen dann die Untersuchung ersparen?

Trentz, Zürich: Wenn er danach steht, ist es gut. Wir wissen, daß man eine sehr instabile Bruchform damit

nicht definitiv ausbehandeln kann. Man würde den dann auf einer Intensivstation überwachen und irgendwann definitiv versorgen und eventuell Hämatome ausräumen.

Muhr, Bochum: Bitte nicht irgendwann!

Trentz, Zürich: Ja, nicht irgendwann, aber es ist so, wenn hämodynamisch relevante Blutungen sind, muß man im Grund spätestens am zweiten Tag bei diesen Leuten Hämatome ausräumen.

Vecsei, Wien: Das, worum es mir wirklich geht, und vielleicht kann ich das auf diesen Punkt bringen, ist, daß ich aus persönlicher Erfahrung, aus verschiedenen Schiffbrüchen heraus, die Angiographie deswegen so favorisiere, weil meines Erachstens das Retroperitoneum ohne konkrete vorher stattgefundene Untersuchungen aufzumachen, derartige Gefahren heraufbeschwört, daß unter Umständen der operierende Chirurg nicht mehr zurechtkommt. Ich sage nur ein einfaches Beispiel: Sie machen das Retroperitoneum auf und Sie haben das Gefühl, daß es die Beckenfraktur ist und in Wirklichkeit ist es eine Nierenruptur. Was machen Sie? Holen Sie den Urologen und dann nephrektomieren Sie? Heute kann eine Unzahl von Nierenverletzungen organerhaltend operiert werden. Man weiß es vorher nicht. Das heißt, es ist ein enormer Gewinn, wenn man das Retroperitoneum, bevor man laparotomieren muß, abklären kann. Es ist nur die Frage, ob man es immer kann. Ist immer die Möglichkeit? Dann ist man natürlich drinnen, hat man laparotomiert und wie nun weiter? Das ist die zentrale Frage bei diesen Versorgungen. Stopfe ich ab, angiographiere ich, stopfe ich nicht ab, stabilisiere ich, ist der Röntgenologe da, und so fort. Das ist mein Problem und möglicherweise übertone ich das. Ich hoffe, daß ich es nicht mache. Aus Erfahrung kann ich nur sagen zum Retroperitoneum und zu diesen Kombinationsverletzungen ist die Angiographie ein zentrales und unbedingtes Muß.

Dolati, Innsbruck: Ich glaube, das Thema ist zu kompliziert. Man sollte vorher unterscheiden bezüglich Blutungsquelle. Ist die Blutungsquelle arteriell, venös oder stammt sie aus weit dislozierten Frakturen. Wir haben in unseren Fällen klinische Beispiele, eine «Open-book»-Verletzung mit Symphysenverreißung von 14 cm und massiver Blutung. Patient kommt schockiert herein, Professor Schatzker hat gezeigt, keine Angiographie. Blutung wird angenommen aufgrund von massiver Symphysenzerreißung. Reponieren, rekonstruieren, stabilisieren, Blutung hört auf. Einige venöse Blutungsquellen können intraoperativ stabilisiert beziehungsweise sistiert werden. Ist die

Blutungsquelle aber arteriell, und das sieht man sehr oft bei wenig dislozierten Frakturen. Meistens sieht man radiologisch eine Schambeinastfraktur und die Äste der Arteria obturatoria sind verletzt. Da ist die Angiographie und die Embolisation im Vordergrund. Ist die Blutungsquelle aber venös, so haben wir Zeit, können wir komprimieren und zuwarten.

Fasol, Wien: Herr Trentz, Sie haben mir ein Stichwort gegeben. Sie haben gesagt, kreislaufirritierende Blutung. Ich möchte ein bißchen von der Akutsituation wegkommen; sie fragen, wie Sie sich verhalten, wenn Sie auf der Intensivstation einen Patienten mit einer Beckenfraktur haben, die Sache ist im wesentlichen im Griff, es kommen die üblichen Ultraschallkontrollen, bißchen Flüssigkeit, am nächsten Tag noch mehr Flüssigkeit, immer noch nicht kreislaufrelevant, immer mehr Flüssigkeit, aber der Patient ist trotzdem stabil. Die Intensivmediziner drängen den Unfallchirurgen zur Laparatomie, es besteht eine Subileussituation. Können Sie sich in solch einem Fall zur Laparotomie entschließen oder würden Sie den Intensivisten hier widerstehen, weil ja doch auch die Gefahr besteht, daß man diesen Bauch ja gar nicht zubringt und vor allem, ich glaube nicht, daß man da hier wirklich Blutstillen kann. Sie könnten allenfalls das Blut heraussaugen. Würden Sie dem Drängen nachgeben?

Trentz, Zürich: Ich werde nicht gedrängt, weil wir die Intensiv selbst machen. Ich denke auch, daß sich der Chirurg nicht gegen seine Überzeugung drängen lassen sollte. Wenn ein großes retroperitoneales Hämatom vorhanden ist, und ein Bauch nicht in Gang kommt, und es waren offene Verletzungen oder Begleitverletzungen von Hohlorganen, dann machen wir die primär nicht zu. Sie haben gesehen, wir machen auf tamponieren und machen obligat einen Second-Look. Bei einer schweren offenen Fraktur mit Weichteilschaden machen wir das so. Ansonsten, wenn wir größere retroperitoneale Hämatome sehen und wir fürchten Druckprobleme, also nicht hämodynamisch, sondern auf die Weichteile, daß es zu sekundären Nekrosen kommt, dann räumen wir aus. Dann eher revidieren.

Fischmeister, Linz: Ich glaube, man soll schon auch darauf hinweisen, daß mit dem Kontrastmittel-CT eine sehr gute Abklärung, zumindest der Oberbauchorgane möglich ist. Mich würde interessieren, welchen Stellenwert Sie in der Akutphase diesem diagnostischen Mittel oder dieser diagnostischen Methode zumessen.

Vécsei, Wien: Die erste Untersuchung ist die Sonographie. Ist die Sonograpie unklar und der Patient so stabil, daß man ihm auch ein CT zumuten kann, so können Sie in etwa 30 Minuten vom Kopf bis zur Sohle alles im CT untersucht haben. Wenn Sie 30 Minuten Zeit haben, müssen Sie ein CT machen. Wenn Sie keine 30 Minuten haben, dann müssen Sie in den Operationssaal fahren. Der Stellenwert ist enorm groß bei Patienten, die CT-untersuchbar sind.

Muhr, Bochum: Wenn kein Hautemphysem da ist, zum Beispiel Rippenserienfrakturen, kann man die Oberbauchdiagnostik sehr gut mit Ultraschall machen. Aber noch etwas anderes, was wichtig ist, was sonst etwas untergeht, ist die Laparotomie. Es gibt Beckenverletzungen, die man primär praktisch unbesehen laparotomiert. Das sind eigentlich alle offenen Beckenverletzungen. Da gibt es keine Tamponade. Die fallen der Sepsis anheim und die gehören ja operativ revidiert. Wenn ich ein Becken ohnedies revidieren muß, dann gehört dazu eine Laparotomie. Dann weiß man das und wenn man noch einmal schaut, daß generell alle Beckenverletzungen etwa in 10% intraabdominelle Verletzungen haben, und diese Zahl 10% bei den C-Typen dann auf fast 50% ansteigt, dann muß man schon sagen, daß das Risiko, daß eine intraabdominelle Verletzung sonst übersehen wird, so hoch ist und im Zuge der ersten drei, vier Intensivtage, wo die Situation ja nicht immer ganz einfach ist, daß man da herangeht. Selbst dann, wenn man revidiert, nach zwei Tagen das Hämatom ausräumt, eventuell die externe Fixation gegen die interne Stabilisierung austauscht, dabei hat man gleichzeitig den Zwang, die Hämatome auszuräumen, sonst kommt man gar nicht heran und praktisch das septische Agens, den Debri radikal zu eliminieren, hat man noch einmal die Möglichkeit heranzugehen. Aber ich muß noch einmal sagen, offene Beckenfrakturen und die C-Typen, die hämodynamisch instabil sind, werden, wenn sie schon so fixiert werden, bei uns gleichzeitig laparotomiert.

Trentz, Zürich: Ich möchte noch etwas zur Colostomie sagen, denn das ist in den Vorträgen nicht angesprochen worden. Wir haben öfters gesehen, daß in typischer viszeralchirurgischer Technik versorgt wurde, und da sind drei häufige Fehler. Das eine ist, daß man, um Zeit zu gewinnen, einen Haftmann-Stumpf macht. Das sollte man beim Trauma nicht. Haben wir häufig schon bekommen. Die zweite Sache, daß eine Colostomie durch ein Décollement gemacht wird, da das eben zufällig eine typische Stelle ist, und hinterher schwimmt das in einer völlig abgelösten Haut. Das dritte ist, daß die ausführenden Schenkel zu kurz sind, abklinken oder wenn das weiter schwillt und auseinandergeht, daß das nicht mehr funktioniert. Also etwas traumagerechte Modifikation bei diesen Sachen.

Muhr, Bochum: Noch einmal: bei allen perinealen Verletzungen, dabei ist das ein Muß, Doppelläufigkeit zum Ableiten und zum Spülen. Spülung gehört unbedingt dazu. Möglichst primär den Sphinkter rekonstruieren, primär Muskel nähen, Haut offenlassen, präsakrale Drainagen, alle zwei Tage spülen, lavagieren.

Wir sollten uns noch den Urogenital- und Nervenverletzungen zuwenden. Zunächst den Nervenverletzungen. Othmar Trentz hat sehr schön gezeigt, wie man mit einer radikalen externen Kompression bei sakralen Verletzungen doch die Wurzeln einklemmen kann, und die Schwierigkeit liegt ja wirklich darin, bei diesen C-Typen und transsakralen Schäden durch die Foramina, was ist kompletter, inkompletter Lumbosakralplexus, was ist repositionsbedingt, intraoperativ, durch Hakendruck, durch angeschraubte Platten, und was ist letztendlich durch Lagerung auf der Intensivstation peripher am Peroneus passiert. Das sind praktisch so ganz grob die drei Möglichkeiten, wo Nervenschäden aufgetreten sind oder auftreten können. Deswegen sind diese Hinweise wichtig, auch von Herrn Szita, daß man nicht gut beraten ist, wenn man die sakralen Trümmerzonen einfach komprimiert und festmacht, sondern die muß man reponieren und abstützen, im Zweifel dekomprimieren.

Die Methode, die Du gezeigt hast, ist gut und wir verwenden die auch so. Winkelstabilität tritt auf und man kann die Patienten besser drehen, ohne daß man Angst haben muß, wie es bei den externen Fixationen ist, daß diese dann wieder doch starke Höhendislokationen hinnehmen müssen.

Zu den Urogenitalverletzungen. Blasenverletzungen – das ist klar. Alle intraperitonealen und die großen retroperitonealen nähen, besser nähen, suprapubisch werden sie ohnedies abgeleitet, Bilanzierung. Zu den Harnröhren – der Kollege aus Budapest – primär beim Beckentrauma, da muß ein Urologe, wenn er das macht, schon sehr flotte Finger haben, um in diesem sulzigen Gewebe, blutunterlaufen, die Stümpfe aufzufinden und das zu versorgen und dann in einem hohen Maß Strikturen in Kauf zu nehmen, so daß, wie ich die Urologen verstehe, wenn sie das machen, dann machen sie das bei ausschließlich isolierten Verletzung, eher bei scharfen Verletzungen und versuchen das eher sekundär zu rekonstruieren oder die Stenosen öfters zu bouchieren. Gibt es dazu andere Meinungen? Nein! Dann danke für die Aufmerksamkeit.

Die Beckenapophysen-Avulsionsfraktur, eine typische Verletzung des adoleszenten Sportlers

J. Mayr / W. E. Linhart

Beckenapophysen-Avulsionsfrakturen sind typische Verletzungen des adoleszenten Sportlers. Zehn Knaben und drei Mädchen wurden 1980 bis 1992 wegen Bekkenapophysen-Avulsionsverletzungen behandelt. Als Unfallursache standen Fußballsportverletzungen im Vordergrund, und bezogen auf die Lokalisation überwogen Avulsionsfrakturen des Pfannendachrand-Ossifikationszentrums und der Spina iliaca anterior inferior gegenüber anderen Lokalisationen. Die Behandlung erfolgte zwölfmal konservativ, bei einem zwölfjährigen Knaben mit veraltetem Sitzbeinapophysenabriß wurde das Fragment wegen rezidivierender Schmerzen entfernt. Zehn Kinder konnten durchschnittlich 1,2 Jahre (drei Monate – sieben Jahre) nach dem Trauma nachuntersucht werden.

Alle nachuntersuchten Kinder waren beschwerdefrei und sportlich aktiv. Trotz Verkürzung des betroffenen Muskels ergibt sich daraus keine Konsequenz. Die konservative Therapie zeigt gute funktionelle Ergebnisse, wenn auch röntgenologische Veränderungen lange zu beobachten sind.

Einleitung

Avulsionsfrakturen von Beckenapophysen sind typische Verletzungen des adoleszenten Sportlers. Diese Avulsionsfrakturen sind im Kindesalter selten; sie nehmen nach Reed einen Anteil von 4% an der Gesamtzahl der kindlichen Beckenfrakturen ein [5].

Durch plötzlichen unkoordinierten Muskelzug, zum Beispiel bei plötzlicher sportlicher Belastung oder bei unkoordinierter Muskelaktivierung im Rahmen von Abwehrbewegungen, kommt es zum Ausreißen der Apophyse unter Mitnahme eines spongiösen Knochenfragmentes. Die Sehnen strahlen an den Apophysen unter Zwischenschaltung von knorpeligen Bezirken in den Knochen ein. Der knöcherne Durchbau der Beckenapophysen findet zwischen dem 12. und 24. Lebensjahr statt, und die meisten dieser Verletzungen werden in diesem Zeitraum infolge der Umbauvorgänge analog zu den Übergangsfrakturen beobachtet. Die

Apophysenavulsionsfrakturen treten aus statischen Gründen vor allem am Becken und an der unteren Extremität auf [2].

Patienten und Methoden

Im Untersuchungszeitraum zwischen Januar 1980 und Dezember 1992 wurden an unserer Klinik zehn Knaben und drei Mädchen wegen Beckenapophysen-Avulsionsfrakturen behandelt. Das mittlere Alter der Kinder lag zum Zeitpunkt der Verletzung bei 13,4 Jahren (12 bis 15 Jahre).

Zehn der 13 Kinder konnten durchschnittlich 1,2 Jahre nach der Verletzung nachuntersucht werden. Die Nachuntersuchung gliederte sich in die Bewertung subjektiver und klinischer Kriterien und es wurden Röntgenaufnahmen der betroffenen Region angefertigt. Als subjektive Kriterien wurden Wetterfühligkeit, Schmerzen und Sporteinschränkungen gewertet. Die klinische Untersuchung umfaßte die Prüfung des Hüftgelenksbewegungsumfanges, der groben Kraft (Kniebeugen) und des Oberschenkelumfanges. Die Darstellung der Daten erfolgt als Mittelwert(Range).

Ergebnisse

In unserem Krankengut nehmen die kindlichen Bekkenapophysen-Avulsionsfrakturen einen Anteil von 20% an allen kindlichen Beckenfrakturen im Beobachtungszeitraum 1980 bis 1992 ein. Als Unfallursache standen die Fußballsportverletzungen im Vordergrund (Tab. 1).

Am häufigsten fanden wir Beckenapophysen-Avulsionsfrakturen des Pfannenrandossifikationszentrums, gefolgt von Avulsionsfrakturen der Spina iliaca anterior inferior (Tab. 2). Bei einem Kind fand sich ein gleichzeitiger Abriß des Pfannenrandossifikationszentrums und der Spina iliaca anterior inferior (Abb. 1 und 2).

Behandlung: Die Behandlung erfolgte zwölfmal konservativ und einmal operativ.

Konservative Therapie: Bettruhe unter Entlastung der betroffenen Muskelgruppe in Beugestellung des Hüftgelenkes bis zum Rückgang der Schmerzen und anschließende Mobilisation mit Stützkrücken. Wiederaufnahme der sportlichen Tätigkeit nach sechs bis acht Wochen.

Operative Therapie: Bei einem Knaben mit veralteter Sitzbein-Apophysen-Avulsionsfraktur mit rezidivie-

Tabelle 1: Unfallursache bei 13 Beckenapophysen-Avulsionsfrakturen

Fußball	10
Reiten	1
Sprint	1
Ursache unbekannt	1

Tabelle 2: Lokalisation der Beckenapophysen-Avulsionsfrakturen (n = 13)

Schräger Rektusursprung (Pfannenrand)	7
Spina iliaca anterior inferior	2
Kombination: Pfannenrand +	
Spina iliaca anterior inferior	1
Spina iliaca anterior superior	.1
Crista iliaca	1
Tuber ossis ischii	1

renden Schmerzen beim Sport und beim Sitzen ergaben sich zusätzlich differentialdiagnostische Probleme, die radiologisch erkennbare Knochenneubildung von einem Knochentumor abzugrenzen. Wegen der unklaren Dignität der Läsion und der rezidivierenden Schmerzen wurde die Probeexzision der betroffenen Sitzbeinapophyse vorgenommen. Die histologische Untersuchung ergab keinen Hinweis auf einen Knochentumor. Bei der Nachuntersuchung sechs Monate nach der Operation war der vierzehnjährige Knabe beschwerdefrei und sportlich aktiv. Das Röntgen war unauffällig.

Nachuntersuchung: Alle zehn nachuntersuchten Kinder waren zum Zeitpunkt der Nachuntersuchung schmerzfrei. Ein Kind klagte ein Jahr nach Pfannenrandossifikationszentrumsabriß über Wetterfühligkeit an dieser Stelle. Ein weiteres Kind zeigte vier Monate nach Avulsionsfraktur der Spina iliaca anterior inferior ein Hüftbeugedefizit von 10°. Bis auf einen Knaben, der jetzt kaum noch Fußball spielt, nahmen alle Kinder ihre früheren sportlichen Tätigkeiten wieder auf.

Diskussion

Die Beckenapophysen-Avulsionsfrakturen des adoleszenten Sportlers stellen insofern bemerkenswerte Frakturen dar, als sich aus der Lokalisation der Avulsionsfraktur auf die überlastete Muskelgruppe geschlossen werden kann und damit meist auch der Verletzungsmechanismus rekonstruiert werden kann. So ist es möglich, für alle Beckenapophysen-Avulsionsfrakturen verletzungstypische Bewegungsmuster zuzuordnen.

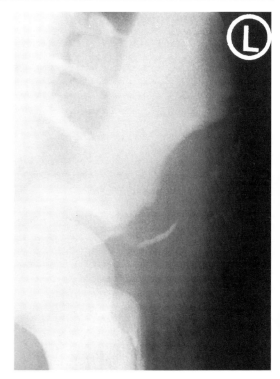

Abbildung 1: Knöcherner Abriß beider Rektusursprünge vom Becken bei einem zwölfjährigen Mädchen infolge Reitsturz

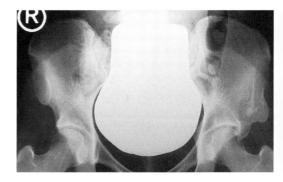

Abbildung 2: Nachuntersuchungsergebnis nach sieben Jahren. Die Fraktur ist knöchern konsolidiert, das Mädchen beschwerdefrei

Arten von Beckenavulsionsfrakturen
und deren Ursache

1. Pfannenrandossifikationszentrum-Apophysenabriß
An dieser Apophyse liegt der Ursprung des queren Kopfes des Musculus rectus femoris, deshalb kommt es manchmal zur Kombinationsverletzung mit Avulsionsfraktur der Spina iliaca anterior inferior, dem Ursprungsort des geraden Kopfes dieses Muskels. Die häufigsten Sportarten, bei denen diese Verletzungen gesehen werden, sind: Fußball, Reiten und Rugby [4, 6].

2. Apophysenavulsionsfraktur der Spina iliaca anterior inferior
An dieser Stelle liegt der Ursprungsort des geraden Musculus rectus. Avulsionsfrakturen in diesem Bereich werden häufig beim Fußballsport, beim Laufstart und bei Sturzabfangbewegungen beobachtet [2, 6].

3. Apophysenavulsionsfraktur der Spina iliaca anterior superior
An dieser Stelle liegt der Ursprungsort von Musculus sartorius und tensor fasciae latae. Diese Avulsionsfrakturen werden beim Laufstart, beim Sprint, beim Absprung und beim Abfahrtslauf beobachtet [4].

4. Apophysenabriß der Crista iliaca
An dieser Stelle liegt der Ursprungsort des Musculus obliquus internus und externus abdominis, und Verletzungen treten infolge von plötzlichen Richtungsänderungen beim Laufen auf [6].

5. Apophysenabriß des Tuber ossis ischii
Zum Apophysenabriß am Ursprungsort der ischiocruralen Muskelatur (Musculus semitendinosus, -semimembranosus, -biceps femoris und -adductor magnus) kommt es durch «Grätschtraumen» beim Laufen, beim Springen, bei Gymnastik und Wasserskilauf [4]. Wie auch von anderen Autoren beschrieben, sind veraltete Sitzbeinapophysen-Avulsionsfrakturen oft sehr schwer von Knochentumoren abzugrenzen [1, 4]. Weiter beschreibt Ogden die Möglichkeit der non-union dieser Fraktur und Milch empfiehlt ein langes Schonungsintervall nach dieser Verletzung [3, 4].

Für die übrigen Beckenapophysen-Avulsionsfrakturen reicht meist ein Schonungsintervall von sechs bis acht Wochen, dann kann mit dem Training begonnen werden.

Die Konsolidierung der Avulsionsfraktur in der Fehlstellung sollte eigentlich eine Muskelinsuffizienz bewirken. Dies konnte bei der Nachuntersuchung nur bei einem Kind beobachtet werden. Wir vermuten daher, daß es zu einer sekundären Verkürzung des betroffenen Muskels im Sinne einer Rebalanzierung kommt.

Konklusion

Beckenapophysen-Avulsionsfrakturen sind harmlose Verletzungen, die ohne Nachteil für das Kind konservativ behandelt werden können.

Literatur

1 Crenshaw AH: Campell's Operative Orthopaedics. 7th Edition, Vol. 3. Mosby, St. Louis 1772–1774 (1987)
2 Franke K: Traumatologie des Sports. 2. Auflage. Thieme, Stuttgart 4: 46–55 (1980)
3 Milch H: Ischial apophysiolysis – a new syndrome. Clin Orthop 2: 184–188 (1953)
4 Ogden JA: Skeletal injury in the child. 2nd Edition. Saunders, Philadelphia 650–659 (1990)
5 Reed MH: Pelvic Fractures in Children. J Canadian Assoc Radiol 27: 255–261 (1976)
6 Wilson JN, Watson-Jones: Fractures and Joint Injuries, 6th Edition, Vol 2. 853–877 (1982)

Beckenfrakturen bei Kindern

N. Schwarz / F. M. Fischmeister /
J. Mayr / E. Posch / A. F. Schwarz /
K. Hasenhüttl / W. Linhart

Beckenringfrakturen bei Kindern werden in den meisten Fällen konservativ behandelt. Erfahrungen mit derartigen Frakturen sind jedoch gering, Literaturberichte sind selten und auf kleine Fallzahlen beschränkt. Die konservative Therapie stabiler Frakturen führt in nahezu allen Fällen zu idealen Resultaten, und ihre Ausheilung ist folgenlos [3]. Bei instabilen Frakturen wird meist ebenfalls ein konservatives Vorgehen empfohlen, wenngleich hier die Grenzen der Therapiemöglichkeit nicht unbekannt sind. Nierenberg et al. [3] empfehlen deshalb einen «aggressive conservative approach». Weil der Erfolg operativer Eingriffe zweifelhaft ist, wird vor Operationen bei kindlicher Beckenfraktur grundsätzlich gewarnt [2].

In einer Kollektivstudie wurden die Langzeitresultate der konservativen Therapie der instabilen Beckenringfraktur bei Kindern mitten im Wachstum erhoben. Damit sollte eine Grundlage für die Überlegung, ob und bei welchen Frakturen des kindlichen Beckens eine Osteosynthese in Betracht käme, erarbeitet werden.

Material und Methodik

Im Rahmen einer retrospektiven Multicenterstudie wurden Beckenringfrakturen bei Kindern im Alter bis zu zwölf Jahren erfaßt. Von insgesamt 54 Patienten mit Frakturen des Beckenringes waren zwei frühzeitig verstorben; bei 20 lagen stabile Frakturen vor; von 32 instabilen Frakturen konnten 17 zu einer Spätkontrolle mehr als zwei Jahre nach dem Unfall erreicht werden. Über diese Patienten wird im weiteren berichtet.

Klassifikation

Die Einteilung der Beckenfrakturen erfolgte nach Tile [5] in stabile Brüche (Typ A), sowie in instabile Brüche mit Rotationsinstabilität (Typ B) bzw. in Brüche mit zusätzlicher Vertikalinstabilität (Typ C). Ogden [6] unterscheidet bei den instabilen Formen der Beckenfrakturen Symphysenrupturen mit sakro-iliakaler [SI] Sprengung, bilaterale ventrale Beckenfrakturen, vertikale Scherfrakturen sowie laterale Kompressionsfrakturen.

Isolierte Symphysenrupturen wurden auf Grund bestehender Unklarheiten über das Ausmaß der zu erwartenden Instabilität als stabile Ringläsion betrachtet und in der Folge nicht mehr berücksichtigt. Verletzungen der SI-Gelenke wurden nur dann als solche eingestuft, wenn wenigstens ein eindeutiges Aufklaffen eines Gelenkes im Vergleich zur Gegenseite gegeben war.

Nachuntersuchung

Es erfolgte eine klinische Untersuchung unter Berücksichtigung von Gangbild, Muskelausbildung, Beckenneigung im Stehen, Skoliose der Lendenwirbelsäule im Stehen und bei Rumpfbeugung, Trendelenburgschem Zeichen und Hüftgelenksbeweglichkeit. Die Neigung des Beckens in der Frontalebene wurde im Stehen durch Höhenvergleich der dorso-lateralen Darmbeinkämme gemessen und in Einzelfällen durch Unterlegung des Fußes objektiviert. Sie wird als Differenz der funktionellen Beinlänge angegeben. Die Röntgenuntersuchung beschränkte sich auf eine antero-posteriore Darstellung des Beckens nach Möglichkeit im Stehen. Nur bei besonderer Fragestellung wurden andere Röntgenaufnahmen oder Computertomogramme angefertigt.

Patienten

Allgemeine Angaben zu 17 Patienten mit instabiler Beckenfraktur siehe Tabelle 1. Die Primärtherapie bestand elfmal in Bettruhe und in Femurextension bei drei Patienten. Zwei Patienten wurden in einer Beckenschwebe gelagert, und ein Patient hatte eine Femurextension mit Beckenschwebe kombiniert. Die Dauer dieser Therapie variierte zwischen zwei und acht Wochen. Bei einer Patientin wurde zehn Wochen nach dem Trauma wegen Fehlstellung ein Beckenfixateur angelegt.

Frakturformen: Insgesamt handelte es sich um neun Frakturen mit reiner Rotationsinstabilität und um acht Verletzungen mit zusätzlicher Vertikalinstabilität.

Resultate

Alle Frakturen heilen problemlos, es gab keine Pseudarthrosen (Tab. 2).

Bei einem Patienten führte die Ruptur der Y-Fuge

Tabelle 1: Allgemeine Angaben

	n
Beckenfrakturen bei Kindern	52
stabile Frakturen	20
instabile Frakturen	32
instabile Frakturen, Beobachtung > 2a	17
Unfallhergang	
von Fahrzeug überrollt	7
von Fahrzeug niedergestoßen	5
Sturz aus Höhe	4
Verschüttung	1
Patientenalter	
01–05 Jahre	6
06–10 Jahre	9
11–12 Jahre	2
Zusatzverletzungen	
keine	4
Harnblase-, Urethraruptur	4
Rektumruptur	1
Vaginaruptur	1
Fraktur Femurschaft	6
Fraktur Unterschenkel	2
Fraktur Unterarm	2
Schädelhirntrauma	2
Milzruptur	1
Thoraxtrauma	1
Nierenkontusion	1
Beobachtungszeit	
02–05 Jahre	6
06–10 Jahre	2
11–25 Jahre	9

Tabelle 2: Ergebnisübersicht

	n
Radiologische Asymmetrie	
keine, gering	9
deutlich	6
massiv	2
LWS Skoliose	
keine	6
mäßig	2
deutlich	7
massiv	1
Hüftmotilität	
frei	11
AVN	2
nicht beurteilbar	3
eingeschränkt	1
Asymmetrie des Beckenrings/ lumbosakrale Schmerzen	
keine Asymmetrie/keine Schmerzen	8
keine Asymmetrie/Schmerzen	0
Asymmetrie/keine Schmerzen	2
Asymmetrie/Schmerzen	5

zu frühzeitigem Wachstumsstillstand und in der Folge zur posttraumatischen Pfannendysplasie. Die deutliche, offenbar durch Fehlwachstum bedingte Beckenasymmetrie ließ nur ein mäßig gutes klinisches Ergebnis nach sechs Jahren zu.

Zwei Patienten hatten eine deutliche Verbreiterung der Symphysenfuge auf 2 und 3 cm, waren jedoch frei von Beschwerden. Auch ein Patient mit einer Höhenverschiebung im Bereich der Symphyse war beschwerdefrei. Bei zwei männlichen Patienten mit Ossifikation der Symphyse spielte dies keine erkennbare Rolle; bei einem Mädchen konnten eventuelle Beschwerden von seiten der ossifizierten Symphyse nicht von anderen Beschwerden getrennt werden.

Die funktionelle Beinlänge wies bei fünf Patienten keine Seitunterschiede auf, zweimal fehlen die Angaben. Bei den übrigen Patienten lagen Seitdifferenzen von bis zu 3 cm vor. Die größte Längendifferenz von 5 cm ist nur zum Teil durch Asymmetrie des Beckens, teilweise jedoch auch durch eine tatsächliche Beinlängendifferenz verursacht.

Skoliotische Fehlhaltungen der LWS waren bei insgesamt zehn Patienten festzustellen. In einem Fall bedingte die Fehlstellung einer gesamten Beckenhälfte eine Störung der Hüftgelenksbeweglichkeit. Bei einer Patientin lagen sowohl eine AVN des Femurkopfes nach pertrochanterer Fraktur, als auch eine Kontraktur des radiologisch intakten Hüftgelenkes vor. Auch bei einem zweiten Patienten fand sich eine AVN nach pertrochanterer Fraktur. Elfmal waren beide Hüftgelenke frei beweglich.

Ein Kind wurde bei schwerstem Polytrauma vorerst in der Beckenschwebe gelagert, und nach zehn Wochen wurde der Versuch einer Reposition des Beckens unter gleichzeitiger Fixation mit einem äußeren Spanner gemacht. Bei komplett deformiert ausgeheilter Beckenfraktur wies das Kind vier Jahre nach dem Unfall eine Hyperlordose der LWS, eine Beugekontraktur beider Hüftgelenke von 15 bzw. 20° und einer hochgradigen Bewegungseinschränkung nach den anderen Richtungen auf. Bei einem zweiten Patienten mit ähnlicher Problematik war die Beckenfraktur wegen schwerster lokaler Zusatzverletzungen vorerst unbehandelt geblieben. Die Ausheilung erfolgte in kompletter Verdrehung der rechten Beckenhälfte mit einer entsprechenden Bewegungsstörung des rechten Hüftgelenkes (S 0-0-90, F 90-0-0, R 75-0-0).

Zwei Patienten hatten eine permanente Harnblasenfistel; einer dieser Patienten litt auch an einer Rektumsphinkterinsuffizienz.

Die Beckenasymmetrie bedingt eine Fehlhaltung der LWS und ist wesentlicher Befund bei all denjenigen Patienten, welche Jahre nach dem Unfall über untere LWS-Schmerzen klagen (Tab. 2).

Diskussion

Stabile Beckenfrakturen bei Kindern erzielen durchwegs gute und sehr gute Resultate [3]. Deshalb konnten wir auch auf deren Aufarbeitung im eigenen Krankengut verzichten. Die Trennung stabiler von instabilen Frakturen ist allerdings beim Kind besonders schwierig, und die Zuordnung kann nicht immer frei von subjektiven Einflüssen sein. Beim Kind sind die SI-Gelenke besonders schwer zu beurteilen, weil der Gelenkspalt an sich schon breiter ist, und weil selten Randfrakturen als Beweis einer Gelenksläsion zu finden sind. Nur bei massivem Aufklaffen des Gelenkes oder bei Vertikaldislokation liegt eine radiologisch beweisbare Verletzung des Gelenkes vor. Erhaltene Bandverbindungen können hier, wie auch an anderen Teilen des Beckenringes, einen nicht objektivierbaren Grad an Stabilität trotz radiologischer Ringunterbrechung aufrechterhalten [4]. Retrospektiv beweist eine Zunahme der Dislokation die Instabilität, jedoch beweist das Ausbleiben der Verschiebung nicht die Stabilität des Beckenringes. Dislozierte doppelte Ringunterbrechungen müssen vertikal instabil sein. Das war bei acht unserer Patienten der Fall. Für die anderen neun Patienten war eine Rotationsinstabilität angenommen worden, jedoch ist das nicht in allen Fällen mit Sicherheit nachweisbar.

Das praktische Problem der Therapie ist jedoch, daß aus dem Primärröntgenbild und ggf. einer computertomographischen Untersuchung der Grad der Instabilität der individuellen Verletzung abgelesen werden muß.

Die dreidimensionale Form des knöchernen Beckens ist selbst mit aufwendigen radiologischen Verfahren nur unvollständig zu erfassen, eine Asymmetrie kann kaum exakt dargestellt oder beschrieben werden. Zudem hielten wir eine über eine Beckenübersichtsaufnahme hinausgehende Röntgenuntersuchung bei unseren jungen Patienten nur dann für gerechtfertigt, wenn aus den Ergebnissen der Röntgenuntersuchung ggf. Konsequenzen gezogen werden sollten.

Der Beckenasymmetrie ging bei unseren Patienten in allen Fällen eine Heilung in Fehlstellung voraus, wenngleich bei einigen Patienten eine Störung des Wachstums zu einer Verstärkung der Asymmetrie offensichtlich beigetragen hat. Diese Wachstumsstörungen sind, ebenso wie mögliche spontane Korrekturen eines Fehlwachstums, nur zu erfassen, wenn kontinuierliche radiologische Verlaufsbeobachtungen vorliegen. Das war in unserer Serie nur in Ausnahmefällen gegeben.

Die Beckenasymmetrie bedingt funktionelle Beinlängendifferenz und Fehlhaltung der Lendenwirbelsäule. Damit sind Schmerzen am lumbosakralen Übergang direkt korreliert. Kein Patient, dessen Fraktur symmetrisch ausheilte, klagte über LWS-Schmerzen unabhängig vom Zeitabstand zum Unfall. Weil wir die von Nierenberg et al. [3] beobachteten guten klinischen Resultate auch im Fall von bleibender Deformation des Beckens nicht nachvollziehen konnten, scheint uns aus den Resultaten unserer Patientenserie ein eindeutiger Behandlungsgrundsatz ableitbar: Bei der instabilen kindlichen Beckenfraktur ist die Ausheilung in weitgehend anatomischer Stellung der Fragmente sicherzustellen, um die Entwicklung eines symmetrischen Beckenringes zu ermöglichen.

Dies gelingt mittels konservativer Maßnahmen offenbar nur bei einem Teil der Patienten. Nach eigener Erfahrung sind mehrfache Repositionsversuche wenig erfolgreich und sie werden deshalb auch zu Recht als problematisch angesehen [1]. In rund der Hälfte der Patienten dieser Serie war das Resultat der konservativen Therapie nicht zufriedenstellend.

Gänzlich insuffizient ist die – vermutlich auch nicht kunstgerecht durchführbare – konservative Therapie der dislozierten Beckenfraktur bei einem schwerstverletzten Kind. In diesen Fällen werden die später auftretenden orthopädischen Probleme angesichts akuter Vitalgefährdung aber doch offenbar unterschätzt. Nach Beherrschung der Akutsituation sollte in diesen seltenen Fällen die frühsekundäre chirurgische Rekonstruktion des Beckens angestrebt werden.

Es muß vorläufig offen bleiben, ob die – zum Teil unbefriedigenden – Resultate der konservativen Therapie instabiler kindlicher Beckenfrakturen durch eine Operation verbessert werden könnten. Tatsache jedoch ist, daß die Ausheilung einer derartigen Verletzung in nicht anatomischer Stellung, also unter asymmetrischen Verhältnissen, zwangsläufig zu einem nicht guten Resultat führt und verhindert werden muß. Dazu muß ggf. eben auch operiert werden.

Literatur

1 Engelhardt P: Die Malgaigne-Beckenringverletzung im Kindesalter. Orthopädie (1992) 21:422–426
2 Laer L v, Bittel M: Die Prognose knöcherner und ligamentärer Beckenverletzungen im Wachstumsalter. H Unfallheilk (1984) 164:203–206
3 Nierenberg G, Volpin G, Bialik V, Stein H: Pelvic fractures in children: A follow-up in 20 children treated conservatively. J Ped Orthop (1993) 1:140–142
4 Ogden JA: Skeletal injury in the child. Saunders Philadelphia–London–Toronto (1988) pp 627–660
5 Tyle M: Pelvic ring fractures: Should they be fixed? J Bone Joint Surg (1988) 70B:1–12

Beckenfrakturen im Kindesalter

I. Melichar / V. Bartl

Beckenverletzungen bei Kindern sind weniger häufig als bei Erwachsenen. Dies kommt durch die größere Elastizität des Kinderbeckens und seiner Verbindung mit dem übrigen Skelett. Gefährlich sind Beckenverletzungen bei Kindern mit Polytraumen. Am gefährlichsten sind dann deren Komplikationen, d. h. Verletzungen der Beckenorgane und des Perineums.

In der Klinik für Kinderchirurgie in Brno wurden in den letzten 15 Jahren, d. h. 1977–1992, 132 Kinder mit Beckenfrakturen behandelt. Davon in den letzten fünf Jahren 46 Kinder. Die Beckenfrakturen bei polytraumatisierten Kindern haben wir bei 37 Kindern, davon in den letzten fünf Jahren bei 13 Kindern festgestellt. Das Durchschnittsalter der Kinder war 11,2 Jahre, die Mehrzahl in der Gruppe von neun bis 15 Jahren. Die Knaben bildeten 60% der Verletzten. Die häufigste Ursache der Beckenverletzungen waren Verkehrsunfälle. In unserer Republik nehmen die Kindertraumen zu, die Anzahl schwerer Unfälle ist zwar verhältnismäßig niedrig, aber im absoluten Wert ist sie gleich.

Die Beckenverletzungen teilen wir klassisch in Beckenrandfrakturen auf, wohin Beckenschaufelfrakturen und Abruption der Spina ilica anterior superior und inferior und tuber ossis ischii gehören, und ferner in Beckenringfrakturen, die wir in stabile (der Beckenring ist in einer Stelle – vorn oder hinten – unterbrochen) und instabile Serienfrakturen (Malgaignesche Frakturen) gliedern. Des weiteren gliedern wir hier hinein Kreuz- und Steißbeinfrakturen.

An Begleitverletzungen ist bei allen gravierenden Beckenfrakturen zu denken, insbesondere bei Polytraumen.

Außer der klinischen Untersuchung des Beckens führen wir den Harnkatheter ein und nehmen Ultraschall-, Röntgenaufnahme, Computertomographie, Rektoskopie und Laparoskopie vor. Es wurden folgende Begleitverletzungen gefunden: Ruptura Urethrae 14mal, nur bei drei Patienten machte sie sich durch Blutung aus Urethra bemerkbar. Bei den übrigen Kindern wurde sie durch Hämaturie oder bei Kathetrisierung gekennzeichnet. Die Rupturen wurden durch das Urethrogramm oder endoskopisch nachgewiesen. Die Ruptur-Behandlung erfolgte bei kleinen Rupturen nur durch Kathetrisierung, bei größeren Verletzungen wurden sie mit Sutura behandelt. Einmal erfolgte der Ersatz eines Teils der Urethra.

Die Harnblasen-Ruptur bei fünf Kindern war dreimal mit einer Ruptur der Urethra verknüpft. Es erschienen Symptome peritonealer Reizung.

Die Vagina-Ruptur wurde viermal beobachtet, zweimal in Verbindung mit der Ruptur des Rektums, zweimal mit derjenigen der Urethra.

Die Ruptur des Rektums wurde dreimal beobachtet. Alle diese Verletzungen wurden mit Primärsutura behandelt, bei Verletzungen des Rektums mit Kolostomie.

In der Behandlung der Beckenverletzungen überwiegt die konservative Therapie, drei bis vierwöchige Ruhe im Bett. Bei Beckenfrakturen mit Verschiebung erfolgte eine skeletäre Traktion. Mit der Möglichkeit der Außenfixation setzt sich diese Methode bei unstabilen Beckenfrakturen durch. Wir selbst haben von ihr zweimal Gebrauch gemacht. Bei Frakturen des Acetabulums ist eine exakte Reposition erforderlich, einmal haben wir Miniosteosynthese und einmal Osteosynthese mit Schiene benutzt.

Die verletzten Kinder sind durchschnittlich 14 Tage im Krankenhaus geblieben und waren in 26 Tagen wiederhergestellt. Bei Kontrolluntersuchungen ein Jahr nach dem Trauma sind alle Kinder nach Beckenfrakturen beschwerdefrei. Bei Begleitverletzungen überdauern einmal die Schwierigkeiten mit Harnkontinenz, bei einem Knaben mit Losreißen der Urethra vom Harnblasenhals; im Laufe des zweiten Jahres hatte sich der Zustand auch bei ihm gebessert. Wir haben nur einen Patienten verloren, bei dem ein bremsender LKW das Becken überfahren hatte. Bei ihm wurden Rektum, Dünndarm, Harnblase und Urethra verletzt, beide Ureter von der Harnblase losgerissen und ein umfassendes Decollement. Trotz den durchgeführten Stomien und trotz der Rekonstruktion der Organe starb der Knabe nach zwei Tagen infolge von Lungen- und Nierenversagen. Eine ehemalige Patientin mit offener Beckenverletzung, mit Verletzung der Urethra, Harnblase, Vagina und des Rektums, wurde nach Rekonstruktion gut geheilt, und neuerdings gebar sie ein gesundes Kind.

Literatur

1 Davison BL, Weinstein SL: Hip Fractures in Children: A Long-Term Follow-up Study 12:355 (1992)
2 Garvin KL, McCarthy RE: Pediatric Pelvic Ring Fractures J. Pediatr. Orthop. 10:577 (1990)
3 Magid D, Fishman EK: Acetabular and Pelvic Fractures in the Pediatric Patient: Value of Two and Three-Dimensional Imaging. J. Ped. Orthop. 12:621 (1992)
4 Reinberger O, Yazbeck S: Major Perineal Trauma in Children. J. Ped. Surg 24:982 (1989)

Schwere kindliche Becken-verletzung – ein Fallbericht

R. Schellander / H. Emser / H. Grasslober

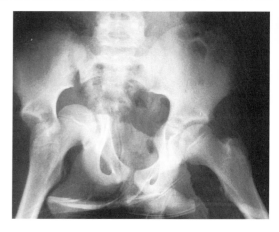

Abbildung 1: Unfallbild Januar 1992

Beckenbrüche im Kindesalter sind ungewöhnliche Verletzungen, Acetabulumfrakturen mit Beteiligung der Y-Fuge gehören zu den ausgesprochenen Seltenheiten. Auf größere Fallzahlen gestützte Entscheidungsgrundlagen im Hinblick auf die Indikationsstellung zur Behandlung dieser Verletzungen fehlen. In der Literatur überwiegen Angaben über nicht-operative Vorgangsweisen. Operativ wurden meist nur Frakturen behandelt, bei denen eine ausreichende Reposition auf geschlossenem Wege nicht erreicht werden konnte. Sowohl nach konservativer als auch operativer Behandlung kindlicher Acetabulumfrakturen werden Epiphysiodesen mit konsekutiver Hüftpfannenfehlbildung infolge Fehlwachstum und Beinlängendifferenzen beschrieben.

Wir berichten über einen zum Unfallzeitpunkt dreizehnjährigen Schülerkaderläufer, der im Januar 1992 beim Skiabfahrtstraining zu Sturz kam. Nach Bergung und Erstversorgung durch den Rettungshubschrauber wird der Patient kreislaufstabil unter Ketalaranalgesie im Unfallkrankenhaus Klagenfurt eingeliefert. Nach Stabilisierung des Allgemeinzustandes und Abklärung werden folgende Diagnosen gestellt: Schwer dislozierter Bruch durch die Y-Fuge im rechten Acetabulum mit zentraler Hüftgelenksverrenkung, Riß des rechten Iliosakralgelenkes, Bruch der linken Hüftpfanne, Bruch des unteren Schambeinastes links, Oberschenkelschaftbruch links, Kniescheibenbruch links (unverschoben), unverschobene Epiphysenlösung am distalen Oberschenkel rechts, dislozierte Epiphysenlösung am distalen Speichenende links, unverschobener Bruch des ersten Mittelhandknochens links.

Intraperitoneale Begleitverletzungen sowie Verletzungen der ableitenden Harnwege können ausgeschlossen werden.

Primär erfolgt in Intubationsnarkose die Einrichtung der zentralen Hüftverrenkung. Eine suprakondyläre Extension mit zusätzlichem Seitenzug wird angelegt. Die OS-Fraktur wird extendiert, die restlichen Frakturen soweit erforderlich eingerichtet und ruhiggestellt. Zwei Tage später erfolgt nach unauffälligem Verlauf die computertomographische Abklärung zur präoperativen Planung. Im CT zeigt sich jedoch ein zufrieden-

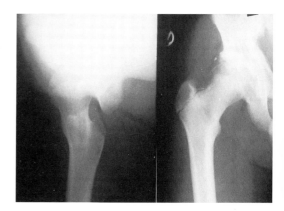

Abbildung 2: Ausheilungsbild des rechten Hüftgelenkes eineinhalb Jahre nach dem Unfall

stellendes Repositionsergebnis. Man entschließt sich nun sowohl die Hüftpfannen- als auch die kontralaterale Oberschenkelfraktur konservativ weiterzubehandeln.

Zehn Tage nach dem Unfall treten Oberbauchbeschwerden auf. Klinisch, sonographisch und laborchemisch wird eine akute Cholezystitis bei atypischer Gallenblasenlage diagnostiziert. Trotz Nahrungskarenz und antibiotischer Behandlung keine Besserung der Symptomatik. Nach weiteren fünf Tagen erfolgt die Laparotomie und Cholezystektomie (Gallenblase links vom Lig. falciforme hepatis) mit unproblematischem weiteren Verlauf.

Nach Abhängen der Extensionen schrittweise Mobilisierung des Patienten.

Im Juni 1993 – eineinhalb Jahre nach der Verletzung – ist der Patient völlig beschwerdefrei, mittlerweile um zehn Zentimeter gewachsen, ausgesprochen muskelkräftig (seitengleich) und sportlich wieder aktiv (schon im ersten Winter nach seinem Sturz gewann er wieder drei Skirennen). Sämtliche Beingelenke bewegt er seitengleich frei, links besteht eine Beinverkürzung von 1 cm nach der Oberschenkelfraktur. Radiologisch sind sämtliche Frakturen in guter Stellung ausgeheilt, es besteht eine Steilstellung der Hüftpfanne beidseits, mit unregelmäßiger Konturierung der rechten ohne eindeutige Stufenbildung.

Aus dem geschilderten Fall ergeben sich für uns drei Schlußfolgerungen:

1. Bei Becken- und Acetabulumverletzungen im Kindesalter ist neben einer adäquaten Schockbekämpfung primär eine möglichst optimale geschlossene Reposition durchzuführen und eine korrekte konservative Therapie einzuleiten. Auf Begleitverletzungen ist sorgsam zu achten.
2. Eine computertomographische Abklärung des Beckens ist jedenfalls zu fordern, um operationspflichtige Läsionen nicht zu übersehen.
3. Mögliche Sekundärkomplikationen sowohl als direkte Verletzungsfolge, als auch als Schockfolge sind unbedingt in diagnostische und therapeutische Überlegungen miteinzubeziehen.

Literatur

Blatter R: Frakturen des Beckens und des Acetabulums. In: Weber/Brunner/Freuler: Die Frakturenbehandlung bei Kindern und Jugendlichen. Springer, Berlin–Heidelberg 1979, S. 248 ff
Canale ST: Fractures and Dislocations in Children, in Campbells operative Orthopaedics, Eighth Edition, S. 1225 ff

Klinische und experimentelle Erkenntnisse bei der konservativen Versorgung der «open-book»-Frakturen

O. Brandebur sen. / O. Brandebur jun. / J. Bauer sen.

Patienten mit einem Beckenbruch des Typus «open book fraktur» (B-1 der Tile-Klassifikation) haben wir – bis auf einzelne Aufnahmen – seit dem Jahre 1989 konservativ, mittels einem gekreuzten Gehänge eventuell in Kombination mit einer Extension versorgt. Wir benutzen prinzipiell ein Leinwandgehänge, das aus

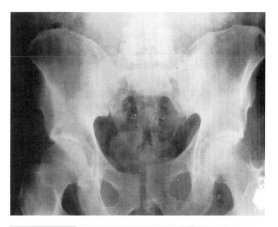

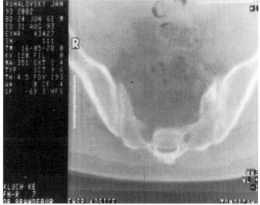

Abbildung 1 und 2: 32jähriger Mann drei Jahre nach einer «open book»-Fraktur. Lösung der Symphyse war 5 cm. Volle Funktion.

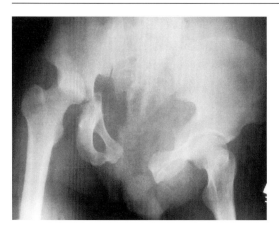

Abbildung 3: Eine dislozierte Beckenfraktur bei einem 21jährigen Mann.

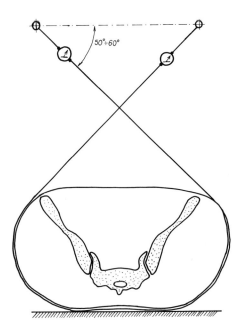

Abbildung 4: Gekreuzte Gehänge. Bestimmung des Wirkungswirbels und der Druck- und Zugkräfte auf das Becken.

hygienischer Hinsicht vorteilhafter ist, und Patienten vertragen es besser als dasjenige aus Leder. Dieser Aufhang bietet auch eine gute Übungsmöglichkeit an.

Mit diesem Vorgehen haben wir sehr gute Ergebnisse bei allen Beckenfrakturen dieses Typs erzielt (Abb. 1, 2).

Wir versuchten auf diese Weise auch instabile Frakturen des Typ C, die operativ aus subjektiven oder objektiven Gründen nicht stabilisiert werden konnten, zu versorgen (Abb. 3).

Das Hauptproblem der technischen Realisation ist die Festsetzung der Repositionskraft und die Bestimmung des Wirkungswinkels, das heißt, wie sollen die Druck- und Zugkräfte am Becken verteilt werden (Abb. 4). Durch ein einfaches Messen auf jedem Arm des Gehänges haben wir die optimalen Zugkräfte, die der Patient ohne subjektive Beschwerden verträgt, auf 60 bis 80 Newtons bestimmt. Mittels einer Computermodellierung der Druck- und Zugkräfte haben wir das optimale Verhältnis des Druckes und des Zuges im Durchhang bei einem Wirkungsgrad von 50 bis 60° bestimmt.

Bei gerechtem Aufstellen dieser Kräfte ist es uns gelungen, auch bei vertikal und rotatorisch instabilen Frakturen des Typ C durch die Applikation des gekreuzten Durchhanges und einer Extension eine perfekte Reposition der Fraktur und eine ideale Konfiguration des Beckens, des sakroiliakalen Gelenkes, wie auch der Symphyse zu erzielen, wie das der röntgenologische und CT-Befund dokumentieren (Abb. 5, 6).

Bei sechs so versorgten Patienten war in vier Fällen der Erfolg sehr gut (anatomische Verhältnisse beim Röntgenbild und keine Funktionseinschränkung an den unteren Extremitäten, Gehen ohne Beschwerden) und bei zweien befriedigend.

Ein Nachteil dieser Methode ist der acht bis zwölfwöchige Krankenhausaufenthalt.

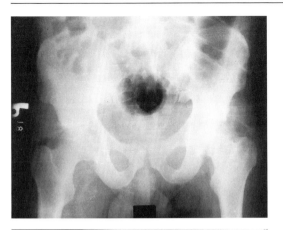

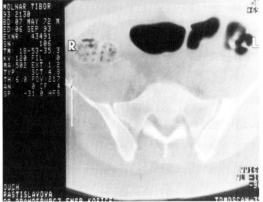

Abbildung 5 und 6: Zustand nach drei Monaten nach der konservativen Behandlung.

Konservative Behandlung von 154 Frakturen des Beckenringes

L. Jansár / T. A. Farkas / A. I. Melly / I. Kádas

Im Zentralinstitut für Traumatologie wurden in den Jahren 1990 und 1991 154 Patienten mit Frakturen des Beckenringes konservativ behandelt.

Ihr Durchschnittsalter betrug 49 Jahre. Acht unserer Fälle nahmen einen letalen Ausgang. Diese niedrige Letalität läßt sich dadurch erklären, daß es sich bei unserem Material zu einem hohen Prozentsatz um stabile Beckenringfrakturen vom Typ A handelte, so daß diese Patienten früh mobilisiert werden konnten, was die thromboembolischen Komplikationen auf ein Minimum senkte.

Die Zahl unserer männlichen und weiblichen Patienten war fast gleich. Analysiert man die Unfallursachen, so fällt auf, daß rund 60% der Verletzten Opfer eines Verkehrsunfalls waren, rund 30% der Verletzungen zu Hause, beim Sport oder bei einem Kriminalfall erfolgten und die Rate der Arbeitsunfälle bei unserer Nachuntersuchung auffallend niedrig war. Bei den Verkehrsunfällen handelte es sich auch zu 70% um Überfahrungen.

Wir zeigen die Einordnung der 154 konservativ behandelten Patienten nach der Klassifikation von Tile. Auffallend ist die große Häufigkeit von stabilen Beckenringfrakturen, die Dislokation ist minimal.

Frakturen der Kategorie A 1 mit Ausrißverletzungen der Spina iliaca anterior superior, inferior oder des Tuber ischiadicum wurden bei 18 Patienten mit Hinsicht auf die minimalen Dislokationen sowie das Alter der Patienten konservativ behandelt. In einem Fall mußte die Blasenverletzung bei Fraktur des Tuber ischiadicum operiert werden; da jedoch das Becken stabil war, bedurfte die Fraktur selbst keiner operativen Versorgung.

Die Patienten der Kategorie A 2 machen die Hälfte unseres gesamten Krankengutes aus. Das ist damit zu erklären, daß in diese Kategorie die Frakturen der Beckenschaufel sowie die ein- oder beidseitigen Frakturen des Os pubis et ischii gehören, welche zu den häufigsten Frakturen im Greisenalter zählen. Aus dem hohen Alter dieser Patienten ergibt sich eines der Hauptprobleme: Obwohl der Beckenring stabil ist, ist durch Hämatome, Schmerzen, verminderte Kooperationsbereitschaft der alten Patienten die im Prinzip erforderliche frühe Mobilisation nicht immer zu erreichen.

Wegen Frakturen der Kategorie A 3 wurden zehn Patienten behandelt. Jeder Patient hatte eine Querfraktur des Os sacrum. Die Patienten können früh mobilisiert werden. Es kam aber in jedem unserer Fälle zu dauerhaften Schmerzen, und die Patienten blieben subjektiv unzufrieden.

Bei den Beckenringverletzungen vom Typ B ist die Kategorie B 1 sog. «open book»-Verletzung, sie erfolgt durch a.p.-Kompression. Wir hatten sieben solcher Fälle. Der Beckenring ist stabil, und so kann – und das ist die international anerkannte Methode – konservativ behandelt werden, sofern die Symphysendislokation nicht mehr als 2 bis 2,5 cm beträgt. Bei unserem Fall läßt sich der Schluß der Symphyse und die beschwerdefreie Heilung auch an Hand der Röntgenbilder gut demonstrieren.

Die Zahl der Beckenringfrakturen vom Typ B 2.1 betrug 24. Mit Hinsicht darauf, daß der Beckenring bei diesen Verletzungen durch laterale Kompression relativ stabil ist, da der dorsale Bandapparat intakt bleibt, kann konservativ behandelt werden.

Bei Frakturen vom Typ B 2.2 mit Instabilität des Beckenringes durch die Verletzung des dorsalen Bandapparates ist die operative Versorgung notwendig. So ist es verständlich, daß wir in dieser Gruppe nur zwei Fälle konservativ behandelt haben.

Beckenringfrakturen vom Typ C gab es in unserem Material in neun Fällen. Bei diesem Typ ist der Beckenring durch die Läsion der vorderen und hinteren Strukturen instabil. Die Verletzung der hinteren Struktur war in einem Fall die Fraktur des Os ilium, in fünf Fällen eine Ileosakralzerreißung und in drei Fällen eine laterale Fraktur des Os sacrum.

Zum Abschluß möchte ich noch einmal die Einteilung unserer 154 Fälle nach der Kategorie A, B und C zeigen. Zu denken gibt die große Zahl der Frakturen vom Typ A 1. Vielleicht sollte man auch in diesen Fällen die Indikationen zur operativen Behandlung weiter stellen, besonders bei den Randfrakturen, den Frakturen der Spina iliaca anterior superior und inferior sowie den Beckenschaufelfrakturen, wo durch die Operation die frühe Mobilisation die Minderung des Dauerschmerzsyndroms und eine bessere Funktion erreicht werden könnten.

Tabelle 1

A1	A2	A3	B1	B2.1	B2.2	C1.1	C1.2	C1.3
18	84	10	7	24	2	1	5	3

Primäre und definitive Versorgung der Beckenringfraktur durch externe Stabilisierung?

H.-J. Egbers / F. Draijer / D. Havemann / W. Zenker

Nach Etablierung der äußeren Fixation in der Versorgung komplexer Extremitätenverletzungen kam auch der Fixateur externe am Becken als Rententionsverfahren zur Anwendung. Im Rahmen der Notfallversorgung erfolgte die Verankerung der Schanz'schen Schrauben als Kraftübertrager von der äußeren Montage zum Knochen bei den Erstanwendungen über die Crista iliaca in den Darmbeinschaufeln. Der äußere Rahmen wude durch Montage querverlaufender äußerer Rohrstangen hergestellt. Die Erfahrungen zeigten jedoch bald, daß eine derartige Montageform zwar primär in der Lage ist, den durch Fraktur oder Luxation offenen Beckenring zu schließen, aber es kam dabei regelmäßig zur Kippung der Beckenhälften mit Auseinanderweichen im unteren Bereich der Symphyse und auch des Iliosakralgelenkes. Die Stabilität war unzureichend. Das Verfahren erschien für die Definitivbehandlung nicht geeignet.

Experimentelle Untersuchungen

Diese letztendlich nicht zufriedenstellenden Resultate wurden zum Anlaß genommen, verschiedene Schanz'schen Schrauben-Positionierungen sowie unterschiedliche äußere Montageformen, körperfern und körpernah angebracht, experimentell zu untersuchen. Beim körperfernen Anbringen der Querstange an den im Bereich des vorderen Beckenkammes eingebrachten Schanz'schen Schrauben-Paar ergab sich eine relative Kraftverteilung in Symphyse und Iliosakralgelenk derart, daß oben in Symphyse und ISG deutliche Druckwerte resultierten, während die Symphyse unten und das ISG unten eine hohe Zugbelastung ergaben. Bei der Addition der Einzelkräfte zeigte sich, daß in der Symphyse eine geringe und im Iliosakralgelenk eine hohe Druckbelastung zu erreichen ist. Die hohen Druckwirkungen proximal und ausgeprägten Zugwirkungen distal sind für die resultierende Kippung der Beckenhälften gegeneinander bei einer derart von außen durchgeführten Kompression verantwortlich.

Bei Anbringen einer Rohrquerstange körpernah an dem supraazetabular eingeschraubten Schanz'schen Schrauben-Paar kann die differenzierte Kraftverteilung in Symphyse und ISG zwar ausgeglichener erfolgen, so daß die Beckenkippung reduziert werden kann, aber die Gesamtkraft wirkt vorwiegend in der Symphyse als Druck, im ISG ergibt sich sogar ein minimaler Zug.

Bei Änderung der äußeren Montageform in eine Dreieck- oder Bügelfixation kann die ausgeglichenere Druckverteilung dahingehend optimiert werden, daß bei Summation in der Symphyse ein niedrigerer und im Iliosakralgelenk ein höherer Druck resultieren. Da aber die weiterhin verbleibende Druckverteilung zugunsten der Symphyse für die klinische Anwendung unbefriedigend ist, wurde zusätzlich zu der bisherigen äußeren Montage an den Schanz'schen Schrauben-Enden jeweils eine Querstange angebracht und hier körperfern eine Distraktion durchgeführt. Die anschließende körpernahe Kompression der Schanz'schen Schrauben wurde wie vorher mit Dreieck bzw. Bügel durchgeführt. Bei dieser Montageform mit insbesondere zusätzlich angelegter Vorspannung konnte eine ausgewogene differenzierte Kraftverteilung in Symphyse und ISG und eine sich vorwiegend auf den dorsalen Beckenring auswirkende Druckwirkung erreicht werden.

Indikationen für den Beckenfixateur

Entscheidend für das therapeutische Vorgehen bei Beckenringverletzungen, insbesondere im Rahmen eines Polytraumas, ist die Klärung der Frage, ob eine stabile oder instabile Beckenringfraktur vorliegt. Exakte Aussagen über die Instabilität, insbesondere über Verletzungen im dorsalen Beckenringbereich, sind durch die Computertomographie möglich.

Nach Klassifizierung ist die Indikation zur Behandlung einer Beckenringverletzung mit Fixateur externe unserer Meinung nach gegeben bei Typ B-Verletzungen und Typ C-Verletzungen, die definitionsgemäß rotatorisch und vertikal instabil sind, bei denen aber *keine Vertikalverschiebung* vorliegt.

Bei diesen Verletzungen ist bei entsprechender Implantation und Montage des Beckenfixateurs ein Verfahrenswechsel nicht erforderlich.

Liegt bei C-Verletzungen auch eine Vertikalverschiebung vor, ist die Anlage eines Beckenfixateurs, insbesondere beim polytraumatisierten Patienten, als Notfallmaßnahme im Sinne einer primären notfallmäßigen Stabilisierung anzusehen, vergleichbar mit der Beckenzwinge von Ganz.

Klinische Anwendung des Beckenfixateurs

Zunächst werden in die stabilere bzw. nicht verschobene Beckenhälfte zwei Schanz'sche Schrauben eingebracht, und zwar in einem Winkel von etwa 30° zur Frontalebene und etwa 70° zur Medianebene.

Nach Einbringen der Schanz'schen Schrauben beidseits erfolgt, falls erforderlich, manuell die Reposition der Beckenringfraktur oder -luxation unter Bildwandlerkontrolle. Das Repositionsergebnis wird durch Rohrquerstangen, die am Ende jeweils der proximalen und distalen Schanz'schen Schrauben angebracht werden, fixiert. Nach Anlegen einer Vorspannung durch Distraktion jeweils der oberen und unteren Schanz'schen Schrauben an ihren Enden wird die vorher zusammengestellte Dreieckskonstruktion bzw. der Bügel körpernah an den Schanz'schen Schrauben fixiert. Über die parallel zur Dreiecksbasis an den Dreiecksschenkeln befestigte Querstange wird dann Kompression ausgeübt, die vorwiegend auf den hinteren Beckenring übertragen wird, was unter Umständen auch unter Bildwandlerkontrolle zu beobachten ist.

Der Beckenfixateur sollte insgesamt für sechs Wochen belassen werden. Eine Mobilisierung ist nach einer Woche im Gehbad, nach 14 Tagen an Land möglich.

Hinsichtlich der lokalen Behandlung beim Beckenfixateur muß darauf hingewiesen werden, daß zur Vermeidung von Komplikationen, insbesondere Infektionen, eine täglich mehrfache Pflege der Durchtrittsstellen der Schanz'schen Schrauben durch die Haut erforderlich ist.

Zusammenfassung

Die äußere Stabilisierung mit dem Beckenfixateur ist ein Verfahren, das als Notfallmaßnahme bei der Primärversorgung, insbesondere eines polytraumatisierten Patienten, angewandt wird, das aber unserer Meinung nach bei gezielter Implantation der Schanz'schen Schrauben und Anbringen der äußeren Montageform mit entsprechender Vorspannung auch zur definitiven Ausbehandlung bestimmter instabiler Beckenringverletzungen eingesetzt werden kann. Zur Zeit wird ein Prototyp experimentell und klinisch getestet.

Fixateur externe bei Verletzungen des Beckenringes

G. Berger / Ch. Kukla / Th. Heinz / V. Vécsei

Die Versorgungsmöglichkeiten von Beckenringverletzungen sind vielfältig und reichen von konservativen Behandlungsmöglichkeiten wie Bettruhe, Beckenschwebe und Extension über externe Fixationsmöglichkeiten bis zur inneren Stabilisierung.

Maßgeblich für das zu wählende Verfahren ist die Frage nach der Stabilität des frakturierten Beckens bzw. nach Begleitverletzungen sowie dem Allgemeinzustand des Patienten. Ist eine innere Stabilisierung bei rotations- oder translationsinstabilen Beckenringverletzungen aufgrund des Verletzungsgrades primär nicht möglich, stellt der Fixateur externe in seinen verschiedenen Montagemöglichkeiten das Mittel der Wahl dar. Bei in vertikaler Richtung stabilen Frakturen bietet sich außerdem die Möglichkeit der Ausbehandlung am Fixateur [2, 9, 13].

Indikationen

Primär: Wir sehen den Fixateur externe als gute Akutbehandlungsmöglichkeit (Alternative: Beckenzwinge) im Rahmen einer Beckenringverletzung vom AO-Typ B und C (mit oder ohne vertikaler Dislokation):

– bei offenen Beckenringverletzungen
– bei hämodynamisch instabilen Patienten
– wenn die Operationsdauer kurz gehalten werden soll.

Sekundär: Die Indikation zur sekundären Stabilisierung einer BRVL mit dem Fixateur externe, nach Überwindung der Schockphase, sehen wir bei:

– instabilen BRVL, wenn innere Osteosynthese unmöglich (Weichteilschäden, Trümmerfrakturen)
– septischen Komplikationen nach innerer Osteosynthese
– evtl. Abbruch der konservativen Therapie erforderlich.

Bei regelrechter Implantation der Schanz'schen Schrauben und suffizienter Montagetechnik mit entsprechender Vorspannung des körpernahen Querrohres bzw. Distraktion des körperfernen Rohres (Slätis) kann der Fixateur externe mitunter auch zur Ausbehandlung von instabilen Beckenringverletzungen verwendet werden [9, 11, 12].

Operationstechnik

Nach Möglichkeit sollte die Operation bei Vollrelaxation des Patienten und je nach Erfordernis unter Lagerung auf dem Extensionstisch mittels Bildwandlerkontrolle erfolgen. Es sollten jeweils vier bis fünf Schanz'sche Schrauben in beiden Darmbeinschaufeln sicher verankert werden. Die Schraubenneigung soll etwa 20° nach lateral zur Sagittalebene betragen. Je tiefer die Verankerung, je kürzer der Hebelarm, desto stabiler ist das System. Danach erfolgt die Vereinigung der Schrauben ipsilateral, und Anbringung der queren Kraftträger. Da das Verankerungsniveau des Fixateurs generell kranial des Beckenringes liegt, führt die Montage des Systems zur Kompression an den ventralen sowie zur Distraktion in den dorsalen Beckenanteilen [2, 4, 7, 11].

Dieser Dynamik wirkt die Slätis-Montage, verglichen mit anderen Fixationsmethoden, am ehesten entgegen. Durch Einneigen des Systems 70° zur Körperlängsachse gelingt es, die auftretenden Schub- und Scherkräfte weitgehendst auszuschalten [10]. Der Kompressionsstab (der körper-nahe quere Stab) sollte etwa im Abstand des Beckendurchmessers von dessen imaginärem Mittelpunkt entfernt sein, um die Kompression auf die vorderen Beckenabschnitte am wirkungsvollsten zu halten. Körperfern davon wird der Distraktionsstab, der die dorsalen Beckenanteile unter Kompression setzt, montiert.

Aber auch andere Fixationsmethoden, wie z. B. ein Fixateursystem mit dem AO-Spanner [1], der Fixateur externe nach Mears [5, 6] und nach Carabalona [3] kommen je nach Frakturform, Weichteilsituation oder individuellem Erfordernis zur Anwendung. Eine zusätzliche Verankerung über Schanz'sche Schrauben im Acetabulumdach erhöht die Stabilität des Systems.

Die Liegedauer des Fixateurs ist mit etwa sechs bis zehn Wochen zu veranschlagen. Bei instabilen Frakturformen kann eine entlastende Mobilisierung frühestens ab der vierten Woche erfolgen [12].

Patienten

An der Univ. Klinik für Unfallchirurgie in Wien wurden seit deren Zusammenlegung Ende August 1992 in einem Zeitraum von zehn Monaten insgesamt fünf Patienten mit einer BRVL, bei denen jeweils mindestens eine der obengenannten Indikationen zutraf, mit dem Fixateur externe versorgt.

Es handelte sich dabei in allen Fällen um polytraumatisierte Patienten (zwei Frauen, drei Männer) mit einem Durchschnittsalter von 26,6 Jahren (9 bis 48 Jahre), deren Beckenverletzung dem AO-Typ B oder C entsprach *(1 x B1, 1 x B3, 3 x C3)*. Eine Patientin mit einer C3-Verletzung wurde zusätzlich zur Montage des Fixateurs dorsal verplattet.

In allen Fällen lag ein manifester Schock vor, einmal mußte erfolgreich reanimiert werden.

Zweimal handelte es sich um II- bis III-gradig offene BRVL.

In vier Fällen wurde wegen einer insuffizienten Hämodynamik aufgrund von Verletzungen der iliakalen Gefäße eine Angiographie durchgeführt, dreimal mit konsekutiver Embolisierung, einmal mit Gefäßrekonstruktion im Bereiche der Arteria iliaca interna.

Bei drei Patienten (Männer) bestand zusätzlich eine Verletzung der Harnröhre. Diese wurden primär ausschließlich durch suprapubische Harnableitung ausgeschaltet und erst im Rahmen der Rehabilitation urologisch versorgt.

Ergebnisse

Die durchschnittliche Dauer der externen Fixation betrug sieben Wochen (vier bis zehn Wochen). In allen Fällen kam es zur knöchernen Konsolidierung unter dem primären Behandlungsregime.

Bei einem Patienten kam es zu einer sekundären Rotationsfehlstellung aufgrund eines Sturzes aus dem Bett während der Immobilisationsphase (17 Tage posttraumatisch). Diese wurde jedoch aufgrund eines in dieser Phase auftretenden Ikterus (Hepatitis C) bei klinisch minimaler Beinlängendifferenz belassen.

Diskussion

Zusammenfassend kann gesagt werden: Der Fixateur externe in seinen verschiedenen Montageformen bietet bei Beckenringverletzungen vom AO-Typ B und C eine gute primäre Behandlungsalternative. Bei vertikal stabilen BRVL (AO-Typ B.1–3) bietet er im Zusammenhang mit Faktoren, welche die innere Stabilisierung erschweren, eine mögliche Definitivtherapie [13].

Zu den *Vorteilen* der Methode zählen sicherlich:

– die perkutane Technik der Applikation und die damit erzielbare Fragmentkompression
– der minimale Zeitaufwand
– die Nachrepositionsmöglichkeit
– sowie die Ausbehandlungsoption.

Als *Nachteile* der Methode sehen wir:

– die relative Instabilität gegenüber Scherkräften
– eine längere Entlastungsphase während der Mobilisierung
– eventuell auftretende Infektionen an den Schanz'schen Schrauben
– und die nur bedingt mögliche Wendbarkeit des Patienten.

Literatur

1 Bolze WH: Der Fixateur externe (Rohrsystem), AO Bulletin (1976)

2 Bonnel F: Biomechanische Betrachtungen über Beckenverletzungen und die Anwendung des Fixateur externe bei Zerreißungen der Symphyse und des Sacro-Iliacal-Gelenkes. Hefte Unfallheilkd. 124: 161–166 (1975)

3 Carabalona P, Rabischong P, Bonnel F, Pèrruchon E, Peguret F: Beitrag zur Therapie der Rupturen der Symphyse und des Sacro-Iliacal-Gelenkes durch externe Fixation Montpellier-Chirurgical XIX: 61 (1973)

4 Connes H: Le Fixateur externe d'Hoffmann – Téchniques, indications et résultats. Editions Gead, Paris (1977)

5 Mears DC: Percutaneous pin fixation. In: Mears DC (ed.) Materials and orthopaedic urgery. Williams & Wilkins, Baltimore (1979)

6 Mears DC: Modern concepts in the treatment of pelvic ring fractures. In: Vidal J (ed.) Proceedings of the 7th International Conference The Hoffmann External Fixation, Montpellier, Avignon, Jan. 1980, Diffinco, Genève (1980)

7 Müller KH, Müller-Färber J: Die Osteosynthese mit dem Fixateur externe am Becken. Arch. Orthop. Trauma Surg. 92:273–283 (1978)

8 Poigenfürst J: Beckenbrüche. In: Nigst H (Hrsg.) Spezielle Frakturen- und Luxationslehre. Bd 1/2. Thieme, Stuttgart (1972)

9 Poigenfürst J: Beckenringbrüche und ihre Behandlung. Monatsschrift Unfallheilkunde 82: 309–319 (1979)

10 Slätis P, Karaharju EO: External Fixation of the pelvic girdle with a trapezoid compression frame. Injury 7: 53–56 (1974/75)

11 Vécsei V, Kuderna H: Therapie und Ergebnisse bei Beckenfrakturen unter Verwendung des Fixateur externe. In: Burri C, Rüter A (Hrsg.) Frakturen und Luxationen im Beckenbereich. Hefte Unfallheilkunde 140:129–142 (1979)

12 Vécsei V, Kuderna H, Grosse A, Hofmann G: Indikationen und Ergebnisse bei der Anwendung des Fixateur externe zur Versorgung von Beckenbrüchen und -verrenkungen. Hefte zur Unfallheilkunde 164, A. Pannike, Springer, Berlin–Heidelberg (1984)

13 Zwank L, Schweiberer L: Beckenfrakturen im Rahmen des Polytraumas. Monatsschrift Unfallheilkunde 82: 320–326 (1979)

Die Behandlung der Malgaigneschen Beckenfrakturen mit Trümmerfrakturen des Sakrums mittels ventralem und dorsalem Fixateur externe

A. Remiger / G. Blatter / F. Magerl

Die operative Stabilisierung der instabilen Beckenringfrakturen spielt in der Primärversorgung des polytraumatisierten bzw. kreislaufinstabilen Unfallpatienten mit Beckenverletzungen oftmals die entscheidende Rolle bezüglich des gesamten Verlaufs (Morbidität, Mortalität). Besonders bei den rotatorisch und vertikal instabilen Beckenringfrakturen Typ C (Tile 1988) kommt es neben den ossären und ligamentären Destruktionen auch zur massiven Weichteilzerreißung im Bereich des Beckenbodens, sowie zum Décollement einzelner Weichteilschichten. Ausgedehnte Blutverluste intrapelvin, vor allem aus dem sakralen Venenplexus und aus den Sakrumfrakturen, lassen langdauernde operative Eingriffe mit offenen Repositionen und internen Fixationen primär nicht oder nur beschränkt zu.

Biomechanisch handelt es sich bei den Malgaignefrakturen (Typ C-Beckenringfrakturen) um mechanische Entkopplungen zwischen der oberen Körperhälfte und den unteren Extremitäten. Durch die Zerreißung des hinteren sakroiliakalen osteoligamentären Komplexes entsteht eine vertikale, hintere und rotatorische Instabilität der einen oder beider Beckenhälften. Zudem geht die wichtige hintere Zuggurtung des Beckenringes verloren und damit die ein- oder beidseitige Abstützung und Aufhängung der Wirbelsäule am Becken. Eine Kraft- und Lastübertragung von der oberen Körperhälfte über die Wirbelsäule und das Becken zu den Beinen ist nicht mehr komplett möglich. Das Behandlungsziel ist deshalb neben der primären Kreislaufstabilisierung die Wiederherstellung der dorsalen Zuggurtung und der möglichst vollkommenen Stabilität und Funktion.

Die Behandlungsmethode der Wahl bei instabilen Typ C-Beckenfrakturen ist die operative Stabilisierung nach offener oder geschlossener Reposition. In der Regel werden Plattenosteosynthesen von ventralen Zugängen her und Schraubenosteosynthesen von lateralen und dorsalen Zugängen her angewandt. Eine Kombination aus einem ventralen Rahmenfixateur externe und einer dorsalen internen Fixation ist häufig [7, 8,

11, 12]. Die Behandlung ventraler und dorsaler Instabilitäten mit dem Fixateur externe wird beschrieben [10], ist aber eher eine seltene Behandlungsmethode [1]. Zur notfallmäßigen Stabilisierung der Typ B- und C-Beckenfrakturen bei kreislaufinstabilen Patienten kommen verschiedene Beckenzwingen (Ganz 1991) bzw. ventral angelegte Fixateure zum Einsatz. Neben einer Stabilisierung wird durch den ventralen Schluß des Beckenringes das Beckenvolumen verkleinert und damit die intrapelvinen Blutungen verringert.

Problem und Zielsetzung

Die ventrale Stabilisierung instabiler Beckenfrakturen bereitet in der Regel weniger Probleme als die von dorsal. Bei iliosakralen Instabilitäten (ossär, ligamentär) stellt die iliosakrale Schraubenosteosynthese, welche immer häufiger perkutan durchgeführt wird, eine der gängigen Osteosyntheseverfahren dar [Ehraheim 1987, Matta 1989, Routt 1992]. Bei Sakrumfrakturen mit zertrümmerter Massa lateralis und Ausdehnung der Trümmerzone auf das Promontorium können diese transiliosakralen Schrauben nicht immer stabil im frakturierten Knochen verankert werden. Als mögliche Nachteile offener Repositionen und inneren Fixationen sind der Verlust der Tamponade und Hautweichteilnekrosen zu nennen. Mögliche Nervenläsionen bei der perkutanen und offenen iliosakralen Verschraubung sind beschrieben [12]. Zudem sind große operative Eingriffe primär wegen der instabilen Kreislaufsituation nur beschränkt möglich. Die semikonservative Behandlung mit einem ventralen Fixateur externe und einer suprakondylären Femurextension sollte wegen der langen Immobilisation des Patienten (acht bis zwölf Wochen) und den damit verbundenen Risiken vermieden werden. Zudem können die dislozierten Beckenanteile oft nur inkomplett reponiert und gehalten werden [1, 6].

Diese Umstände haben uns dazu bewogen, nach einer alternativen Fixationsmethode zu suchen. Nur mit dem Fixateur externe kann eine geschlossene und minimal invasive, aber doch belastungsstabile Osteosynthese erreicht werden. Das Os sacrum sollte dabei ausgespart werden und die vertikalen Scherkräfte mittels einer iliolumbalen Verbindung durch den Fixateur neutralisiert werden. Wegen unserer großen Erfahrung mit dem Wirbelfixateur externe nach Magerl [2, 3, 4] (Abb. 1) kombinierten wir den ventralen Rahmenfixateur mit einem dorsalen Wirbelfixateur externe zur Stabilisierung problematischer Typ C-Beckenringfrakturen.

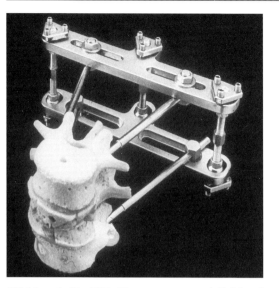

Abbildung 1: Der Wirbelfixateur externe nach F. Magerl
[2]

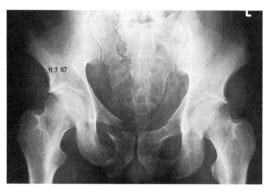

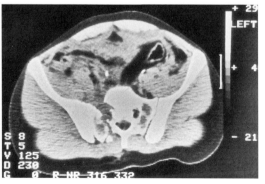

Abbildung 2: Typ C-Beckenringfraktur mit zentraler Sakrumfraktur (*oben*: konventionelles Röntgenbild im antero-posterioren Strahlengang, *unten*: Computertomogramm-Aufnahme). Als Ausdruck der vertikalen Instabilität ist der Abriß des Prozessus transversus L 5 rechts, sowie die Kranialdislokation der rechten Beckenhälfte zu werten. Das CT-Bild zeigt die Trümmerfraktur des Sakrums mit einer Defektzone.

Operationstechnik

Die Indikation für diese Osteosynthesetechnik waren vertikal und rotatorisch instabile Beckenringfrakturen mit weit medianen Sakrumtrümmerfrakturen, bzw. Zerstörung der Massa lateralis oder des Promontoriums. Eine weitere Voraussetzung für die Verwendung des dorsalen Fixateurs waren intakte Darmbeinschaufeln zur Verankerung der Schanz'schen Schrauben.

Bei kreislaufinstabilen Patienten wird zunächst durch einen ventralen Zuggurtungsfixateur das Beckenvolumen reduziert und damit versucht, den Kreislauf zu stabilisieren. Bei isolierten Beckenringverletzungen bzw. stabilen Kreislaufverhältnissen erfolgt dagegen die Versorgung der dorsalen Beckeninstabilität zuerst, danach die der ventralen. Andere Frakturen großer Röhrenknochen werden nach Einbringen des ventralen Fixateurs und Stabilisierung des Beckens in üblicher Weise osteosynthetisch versorgt. Bei offenen Frakturen werden diese nach Kreislaufstabilisierung mittels ventralem Fixateur externe in Rückenlage stabilisiert.

Der kreislaufstabile Patient wird in Bauchlage auf einem röntgendurchlässigen und kippbaren Operationstisch gelagert. Polster werden unter den Brustkorb, das Becken und die distalen Unterschenkel gelegt. Mit dem Bildverstärker werden die Pedikel des vierten Lendenwirbels in ihrer typischen ovalen Form lokalisiert und eingestellt. Dazu wird der Bildverstärker jeweils um etwa 10 bis 15° aus der sagittalen Ebene zur Seite des linken bzw. rechten Pedikels gekippt. Nach Lokalisation des Pedikelovals erfolgt das perkutane Einbringen eines Kirschnerdrahtes in die Bogenwurzel, so daß dieser als Punkt in der Mitte der Bogenwurzel am Bildschirm erscheint. Nach radiologischer Kontrolle in zwei Ebenen wird der Draht tiefer eingeschlagen und die Gewebeschutzhülse über den Draht gesteckt. Der Draht wird entfernt und der Schraubenkanal mit einem 3,2 mm Bohrer vorgebohrt. Eine Schanzschraube wird manuell zentriert durch die Gewebeschutzhülse in den Pedikel eingedreht. Insgesamt werden zwei 6,0 mm AO-Schanz'sche Schrauben (Fa. Synthes) transpedikulär in den vierten Lendenwirbelkörper eingebracht. Vier weitere Schanz'sche Schrauben werden in gleicher Technik unter BV-Kontrolle perkutan im hinteren Beckenkamm fixiert. Hier wird in der Regel nicht vorgebohrt. Die Schrauben liegen im Bereich der Spina iliaca posterior superior und inferior beidseits. Danach erfolgt die geschlossene Reposition und Stabilisierung durch das Anbringen der Quer- und Längsverstrebungen des Wirbelsäulenfixateurs nach Magerl (Fa. Synthes) entsprechend der AO-Technik [4, 8]. Die lumbale Wirbelsäule stützt sich nun auf den beiden Darmbeinschaufeln ab (Abb. 3).

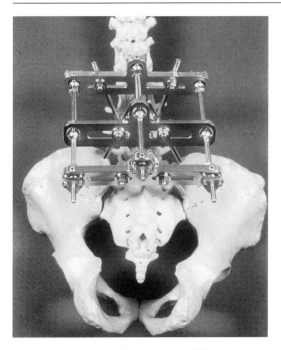

Abbildung 3: Dorsaler Fixateur am Modell.

Mit dem reponierten Sakroiliakalkomplex ist die hintere Zuggurtung wiederhergestellt.

Der Patient wird nun in Rückenlage gedreht. Der dorsale Fixateur wird mittels Polsterungen kranial und kaudal davon frei gelagert. Es erfolgt die ventrale Stabilisierung des Beckens mit einem AO-Rohrfixateur (Fa. Synthes). Unter Bildwandlerkontrolle wird je eine 5,0 mm Schanz'sche Schraube durch eine Stichinzision supraazetabulär im Bereich der Spina iliaca anterior inferior eingebracht. Das Becken wird ventral geschlossen und die Reposition mit einem oder zwei Verbindungsrohren zwischen den Schanz'schen Schrauben gehalten. Ideal ist hierbei die Verwendung röntgendurchlässiger Karbonstangen, welche zum Teil auch mit Rohr-zu-Rohr-Klemmen (Fa. Synthes) verbunden werden können.

Postoperative Versorgung

Am Operationsende wird ein steriler Kompressionsverband um die dorsalen Schanz'schen Schrauben herum angebracht, welcher anfangs täglich gewechselt wird. Mit Holzspateln, welche zwischen den Fixateurverstrebungen und der Haut eingeklemmt werden, wird ein gleichmäßiger Druck ausgeübt. Dadurch werden Hämatome, sowie Fensterödeme vermieden

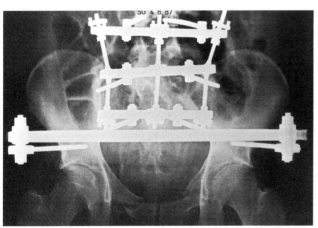

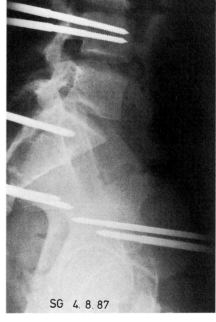

Abbildung 4: Postoperative Röntgenkontrollen: *links:* Beckenübersicht im anterior-posterioren Strahlengang, *rechts* seitliches Röntgenbild. Positionierung der Schanz'schen Schrauben im vierten Lendenwirbel sowie im Bereich beider hinterer Beckenkämme. Die Schanz'schen Schrauben werden lumbal in konvergierender Richtung, im Bereich des Darmbeins in divergierender Richtung eingebracht.

[4, Abb. 332]. Die Eintrittspforten der Schanz'schen Schrauben werden täglich mit Wasserstoffperoxyd und Alkoholdesinfektionslösung gereinigt. Routinemäßig erfolgt bei äußeren Wirbelsäulenfixateuren eine antibiotische Prophylaxe mit oralen Cephalosporinen (Cephaclor) während der Tragezeit des Fixateurs. Die Patienten erhalten spezielle Schaumstoffmatratzen, welche eine zentrale Aussparung auf Höhe des Fixateurs haben (Abb. 5). So können die Patienten neben der Seitenlage auch die Rücken- und Bauchlage einnehmen. Bei einer eventuellen ambulanten Weiterbehandlung nehmen die Patienten diese Matratzen mit nach Hause.

Die postoperative Mobilisation beginnt zunächst mit isometrischen Anspannungsübungen der Muskulatur. Die Gangschulung erfolgt sobald als möglich am Eulenburg-Apparat unter Teilbelastung des Beines, wo die ehemalige Instabilität bestand. Nach sechs Wochen folgt der Übergang auf Vollbelastung an zwei Gehstöcken, natürlich in Abhängigkeit anderer Begleitverletzungen. Die Schmerzmedikation wird mit oralen nicht steroidalen Antiphlogistika durchgeführt. Während des stationären Aufenthaltes erfolgt zudem eine tägliche subkutane Low-Liquemin-Injektion zur Thromboembolie-Prophylaxe.

Die geplante Tragdauer des Fixateurs betrug drei Monate. Die Fixateurentfernung erfolgte in der Regel ohne Anästhesie bzw. bei starker Schmerzempfindung in lokaler Infiltrationsanästhesie und präoperativer Sedierung.

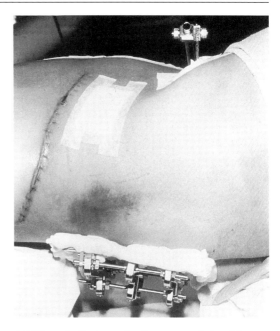

Abbildung 5: Postoperative Lagerung auf einer Matratze mit zentraler Aussparung für den Fixateur externe. So ist eine Lagerung auf dem Bauch oder Rücken möglich.

Resultate

Seit 1987 wurden in der Klinik für orthopädische Chirurgie St. Gallen sechs Patienten mit Malgaignefrakturen und Sakrumtrümmerfrakturen mit oben genannter Methode behandelt. Es handelte sich dabei hauptsächlich um Hochgeschwindigkeitstraumen (Motorradunfälle). Die operative Versorgung fand in der Regel am Unfalltag statt. Alle sechs Beckenfrakturen konsolidierten vollständig nach einer Tragdauer des Fixateurs von drei Monaten. Es kam zu keiner sekundären Dislokation der Beckenhälften weder während der Fixateur-Tragezeit noch nach einer Beobachtungszeit von mehr als zwei Jahren postoperativ.

Als Komplikation kam es bei einem Patienten zu einem tiefen Pinkanalinfekt dorsal. Diese Schanz'sche Schraube mußte entfernt und ersetzt werden. Die Behandlung erfolgte aber mit dem Fixateur externe weiter. Die Fraktur wurde zur Ausheilung gebracht.

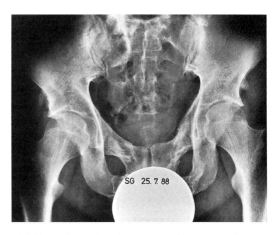

Abbildung 6: Radiologisches Ausheilungsergebnis nach einem Jahr. Es zeigt sich keine kraniale Dislokation der ehemals betroffenen rechten Beckenhälfte mehr (vgl. Abb. 2).

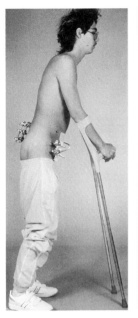 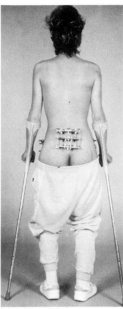

Abbildung 7 und 8: Mobilisation des Patienten an Unterarmgehstöcken.

Diskussion

Die Methode der Wahl bei rotatorisch und vertikal instabilen Typ C-Beckenringfrakturen ist die offene Reposition und interne Fixation. Die perkutane Verschraubung des Iliosakralgelenkes stellt zudem eine effektive und elegante Methode dar, den hinteren Beckenringanteil wieder zu verschließen und zu stabilisieren. Diese Methode kommt immer häufiger zur Anwendung, vor allem durch die Einführung durchbohrter Schraubensysteme [9]. Sie bleibt wegen der möglichen Komplikationen (Nervenläsionen) den erfahrenen Traumazentren vorbehalten.

Andere Gruppen favorisieren die offene Reposition und nachfolgende Plattenosteosynthesen [8] des Sakroiliakalkomplexes bzw. führen offene Rekonstruktionen des Sakrums durch. Derartige offene Repositionen bergen neben dem großen operativen Risiko auch das Problem des Tamponadeverlustes und der dorsalen Hautweichteilnekrosen in sich.

Die hier dargestellte Osteosynthesetechnik stellt eine Alternative zu den bekannten Stabilisationsmethoden dar. Sie kann angewandt werden, wenn eine Schraubenfixation im zertrümmerten Os sacrum nicht stabil genug ist und andere offene Verfahren wegen kritischem Allgemeinzustand und instabiler Kreislauf-

situation nicht durchgeführt werden können. Voraussetzung bei der Stabilisierung instabiler Beckenringfrakturen mittels eines dorsalen und ventralen Fixateurs ist allerdings der gewohnte Umgang mit dem Wirbelsäulenfixateur und der Positionierung von transpedikulären und iliakalen Schanz'schen Schrauben. Es ist dabei das Risiko iatrogener Läsionen durch transpedikulären Schrauben zu nennen. Die Hauptkomplikation dieses Verfahrens bei uns aber stellt die bei äußeren Fixationen über längere Zeit mehr oder weniger häufig auftretende Pinkanalinfektion dar. Tägliche Verbandswechsel und exakte Wundreinigungen, spezielle Druckverbände, sowie eine orale antibiotische Abdeckung reduzierten die Häufigkeit dieser Infekte deutlich. Infizierte Schraubenkanäle müssen eine Entfernung der Schanz'schen Schraube und ein gründliches Débridement zur Folge haben. Die postoperative Pflege des Fixateur-externe-Patienten ist aufwendiger und anspruchsvoller als die bei einem Patienten mit internen Osteosyntheseverfahren. Der Tragekomfort des Fixateurs ist für den Patienten zumutbar. Die Mobilisationsmöglichkeiten entsprechen denen anderer operativer Verfahren: Die Patienten werden in Abhängigkeit von weiteren Verletzungen unmittelbar postoperativ zunächst unter Teilbelastung am Eulenburg, bzw. später unter Vollbelastung an Gehstöcken mobilisiert. Die Vollbelastung folgt sechs Wochen postoperativ nach Konsolidation der Frakturen im spongiösen Beckenbereich (Os pubis, Os sacrum).

Biomechanische Untersuchungen zeigten, daß ein ventraler und dorsaler Fixateur externe die Zuggurtung des Beckenringes wiederherstellen können, die vertikalen Scherkräfte aber nicht genug neutralisieren [1, 6, 11]. Das Becken ist zwar hinten geschlossen, sekundäre Kranialdislokationen sind aber nicht zu verhindern. Der Beckenring ist durch isolierte Beckenfixateure nicht stabil zu osteosynthetisieren. Bei den angewandten und getesteten Beckenfixateuren wurde aber immer nur das Becken in sich selbst stabilisiert ohne Abstützung nach kranial. Die hier beschriebene Methode basiert auf der Miteinbeziehung der lumbalen Wirbelsäule in die Fixateurkonstruktion. Das problematische Sakrum wird überbrückt. Dabei wird das Becken zusätzlich an der Wirbelsäule abgestützt und die vertikalen Scherkräfte neutralisiert. Diese Fixateuranordnung wurde präoperativ an Kadaverpräparaten mechanisch getestet [G. Blatter, G. Ruflin, 1987, pers. Mittlg].

Alternativ kann zusätzlich zu der transpedikulären Fixation im vierten Lendenwirbelkörper auch eine transpedikuläre Fixation im dritten Lendenwirbelkörper durchgeführt werden. Der fünfte Lendenwirbel wird ausgespart einerseits wegen der schwierigeren Implantation der Schanz'schen Schrauben (fünfter Lendenwirbel mehr gekippt), sowie wegen des kurzen

Hebelarmes zwischen Os ilium und fünftem Lenden-wirbel (Reposition schwieriger). Zudem bereitet die Fixation der Längs- und Querverstrebungen wegen der nur kleinen Abstände ein Platzproblem.

Die Transfixation des Beckens mit durchgehenden Schanz'schen Schrauben bzw. Steinmannpins ventral über die Spinae iliacae anteriores superiores und infe-riores nach dorsal durch die Spinae iliacae posteriores superiores und inferiores [5] wurde von uns bei zwei Patienten durchgeführt. Die Lagerung des Patienten auf dem Operationstisch, sowie die Kontrolle der Schanz'schen Schraubenlage mit dem Bildverstärker bereiteten aber doch erhebliche Schwierigkeiten, so daß dieses Vorgehen wieder verlassen wurde.

Zusammenfassend stellt die Behandlung instabiler Typ C-Beckenringverletzungen mit kombiniertem ven-tralem Rahmenfixateur und dorsalem Wirbelsäulen-fixateur (iliolumbale Fixation, Aussparung des Sa-krums) eine seltene Methode dar (im Vergleich zur internen Osteosynthese). Sie bietet eine belastungssta-bile und komplikationsarme Alternative zur inneren Fixation bei komplexen Sakrumtrümmerfrakturen, wo transiliosakrale Schrauben keinen Halt finden. Diese Methode setzt aber Erfahrungen mit dem Wirbelfixa-teur und dessen Problematik voraus. Als Komplika-tionen sind die von Fixateuren bekannten Pinkanal-infekte zu nennen, welche aber durch pflegerische und medikamentöse Maßnahmen gering gehalten werden können.

Literatur

1 Kellam JF: The role of external fixation in pelvic dis-ruptions. Clin Orthop. 241: S. 66–68 (1989)
2 Magerl F: External skeletal fixation of the lower tho-racic and lumbar spine. In: Uthoff HK (Hrsg.): Cur-rent concepts of external fixation of fractures. Sprin-ger Berlin–Heidelberg–New York S. 353–366 (1982)
3 Magerl F: Clinical application on the thoracolumbaler junction and the lumbar spine. In: Mears DC (ed.): External skeletal fixation. Williams & Wilkins, Balti-more, London: S. 553–575 (1983)
4 Magerl F: Der Wirbelfixateur externe. In: Weber BG, Magerl F (Hrsg.): Fixateur externe. Springer Berlin–Heidelberg–New York S. 209–365 (1985)
5 Mears DC: Materials und Orthopaedic Surgery. Wil-liams & Wilkins, Baltimore S. 443–456 (1979)
6 Mears DC: Clinical techniques in the pelvis. In: Mears DC (Hrsg.): External skeletal fixation. Wil-liams & Wilkins, Baltimore, London: S. 378–415 (1983)
7 Mears DC, Rubash HE: Pelvic and acetabular fractu-res. Slack, Thorofare NJ, 1986
8 Müller ME, Allgöwer M, Schneider R, Willenegger H: Manual of internal fixation. 3rd ed. Springer Ber-lin–Heidelberg–New York S. 492–518 (1991)
9 Routt Ch, Kregor PJ, Mayo K: 103 supine percuta-neous iliosacral screws for fixation of the disrupted posterior pelvic ring after indirect reduction: indica-tions, techniques, errors and results. OTA Annual Meeting, Minneapolis (1992)
10 Slätis P, Karaharju EO: External fixation of the pelvic girdle with the trapezoid compression frame. Injury 7 S. 53–56 (1975)
11 Tile M: Fractures of the pelvis and acetabulum. Wil-liams & Wilkins, Baltimore (1984)
12 Tile M: Pelvic ring fractures. Should they be fixed? JBJS 70B: S. 1–12 (1988)

Diskussion

Vécsei, Wien: Das Problem ist eindeutig angesprochen. Es handelt sich um die komplizierten Beckenfrakturen mit Begleitverletzungen, mit vertikaler Dislokationstendenz, die offensichtlich in der konservativen Therapie à la longue gesehen nicht das Ergebnis bringen, was wir gerne von der konservativen Therapie erwarten würden. Hier muß sich die Einstellung ändern. Das ist der Succus, den ich da herausgelesen habe.

Poigenfürst, Wien: Man muß natürlich sagen, daß bei den Fällen, die gezeigt wurden, mit den starken Asymmetrien die Möglichkeiten der konservativen Therapien überhaupt nicht ausgeschöpft worden sind. Ob das jetzt bei einem Kind nicht geht, das ist eine Möglichkeit, oder ob es nicht versucht wurde, ist die andere. Das müßte man noch klären. Sicherlich ist das ein ernstes Problem und wahrscheinlich nach den Bildern, die Kollege Schwarz gezeigt hat, muß man sagen, daß man wahrscheinlich aggressiver operieren sollte, aber dann die Osteosynthese minimieren. Wahrscheinlich ist auch die Dauer, die ein Osteosynthesematerial liegenbleiben muß, wesentlich kürzer als bei einem Erwachsenen. Man wird wahrscheinlich eine Mischtherapie wählen müssen und ich glaube fast, daß man sich bei jedem kindlichen instabilen Beckenringbruch untereinander besprechen sollte.

Vécsei, Wien: Ich habe natürlich vorausgesetzt, daß die konservative Therapie eventuell korrekt durchgeführt worden sei. Daß man das nicht automatisch annehmen darf, da haben Sie völlig recht. Ich erinnere mich an zwei schwere Beckenfrakturen mit Begleitverletzungen, die in den siebziger Jahren an der Klinik behandelt worden sind und die ich 1982 nachuntersucht habe. Beide waren länger als zehn Jahre her. Die waren vertikal verschoben, die sind völlig folgenlos ausgeheilt. Natürlich, jeder, der Prof. Trojan und seine Penibilität kennt, weiß, daß die konservative Therapie ad absurdum oder wirklich exaktest durchgeführt worden ist. Aber ich kann diesbezüglich keine Vergleiche anstellen. Die Anregung, daß man sich grundsätzlich bei derartig schweren kindlichen Verletzungen absprechen sollte, ist sicher zu beherzigen.

Hertz, Salzburg: Herr Schwarz, Sie haben drei Fälle gezeigt, wo die Symphyse verknöchert war. Waren das Mädchen oder waren das Buben? Gab es dadurch, daß diese Symphyse verknöchert war irgendwelche Probleme im späteren Verlauf?

Schwarz, Wien: Das waren zwei Buben und ein Mädchen. Das Mädchen hat noch keine Kinder gehabt, war glaube ich noch unter 18 Jahren alt. Orthopädische Probleme hat es keine gegeben. Ob es dann gynäkologische, geburtshilfliche Probleme geben wird, wie es immer beschrieben wird, das ist möglich, das kann ich nicht sagen.

Hertz, Wien: Haben Sie bei den Buben, die Sie gesehen haben, dann später Potenzstörungen erlebt?

Schwarz, Wien: Ich habe sie nicht danach gefragt. Das haben wir nicht untersucht.

Hertz, Salzburg: Ich glaube, das wäre ein ganz wichtiger Punkt, daß man das einmal untersucht, denn es ist nämlich häufiger als man glaubt, daß bei komplizierten Beckenfrakturen später Potenzstörungen entstehen.

Schwarz, Wien: Darf ich noch etwas zur konservativen Therapie sagen. Es läßt sich natürlich in solch einer retrospektiven Studie über lange Zeiträume nicht feststellen, wie exakt, wie genau und konsequent die konservative Therapie durchgeführt worden war. Es ist nicht ausgeschlossen oder vielleicht auch wahrscheinlich, daß da noch einiges an Spielraum drinnen gewesen wäre.

Vécsei, Wien: Sie regen grundsätzlich an, daß man eine korrekte konservative Therapie zunächst einleiten sollte, falls man das kann, falls die Situation nicht einer akuten Handlung bedarf.

Schwarz, Wien: Man muß exakt anatomisch reponieren. Wenn das auf konservativem Weg in kurzer Zeit – vielleicht in einer Woche oder zehn Tagen – gelingt, dann ist es in Ordnung. Wenn das nicht gelingt, wird man sich andere Konsequenzen überlegen müssen.

Zur Form der Osteosynthese: Es ist schade, daß der Kollege aus St. Gallen nicht da ist, der einen Vortrag angemeldet hat. Der hat zwei Kinder mit einer Minimalosteosynthese operiert, mit PDS-Kordeln. Das ist vielleicht ein Weg, der gegangen werden könnte.

Hertz, Salzburg: Man kann also sagen, daß im Gegensatz zu den übrigen kindlichen Frakturen beim Becken die anatomische Reposition unbedingt anzustreben ist, da sich die Fraktur im weiteren Wachstum nicht angleicht und ausgleicht. Diese Funktion, die wir sonst bei den kindlichen Frakturen kennen, kommt im Beckenbereich nicht vor.

Schwarz, Wien: So kann man das sagen.

Vécsei, Wien: Für die vertikale Verschiebung. Eine andere Fraktur muß ja nicht anatomisch reponiert werden.

Hertz, Salzburg: Richtig.

Schwarz, Wien: Die Vertikalverschiebung ist das wesentliche. Darf ich zu diesem Problem noch anmerken, da keines dieser Kinder oder bereits Erwachsenen mit orthopädischen Problemen, also mit funktionellen Beinlängendifferenzen, orthopädisch versorgt war durch Höhenausgleich. Die Unfallchirurgen haben sie nach Abschluß der Behandlung entlassen und haben sie nicht mehr weiter verfolgt. Man sollte doch dislozierte Frakturen des Beckens zumindest so lange verfolgen, bis das Wachstum abgeschlossen ist, und den Patienten frühzeitig eine orthopädische Korrektur, vielleicht auch eine operative Korrektur anbieten, denn der eine Patient, der vom Grabstein getroffen wurde, der jetzt 22 Jahre nach der Verletzung kam, dessen Skoliose war fixiert. Die ist sicher konservativ orthopädisch nicht mehr korrigierbar. Seine Beschwerden wird der damit sein Leben lang behalten.

Vécsei, Wien: Wie haben sich denn die, die Beschwerden gehabt haben, verhalten? Haben die den Wunsch nach Korrektur geäußert oder haben die gesagt, daß sie sich so daran gewöhnt haben, daß sie überhaupt nichts anderes wollen?

Schwarz, Wien: Die, die ich selbst nachuntersucht habe, haben sich daran gewöhnt. Der Patient mit dem Grabstein, jetzt ein 30jähriger Jurist, hat gesagt, daß er ständige Beschwerden hat. Er war auf Kur, er bekommt Monaripackungen, bekommt Infusion einmal pro Jahr. Ich habe ihm angeboten, ihn exakt zu untersuchen und die funktionelle Beinlängendifferenz eventuell auch chirurgisch zu sanieren, wenn das möglich wäre. Man müßte ein CT machen usw. Er ist dann nicht mehr gekommen. Er hat es also nicht gewollt. Natürlich auch wegen des Berufes, da ich ihm sagte, daß das eine aufwendige Sache ist, eine langwierige Behandlung.

Vécsei, Wien: Es ist außerordentlich schwierig, die Leute dann noch zu überzeugen, daß sie später auf alle Fälle Beschwerden bekommen und man sollte etwas machen – präventiv.

Kuderna, Wien: Das ist auch die Schwierigkeit bei der primären Behandlung. Man läßt sich immer dadurch abhalten Korrekturen durchzuführen, weil diese Kinder sehr früh beschwerdefrei sind. Wir haben kürzlich erst wieder eines gesehen, das auch verzögert zur Behandlung gekommen ist. Wenn das Kind schmerzfrei ist und man sieht auch eine Fehlstellung oder auch ein Klaffen der Ileosakralfuge, dann entschließt man sich natürlich schwer, mit dem Kind irgendetwas zu machen. Das ist jetzt die Frage, sollte man das dennoch tun.

Vécsei, Wien: Anläßlich des ersten Deutsch-Schweizerisch-Österreichischen Orthopädenkongresses in München gab es eine Sitzung für Kinderchirurgie, wo Herr Valer und Herr Linhart gemeinsam in Doppelkonferenzart die Problematik der Behandlung kindlicher Frakturen aufgezogen haben, etwa mit dem Succus grob in den Raum gestellt, es ist ja ganz egal was man bei einem Kind macht, es heilt immer alles folgenlos aus. Eigentlich ist der Chirurg nur dazu da, um die normale Ausheilungstendenz zu verhindern. Ich sagte dann, daß, wenn sie provozieren wollten, es ihnen gründlich geglückt ist. Ich glaube nur nicht, daß das die richtige Behandlungsart und -weise ist. Ich hätte gerne Herrn Linhart gefragt, leider ist er nicht da, was es mit der vertikalen Beckenfraktur denn auf sich hat, wenn man nichts macht.

Kuderna, Wien: Ich glaube, daß wir über die Spätergebnisse solcher Verletzungen zu wenig wissen, und man sollte eines tun, nicht nur daß man sich kurzschließt, wenn man so einen komplizierten Fall hat und das bespricht, sondern gerade die kindliche Beckenverletzung gehört zu denen, die man in größeren Zeitabständen immer wieder nachkontrollieren sollte. Bei der Entlassung aus der Behandlung sollte man das mit den Eltern und mit den betroffenen Kindern von Haus aus besprechen. Wir machen das ja mit etlichen anderen kindlichen Frakturen auch so und sagen ihnen dezidiert, daß wir sie in gewissen Abständen immer wieder sehen wollen, um allenfalls beim Abschluß des Wachstums dann eine definitive Korrektur durchzuführen. Genau das halte ich bei der Beckenverletzung für absolut notwendig.

Vécsei, Wien: Umso mehr müssen wir jetzt der gegründeten Arbeitsgruppe, die auf Initiative von Dr. Schwarz gebildet wurde, dankbar sein. Ich glaube, daß das ein sehr guter Ansatz ist, auch innerhalb unserer Gesellschaft konkrete Nachuntersuchungen durchzuführen, um hier eine möglichst klare Konzeption zu gewinnen. Aber wir sind auf einem guten Weg.

Hertz, Salzburg: Herr Reminger, mit welchen Methoden hat Herr Engelhardt einige Fälle operiert? Können Sie uns da Auskunft geben?

Reminger, St. Gallen: Ich kann Ihnen leider keine Auskunft darüber geben.

Hertz, Salzburg: Sind Sie nicht an der gleichen Klinik?

Reminger, St. Gallen: Ich bin an der gleichen Klinik, war aber bei den Fällen nicht beteiligt. Das sind keine Fälle aus der letzten Zeit.

Hertz, Salzburg: Die Frage der Osteosynthese bei den Kindern wäre noch zu klären. Welche Arten von Osteosynthese machen wir dort? Machen wir Fixateure, machen wir Bohrdrähte, perkutane Verfahren?

Pohlemann, Hannover: Wir überblicken etwa 100 kindliche Beckenfrakturen, wobei eben der größte Anteil stabile A-Verletzungen sind, Abrißfrakturen, Beckenschaufelfrakturen, etwa 60%. Die B-Verletzungen, da hatten wir die rotationsstabilen. Das größte Problem waren die Begleitverletzungen. Also wesentlich mehr innere Begleitverletzungen, Blasenrupturen, als man es von dem Röntgenbild erwarten würde. Bei den C-Frakturen haben wir auch in der Nachkontrolle die größten Probleme gesehen. Dorsale Dislokationen machen Beschwerden. Bei den Osteosyntheseverfahren sind wir uns selbst noch nicht einig. Bei den kleinen Kindern, etwa bis zum Alter von sechs bis sieben Jahren, würden wir versuchen, mit einem einfachen Fixateur externe, also einer supraazetabulären Pin-Verankerung, eine Stabilisierung zu erreichen, und die Haltefunktion dieses doch relativ rigiden Systems auch im dorsalen Beckenring ist bei Kindern besser. Die Ergebnisse sind da anders als bei den Erwachsenen. Bei den verschobenen Schambeinästen versuchen wir perkutan mit Spickdrähten das zu stabilisieren oder eben über eine kleine Inzision zu reponieren und dann mit Spickdrähten zu machen. Bei Kindern etwa ab dem Alter von zwölf oder 13 Jahren, verwenden wir ansich die Methoden, die wir auch bei den Erwachsenen verwenden. Im wesentlichen eben Schraubenosteosynthesen oder kleine 3,5-Platten.

Vécsei, Wien: Damit können wir dieses Thema abschließen und uns jetzt den Behandlungsmethoden mit dem Fixateur externe am Becken zuwenden. Die Bemerkung hinter mir fiel zwischen Kuderna und Poigenfürst, nach 17 Jahren kehrt alles wieder. Der Fixateur externe am Becken macht diese typische, etwas modische Bewegung immer wieder durch. Er kommt und geht, kommt und geht. Einmal ist man stolz darauf, daß man welche macht, einmal geniert man sich dafür, daß man welche macht. Ich habe nie aufgehört, Fixateure am Becken zu machen bei komplizierten Beckenfrakturen. Daher ist auch die Anzahl von fünf

allein in zehn Monaten wieder zustandegekommen. Das waren alles komplizierte Verletzungen, obwohl ich persönlich überzeugt bin, daß die Fixateur externe Behandlungsmethode am Becken die schlechteste «operative» Behandlungsmethode ist, aber in konkreten Fällen etwas Unersetzliches leisten kann. Haben Sie dazu Fragen? Herr Egbers hat zunächst einmal die nach meiner Meinung bessere Verankerungsmöglichkeit gezeigt. Für mich ist das eigentlich eine Fortführung der Versuche, die ich vor fast 17 Jahren gemacht habe, um die Scherkräfte zu messen. Ich war damals unterwegs, angeregt von Mears, der damals seine Mears II Methode mit einem Applikator vom vorderen kranialen Beckenkamm, knapp unterhalb der Spina iliaca anterior inferior freigelegt hat, dort ein Zielgerät angesetzt hat, durch die Beckenschaufel komplett quer nach hinten gegangen ist, hinten perkutan wieder herauskam und vorne und hinten eine Montage applizieren konnte. Ich glaube, daß die St. Galler-Methode jetzt nur mit zwei Zugängen sehr ähnlich ist. Selbstverständlich, wir gewöhnen uns daran, daß die Patienten dann eben eine Spezialmatratze brauchen. Man muß es sich halt aussuchen. Es ist gar keine Frage. Mit einem Fixateur externe könnte man eine absolut stabile Osteosynthese am Becken machen, nur wie komfortabel das dann ist, das ist die Frage.

Herr Egbers, wenn Sie das weiter ausbauen, glauben Sie, daß Sie mit einem derartig komplizierten Zugseilsystem, wie Sie vorne applizieren wollen, tatsächlich von vorne her diese Dinge lösen können, wenn Sie hinten nicht herauskommen, dorsal hinten meine ich?

Egbers, Kiel: Ich glaube schon, daß das der Methode, die Mears seinerzeit gezeigt hatte, eben das Einbringen der Schanz'schen Schrauben durch das gesamte Ileum mit Austritt im dorsalen Bereich und dann Fixierung dorsal, daß das eben erreicht wird durch die Vorspannung, die wir an den Schanz'schen Schraubenenden eingeben, so daß es im dorsalen Ringbereich wirklich zur Kompression kommt. Das war im Grunde so unser Hauptbestreben, die dorsal liegende zusätzliche Fixation nicht machen zu müssen, um dem Patienten die Schwierigkeiten zu ersparen. Wir haben eigentlich mit dieser Fixateur-Anordnung recht gute Ergebnisse erreicht.

Vécsei, Wien: Aber jeder von uns, der sich mit dem Fixateur auseinandergeschlagen hat, weiß, daß der Schlüssel hinten liegt, und daß man gerade dieses Problem nur hinten angehen kann. Man ist zu einer Konzession bereit zugunsten der Komfortabilität, aber komfortabel wird es ja nie.

Egbers, Kiel: Nein, komfortabel ist es nicht, das ist

schon klar. Was wir im Grunde erreichen wollten, ist in der Hauptsache, daß der Druck auf den dorsalen Ringbereich übertragen wird, und das glaube ich haben wir...

Vécsei, Wien: Nun ja, aber das konnte ich auch zeigen, daß das möglich ist, aber ist es genug oder nicht genug. Sie können es noch etwas optimieren?

Egbers, Kiel: Der Unterschied besteht in der Hauptsache darin, daß primär bei Ihnen die Schanz'schen Schrauben in der Beckenschaufel eingebracht werden.

Vécsei, Wien: Nein, nein, von vorne.

Egbers, Kiel: Bei der Anordnung von Mears praktisch.

Vécsei, Wien: Die habe ich aber dann versucht, um hinten nicht mehr herauszukommen, zu optimieren. Ich habe nur vier Schanz'sche Schrauben genommen. Sie haben zwei genommen. Ich freue mich, daß die Idee überhaupt wieder aufgegriffen wird. Die Idee ist grundsätzlich die einzige Möglichkeit von vorne zu kommen.

Poigenfürst, Wien: Apropos Schraubenzahl. Magerl hat vorne links und rechts je eine Schraube, der Kollege aus der Wiener Klinik hat gesagt, vier bis fünf Schrauben. Das liegt natürlich auch daran, welches System man verwendet. Wir haben früher den Hofmann verwendet und das Bild, welches von der Klinik gezeigt wurde, war auch ein Hofmann, dessen Schrauben dünner sind, außerdem noch gekerbt, da braucht man natürlich mehr Schrauben.

Vécsei, Wien: Auch die Backen. Die fassen ja die Möglichkeiten auf, nicht.

Poigenfürst, Wien: Das muß man den jungen Kollegen sagen. Es geht nicht darum, daß man vier oder fünf Schanz'sche Schrauben unabhängig vom Kaliber hineindreht, sondern es hängt davon ab, wie stark die Schrauben sind. Wenn man den Hofmann-Fixateur nimmt, muß man mehr Schrauben verwenden. Wir haben ja mit Ausnahme von zwei Fällen nur Rotationsinstabilitäten gesehen, die mit dem Fixateur behandelt wurden. Die beiden mit Vertikalinstabilitäten, das war der aus St. Gallen und ein anderer, der dann aus dem Bett gefallen ist, und es hat sich wieder alles verschoben. Vielleicht hätte es sich auch verschoben, wenn er nicht aus dem Bett gefallen wäre, denn die Stabilisierung der vertikalen Instabilitäten mit dem Fixateur externe ist äußerst schwierig. Man braucht dorsal so großen Druck, den man mit dem Fixateur

fast nicht erzeugen kann. Wenn es eine einseitige vertikale Instabilität ist, dann hat man die Möglichkeit, die eine Beckenseite zur anderen herunterzuhalten. Das geht. Wenn es aber eine beidseitige ist, dann muß man dorsal eine Osteosynthese machen. Es geht meiner Meinung nach mit dem Fixateur allein nicht oder Modell St. Gallen – natürlich.

Vécsei, Wien: Dem ist wenig beizufügen, denn, wenn der Fixateur am Becken aus welchen Gründen immer, und ich sage noch einmal, angewendet werden muß – ich halte die interne Osteosynthese für die bessere Lösung, falls man es technisch in die Tat umsetzen kann, dann muß man die Prinzipien der konservativen Extensionsmethoden übertragen. Das geht natürlich nur auf die gesunde Seite, das heißt, man müßte auf den Oberschenkel der anderen Seite noch einen Querzug herunterversetzen. Nur dieser Patient, der eben aus dem Bett fiel, der hatte zusätzlich eine Oberschenkelfraktur auf der einen Seite und eine offene pertrochantäre Fraktur auf der anderen Seite, so daß die Verankerung unserer internen Osteosynthese gefährdet gewesen wäre, und er ist innerhalb kürzester Zeit an einer Hepatitis erkrankt. Ich möchte das nur erklären, ich wehre mich ja nicht gegen die Richtigkeit des Einwandes.

Kuderna, Wien: Ich bin auch der Ansicht, daß dieses Modell, das aus St. Gallen gezeigt worden ist, die einzige Möglichkeit ist, mit einem Fixateur externe dieses Problem zu lösen. Ich habe aber noch eine andere Frage. Diese Patienten sind oft schwer schockiert, wenn sie hereinkommen, und in einem schlechten Zustand. Kann man die ohne weiteres auf den Bauch drehen? Zu welchem Zeitpunkt ist das eigentlich durchgeführt worden, und in welchem Zustand waren diese Patienten?

Reminger, St. Gallen: Die Patienten sind primär mit dem Fixateur externe versorgt worden, waren zum Teil schockiert. Es ging, aber es war ein Kampf mit dem Anästhesisten, den Patienten auf den Bauch zu legen. Wir sind einfach mit dem Wirbelfixateur relativ bewandert in St. Gallen, und sind natürlich relativ flott mit der Anordnung, aber es ist sicher eines der Hauptprobleme bei der ganzen Montage.

Szyszkowitz, Graz: Wir haben auch die Erfahrung, daß man durchaus Polytraumatisierte je nach Verletzung auf den Bauch legen kann, und haben statt des Fixateur externe, wie wir dann später hören, halt als relativ einfache Operation perkutan Gewindestäbe genommen, um größere Operationen mit Freilegen zu vermeiden, und um Polytraumatisierte, gerade wenn Serienrippenbrüche dabei sind, halt nicht zu lange am Bauch liegen zu lassen. Aber es ist ja so, daß die Intensivtherapie die ja auch möglichst bald auf den Bauch legt und dreht, daß das durchaus eine gute Methode mit diesen Schwenkbetten ist, daß die Polytraumatisierten, wenn sie entsprechend überwacht werden, schon vom ersten postoperativen Tag an auf den Bauch gedreht werden, und daß das für die Lunge unter Umständen ganz gut ist, wenn sie dabei kontrolliert beatmet wird.

Meine Frage, die ich eigentlich noch an den Herrn Kollegen Jancsar mit der konservativen Therapie stellen wollte wäre: Sie haben gesagt, eventuell die Abrißfrakturen Al, daß man die noch operativ macht, aber wie steht es denn jetzt mit den B2, mit den richtigen Bucket-handle-Frakturen? Kann man die noch konservativ, wann kann man die konservativ behandeln, und wie steht es mit den B3-Frakturen? Ist das jetzt allen klar, daß wir die B2- und B3-Frakturen, die C natürlich sowieso, alle operativ behandeln? Ist das auch bei uns in den Unfallkrankenhäusern so? Wir haben nicht so viel Erfahrung. Ich möchte doch fragen, ob diese halbunstabilen, rotatorischen – wir haben einige Bucket-handle-Frakturen operiert und nicht konservativ behandelt, weil man doch eine Beinverkürzung von 1 oder 2 cm in der Regel hat. Für uns ist es eine Operationsindikation, aber ist das so üblich?

Jancsar, Budapest: In unserem Material war das Ziel die konservative Behandlung. Die Tabelle steht in B2-2. C haben wir in diesem Vortrag wenige. Warum wenige – für diese besteht eine Indikation zur Operation. Wegen diesem Punkt war in unserem Material in B2-2 acht oder zwei Fälle in Gruppe C zusammen waren nur neun Fälle. Natürlich die Gruppe C ist die vertikale Instabilität, operative Indikation und in Gruppe B2-2, wo der hintere Bandapparat lädiert ist, eine hintere Instabilität ist besteht auch eine Indikation zur Operation.

Szyszkowitz, Graz: Und wie waren jetzt die Ergebnisse bei den C-Frakturen, die konservativ behandelt wurden?

Jancsar, Budapest: Es waren Beinverkürzungen, es waren die Röntgenbilder auch in der schlechten Position verschobene in Vertikalebene und es war die Schmerz- und Beinverkürzung. Natürlich ein schlechtes Ergebnis.

Szyszkowitz, Graz: Also Ihr Rückschluß ist, daß alle C-Frakturen operativ behandelt werden sollen, und wie ist Ihr Rückschluß mit den B2- und den B3-Frakturen?

Jancsar, Budapest: Auch operativ.

Szyszkowitz, Graz: Stimmen dem alle zu?

Poigenfürst, Wien: Nachdem die Unfallkrankenhäuser befragt wurden, da Sie, wie Sie sagten, zu wenig Erfahrung haben, muß ich sagen, ich kenne die Röntgenbilder sämtlicher Beckenfrakturen aus dem alten Unfallkrankenhaus. Das waren 2300. Man kann praktisch jeden Beckenbruch konservativ einrichten. Man kann praktisch jeden Beckenringbruch, den man konservativ eingerichtet hat, auch so lange halten, bis er geheilt ist. Daher bin ich nicht der Meinung, daß diese Frakturtypen absolute Operationsindikationen sind, sondern man muß sich nach der Situation richten, aber man muß dann natürlich die konservative Behandlung richtig und konsequent durchführen. Dann geht es auch.

Vécsei, Wien: Somit ist die Antwort, daß nicht alle der absoluten Operationsindikation zustimmen.

Szyszkowitz, Graz: Darum wollte ich das nicht so im Raum stehen lassen. Ich weiß, daß die konservative Behandlung ein bißchen zu kurz gekommen ist, weil wir einfach in Zeitnot mit den Vorträgen waren, und es hat sich leider vom Unfallkrankenhaus Lorenz Böhler niemand angemeldet, um ihre guten Ergebnisse noch einmal zur Diskussion zu stellen, aber ich bin auch der Meinung, daß viele konservativ behandelt werden können. Die Frage ist, gerade wenn es Mehrfachverletzte oder ältere Patienten sind, welche Nachteile hat die konservative Behandlung und der Schluß von Tile war, nicht nur in seinem Buch, sondern schon vorher, man sollte die nicht mehr konservativ behandeln, weil eben die Nachteile so groß sind. Aber in Wien ist man anscheinend besser in der konservativen Behandlung.

Poigenfürst, Wien: Es ist nicht jede konservative Behandlung gleich. Die meisten Leute verlieren die Geduld und führen die konservative Behandlung zu wenig lange durch. Es braucht eine Symphyse, die man konservativ behandelt, zwölf Wochen bis zur Heilung. Genauso die Sakro-Iliakalfuge. Es geht jede Unterbrechung des Beckenringes im dorsalen Abschnitt durch die Sakro-Iliakelfuge mit Ausnahme der Längsfrakturen des Sakrums und der reinen Längsfrakturen des Ileums. Alle anderen gehen durch die Sakro-Iliakalfuge und diese braucht zwölf Wochen bis sie geheilt ist. Wenn man den Patienten nach sechs oder acht Wochen aufstehen läßt, dann kann man nachher sagen, die konservative Therapie hat versagt, aber sie ist eben nicht konsequent genug durchgeführt worden. Unsere Ergebnisse eines kleinen Zeitraumes haben wir vor einem oder zwei Jahren in Davos vorgestellt. Die Ergebnisse waren sehr gut, es war aber auffallend, daß bei den operativ behandelten Patienten ein großer Prozentsatz von postoperativen Nervenläsionen bestanden hat, die wir nicht haben.

Szyszkowitz, Graz: Es ist in Toronto unter Pennol auch die konservative Beckenbehandlung sehr exakt durchgeführt worden, weil das ein Spezialist dafür ist und es sein Hobby war und daß er trotzdem schlechte Ergebnisse hatte ist doch verwunderlich! Ich glaube, es ist einfach noch nicht ausdiskutiert, was wirklich konservativ zu erreichen ist beziehungsweise wann operativ. Damit man den Patienten nicht mit Schrauben und nicht seine Nerven gefährdet, deswegen ist Tile ja auch weggegangen von dieser Methode und auf das Einbringen von Gewindestäben mit Stichinzisionen unter Bildwandler gekommen, weil dadurch doch die besseren Ergebnisse als bei der konservativen Behandlung seiner Meinung nach zu erzielen sind, ohne Nervenschädigung und ohne 12 Wochen Extension bzw. Bettruhe!

Hertz, Salzburg: Bei etlichen Patienten geht es eben aufgrund der Polytraumatisierung nicht mit der konservativen Therapie. Das ist es.

Vécsei, Wien: Aber trotzdem, das sind jetzt kleine Reibereien, weil jede Ausnahmesituation kann nicht in einem Allgemeinstatement jeweils hineinkommentiert werden. Wichtig ist doch nur, daß es zu betonen ist, und das wundere ich mich immer wieder, sei es als Gutachter, sei es als Befragter, sei es mit meinen eigenen Kollegen, die Feststellung, daß Beckenfrakturen nicht vier, fünf oder sechs Wochen extendiert werden sollen, falls sie ligamentäre Verletzungen sind, weil sie in der Zeit nicht heilen. Jeder drängt nach einer kürzeren Zeit, und das wird nicht funktionieren. Dann werden natürlich sekundär Dislokationen auftreten, Beschwerden auftreten und dann heißt es, das muß alles operiert werden. Es ist, glaube ich, eine sehr wichtige Feststellung.

Operative Stabilisierung der Symphyse durch Zuggurtung

R. Spiss / B. Dolati / M. Gabl / Ch. Rangger

Die Therapie der Beckenringverletzungen stellt immer ganz besondere Anforderungen an den Unfallchirurgen. Diagnostik, Indikationsstellung, operative Versorgung und Management bei oft polytraumatisierten Patienten sind sehr diffizil. Die operative Versorgung der rupturierten Symphyse durch Zuggurtung wird an der Univ.-Klinik für Unfallchirurgie in Innsbruck seit 1982 als Methode der Wahl bei Beckenverletzungen Typ A (AP-Kompression, Open-Book), aber auch bei Typ B (laterale Kompression) und Typ C Verletzungen (vertikale Gewalteinwirkung) angewandt.

Indikation, Material und Methode

Von 1982 bis 1992 wurden an der Univ.-Klinik für Unfallchirurgie in Innsbruck 112 Symphysenrupturen mit Zuggurtung behandelt. Von den Patienten waren 70% männlich und 30% weiblich. Das Durchschnittalter betrug 36 Jahre.

Die Methode der Zuggurtung läßt sich bei vielen Beckenverletzungen anwenden. Verständnis des Pathomechanismus und exakte Diagnostik (+ CT) sind jedoch Grundvoraussetzung für eine optimale Indikationsstellung.

Als Methode der Wahl sehen wir die Symphysenzuggurtung bei Open-Book-Verletzungen (Typ A). Es handelt sich hier um eine antero-posteriore Kompression mit Symphysenruptur und Läsion im SI-Gelenk beginnend mit der Ruptur des Lig. sacroiliacum ventrale, dann folgt die Läsion des Lig. sacroiliacum interosseum. In diesem Stadium entsteht eine zweite quere Rotationsachse, um welche die verletzte Beckenhälfte nach kaudal rotiert. Dadurch ist im Röntgen im Bereich der Symphyse eine Stufenbildung sichtbar, die nicht mit einer vertikalen Instabilität wie bei Typ C Verletzungen verwechselt werden darf. Das Lig. sacro iliocum dorsale bleibt bei diesem Mechanismus immer intakt, es entspannt sich sogar. Ebenso kommt es zu keiner Ruptur des Lig. sacrospinale und des Lig. sacrotuberale. Wird die rupturierte Symphyse durch eine Zuggurtung geschlossen, so ist das gesamte Becken wieder stabil. Patienten mit diesem Verletzungsmuster können nach operativer Versorgung bereits nach Nahtentfernung voll belastend mobilisiert werden.

Auch bei manchen Formen der lateralen Kompressionsverletzungen (Typ B) läßt sich diese Methode anwenden, da auch laterale Gewalteinwirkungen je nach Ausmaß und Lokalisation ihres Angriffspunktes eine Symphysenruptur verursachen.

Bei vertikaler Gewalteinwirkung mit transsymphysär-transiliakaler, transsymphysär-transsakroiliakaler oder transsymphysär-transsakraler Instabilität kann die Symphyse zuggegurtet werden. Jedoch ist eine zusätzliche Stabilisierung des dorsalen Beckenringes erforderlich.

Die Operation erfolgt in Allgemeinnarkose und Rückenlagerung bei gelegtem Blasenkatheter. Nach einem queren suprapubischen Hautschnitt von 8 bis 10 cm wird der Samenstrang beidseits dargestellt und angeschlungen. Anschließend folgt die Inzision des vorderen Blattes des Rektusscheide, des Musculus pyramidalis und Musculus rectus abdominis. Diese Strukturen sind bei entsprechendem Trauma bereits gerissen und es entleert sich massives prävesikales Hämatom. Nach Absaugen des Hämatoms stößt man bereits auf die rupturierte Symphyse. Die Blase wird genau inspiziert und mit einem Perltuch weggehalten. Im nächsten Schritt werden die Tubercula pubica dargestellt, von welchen aus parallel zur Längsachse der Symphyse nach Bohren mit einem 3,2 mm Bohrer zwei Spongiosaschrauben mit durchgehendem Gewinde und etwa 50 mm Länge eingebracht werden. Die Reposition der rupturierten Symphyse erfolgt mit der Jungblutzange und manuell durch Zug bzw. Schub am Bein. Zwei Drahtschlingen von 1,2 mm Stärke werden achterförmig um die zwei Schrauben gelegt, mit einem Spezialspanngerät gespannt, gezwirbelt und abgezwickt. Beim Wundverschluß muß an eine besonders ausgiebige Drainage des Cavum retii gedacht werden.

Ergänzung zur Methode

Sollte nach Reposition noch immer eine Tendenz zu Stufenbildungen der Symphyse vorhanden sein, so kann dies durch zusätzliches Einbringen einer transobturatoriellen Drahtschlinge verhindert werden.

Weiter besteht bei jungen gebärfähigen Frauen die Möglichkeit, statt der Drahtschlingen eine PDS-Kordel zu verwenden.

Die Metallentfernung (30% unserer operierten Fälle) erfolgt etwa ein Jahr nach der Operation.

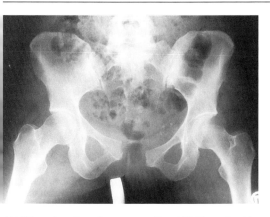

Abbildung 1a: Symphysenruptur Typ A II (Open Book)

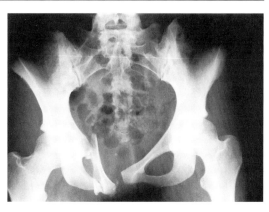

Abbildung 2a: Beckenverletzung Typ B II (Sonderform, Young Woman)

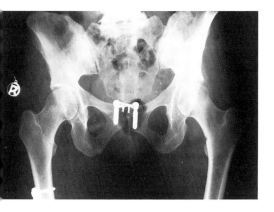

Abbildung 1b: Operative Versorgung mit Zuggurtung

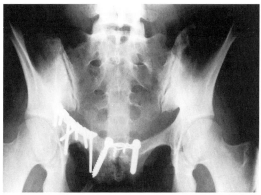

Abbildung 2b: Operative Stabilisierung der Symphyse mit Zuggurtung und Verplattung des oberen Schambeinastes

Vorteile dieser Methode

1. Erhaltung der physiologischen Elastizität des Beckens
2. Relativ kurze Operationsdauer und minimale Osteosynthese
3. Belastungsstabile Methode bei entsprechender Indikation
4. Gleichzeitige Versorgungsmöglichkeit bei intraabdominellen und urologischen Begleitverletzungen. Dabei muß jedoch darauf geachtet werden, daß die Drainage jenseits des Pfannenstielschnitts abgeleitet werden.

Ergebnisse und Komplikationen

Bei richtiger Indikationsstellung sind die Ergebnisse optimal. Bei Open-Book-Verletzungen kam es in allen Fällen zur Ausheilung in anatomischer Stellung. Alle Patienten waren lokal beschwerdefrei. Etwa 15% geben mäßiggradige, zum Teil wetterabhängige ziehende Schmerzen im Bereich des Sakroiliokalgelenkes an. Infekte hatten wir insgesamt zwei zu verzeichnen. Eine davon nach Metallentfernung und der zweite Infekt nach gemeinsamer urologischer und unfallchirurgischer Versorgung, wobei die Drainagen fälschlicherweise über den Pfannenstielschnitt abgeleitet wurden. Iatrogene Läsionen des Samenstranges hatten wir keine zu verzeichnen. Die Harnblase wurde in zwei Fällen intraoperativ verletzt; eine sofortige Naht konnte weitere Komplikationen verhindern. Schraubenlockerungen gab es keine. Redislokationen hatten wir in sechs Fällen zu verzeichnen. Davon war zweimal eine falsche Indikation gestellt worden, die Schlingen sind vor Heilung gerissen, eine Reoperation führte zur Heilung. In einem weiteren Fall führte bei richtiger Indikationsstellung ein technischer Fehler (zu dünner Draht) zum Reißen der Schlingen und Redislokation. Auch in diesem Fall wurde reoperiert und es kam zur Ausheilung. In drei Fällen kam es bei falscher Indikationsstellung mit intakter Schlinge zu mäßiger Redislokation. In diesen Fällen wurde nicht reoperiert und es kam zur Heilung mit Beckenschiefstand. Ohne Bedeutung sind die gerissenen Schlingen nach Heilung, welche wir in 30% der Fälle vorfanden. Intraoperativ kam es einmal zu massiver Blutung. Über 15 Konserven und postoperative Überwachung auf der Wachstation waren zur Beseitigung der Komplikationen erforderlich.

Zusammenfassung

Seit 1982 wird die Symphysenzuggurtung an unserer Klinik angewandt. Wir sehen diese Methode als Methode der Wahl bei rotationsinstabilen Verletzungen und wenden sie auch bei vertikalinstabilen Verletzungen in Kombination mit einer Versorgung des dorsalen Beckenringes erfolgreich an. Im Gegensatz zur Plattenosteosynthese bleibt bei der nicht starren Versorgung die Schwingungsfähigkeit der Symphyse erhalten.

Literatur

1 Dolati B: Becken- und Azetabulumchirurgie. Traumatologie aktuell, Band 10. Thieme, Heidelberg–Berlin (1993)
2 Dolati B, Spiss R, Ennenmoser O, Colleselli K: The fixation of Pelvic ringfractures. World Journal of Urology, Vol 7 (1990) 192–196
3 Dolati B: Operative Versorgung der Symphysenruptur. Unfallchirurgie 11 (1985) 223–227
4 Dolati B, Beck E: Operative Versorgung der Verletzung des hinteren Beckenringes durch elastische Stabilisierung. Unfallchirurgie 14 (1988) 119–203
5 Ecke H: Die operative Reposition und Fixation der Symphyse. Unfallchirurgie 4 (1978) 239–241
6 Mears DC, Rubasch HE: Pelvic and Acetabularfractures SLACK Incorporated. Thorofare, New Jersey 08086 (1986)
7 Poigenfürst J: Unfallmechanismen und Entstehungsarten von Beckenbrüchen. Hefte Unfallheilkunde 140 (1979) 1
8 Wissing H, Rommens P, Hetzel J: Die Bedeutung der Computertomographie für die Planung der operativen Versorgung von Beckenring und Azetabulumfrakturen. Hefte Unfallheilkunde 181 (1986) 400

Interne Stabilisierungen am Beckenring Technik und Ergebnisse

T. Pohlemann / H. Tscherne

Im Zeitraum zwischen 1972 und 1993 wurden 1858 Patienten mit einer knöchernen Verletzung des Beckens in der Unfallchirurgischen Klinik der Medizinischen Hochschule Hannover behandelt. Bei 1447 Patienten lag eine Beckenringverletzung vor. Basierend auf der Erfahrung mit 221 Beckenosteosynthesen wurde ein standardisiertes Behandlungsprotokoll entwickelt. Die Indikation zur internen Stabilisierung basiert im wesentlichen auf dem Instabilitätsgrad ausgedrückt in der Klassifikationsgruppe (AO Manual) (A: Stabilisierung Ausnahme; B: nur anteriore Stabilisierung; C: posteriore und anteriore Stabilisierung). Die Auswertung des radiologischen Ausheilungsergebnis zeigte bei Befolgung dieses Konzeptes nahezu immer anatomische Ergebnisse.

Eine Serie von 60 operativ versorgten Patienten der Jahre 1985 bis 1989 konnte im Schnitt 2,2 Jahre nach der Verletzung nachuntersucht werden. Nach Verletzungen des Typ B waren 89% der Patienten schmerzfrei, 7% klagten über leichte Schmerzen. Nach Verletzungen des Typs C waren nur 33% schmerzfrei, 27% klagten über leichte, 37% über stärkere Schmerzen. Neurologische Störungen lagen bei 21% der Patienten nach B-Verletzungen (ausschließlich geringe Sensibilitätsstörungen) und 60% der Patienten nach C-Verletzungen vor (23% motorische Störungen, 37% Sensibilitätsstörungen). Die motorischen Störungen betrafen fünf Sakrumfrakturen und zwei SI-Luxationen.

Schmerzen und die Gesamtbeurteilung des klinischen Ergebnisses korrelierten signifikant mit einer residualen Stufenbildung im dorsalen Beckenring über 5 mm bzw. einer residualen dorsalen Diastase über 10 mm, bzw. mit bestehenden neurologischen Störungen.

Einführung

Zur Therapie der instabilen Beckenringverletzung hat sich die operative Therapie weitestgehend durchgesetzt. Eine Vielzahl von Studien belegen die Vorteile hinsichtlich der Prognose und des klinischen Ergebnisses gegenüber der konservativen Therapie [1, 3, 4,

10, 13, 18, 22]. Klinische und biomechanische Studien konnten zeigen, daß die alleinige externe Fixation zur Stabilisierung einer hinteren Beckenringverletzung ungenügend ist [11, 15, 16, 19, 20, 23].

Zur operativen Technik der internen Stabilisierung im Beckenring werden zwar einzelne Verfahren angegeben, ein Konzept zur standardisierten Therapie der einzelnen Läsionen wird jedoch nicht angegeben.

Basierend auf der Erfahrung in der Behandlung von 1447 Beckenringfrakturen mit u.a. 221 Beckenringosteosynthesen in den Jahren 1972 bis 1993 hat sich ein standardisiertes Konzept für die Indikationsstellung und die Osteosynthesetechnik im Beckenring durchgesetzt. Im Folgenden werden die Indikationsstellung, die operative Standardtechnik im Beckenring beschrieben, die Ergebnisse der radiologischen Auswertung sowie einer klinischen Nachuntersuchungsserie von 60 Patienten dargestellt.

Klassifikation der Beckenverletzung und Operationsindikation

Im eigenen Vorgehen hat sich eine Kombination aus der AO-Klassifikation (Verletzungsmechanismus) mit der anatomischen Beschreibung der Frakturregionen bewährt (Abb. 1).

Nach klinischer und radiologischer Untersuchung (Beckenaufnahme a.p., Inlet- und Outlet-Aufnahme, Becken-CT bei Vorliegen einer Verletzung des dorsalen Beckenrings) wird die Verletzung als stabil (A), rotationsinstabil (B) oder translationsinstabil (C) eingeteilt.

Die Klassifikation des Verletzungsmechanismus entscheidet über die Indikation zur Operation. Bei Verletzungen vom Typ A ist die Operationsindikation die Ausnahme. Sie wird gestellt bei wesentlich dislozierten Beckenrandabbrüchen und kann zur Versorgung bei Abrißfrakturen z.B. bei Leistungssportlern erwogen werden. Verletzungen vom Typ B sind mit einer Stabilisierung des vorderen Beckenrings ausreichend versorgt. Verletzungen des Typ C benötigen eine dorsale interne Fixation, die in der Regel mit einer Stabilisierung des vorderen Beckenrings kombiniert werden muß.

Die Auswahl des Stabilisierungsverfahrens erfolgt nach den vorliegenden Instabilitätsrichtungen. Es haben sich bei uns verschiedene standardisierte Operationsverfahren für die jeweilige Frakturlokalisation durchgesetzt und bewährt.

Operationstechniken am Beckenring

Transsymphysäre Verletzung

Das Standardverfahren ist die Versorgung mit einer 4,5 mm Vier-Loch schmalen AO-DC-Platte. Diese wird von kranial her auf die Schambeinäste aufgelegt, die Schrauben werden senkrecht zur Beckeneingangsebene und parallel zur Symphyse mit längstmöglichem

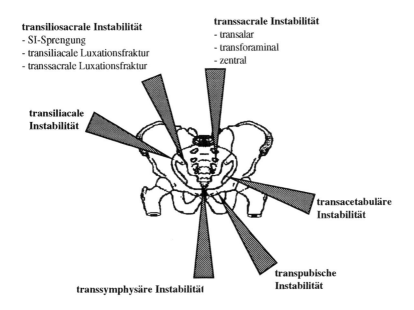

transiliosacrale Instabilität
- SI-Sprengung
- transiliacale Luxationsfraktur
- transsacrale Luxationsfraktur

transsacrale Instabilität
- transalar
- transforaminal
- zentral

transiliacale
Instabilität

transacetabuläre
Instabilität

transpubische
Instabilität

transsymphysäre Instabilität

Knochenkontakt positioniert. Üblicherweise kommen Schrauben der Länge 50 mm bis 60 mm zur Anwendung. Die lateralen Schrauben werden leicht konvergierend positioniert. Alternativ verwenden wir Sechs-Loch-AO-Rekonstruktionsplatten bzw. die steiferen vorgebogenen Sechs-Loch-AO-Beckenplatten. Die Operation wird über einen Pfannenstielquerschnitt bzw. am Ende einer Notfallaparatomie durch den Mittelbauchlängsschnitt durchgeführt. Die Platte kommt dorsal des Muskelansatzes beidseits auf dem Pecten ossis pubis zu liegen.

Die Implantate werden nach sechs Monaten entfernt, da es aufgrund der physiologischen Symphysenbeweglichkeit zu einer Schraubenlockerung kommt, bzw. Rekonstruktionsplatten brechen können.

Eine Fixateurstabilisierung wird zur Behandlung der Symphysenruptur aufgrund der notwendigen langen Behandlungsdauer nicht durchgeführt.

Transpubische Instabilität

Die Schambeinastfraktur wird als isolierte Fraktur im Beckenring konservativ behandelt. Durch gute muskuläre Schienung ist die Fraktur in der Regel ausreichend stabilisiert.

Ist sie Teil einer instabilen Beckenringverletzung, stehen in dieser Verletzungsregion die Schraubenfixation mit langer 3,5 mm Kleinfragmentschraube, die Rekonstruktionsplatte und nach Versorgung einer dorsalen Instabilität die Fixateur externe Behandlung zur Verfügung.

Die Schraube wird lateral des Tuberculum pubicum parallel zum Pecten ossis pubis in Richtung auf den vorderen Pfeiler des Acetabulums eingebracht. Unter Bildwandlerkontrolle muß eine Fehllage im Acetabulum unbedingt vermieden werden. Liegen Mehrfragmentfrakturen vor, wird in der Regel mit dem Fixateur externe stabilisiert, eine Plattenosteosynthese mit der Rekonstruktionsplatte wird aufgrund der nötigen weiten Weichteilablösung möglichst vermieden.

Nach interner Stabilisierung einer dorsalen Beckenringinstabilität bevorzugen wir zur Fixation einer korrespondierenden transpubischen Instabilität einen ventralen, supraazetabulären Fixateur externe. Zur Verbindung wird eine einfache Querverstrebung gewählt, der Fixateur wirkt lediglich als Zuggurtung, um den dorsal stabilisierten Beckenring zu schließen. Bei adipösen Patienten kann ein Winkelstück zwischengesetzt werden, um einen ausreichenden Abstand zur Abdominalwand zu erreichen. Der Fixateur wird für drei Wochen, bis die Schambeinfraktur ausreichend von Kallus stabilisiert ist, belassen.

Transazetabuläre Instabilität

Die Diagnostik, Klassifikation und Therapie der Azetabulumfrakturen unterliegt eigenen Regeln, die azetabuläre Instabilität ist hier nur aus systematischen Gründen genannt.

Transiliakale Instabilität

Die Fraktur der Darmbeinschaufeln zeigt eine große Variabilität der Frakturlinien. Entsprechend des Frakturverlaufes werden Kombinationen von Schraubenosteosynthesen und Rekonstruktionsplatten gewählt. Im Bereich der Crista iliaca bevorzugen wir die 3,5 mm Kleinfragmentschrauben, die parallel zum Beckenkamm als Zugschrauben eingebracht werden. Im Bereich des Eingangs zum kleinen Becken (Linea terminalis) wird die Stabilisierung mit Rekonstruktionsplatten durchgeführt. In dieser Region besteht weiterhin die Möglichkeit, eine Fraktur durch eine von dorsal her im Bereich der Spina iliaca posterior inferior in den hinteren Pfeiler eingebrachte Zugschraube zu stabilisieren.

In unserem Krankengut mit einem hohen Anteil von Polytraumatisierten bevorzugen wir den anterolateralen Zugang in Rückenlage des Patienten. Bei isolierten Verletzungen ist ein dorsaler Zugang in Bauchlage unter Ablösung der Glutealmuskulatur möglich.

Transiliosakrale Instabilität

Iliosakrale Luxation: Zur Stabilisierung einer reinen iliosakralen Verrenkung verwenden wir die Plattenosteosynthese über einen anterolateralen Zugang in Rückenlage des Patienten. Die Präparation erfolgt subperiostal bis zum Iliosakralgelenk. Der M. iliacus wird angehoben und die Präparation vorsichtig über das Iliosakralgelenk zur Ala des Os Sakrums fortgesetzt. Auf dem Sakrum wird ebenfalls subperiostal vorgegangen und die kraniale Fläche des Sakrums bis etwa 10 mm medial des Iliosakralgelenkes freigelegt. Der Truncus lumbosacralis liegt etwa 15 mm medial des Gelenkspaltes der Iliosakralfuge, er muß unbedingt geschont werden.

Über diesen Zugang läßt sich das Iliosakralgelenk gut einsehen und die Gelenkflächen beurteilen. Eine primäre Arthrodese wird in der Regel nicht durchgeführt. Liegen allerdings ausgedehnte Knorpelschäden vor, werden die Gelenkflächen entknorpelt und das Gelenk primär arthrodetisiert.

Nach Reposition des Iliosakralgelenkes erfolgt die Stabilisierung mit zwei schmalen Drei-Loch-AO-DC-Platten. Jeweils eine Schraube wird in der Ala des Os Sakrums parallel zur Gelenkebene das Iliosakralgelenkes verankert. Die Bohrerrichtung läßt sich nach

Spreizung des Iliosakralgelenkes unter Sicht bestimmen. Die sakrale Fixation erfolgt mit 6,5 mm AO-Spongiosaschrauben mit durchgehendem Gewinde. Im Ilium wird die Platte mit 4,5 mm Kortikalisschrauben fixiert. Die Platten bilden einen Winkel von 70 bis 90° zueinander. Die ventrale Platte wird exakt der Krümmung der Linea terminalis angeformt. Hier finden die Schrauben im festen Knochen ausgezeichneten Halt. Die dorsale der beiden Platten wird im ebenfalls festen Knochen des dorsalen Darmbeinkamms fixiert. Im zwischenliegenden Bereich ist das Os Ilium bis nahe an das Iliosakralgelenk nur dünn, eine Schraubenfixation ist hier unmöglich.

Die vielfach angegebene transiliosakrale Schraubenfixation wird nur noch in Ausnahmefällen angewendet. Obwohl nachteilige Folgen für das Iliosakralgelenk bisher nicht nachgewiesen werden konnten, vermeiden wir prinzipiell, wenn möglich, die Verletzung von intakten Gelenkflächen. Diese Methode erfordert eine sehr exakte Bildwandlerkontrolle, um Fehllagen im Bereich des Plexus lumbosakralis zu vermeiden.

Transiliakale Luxationsfraktur: Diese Verletzung ist durch die Kombination einer in der Regel dorsalen Iliumfraktur mit einer Luxation des ventral gelegenen Anteils des Iliosakralgelenkes gekennzeichnet. Die Versorgung erfolgt durch die Kombination von Platten und Schraubenosteosynthesen. Ist ein ausreichend großes dorsales Fragment vorhanden, läßt sich diese Verletzung auch allein mit in den Darmbeinschaufeln plazierten Zugschrauben versorgen.

Transsakrale Luxationsfraktur: Diese seltene Form der iliosakralen Luxationsfrakturen wird ebenfalls mit einer Kombination aus Platten und Schraubenosteosynthesen stabilisiert. Je nach Größe des Sakrumfragmentes kann es direkt verschraubt werden oder bleibt unberücksichtigt.

Transsakrale Instabilität

Die Entwicklung der Osteosynthesetechniken am Sakrum sind noch nicht abgeschlossen. Zielsetzungen sind Osteosynthesen, die sich allein im Sakrum verankern, ohne das SI-Gelenk zu tangieren.

Transalare Frakturen: Bei reinen transalaren Frakturformen ohne Luxationskomponente des SI-Gelenkes bevorzugen wir die SI-übergreifende Fixation mit zwei queren AO-DC- oder Rekonstruktionsplatten. Auf der verletzten Seite erfolgt die Fixation im Ilium, auf der Gegenseite wird die Platte ohne Überbrückung des SI-Gelenkes in der Pars lateralis des Os sacrums verankert. Bei Trümmerzonen werden die Platten zur Vermeidung einer Überkompression der Nervenwurzeln als Distraktionsosteosynthese verwendet. Wegen der Gefahr der Überkompression und Schraubenfehl-

lage wird die transiliosakrale Verschraubung nicht mehr angewendet.

Transforaminale Frakturen: Transforaminale Frakturen ohne begleitende Trümmerzonen werden, wenn möglich, mittels Kleinfragmentimplantaten («lokale Osteosynthese») stabilisiert. Die Fraktur wird über eine ipsilateralen dorsalen Zugang freigelegt. Durch vorsichtige Spreizung der Frakturflächen kann der Plexus sacralis eingesehen werden, bei Bedarf kann auch eine Nervendekompression durchgeführt werden. In Höhe des ersten Sakralkörpers wird eine AO-H-Platte (Drei-Loch) über die Fraktur gelegt. Die Schraubenfixation erfolgt lateral parallel zum SI-Gelenk durch die Pars lateralis des Os Sacrums, medial transpedikulär in Richtung auf das Promontorium. Die Schrauben sollten zur Verbesserung der Haltekraft die ventrale Corticalis penetrieren. Ergänzend wird abhängig vom Frakturverlauf, möglichst weit distal, eine Stabilisierung der Fraktur, zur Vermeidung der Spreizung unter Last, vorgenommen. Bei distalem transforaminalem Verlauf wird eine Verplattung mit einer 3,5 mm-$^1/_3$-Rohrplatte oder einer weiteren H-Platte vorgenommen, bei nach lateral auslaufenden Frakturen kann eine direkte Verschraubung mit 3,5 mm-Zugschrauben vorgenommen werden.

Zur Vermeidung iatrogener Nervenschäden sollte in allen Fällen ein oszillierender Bohrer verwendet werden.

Bei vorhandenen Trümmerzonen können die Kleinfragmentimplantate nicht verwendet werden. In diesen Fällen wird die Fraktur mit queren DC-Platten überbrückt. Auch diese Platten wirken als Distraktionsosteosynthese.

Zentrale Frakturen: Bei zentralen oder bilateralen Frakturverläufen wird eine quere Plattenosteosynthese mit 3,5 mm-DC- oder Rekonstruktionsplatten vorgenommen. Auch hier wird, in Abhängigkeit vom Frakturverlauf, nach Möglichkeit eine Überbrückung der SI-Gelenke vermieden.

Ergebnisse

Es werden zunächst wichtige Ergebnisse der retrospektiven Untersuchung des Gesamtkollektives an Beckenringfrakturen von 1972–1991 wiedergegeben [12].

Begleitverletzungen: Die Patienten wiesen einen hohen Anteil von Begleitverletzungen auf. Am häufigsten traten dabei das Schädel-Hirn-Trauma in 46,5% und Verletzungen der unteren Extremitäten in 45,6% auf, Thorax- (36,3%) und Abdominalverletzungen (25,5%) waren seltener. Ein isoliertes Beckentrauma lag nur bei 10,8% der Patienten vor. Der durchschnittliche PTS aller Patienten betrug 27 Punkte, entsprechend Gruppe II. Die Letalität betrug 17,8% und korrelierte signifikant mit der Schwere der Allgemeinverletzung (PTS) sowie mit dem Vorliegen eines komplizierenden pelvinen Weichteilschadens als Ausdruck eines «komplexen» Beckentraumas [2].

Klassifikation: Die Frakturklassifikation (AO Manual 1991) ergab in 53,6% stabile Verletzungen Typ A, die instabilen Beckenverletzungen waren im Typ B in 23,3% im Typ C in 23,1% zu beobachten.

Postoperatives Ergebnis

Das radiologische Ausheilungsergebnis wurde von 170 Patienten nach Beckenringverletzung ausgewertet (Tab. 1).

Nach Verletzungen vom Typ B war in 71 von 78 Fällen das Becken anatomisch rekonstruiert, bei sechs Patienten bestand eine Dislokation im vorderen Beckenring von unter 1 cm. Bei einem Patienten nach lateraler Kompressionsfraktur (Typ C2) mit transsymphyärer Instabilität und Sakrumfraktur kam es mit ventraler Fixateurbehandlung (supraazetabulärer eingebrachter Zuggurtungsfixateur) zur Ausheilung der Symphyse mit Dislokation über 1 cm.

Nach Verletzungen vom Typ C wurden die Osteosynthesen in rein ventrale, rein dorsale und kombinierte Stabilisierungen unterschieden. Ventrale Stabilisierungen wurden in reine externe Fixation und interne

Stabilisierung unterteilt. Der Fixateur externe führte in zehn von elf Fällen zur dorsalen Dislokation von über einem Zentimeter. Er wurde in allen Fällen in einer mindestens Vier-Pin-Verankerung mit Kompressionswirkung montiert. Nach alleiniger anteriorer Osteosynthese waren anatomische Ausheilungen nur bei Patienten zu beobachten, die aufgrund des Allgemeinzustandes oder der Beckenverletzung lange immobilisiert waren. Kombinierte Osteosynthesen des vorderen und hinteren Beckenrings zeigten signifikant bessere Ergebnisse (p < 0,0001). Bei alleiniger dorsaler Stabilisierung war bei zwei Patienten nach transiliosakraler Verschraubung ein Schraubenausriß und Ausheilung in Fehlstellungen von 3 bzw. 4 cm zu beobachten.

Klinisches Langzeitergebnis

Aus einer konsekutiven Serie von 75 operativ versorgten Beckenringfrakturen der Jahre 1985 bis 1989 konnten von 67 überlebenden Patienten 60 im Durchschnitt 2,2 Jahre nach dem Trauma klinisch und radiologisch nachuntersucht werden (89,9%). Zwei Patienten nach traumatischer Hemipelvektomie wurden zu dieser Auswertung nicht berücksichtigt.

Die Untersuchungsparameter umfaßten neben einer Befragung zu Schmerzen, Lebensgewohnheiten, Berufstätigkeit, Sport, Minderung der Erwerbsfähigkeit, Angaben über urologische Beschwerden und Ein-

Tabelle 1: Radiologisches Ausheilungsergebnis nach operativer Stabilisierung von Beckenringverletzungen (n = 170)

Verletzungstyp	Osteosyntheseart		radiologisches Ergebnis		
			anatomisch	< 1 cm Dislokat.	> 1 cm Dislokat.
B n = 78	Symphysenplatte		59	5	0
	Symphysencerclage		4	0	0
	Fixateur externe		8	1	1
C n = 92	nur anterior	interne Fixation	8	9	12
		nur Fixateur	1	0	10
	nur posterior		8	3	2
	anterior + posterior		29	10	0

Tabelle 2: Postoperatives Ergebnis in Abhängigkeit vom Osteosyntheseverfahren

Osteosyntheseverfahren	n	anat.	< 5 mm	< 10 mm	< 20 mm
nur ventraler Fix. ext.	3	1	0	1	1
nur ventrale interne Stab.	7	1	1	5	0
nur dorsale interne Stab.	4	2	1	1	0
ventral externe, dorsale interne Stab.	7	4	2	1	0
ventral und dorsal interne Stab.	9	6	3	0	1

schränkungen der Sexualität. Eine klinisch unfallchirurgische Untersuchung sowie orientierende neurologische Untersuchung und die Auswertung der Rönt-
genserie des Beckens wurden durchgeführt. Wichtige
Ergebnisse waren:

Osteosyntheseverfahren

Das angewendete Osteosyntheseverfahren und die bei
der Nachuntersuchung bestehende residuale posteriore
Stufenbildung wurden bei den 30 Patienten mit Verletzungen Typ C gegenübergestellt (Tab. 2).

Die geringste Rate an Fehlstellungen war nach kombinierter ventraler und dorsaler Stabilisierung zu beobachten.

Schmerz (Tab. 3)

Nach Verletzungen Typ B (28 Patienten) waren 89%
schmerzfrei, während nur 33% der Patienten nach Verletzungen vom Typ C vollkommen ohne Schmerzen
waren. Ruheschmerzen waren nur bei einem Patienten
nach Verletzung Typ C zu beobachten, es war nach
Bruch einer transiliosakralen Schraube zu einer sekundären Dislokation von 15 mm gekommen.

Tabelle 3: Schmerzangaben in der Nachuntersuchung

	Typ B (n = 28)	Typ C (n = 30)
schmerzfrei	89%	33%
leichte Schmerzen	7%	27%
stärkere Schmerzen	4%	37%
Ruheschmerzen	0%	3%

Tabelle 4: Neurologische Störungen nach Beckenringverletzungen

	Typ B (n = 28)	Typ C (n = 30)
Normalbefund	22	12
Sensibilitätsstörung	6	11
Motorische Ausfälle	0	7
Neurologische Ausfälle	21%	60%

Neurologische Störungen (Tab. 4)

Die Gesamtrate an neurologischen Störungen war mit
21% nach Verletzungen Typ B und 60% nach Verletzungen vom Typ C hoch. Während die sensiblen Ausfälle geringgradig und funktionell bedeutungslos waren, zeigten immerhin sieben Patienten nach Verletzungen vom Typ C motorische Störungen. Sie waren
bei fünf Patienten nach dislozierten Sakrumfrakturen
und bei zwei Patienten nach SI-Luxationen aufgetreten
(Schwäche bis Ausfall im Versorgungsbereich des
N. peroneus entsprechend Wurzelsymptomatik L5-S1).
Diese Patienten (fünf Männer, zwei Frauen) klagten
alle über Belastungsschmerzen. Vier der fünf männlichen Patienten litten zusätzlich unter erektiler Impo-
tenz.

Sexualität

Von 39 Patienten und 21 Patientinnen gaben insgesamt
fünf Einschränkungen im sexuellen Bereich an, alle
nach Verletzungen vom Typ C.

Vier Patienten (10,8% aller Männer) wiesen eine
posttraumatische erektile Dysfunktion auf, bei weiteren zwei Patienten bestand diese Störung schon vor
dem Trauma.

Eine Patientin gab Schmerzen beim Geschlechtsver-
kehr bei bestehendem Beckenschiefstand von 3 cm an.

Diskussion

Die operative Therapie der instabilen Beckenringfraktur ist inzwischen als Therapie der Wahl anzusehen.
Vielfältige Untersuchungen konnten Vorteile hinsichtlich des Patientenmanagementes, der anatomischen
Rekonstruktion und hinsichtlich des klinischen Ergebnisses zeigen. [1, 3, 4, 10, 13, 18, 22]. Als Stabilisierungsverfahren wird weitestgehend die interne Stabilisierung empfohlen. Biomechanische und klinische
Untersuchungen konnten zeigen, daß die alleinige
externe Fixation zur Stabilisierung einer hinteren
Beckenringinstabilität ungenügend ist [11, 15, 16, 19,
20, 23].

Die eigenen Untersuchungen zeigten, daß zur Indikationsstellung zur operativen Therapie die exakte
Klassifikation der Beckenringverletzung von entscheidender Bedeutung ist. Während rotationsinstabile Verletzungen vom Typ B nach AO mit einer allein ventralen Fixation in allen Fällen ausreichend stabilisiert
waren, konnten Verletzungen vom Typ C nur durch
eine kombinierte dorsale und ventrale Fixation zuverlässig stabilisiert werden.

Durch die Benennung der exakten Verletzungsregionen («Instabilitätsrichtungen») im Beckenring war es möglich, allen Verletzungen standardisierte, bewährte Osteosynthesetechniken zuzuordnen. Die angegebenen Techniken ergaben zuverlässig gute Ergebnisse.

Das klinische Langzeitergebnis nach operativ versorgter Beckenringverletzung wurde bisher lediglich in kleineren Serien untersucht. Die überwiegende Anzahl der Arbeiten befaßte sich mit den Ergebnissen nach externer Stabilisierung [6, 7, 9, 17]. Obwohl Nachuntersuchungskriterien und Klassifikation nicht einheitlich sind, sind nach Verletzungen vom Typ C nach externer Fixation in 70 bis 80% der Fälle gute Ergebnisse zu erreichen. Für Verletzungen vom Typ C gibt Kellam in 50% Schmerzen auch bei guter Reposition und in 70% bei schlechter Reposition an.

Nach interner Stabilisierung von Verletzungen vom Typ C gibt Matta 76% gute bis sehr gute Ergebnisse an, Aussagen über neurologische Störungen werden nicht gemacht. Völkel findet in seiner Untersuchung von 28 instabilen Beckenverletzungen eine Korrelation zwischen Qualität der Reposition und klinischem Ergebnis. Bei Stabilisierung des SI Gelenkes mit Cerclage werden 32% gute und 50% befriedigende Ergebnisse angegeben [8, 10, 14, 21].

Die durchgeführte Nachuntersuchung zeigte, daß das klinische Ergebnis im wesentlichen von der Begleitverletzung des Truncus lumbosacralis und der residualen Fehlstellung abhing. Die kritische dorsale Stufenbildung ist mit 5 mm anzunehmen, größere Fehlstellungen waren überwiegend mit unbefriedigenden Ergebnissen verbunden. Der in der Literatur angenommene Wert von 10 mm ist somit sicherlich zu weit gefaßt [5].

Bemerkenswert war auch die relativ große Anzahl von neurogenen Störungen, im wesentlichen nach Sakrumfrakturen. In diesem Zusammenhang sind auch die angegebenen Störungen auf sexuellem Gebiet zu sehen.

Weitergehende prospektive, multidisziplinäre Untersuchungen sind hier nötig, um die beobachteten neurologischen und urologischen Defizite genau zu quantifizieren und damit gegebenenfalls Therapieansätze zu bieten.

Literatur

1 Berner W, Östern H-J, Sorge J: Ligamentäre Beckenringverletzungen: Behandlung und Spätergebnisse. Unfallheilkunde (1982) 85: p. 377–387

2 Bosch U, Pohlemann T, Haas N, Tscherne H: Klassifikation und Management des komplexen Beckentraumas. Unfallchirurg (1992) 95: p. 189–196

3 Browner BD, Cole JD, Graham JM, Bondurant FJ, Nunchuck BS, Colter HB: Delayed posterior internal fixation of unstable pelvic fractures. J Trauma (1987) 27(9): p. 998–1006

4 Dabezies E, Millet C, Murphy C, Acker J, Robicheaux R, D'Ambrosia R: Stabilization of sacroiliac joint disruption with threated compression rods. Clin Orthop (1989) 246: p. 165–171

5 Henderson R, Nepola J, JG C: Anterior-posterior traumatic pelvic disruption: an evaluation of the longterm orthopedic complications. Orthop Trans, (1986) 10: p. 440

6 Hofmann G, Bredow J: Spätergebnisse der Beckenringverletzungen – Behandlung mit dem Fixateur externe. Hefte Unfallheilk (1986) 181: p. 612–618

7 Kellam J: The role of external fixation in pelvic disruptions. Clin Orthop (1989) 241: p. 66–82

8 Lange R, Hansen S: Pelvic ring disruptions with symphysis pubis diastasis. Clin Orthop (1985) 201: p. 130–137

9 Majeed SA: External fixation of the injured pelvis – the functional outcome. J Bone Joint Surg Br (1990) 72(4): p. 612–4

10 Matta J, Saucedo T: Internal fixation of pelvic ring fractures. Clin Orthop (1989) 242: p. 83–97

11 Müller-Färber J, Müller K: Die verschiedenen Formen der instabilen Beckenringverletzungen und ihre Behandlung. Unfallheilkunde (1984) 87: p. 441–455

12 Pohlemann T, Gänsslen A, Kiessling B, Bosch U, Haas N, Tscherne H: Indikationsstellung und Osteosynthesetechniken am Beckenring. Unfallchirurg (1992) 95: p. 197–209

13 Pohlemann T, Kiessling B, Gänsslen A, Bosch U, Tscherne H: Standardisierte Osteosynthesetechniken am Beckenring. Orthopäde (1992) 21: p. 373–384

14 Roder JD, Stubinger B, Gmeinwieser J, Muller E, Claudi BF: [Results of surgical treatment of pelvic fractures in polytraumatized patients]. Aktuel Traumatol (1988) 18(3): p. 129–33

15 Rüter A, Braun W: Die Verwendung des Fixateur externe bei Beckenringverletzungen. Hefte Unfallheilkunde (1986) 181: p. 582–589

16 Shaw J, Eng M, Mino D, Werner F, Eng M, Murray D: Posterior stabilisation of pelvic fractures by use of threated compression rods. Clin Orthop (1985) 192: p. 240–254

17 Slätis P, Kraharju E: External fixation of unstable pelvic fractures: experiences in 22 patients treated with a trapezoid compression frame. Clin Orthop (1980) 151: p. 73–79

18 Tile M: Pelvic ring fractures: should they be fixed? J Bone Joint surg (1988) 70B: p. 1–12

19 Trafton P: Pelvic ring injuries. Surg Clin North Am (1990) 70(3): p. 655–669

20 Vécsei V: Ergebnisse biomechanischer Untersuchungen verschiedener F.-e.-Montagen am Becken. Akt Traumatol (1988) 18: p. 261–264

21 Völkel W: Operative Maßnahmen und Ergebnisse bei Verletzungen des knöchernen Beckenrings. Unfallchirurgie (1983) 9(4): p. 197–201

22 Ward E, Tomasin J, van der Griend R: Open reduction and internal fixation of vertical shear pelvic fractures. J Trauma (1987) 27(No. 3): p. 291–295

23 Wild J, Hanson G, Tullos H: Unstable fractures of the pelvis treated by external fixation. J Bone Joint Surg (1982) 64 A(7): p. 1010–1019

Indikation und Technik bei der Versorgung von Beckenverletzungen

F. Schweighofer / F. J. Seibert / N. Stockenhuber / R. Szyszkowitz

Es wird das Ziel verfolgt, das diagnostische und therapeutische Management anhand von 102 Beckenverletzungen vorzustellen. Sie bestanden aus 57 A-, 20 B- und 25 C-Verletzungen. Die «Primärdiagnostik» umfaßte Beckenübersichts-, Inlet- und Outlet-Röntgenaufnahmen. Bei Verdacht auf eine urogenitale Verletzung erfolgten retrograde Urethra- und Zystographien. In allen Fällen wurde der Oberbauch sonographisch abgeklärt. Sekundär wurden bei B- und C-Verletzungen CT-Darstellungen des dorsalen Beckenringes angeschlossen. Nach Laparotomien bei B- und C-Verletzungen stabilisierten wir grundsätzlich den ventralen Beckenring. In allen übrigen Fällen wurde die sekundäre offene Reposition und innere Fixierung nach drei bis fünf Tagen durchgeführt. Der dorsale Beckenring eignet sich zum Einsatz von minimal invasiven Methoden, wie von Sakralstäben, wenn die Läsion im Bereich des Sakrums liegt (5mal). Bei ISG-Zerreißungen und Ala-Frakturen erfolgten die offene Reposition und ventrale Verplattung in 14 Fällen.

Einführung

Freizeit-, Verkehrs- und schwere Arbeitsunfälle mit stumpfer Gewalteinwirkung liefern eine steigende Anzahl von Beckenverletzungen. Schon der Verdacht auf eine solche verpflichtet den Notarzt, besonders die Gefahr des massiven inneren Blutverlustes zu beachten und dies in der Auswahl des Aufnahmekrankenhauses zu berücksichtigen. Im Schockraum steht daher nach den kreislaufstabilisierenden Maßnahmen eine subtile Diagnostik im Vordergrund, um neben den ossoligamentären Verletzungen, urogenitale, anorektale, nervale und Schädigungen großer Arterien und Venen nicht zu übersehen.

Material und Methodik

Im Zeitraum von 1987 bis 1992 wurden an unserer Klinik 102 Beckenverletzungen therapiert. Dabei fanden sich nach der AO-Einteilung 57 Verletzte, die zur Gruppe A zu zählen waren. Ihre stationäre Aufnahme erfolgte wegen Zusatzverletzungen, Polytraumatisierung oder urogenitaler Begleitverletzungen; 20 Verletzungen waren zur Gruppe B und 25 zur Gruppe C zu zählen. Bei allen wurde ein Beckenübersichtsröntgen durchgeführt. Bestand der Verdacht auf eine urogenitale Begleitverletzung, wurden vor dem Legen eines Harnkatheters eine retrograde Urethra- und Zystographie durchgeführt. In allen Fällen wurde eine Oberbauch-Sonographie angeschlossen. Bei dislozierten Frakturen der Gruppe A, den B- und C-Verletzungen wurde die Röntgendiagnostik durch die sogenannten Inlet- und Outlet-Aufnahmen erweitert. Bei Verdacht auf eine Verletzung des dorsalen Beckenringes erfolgte bei allen Patienten innerhalb von fünf Tagen eine CT-Abklärung.

Ergebnisse

Von den Frakturen der Gruppe A fanden sich in sieben Fällen urogenitale Begleitverletzungen, die primär versorgt wurden. Eine Beckenringstabilisierung in dieser Gruppe war nicht erforderlich. Innerhalb der B-Gruppe erfolgten vier primäre Stabilisierungen der Symphyse und zwar nach urologischen oder abdominellen Eingriffen. Die C-Gruppe zeigte eine offene C1-Fraktur mit Begleitverletzung der A. iliaca communis sinistra, des Truncus lumbosacralis sinistra und des Sigmas. Acht Patienten wiesen urogenitale, zwei zusätzliche arterielle und zwei anorektale Verletzungen auf. Acht primäre ventrale Stabilisierungsoperationen erfolgten nach Versorgung obiger Begleitverletzungen. Zwei C-Verletzungen erforderten keine Stabilisierung des vorderen Beckenringes, weil die Fraktur nach Verplattung der Ala ausreichend stabil erschien. Die restlichen 13 wurden ventral nach drei bis fünf Tagen verplattet. Die operative dorsale Versorgung erfolgte frühestens nach drei Tagen, spätestens nach zwei Wochen. Dabei wurden fünf Sakralstäbe, zehn ventrale ISG-Platten und vier Ala-Platten implantiert.

Komplikationen

Es traten vier Infekte auf, davon zwei nach Symphysenverplattung und zwei nach ventraler ISG-Verplattung. Es zeigten sich ein Symphysen-Plattenausriß und eine postoperative Peroneusparese, die sich innerhalb von zwei Monaten zurückbildete.

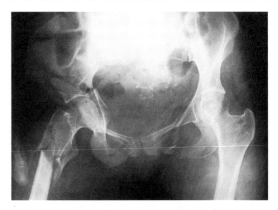

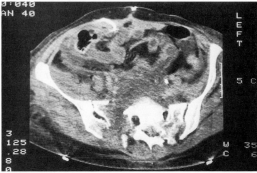

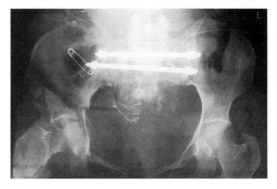

Abbildung 1: Eine 35jährige Patientin sprang in suizidaler Absicht aus dem vierten Stock.
a. Das Beckenübersichtsröntgen zeigt eine Azetabulumfraktur, eine per- und subtrochantäre Trümmerfraktur, Schambeinastfrakturen beidseits und eine Sakrumfraktur.
b. Im CT kommt eine Sakrumfraktur mit einer Diastase von 2 cm zur Darstellung.
c. Zur Stabilisierung der Sakrumfraktur und zur Verminderung des Blutverlustes wurden zwei Sakralstäbe implantiert. Im Anschluß daran erfolgte die ventrale Applikation eines Becken-Fixateur externe. Die Stabilisierung der übrigen Frakturen wurde sekundär durchgeführt.

Diskussion

Während beim kreislaufstabilen Beckenverletzten ohne schwere Zusatz- und Begleitverletzungen die präoperative Abklärung und die Festsetzung des optimalen Operationszeitpunktes keine Probleme darstellen, ist das Management von kreislaufinstabilen eine Herausforderung für Intensivmediziner, Radiologen, Chirurgen, Urologen und Unfallchirurgen. Es gilt zunächst, die Kreislaufstabilität herzustellen, wie durch massive Transfusion, Anlegen einer Beckenzwinge, angiographische Embolisation und offene Blutstillung [1, 2, 4]. Der Becken-Fixateur externe in einfacher Montage als endgültige Stabilisierung hat sich nur bei lediglich horizontal instabilen Verletzungen bewährt. Bei zusätzlicher vertikaler Instabilität kann damit keine ausreichende Fixierung erzielt werden und es ist nur eine temporäre Stabilisierung zur Pflegeerleichterung und Schmerzreduzierung möglich. Es muß sekundär auf eine innere Stabilisierung umgestiegen werden. Primär empfiehlt sich bei der Versorgung von Begleitverletzungen im Abdomen oder kleinen Becken die Stabilisierung des ventralen Beckenringes und bei offener Blutstillung im Bereich des dorsalen Beckenringes die ventrale Verplattung dieser Verletzung. Oft kann damit der Blutverlust wesentlich reduziert werden [2, 4, 5].

In den übrigen Fällen versorgten wir den dorsalen Beckenring sekundär bei vertikal instabilen Verletzungen. Frakturen des Os sacrum ermöglichen einen minimal invasiven Eingriff durch die Implantation von Sakralstäben. Die Position in Bauchlage spricht nicht dagegen, da hierbei die Perfusion und Ventilation der Lungen verbessert werden.

Sprengungen des Iliosakralgelenkes werden bevorzugt durch die Implantation von zwei 4,5-DC-Platten fixiert, die zueinander einen nach lateral offenen Winkel von etwa 70° bilden.

Frakturen des Os ilium ermöglichen die Verwendung von mehreren, meist von ventral angelegten Rekonstruktionsplatten.

Zur präoperativen Planung ist die CT-Abklärung unerläßlich, um einen optimalen Zugang und ein optimales Stabilisierungsverfahren wählen zu können [3].

Literatur

1 Burgess AR, Eastridge BJ, Young JW, Ellison TS, Ellison PS, Poka A, Bathon GH, Brumback RJ: Pelvic ring discriptions: effective classification system and treatment protocols. J Trauma 30: 848–856 (1990)
2 Pohlemann T, Gänsslen A, Kiessling B, Bosch U, Haas N, Tscherne H: Indikationsstellung und Osteosynthesetechniken am Beckenring. Unfallchirurg 95: 197–209 (1992)
3 Rommens PM, Vanderschot PM, Broos PL: Convential radiography and CT examination of pelvic ring fractures. A comparative study of 90 patients. Unfallchirurg 95: 387–392 (1992)
4 Seiler H: Zeitpunkt der Osteosynthese bei Beckenringverletzungen. Vor- und Nachteile der frühzeitigen operativen Versorgung. Unfallchirurg 95: 181–184 (1992)
5 Tile M: Pelvic ring fractures: should they be fixed? J Bone Joint Surg [Br] 70-B: 1–12 (1988)

Unsere Methode zur Behandlung der sakroiliakalen Instabilität

R. Schnetzer / R. Heinzle / D. Fink

An der Unfallabteilung des Landeskrankenhauses in Feldkirch wurde erstmals im Jahre 1988 eine Instabilität des Iliosakralgelenkes mit einer modifizierten, rasch durchführbaren und einfachen Methode behandelt.

Seither wurden insgesamt 19 ISG-Verletzungen erfolgreich in dieser Art und Weise versorgt, wobei es sich vorwiegend um Beckenverletzungen vom Typ B und C gehandelt hat.

Für die indirekte Stabilisierung des Iliosakralgelenkes wird eine Gewindestange vom Harms-Wirbelsäulen-Set benötigt. An jedem Ende der Gewindestange sind zwei Muttern und je eine Drei-Loch-Drittelrohrplatte angebracht. Das Instrumentarium besteht aus einem Schraubenschlüssel, einem speziellen Ratschenschlüssel, einem Zielgerät, einem 4,5 mm Bohrer und einer Eisensäge.

Am hinteren Beckenkamm erfolgt eine etwa 4 cm lange Hautinzision in kaudaler Richtung. Das Zielgerät – es wurde eines der Firma Synthes aus der Kreuzbandchirurgie eingesetzt – wird in Höhe der Linea glutaea posterior, etwa 2 cm lateral der Spina iliaca posterior superior angebracht.

Mit dem 4,5 mm Bohrer werden zuerst die ersten zwei Cortices durchbohrt, dann der Weichteilanteil durchstoßen und letztlich die gegenüberliegende Darmbeinschaufel wiederum durchbohrt.

Das am Zielgerät angebrachte Zentimetermaß ermöglicht es, die benötigte Länge der Gewindestange zu bestimmen. Die Kürzung auf die gemessene Länge erfolgt mit der Eisensäge, um eine Beschädigung der Gewindestange zu verhindern und das Aufsetzen der Muttern problemlos zu ermöglichen. Beim Abzwicken mit der Zange treten immer Beschädigungen der Gewindegänge auf.

Die Gewindestange kann nun leicht durch die vorgebohrten Löcher eingebracht werden. Mit dem Ratschenschlüssel erfolgt die endgültige Montage rasch und problemlos.

Die Kontrolle der richtigen Lage der Gewindestange und Reposition des Iliosakralgelenkes wird mit dem Bildwandler durchgeführt.

Nachstehende Beispiele zeigen Ihnen den erfolgreichen Einsatz der indirekten Stabilisierung des Iliosakralgelenkes mit der am LKH Feldkirch erprobten Methode:

– Eine Acetabulumfraktur wurde mit einer Rekonstruktionsplatte versorgt und anschließend die ISG-Sprengung mit einer Gewindestange stabilisiert.
– Eine Pseudoarthrose im Os sacrum, welche allein durch die Kompression mittels der Gewindestange zur völligen Ausheilung gebracht werden konnte.

Die Anwendung der am LKH Feldkirch erprobten Operationsmethode der indirekten Stabilisierung des Iliosakralgelenkes mit einer perkutan eingebrachten Gewindestange ist für die Patienten schonend und für den Operateur einfach und zeitsparend.

Quantifizierung des Operations-traumas von Beckenosteo-synthesen

C. Waydhas / D. Nast-Kolb / M. Jochum /
L. Schweiberer

Indikatoren der systemischen Entzündungsreaktion stellen ein gutes Maß für die Größe der Traumatisierung und für die Prognose bei Patienten mit schwerer Unfallverletzung dar. Die Folgen eines operativen Traumas können zu qualitativ ähnlichen Alterationen der Körperhomöostase führen (Entfernung oder Durchtrennung von Gewebe mit Blutverlust und Zellschädigung, Schmerzen, Unterbrechung der normalen Nahrungs- und Flüßigkeitsaufnahme), wie nach akzidentiellem Trauma. Ziel der Untersuchung war es, die Aktivierung der systemischen Entzündungsreaktion und die Störung der Homöostase nach Osteosynthesen am Becken durch die Messung physiologischer und biochemischer Parameter zu quantifizieren.

Methoden

Im Rahmen einer Studie polytraumatisierter Patienten wurden u. a. alle Patienten mit knöchernen Verletzungen des Beckens untersucht. Davon wurden elf Patienten mit Beckenosteosynthesen prospektiv dokumentiert und Messungen physiologischer und biochemischer Parameter perioperativ durchgeführt. Bei den elf Patienten wurden insgesamt 18 Einzelverletzungen versorgt (sechsmal ventraler Beckenring, sechsmal dorsaler Beckenring, sechsmal Azetabulum). Nach vorgegebenem Plan erfolgten die Messungen präoperativ (am Morgen des Operationstages), unmittelbar nach Beendigung des Eingriffs (sobald die Patienten wieder auf der Intensivstation waren), sowie sechs, zwölf, 18, 24 und 48 Stunden nach Operationsende. Prothrombinzeit, partielle Thromboplastinzeit (PTT) und Laktat wurden mit Routinelabor-Tests bestimmt. Zur Messung von Antithrombin III wurden ein chromogener Substrattest (Kabi-Vitrum, Moelndal, Schweden), von polymorphnukleärer (PMN)-Elastase ein Immunoassay (Merck, Darmstadt) und von C-reaktivem Protein (CRP) ein radialer Immundiffusionstest mit LC-Partigenplatten (Behringwerke, Marburg) verwendet. Die statistische Auswertung erfolgte mit dem Wilcoxon-Vorzeichenrang-Test. Alle Daten sind als Median mit oberer und unterer Quartile angegeben. Die Studie wurden den Richtlinien der Ethikkommission der Universität München entsprechend durchgeführt.

Ergebnisse

In einer Serie von 522 polytraumatisierten Patienten (mit einem mittleren Injury Severity Score von 28 Punkten) bestanden in 34% der Fälle (n = 178) Frakturen des Beckens. Davon wurden 122 Patienten (69%) konservativ behandelt und 56 Patienten (31%) mittels Beckenosteosynthese versorgt. Von diesen wurden elf konsekutive Polytraumatisierte mit operationspflichtigen Beckenfrakturen in die vorliegende Untersuchung eingeschlossen. Die allgemeinen demographischen Daten, die Verletzungsschwere sowie Angaben zu Blutverlust, Operationsdauer usw. sind in Tabelle 1 dargestellt.

Tabelle 1: Demographische Angaben zu den 11 postoperativ untersuchten Patienten mit operativ versorgten Beckenfrakturen. OP-Tag = Tag nach Trauma, Transfusion = Zahl der Erythrozytenkonzentrate, FFP = fresh frozen plasma.

Patienten	11
Alter (Jahre)	33 (20–56)
Geschlecht (m/w)	10/1
Injury severity score	34 (25–59)
Polytrauma-Schlüssel	34 (28–77)
OP-Tag	7 (2–15)
OP-Dauer (min)	220 (75–465)
Blutverlust (l)	2,0 (0,25–5,0)
Transfusionen	3 (1–16)
FFP	0 (0–10)

Nach Osteosynthesen am Becken kam es bei der Mehrzahl der gemessenen Parameter zu signifikanten postoperativen Änderungen in Relation zum präoperativen Ausgangswert (Abb. 1): Laktat, pO_2/FiO_2-Quotient, Antithrombin III und Prothrombinzeit (PTZ) zeigten schon unmittelbar postoperativ ausgeprägte Abweichungen vom Ausgangsniveau, während das CRP und die partielle Thromboplastinzeit (PTT) erst ab zwölf Stunden nach Beendigung der Operation zu pathologischen Werten hin verändert waren. Kreatinin (0,9 vs. 1,1 mg/dl) und Bilirubin (2,5 vs. 5,2 mg/dl) stiegen postoperativ signifikant an. Die PMN-Elastase und Pulsfrequenz waren ebenfalls bereits unmittelbar postoperativ deutlich vom präoperativen Wert verschieden. Da die Schwankungsbreite (bei den z. T. unterschiedlich schweren Eingriffen in der Region Becken) relativ groß war und die Alterationen über einen größeren Zeitraum streuten als bei anderen Ope-

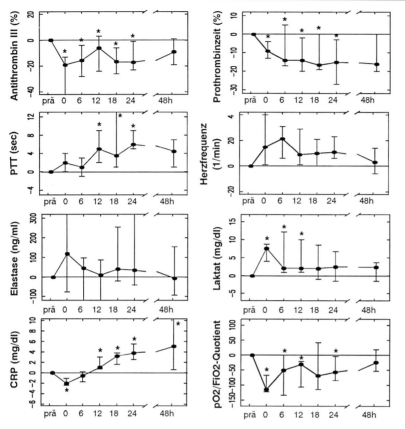

Abbildung 1: Postoperativer Verlauf von acht Parametern nach Beckenosteosynthese (n = 11). Der Ausgangswert diente jeweils als Nullgrenze und die postoperativen Veränderungen wurden darauf bezogen. Die Werte sind als Mediane mit oberer und unterer Quartile angegeben.
* signifikante Abweichung vom präoperativen Ausgangswert (Wilcoxon-Vorzeichen-Rangtest, p < 0,05).

rationsarten, wurde das Signifikanzniveau trotz hoher medianer Anstiege zu den einzelnen Meßzeitpunkten (z. B. PMN-Elastase) von den beiden zuletzt genannten Parametern nicht erreicht. Kathepsin B, pH-Wert sowie der systolische Blutdruck (nicht abgebildet) waren postoperativ ebenfalls signifikant verändert. Weiterhin konnte ein signifikanter Anstieg der Harnstoff-N-Produktion um 6,0 g/24h nach den Beckenoperationen von einem Ausgangsniveau von 20,5 g/24h beobachtet werden.

Die Normalisierung auf das präoperative Niveau trat bei der PMN-Elastase innerhalb von zwölf Stunden nach dem Operationsende, beim Laktatspiegel sowie der Herzfrequenz und dem systolischen Blutdruck mit einer Verzögerung von 24 Stunden ein. Hingegen lagen die Meßwerte für Antithrombin III, PTT, Prothrombinzeit, Kreatinin, Bilirubin, CRP und dem pO_2/FiO_2-Quotienten auch noch nach zwei Tagen deutlich über bzw. unter dem Ausgangsniveau. Die größten relativen Fluktuationen bezogen auf den präoperativen Ausgangswert fanden sich für PMN-Elastase (+ 95%), Laktat (+ 70%), C-reaktives Protein (+ 55%) und den pO_2/FiO_2-Quotienten (– 38%).

Diskussion

In der Folge der Beckenosteosynthese wurden alle von uns erfaßten humoralen und zellulären biochemischen Parameter aktiviert, sowie die Organfunktionen beeinflußt. Dies zeigt, daß es durch die operative Manipulation zu einer systemischen inflammatorischen Antwort mit Folgereaktionen kommt.

Entsprechend den Beobachtungen nach elektiven orthopädischen Operationen (Crane 1977) oder elektiven abdominalchirurgischen Eingriffen (Forster 1979, Yamamori 1987) fand sich bei unseren Patienten, daß Osteosynthesen am Becken auch bei posttraumatisch gesteigerter Stickstoffausscheidung zu einer zusätzlichen signifikanten Zunahme des Katabolismus führen. Weiterhin beobachteten wir einen postoperativen Anstieg der Herzfrequenz um über 20 Schläge/Min. Eine Normalisierung auf das Ausgangsniveau trat nach etwa 24 Stunden ein. Während in einer Untersuchung von Bland et al. (1985) eine postoperative Tachykardie von etwa 110/Min. unabhängig von der Art des Eingriffs beobachtet wurde, fand sich in einer anderen Studie eine Abhängigkeit der Herzfrequenz von der Größe der Operation (Leistenbruchoperation versus Dick-darmresektion) (Chernow 1987). Das Ausmaß der Tachykardie war in unserer Population stärker als nach Koloneingriffen in einer anderen Studie, dauerte aber kürzer an (Chernow 1987), wobei unsere Patienten schon eine präoperative Tachykardie von im Mittel 110/Min. aufwiesen. Dieser Frequenzanstieg kann erklärt werden durch eine kompensatorische Tachykar-die bei Hypovolämie und/oder die Wirkung von endo-gen freigesetzten Katecholaminen und anderer hormo-nell-metabolischer Mechanismen und/oder Schmerzen, so daß der Parameter im Einzelfall durch diverse Ein-flüsse variiert wird.

Gerinnungsstörungen nach Operationen (Büller 1989, Jorgensen 1980, Rem 1981, Seyfer 1981, Tilsner 1988) sind wiederholt beschrieben worden. Erwar-tungsgemäß traten signifikante Änderungen dieser Faktoren auch nach Operationen am Becken auf. Eine Abhängigkeit der Alterationen von der Art und Schwe-re des Traumas wurde für die partielle Thromboplas-tinzeit (orthopädische Operationen ohne Blutverlust versus Unfalltrauma [Seyfer 1981] und für das Anti-thrombin III (Büller 1989, Tilsner 1988) beschrieben. Der Stellenwert der Gerinnungsparameter für eine mögliche Quantifizierung des Operationstraumas muß jedoch differenziert betrachtet werden. PTT und Pro-thrombinzeit sind Meßwerte, welche während und nach größeren Eingriffen und bei Risikopatienten rou-tinemäßig bestimmt und durch die Gabe von gerin-nungsaktiven Medikamenten oft direkt therapiert wer-den. Deswegen werden die postoperativen Verände-rungen dieser Faktoren nicht nur durch den Einfluß des Operationstraumas selbst, sondern auch durch die Behandlung modifiziert. Dies wurde daran deutlich, daß Patienten mit normalem Ausgangsniveau größere Veränderungen zeigten (d. h. es bestand für den behan-delnden Arzt ein größerer Entscheidungsspielraum bis er therapeutisch eingriff), während bei Patienten mit Werten im Grenzbereich frühzeitig substituiert und damit stärkere operationsbedingte Abweichungen cou-piert wurden.

Antithrombin III hingegen wird in der Regel nur bei sehr starken Abfällen Ziel direkter Substitution sein und erscheint deshalb geeigneter das Operationstrau-ma zu beschreiben. Wichtigen Einfluß auf die Anti-thrombin III Spiegel nahm in unserer Untersuchung jedoch die Größe des Blutverlusts, was sich in einer mäßig starken, aber signifikanten Korrelation wider-spiegelte. Die Laktatkonzentration im Blut zählt zu den Indikatoren eines beeinträchtigten zellulären En-ergiemetabolismus bei Störungen der Makro- und Mikrozirkulation. Zahlreiche Untersuchungen konnten belegen, daß die Höhe des posttraumatischen Laktat-spiegels mit der Schwere der Verletzung (Oppenheim 1980) und der Prognose korreliert (Nast-Kolb 1991, Siegel 1990, Waydhas 1992). Auch wenn die Laktat-anstiege nach Beckenosteosynthesen geringer ausge-prägt waren, als dies nach schwerem akzidentellem Trauma der Fall ist, kam es postoperativ (bzw. schon intraoperativ) zu einem signifikanten Anstieg der Lak-tatkonzentrationen im Blut als möglichem Zeichen einer anaeroben Stoffwechsellage, die als Hinweis auf eine intraoperative Sauerstoffschuld angesehen wird (Waxman 1982).

So wie das Unfalltrauma eine generalisierte, syste-mische Entzündungsreaktion in Gang setzt, wobei eine Reihe von Indikatoren dieser Reaktion mit der Progno-se von polytraumatisierten Patienten gut korrelieren (Dittmer 1985, Goris 1985, Nast-Kolb 1991, Nast-Kolb 1992, Nuytinck 1986, Pacher 1989, Redl 1989, Rivkind 1989, Waydhas 1992), so war auch nach den Osteosynthesen am Becken eine postoperativ erhöhte Entzündungsaktivität zu beobachten.

Das C-reaktive Protein, ein Akut-Phase-Reaktions-produkt, dessen Synthese in erster Linie durch Inter-leukin-6 gesteuert zu sein scheint, steigt nach einem kurzfristigen postoperativen Abfall signifikant an.

Die postoperative Zunahme der PMN-Elastase war bereits frühzeitig, d. h. am Ende der Operation schon maximal ausgeprägt und bildete sich innerhalb von sechs Stunden vollkommen zurück. Für die PMN-Elastase sind postoperative Anstiege schon beschrie-ben: Nach großen abdominalchirurgischen Eingriffen (Hemikolektomien, Rektumextirpationen, Magenre-sektionen u. ä.) fand sich ein mittlerer Anstieg der Elastasespiegel von 90,9 ± 7,6 ng/ml auf 208,8 ± 25,6 ng/ml, d. h. um über 100% (Duswald 1985). Bei Patienten nach aorto-coronaren Bypass-Operationen war die PMN-Elastase am ersten postoperativen Tag um ca. 20% erhöht (Cohen 1989), intraoperativ sogar bis zum achtfachen der Norm (Fraedrich 1991, Van Oeveren 1987). Das Operationstrauma einer Femur-Marknagelung führte zu einer deutlichen reversiblen Freisetzung von PMN-Elastase mit einem durch-schnittlichen Anstieg der Plasmaspiegel um etwa 150 ng/ml (Nast-Kolb 1990). Die Anstiege von im Mittel zwischen 100 und 200 ng/ml lagen im Bereich der Alterationen nach Femur-Marknagelungen und tendenziell über denjenigen nach abdominellen Ein-griffen. Direkte Auswirkungen der postoperativen Ent-zündungsreaktion erwartet man auf die Funktion der verschiedenen Organsysteme. Im Gegensatz zu den nur geringen Auswirkungen auf Leber- und Nieren-funktion fand sich eine ganz ausgeprägte Verschlechte-rung der Lungenfunktion. Entsprechend wurde in einer Studie von kritisch kranken Patienten (nach einem weiten Spektrum abdominal-, unfall- und gefäßchirur-gischer Operationen) eine Zunahme des alveolo-arteriellen Sauerstoffgradienten beobachtet, welcher bei den Überlebenden reversibel war, während die pulmonale Verschlechterung bei den später Versterbenden fortbestand (Bland 1985). Für diese, auch von uns nachgewiesene Verschlechterung der Lungenfunktion kommen mehrere Ursachen in Betracht, die jedoch durch unsere Daten nicht weiter differenziert werden können. Störungen der Lungenfunktion könnten beispielsweise allein durch den Transport der Patienten zum und vom Operationssaal sowie durch damit verbundene Änderungen der Beatmungsmodalitäten eintreten (Schneck 1991). Weiterhin würde ein interstitielles Ödem ebenfalls zur Verschlechterung der Oxygenierungsleistung führen. Dieses Ödem kann jedoch bei den meist jungen Patienten (Durchschnittsalter knapp 30 Jahre) nicht als Folge einer Herzinsuffizienz durch Hypervolämie bei intraoperativer Infusionstherapie anzusehen sein, sondern dürfte eher Folge von Membran- und Permeabilitätsschäden sein, welche entweder nach dem Trauma schon vorbestehend sind oder durch die nicht unwesentliche operationsbedingte Entzündungsreaktion und Mediatorenfreisetzung hervorgerufen werden (Pape 1991).

Zusammenfassend kann gesagt werden, daß die postoperative systemische Aktivierung der Entzündungsreaktion und Störung der Homöostase nach Osteosynthesen am Becken starke Parallelen zu den Veränderungen aufweist, welche nach schweren unfallbedingten Verletzungen zu beobachten sind. Dies könnte auf einen gemeinsamen Mechanismus für die Aktivierung der inflammatorischen Reaktion hinweisen. Wird eine Operation unmittelbar nach einem schweren Unfallereignis vorgenommen, kann die Hypothese formuliert werden, daß diese zusätzliche Traumatisierung additiv auf die schon bestehenden posttraumatischen Veränderungen der biochemischen Homöostase wirkt. Werden dabei destruierende Substanzen (wie beispielsweise die PMN-Elastase) freigesetzt, so ist eine zusätzliche Schädigung der Lunge und anderer Organsysteme zu befürchten. Weitere Untersuchungen erscheinen deshalb notwendig, um zu klären, inwieweit bei nicht-dringlichen Stabilisierungen von Beckenfrakturen bei Mehrfachverletzten eine additive Traumatisierung auftritt und ob solche Eingriffe möglicherweise in der günstigeren posttraumatischen Erholungsphase durchgeführt werden sollten.

Diskussion

Rudolph, Rotenburg: Wir können die Vorträge nicht im einzelnen diskutieren, das ist unmöglich. Ich bitte das Auditorium, welche Fragen haben Sie zu dem Komplex der gesamten Vorträge? Ich kann mir kaum vorstellen, daß es keine gibt, aber zu diesem Zweck sind ja Vorsitzende da, daß sie etwas präpariert haben müssen. Ich habe eine Frage an Herrn Muhr, wegen der Komplikationen. Herr Muhr, es galt ja doch eigentlich früher die Regel bei schweren Sakro-Iliakalverletzungen, retroperitonealen Blutungen, nur nicht herangehen. In dem Moment wo man herangeht, bekommt man eine unstillbare Blutung. Gilt das nach wie vor oder was würden Sie empfehlen?

Muhr, Bochum: An sich ist es nicht richtig gewesen, denn die sakroiliakalen Verletzungen sind ja dann nicht retroperitoneal. Das Retroperitoneum ist ja offen und zwar nach hinten, so daß der Mechanismus der Selbsttamponade einfach fehlt. Damals hat man das vielleicht in der pathophysiologischen schrecklichen Realität nicht erkannt, so daß man, wenn man sieht, man kommt mit einem bestimmten Behandlungsmuster – zwei Liter Ringer, zwei Liter Ringer plus Blut, noch einmal Blut – nicht weiter, dann muß man einfach operativ vorgehen.

Rudolph, Rotenburg: Was ist zu tun?

Muhr, Bochum: Reponieren und tamponieren.

Rudolph, Rotenburg: Womit tamponieren?

Muhr, Bochum: Wir haben es ja gestern gehört. Da gibt es sehr schöne Bauchtücher. Sie haben es überall mit den Ringen gesehen im Röntgenbild. Wie bei einer Leberruptur. Nach 24 bis 48 Stunden wird es im Zuge eines geplanten Revisionsdebridements ausgespült und dann hat man eigentlich ganz gut Zeit, beim ersten oder zweiten Revisionsdebridement, die externe Fixation, die das ganze notdürftig zusammenhält, gegen eine innere Fixation auszutauschen.

Rudolph, Rotenburg: Sie haben ja auch über die Nervenverletzungen gesprochen. Es ist die Diagnostik ein bißchen wenig herausgekommen. Wie würden Sie denn die Reihenfolge, das sind ja immer schwere Kombinationsverletzungen, haben wollen. Der Patient kommt in die Klinik, was sollte man jetzt tun?

Muhr, Bochum: Die Dunkelziffer ist deswegen hoch, Sie haben es bei unseren Zahlen von den C-Verletzungen gesehen, sind fast 90% Polytraumatisierte. Die kommen, wenn sie einen guten Notarzt haben, schon intubiert in die Klinik und dann, bei diesen Patienten, wo es eigentlich ruck-zuck geht, einen neurologischen Status zu erheben, ist praktisch nicht möglich, so daß man retrograd aufgrund der Dislokation im hinteren Bereich auf eine totale oder teilweise Plexus-Lumbosakralisläsion schließen muß. Ganz klar, isolierte Wurzeln, da kann es durchaus sein, daß man einen Schaden durchgeführt hat und der Schaden, der intraoperativ iatrogen ist am ehesten zu erkennen, die Erfahrung haben wir gemacht, daß die Patienten postoperativ über Schmerzen geklagt haben. Herr Szita war glaube ich der einzige, der ein sehr schönes CT gezeigt hat, wo die Wurzel im Fragment eingeklemmt war. Wir haben auch ein oder zwei, wo ganz klar die Schrauben haarscharf sozusagen an der Wurzel vorbeigegangen sind und es mußte dann in einem zweiten Schritt korrigiert werden. Was ich noch dazu sagen muß ist, daß die Dunkelziffer der lagerungsbedingten Peroneusschäden von der Intensivstation beim schockierten Patienten, der am Rücken liegt und man nur schaut, daß man über die Runden kommt, der ist hier zu inkludieren. Und das hinten nach post festum auseinanderzuklauben, ist nicht immer ganz leicht.

Rudolph, Rotenburg: Es kommt ja noch eines hinzu, die Narbenbildung gerade im Bereich der Nervenwurzeln. Das ist ja nun eine Frage, die danach verlangt, daß man so früh wie möglich einen Status erhält, um unterscheiden zu können, was war Trauma…

Muhr, Bochum: Nur, das zeitlich mögliche kommt zu spät.

Rudolph, Rotenburg: Das ist sicher richtig.

Reschauer, Linz: Zurück zum Reponieren und Tamponieren. Mich hat etwas erstaunt, daß Kollege Waydhas nur drei Blutkonserven gebraucht hat im Durchschnitt, wenn ich das richtig verstanden habe. Sie haben zwischen ein und 16 Blutkonserven, im Durchschnitt nur drei Blutkonserven. Das erscheint mir etwas wenig.

Waydhas, München: Das waren sekundäre Stabilisierungen, nicht aus der Primärphase, die für die Blutstillung beim schwerverletzten Patienten gemacht wurden. Es waren also quasi elektive Operationen, die nicht am Unfalltag erfolgt sind.

Reschauer, Linz: Wir sollten auch noch zur Symphyse einige Worte sagen. Wir haben gehört, daß die Innsbrucker mit der Zuggurtung an sich sehr zufrieden sind. Wir haben einen Fall gesehen, wo eben die Zuggurtung sich dann von selbst gelockert beziehungsweise gerissen ist. Wir haben umgekehrt gehört, daß die Vier-Loch-DCP beziehungsweise die Rekonstruktionsplatte in Hannover verwendet wird und ich würde die Autoren bitten, Herr Muhr hat es ja bereits getan, nochmals in bezug auf DC oder auf das Implantat etwas einzugehen.

Pohlemann, Hannover: Wir hatten anfangs auch verschiedene Osteosynthesetechniken verwendet. Wir sehen keine Nachteile in der DCP. Sie hat biomechanisch eine gute Stabilität und sie hat an sich nur den Zweck, den Ring vorne zu schließen. Ist die C-Verletzung da, ist sie nur die Kombination, also dorsal stabilisiert, wir haben aus der C- eine B-Verletzung gemacht und ziehen es dann vorne zusammen. Die einzige Ausnahme ist eben der schwerverletzte Patient, der zunächst laparotomiert wurde, wo man auf dem Rückzug dann den vorderen Beckenring schließt. Es sind sicherlich auch andere Verfahren anzuwenden, aber wir versuchen natürlich die möglichen Osteosynthesetechniken so klein wie möglich zu halten, denn es sind ja insgesamt doch relativ seltene Verletzungen, um einfach größere Erfahrungen zu sammeln.

Rudolph, Rotenburg: Wann ist die Metallentfernung?

Pohlemann, Hannover: Metallentfernung nach sechs Monaten.

Rudolph, Rotenburg: Sprechen die vielen Implantatbrüche eigentlich nicht dafür, daß man das früher entfernen sollte und auch könnte?

Pohlemann, Hannover: Wir haben die Brüche ja bei den Rekonstruktionsplatten gesehen, die ja in sich weniger stabil sind. Sie sind weicher und gehen von da her eher auf die DCP, wo einfach die Platte dann etwas auslockert, wo die Schraube sich lockert. In der Regel ist es bei den schwerverletzten Patienten nach sechs Monaten an sich der Zeitpunkt, wo er wieder so weit rehabilitiert ist, daß man an eine erneute Operation denkt.

Reschauer, Linz: Wichtig erschien mir auch der Hinweis der Blasenverletzungen bei der Metallentfernung. Ich glaube auch, daß man darauf achten sollte, daß die Patienten dann präoperativ ausnahmslos katheterisiert werden.

Spiss, Innsbruck: Ich kann eigentlich nur wiederholen, was ich im Vortrag bereits gesagt habe, daß wir mit unseren 112 Symphysenzuggurtungen sehr gute Ergebnisse gehabt haben. Bei unseren Typ-A-Verletzungen, das bei der neuen Einteilung bereits in der B-Gruppe, haben wir mit der Symphysenzuggurtung immer genug Stabilität erlangt. Bei den lateralen Kompressionsverletzungen ist die Symphysenzuggurtung auch meist eine ausreichende Versorgung. Bei den C-Verletzungen muß unbedingt eine dorsale Stabilisierung mit durchgeführt werden. Ich kann mich da an einen Fall erinnern, unter Umständen bei Polytraumatisierten, wenn man zuerst ventral versorgt, unter Umständen aufgrund des Allgemeinzustandes, dann eine dorsale Stabilisierung nicht mehr durchführen kann, dann gibt es bei uns die Möglichkeit, daß wir wegen einer stabileren Scherverletzung, um diese zu versorgen, dann die Symphyse verplatten und nicht sofort eine Symphysenzuggurtung durchführen. Aber nur, wenn wir damit rechnen müssen, daß wir dorsal nicht in der gleichen Sitzung stabilisieren können. Sonst verwenden wir ventral die Symphysenzuggurtung.

Szyszkowitz, Graz: Ich glaube, daß das der wesentliche Punkt ist, wenn wir eine große Verschiebung haben. Die Frakturklassifikation berücksichtigt ja nicht die Weite der Diastase. Wenn wir hinten keine Verschiebung haben, dann genügt es sehr häufig, gerade wenn man ein bißchen in die konservative Richtung geht, daß man hinten doch konservativ bleibt und dann würde ich bei den C-Frakturen vorne eine Platte nehmen. Das hat auch Herr Muhr ganz klar gesagt, daß man bei den C-Frakturen doch eher die Platte nehmen sollte. Wenn man nur das Buch schließt, dann genügt das.

Reschauer, Linz: Kennwort dorsale Stabilisierung. Damit sind wir auf der Dorsalseite angekommen. Herr Dolati hat uns ja zahlreiche Möglichkeiten der dorsalen Stabilisierung geschildert und ich möchte noch einmal von ihm, beziehungsweise von Herrn Pohlemann hören, die Verschraubung des ISG-Gelenkes beziehungsweise die Verplattung, Vor- und Nachteile.

Dolati, Innsbruck: Gezielt darf ich fragen, zu welcher Frage ich nun Stellung nehmen darf? Die ventrale Stabilisierung durch Zuggurtung und dorsal mit divergierenden Platten bringt die beste anatomische Reposition, ist genügend ausreichend, hat aber als Kontraindikation, daß man sie beim dicken adipösen Patienten nicht anwenden kann. Ich glaube, es ist gut, daß wir so viele Möglichkeiten an Stabilisierungen haben, weil es bei Patienten von verschiedenen Typen möglich ist, daß ich einmal von ventral stabilisieren kann, dann habe ich auch eine freie Hand für eine dorsale Stabilisierung mit Platten, mit Stäben oder mit dem Zielgerät.

Pohlemann, Hannover: In unserer Erfahrung ist die Grenze oder das Ziel, was wir erreichen müssen, eine Reposition unter 5 mm. Das heißt, wir müssen uns den Weg wählen, der am schnellsten praktikabel dieses Ziel erreichen läßt. Wir finden, daß es bei den IS-Luxationen der ventrale Weg ist, der uns weiterhin den Vorteil bietet, daß wir mit Hilfe der Schwerkraft reponieren. Wir fanden es sehr schwierig, von dorsal her eine Reposition durchzuführen, wenn der ventrale Beckenring auch noch instabil ist. Das heißt, der Patient liegt auf dem Bauch, das Becken klappt auf, man muß den Patienten im Endeffekt am Becken hochheben, bis man alles wieder zusammen in diese logisch-anatomische Reposition bringt. Von da her bevorzugen wir den ventralen Weg, sehen keine Nachteile und können ihn eben sofort auch nach der Verletzung anwenden. Wenn nicht, das heißt bei den transsakralen Instabilitäten, dann müssen wir uns eben auch von dorsal her behelfen.

Muhr, Bochum: Die Reposition ist entscheidend, und dann muß ich das Verfahren wählen, das mir das gute Repositionsergebnis hält. Ich war etwas negativ beeindruckt, auch von unseren Zahlen hier, die vielen ungenügenden Repositionsergebnisse, die man bei einer offenen internen Fixation hier zu sehen bekommen hat. Ich glaube, man muß letztendlich jene Osteosynthesetechnik wählen, die nach einer perfekten Reposition, und nur das garantiert das höchste Maß an Beschwerdearmut später, daß dieses Repositionsergebnis auch gehalten wird. Ob das dann Schrauben oder sonst irgend etwas ist, ist eher sekundär. Das hängt von der Knochenstruktur ab, das hängt von der Trümmerzone ab. Liegt eine größere Trümmerzone vor, dann muß man praktisch überbrückend stabilisieren. Hat man schöne glatte Flächen, kann man das verschrauben. Ist es ein älterer Patient, muß ich es wieder mehr überbrücken, weil er Osteoporose hat, ist es ein junger, kann ich es direkt verschrauben. Der Individualismus muß ganz hochgehalten werden. Das einzige Prinzip, das für uns gilt, ist Erhalten einer perfekten Reposition.

Rudolph, Rotenburg: Ja, aber wofür die Reposition halten. Für eine Pflegeerleichterung, für die Bettruhe?

Muhr, Bochum: Für ein gutes Spätergebnis.

Rudolph, Rotenburg: Für die Bettruhe oder zur Mobilisierung?

Muhr, Bochum: Für die Mobilisierung natürlich.

Rudolph, Rotenburg: Und wenn die Begleitverletzungen einfach eine Mobilisierung nicht erlauben, reicht da nicht ein bißchen weniger auch aus? Es gibt ja bei vielen Fällen Begleitverletzungen.

Muhr, Bochum: Nein, an sich nicht, weil der Patient hoffentlich einmal gesund wird und gehen wird. Wenn er dann ständig kommt und sagt, daß er Schmerzen hat, dann reißt man sich den Kopf und sagt, was kann ich alles tun, damit ich meine Spätprobleme gleich früh genug ausschalte. Ich will alles tun, damit der aus dem Bett herauskommt und selbst wenn er im Rollstuhl herumfährt, denn wenn man 14 Tage im Bett liegt, ich kann es mir nicht vorstellen, das ist nicht mit meinem Ego vereinbar, so daß alles getan werden müßte, um den Patienten so autonom und independent zu machen, daß der sich drehen kann. Wir machen das mit der Bauchlagerung und die kippen hin und her. Bei der einen jungen Frau war das so. Wenn Sie die drehen wegen der schweren Lungenverletzung, um die zu beatmen, und Sie legen die sechs Stunden auf den Bauch oder kippen die hin und her und die Osteosynthese rutscht weg, dann muß ich mich fragen, wozu ich dann operiert habe. Ich muß sie also schon so fest machen, daß ich sie im Bett herumwackeln kann und daß sie sich auch aufsetzen kann, ohne daß alles umsonst war. Da legen wir schon sehr großen Wert darauf.

Rudolph, Rotenburg: Die von Peter Matter vorgetragene Steigerung von 67 auf 82% operativer Tätigkeit ist anzustreben oder vielleicht doch ein bißchen viel?

Muhr, Bochum: Nein, es ist anzustreben, möglichst frühzeitig die perfekte Reposition. Nur dadurch kann ich schlechte Spätergebnisse vermeiden. Wenn ich die perfekte Reposition nur durch eine stabile interne Osteosynthese retinieren kann, dann mache ich das. Jeder kann das retinieren wie er will, nur es kommt auf das Spätergebnis an.

Reschauer, Linz: Das ist sehr wichtig, denn wir haben gesehen, daß über 30% eben nicht perfekt reponiert waren. Da haben wir alle noch einen großen Nachholbedarf. Es ist so, Herr Muhr, Sie liegen nicht 14 Tage, sondern wir haben gehört zwölf Wochen mindestens, entsprechend einer richtigen konservativen Therapie.

Szyszkowitz, Graz: Ich möchte das voll unterstützen. Es waren auch in der Tile'schen Serie, der größten, die ich kenne, doch die Fehlstellungen diejenigen, die die großen klinischen Probleme gemacht haben, einfach die Schmerzen und weswegen die in Toronto überhaupt zur operativen Behandlung vermehrt übergegangen sind. Ich glaube, das ist der wesentliche Punkt. Aber wie man dann operiert, ist nicht ganz gleich. Ich finde und möchte ein kurzes Plädoyer noch für die Gewindestäbe geben und zwar im Hinblick auf das, was Sie gerade gesagt haben. Wir legen den Patienten auf den Bauch, reponieren gedeckt. Geht das gedeckt, braucht man nur Stichinzisionen. Geht das nicht gedeckt, dann machen wir zwei parallele Längsinzisionen, oder nur eine, legen die Fuge von dorsal frei und können dann händisch mit den diversen Instrumenten, wie dem Femurdistraktor, oder was immer, wenn es sehr schwer geht, und der Beckenrepositionszange das wirklich anatomisch reponieren. Wir haben auch gehört, daß das das stabilste ist. Natürlich gilt das nicht für alle Umstände. Vor allem schlecht ist es, wenn man eine Kompressionstrümmerfraktur hat und dann drückt man mit Gewindestäben die Nerven zusammen. Natürlich darf man das nicht, sondern es gibt genauso einen Stellgewindestab mit zwei Muttern innen und außen, wie es eine Stellschraube gibt. Man darf nicht alles zusammendrücken, was einem Spaß macht. Aber trotzdem ist es wichtig, daß man die schonendste Methode glaube ich, ich möchte das noch einmal ganz klar sagen, und die mit dem geringsten Risiko in unseren Augen verwendet. Letztendlich für die, die kein Instrumentarium haben, wie es Herr Dolati gezeigt hat, oder auch das von Feldkirch, die können das alte Zielgerät vom Fixateur externe, wenn sie es haben, verwenden, das wir für den Unterschenkel verwendet haben, als wir noch quer bzw. frontal mit den Steinmannnägel durch die äußere Muskulatur durchgingen und nicht von vorne kamen. Dieses Unterschenkelzielgerät ist groß genug, ist wunderbar zu verwenden hinten, auch perkutan oder wenn Sie es offen machen und Sie haben genau die Richtung ohne noch zusätzlich irgendetwas kaufen zu müssen.

Nachbehandlung von Becken-verletzungen

W. Hiebler

Als Grundlage für unser Referat haben wir das Krankengut des RZ-Tobelbad der Jahre 1987 bis 1991 verwendet. Wir haben in dieser Zeit 210 Beckenverletzungen behandelt. Um sie hier weiter nicht mit Zahlen zu quälen, möchte ich nur sagen, daß etwa ein Drittel des behandelten Krankengutes Querschnittgelähmte waren, wo die Nachbehandlung der Beckenverletzung logischerweise anderen Richtlinien unterliegt, wie die Nachbehandlung der Beckenverletzung nichtgelähmter Patienten.

Sehr unterschiedlich war auch der Zeitpunkt der Aufnahme am Rehabilitationszentrum, wobei ich bemerken möchte, daß eine zu späte Aufnahme – d. h. nach mehreren Monaten, gerade bei Beteiligung des Hüftgelenkes – therapeutisch Schwierigkeiten macht, weil zu diesem Zeitpunkt meist erhebliche fixierte Kontrakturen und andere Folgen vorliegen. Der Zeitpunkt unter drei Monaten macht auch immer wieder Probleme, weil sehr oft bei Beckenverletzten natürlich multiple Verletzungen vorliegen, und Leute mit verplatteten UA-Frakturen, OA-Frakturen, die die Stützkrücken nicht verwenden können, wo sich Patienten dann mit Achselstützkrücken, Rollstühlen usw. bei uns im Haus fortbewegen müssen. Hier können auch über lange Zeit keine guten Therapieerfolge verzeichnet werden. In der weiteren Folge dieses Referates möchte ich mich im Prinzip an die Einteilung des Programmes der 29. Jahrestagung halten, wo natürlich in den Referaten eine ganze Menge an Nachbehandlung bereits skizziert bzw. abgehandelt wurde.

Zunächst gleich zum ersten Hauptthema – *die Hüftpfannenbrüche*. Die Nachbehandlung der Pfannenbrüche wurde ja bereits im Referat der Herren Armbrecht aus Kiel dargestellt. Wir möchten deswegen das Problem der Acetabulumfrakturen aus der Sicht des Rehabilitationszentrums von einer anderen Seite beleuchten. Wir befinden uns im Rehabilitationszentrum ja in einer Sondersituation. Wir behandeln ja nicht unsere «eigenen Erzeugnisse» nach, sondern wir bekommen Patienten aus den verschiedensten Krankenhäusern, und verschiedene Krankenhäuser haben auch verschiedene Kollegen die therapieren, und es gibt viele verschiedene Ansichten über die Nachbe-handlung, speziell über die Belastbarkeit der Acetabulumfrakturen. Für uns ist es nun enorm schwierig, die verschiedenen Vorstellungen der Vorbehandler auf einen Nenner zu bekommen, und unser innigster Wunsch wäre, wenn alle, die uns Patienten mit Acetabulumfrakturen schicken, auch Richtlinien über den Zeitpunkt der Belastbarkeit der Verletzung bzw. der Versorgung dieser Verletzungen mitgeben würden. Das gleiche gilt letztlich auch für Endoprothesen, wo es bereits auch eine große bunte Palette von verschiedenen Fabrikaten gibt. Wir sind natürlich auch nicht in der Lage, alle diese Prothesen mit ihren Vor- und Nachteilen zu kennen und wären sehr dankbar, wenn wir auch hier die nötigen Anweisungen für die Nachbehandlung bekommen könnten. Es ist so verschieden, wann die einzelnen Operateure die Belastung erlauben, und müssen leider Gottes auch feststellen, daß bei sehr vielen Patienten ein grober Informationsmangel bezüglich des weiteren Procedere besteht. Ich will hier nicht nur klagen, es gibt Gott sei Dank auch etliche Krankenhäuser, die uns Patienten schicken, von denen wir klare Richtlinien über das weitere Procedere erhalten.

Bei den Verletzungen des Beckenringes haben wir als Nachbehandler keine besonderen Möglichkeiten. Wir können in erster Linie eine Schmerztherapie betreiben. Lästige therapieresistente Schmerzen treten kaum in der Symphyse, sehr wohl aber in den Sakroiliacalgelenken und in der Wirbelsäule häufig auf. Die üblichen physikotherapeutischen Maßnahmen wie Kräftigung der Muskulatur, Hydrotherapie, Massagen und dergleichen bringen keine entscheidende Besserung. Relativ gute Erfolge sehen wir in der Elektrotherapie mit Iontophorese bzw. Ultraschall, wobei wir als Kontaktmittel Antirheumatika verwenden. Gruppentherapien mit Wirbelsäulenpatienten führen eher zu vermehrten Beschwerden. Ansonsten sehen wir nach schweren Verletzungen mit Verschiebung der einzelnen Beckenhälften immer wieder Beinlängendifferenzen bzw. Rotationsfehlstellungen der Hüftgelenke. Diese versuchen wir konservativ auf technisch-orthopädischem Gebiet in erster Linie mit orthopädischen Schuhen auszugleichen. Dabei ist auch auf die Beweglichkeit der Hüftgelenke, die in vielen Fällen ja mitbetroffen sind, Rücksicht zu nehmen, was sehr oft ein diffiziles Problem für den Orthopädieschuhmacher darstellt. Ich verweise hier auf die zahlreichen funktionellen Verkürzungen. Hier muß die Länge sehr sorgfältig gewählt werden. Es muß das orthopädische Schuhwerk mit einer dementsprechenden Rolle ausgestattet werden, da es sonst unmöglich ist, auch bei intensivster Gangschulung ein ordentliches Gangbild zu erzielen (siehe auch Hüftarthrodese).

Sehr häufig sehen wir Begleitverletzungen bzw. die

Folgen dieser Begleitverletzungen. Wir sehen Zustände nach Harnröhrenabrissen und sind im Rehabilitationszentrum in der glücklichen Lage, aufgrund der Dauerbetreuung der querschnittgelähmten Patienten auch eine dauernde urologische Betreuung der Patienten im Hause zu haben. Wir lassen solche Patienten routinemäßig durch unseren Konsiliarurologen kontrollieren und sehen Urethrastrikturen nach Urethraabrissen, Blasensteine nach längerem Verweilen eines Daukatheters oder Zystofixableitungen, wobei wir aber die Behandlung, sofern nicht unbedingt erforderlich, meist auf den Zeitpunkt nach der Entlassung aus dem RZ verlagern. Störungen im Bereiche der Blasenentleerung sehen wir natürlich vorwiegend bei den querschnittgelähmten Patienten, und ich habe eingangs darauf hingewiesen, daß etwa ein Drittel unserer Beckenverletzungen Querschnittgelähmte sind.

Erstaunt bin ich etwas über die Tatsache, daß niemand bisher unter den Komplikationen die Blasenlähmung oder die Teillähmung der Harnblase angesprochen hat. Denkt man an die Bilder der Sakrumverletzungen, die wir in den gestrigen Referaten gesehen haben, so rückt die Frage und die Vorstellung dieser Störungen rasch in den Vordergrund. Aus diesem Grund ist in der Nachbehandlung eine exakte urologische Kontrolle erforderlich – vor allem Restharnbestimmungen, Uroflow und Urodynamik. Ich glaube, daß viele Blasenteillähmungen nach Beckenverletzungen latent bestehen und erst nach einiger Zeit durch sekundäre Komplikationen wie Harnwegsinfekte, Steine, Refluxprobleme usw. manifest werden. Man hat den Eindruck, daß viele Patienten im Anschluß an die schwere Beckenverletzung die Dinge zunächst in ihrer Tragweite nicht erkennen bzw. auch bei sexuellen Störungen aus Scham den Arzt nicht aufsuchen. Wir haben unsere Patienten dahingehend auch noch zu wenig kontrolliert und informiert, da mir dieses Problem erst bei der Arbeit zu diesem Vortrag so richtig bewußt wurde.

Wir befassen uns am Rehabilitationszentrum schon seit Jahren mit der Elektrostimulation der Harnblase, die ja ganz strengen neurologisch-urologischen Richtlinien folgen sollte. Über die Ergebnisse bei der Blase des Querschnittgelähmten möchte ich mich hier nicht äußern. Ich kann nur zu dem einen zuletzt behandelten Fall einer Blasenlähmung nach Beckenfraktur sagen, daß zur psychischen Belastung, die die Patientin während der Therapie angegeben hat, ein positives Ergebnis auf die Blasenstimulation hin nicht stattgefunden hat. An den Inkontinenzerscheinungen hat sich bis zur Entlassung nichts geändert. Die Blasenstimulation ist ein zum Teil sehr umstrittenes Verfahren, wobei man jedoch sagen muß, daß für verschiedene Inkontinenz-

erscheinungen eben noch keine dementsprechende Abhilfe geschaffen wurde, und so lange es eine solche nicht gibt, sollte man an dieses Verfahren zumindest denken. Vermutlich sind jedoch bei Blasenlähmungen aufgrund von Beckenfrakturen keine guten Ergebnisse zu erwarten, da das Verfahren ja ursprünglich für eine völlig andere Patientengruppe entwickelt wurde.

Wir sehen auch immer wieder Nervenverletzungen, wobei wir hier auch in der Diagnostik immer wieder Fehler entdecken konnten. Die meist als Peronäuslähmung laufenden Fälle sind in Wirklichkeit meist Ischiadikusteillähmungen. Die Patienten zeigten dann bei genauerer Exploration doch meist kombinierte Verletzungen des Beckenplexus mit Schädigung in den großen Beinnerven. Wir klären diese Lähmungen bei uns im Hause neurologisch sowie EEG-mäßig ab (siehe Häring). Die Behandlung dieser Verletzungen erfolgt in der üblichen Art – physikotherapeutisch durch gezielte Bewegungstherapie, elektrotherapeutisch sowie hydrotherapeutisch. Sollten diese Maßnahmen alle keinen Erfolg bringen bzw. nur Teilerfolge zeitigen, so müssen wir sehr oft orthopädisch versorgen, wobei hier die Versorgung von großen Apparaten bis zu kleinen Peronaeusschienen hin mitunter notwendig ist. Nicht vergessen sollte man bei all diesen Versorgungen auch den orthopädischen Innenschuh. Sehr oft ist ja auch gleichzeitig mit einer Verschiebung des Beckenringes der notwendige Längenausgleich durchzuführen, was dann ebenfalls durch den Orthopädieschuhmacher erfolgen kann.

Als Zustand nach Gefäßverletzungen nach Beckenverletzungen sehen wir rezidivierende Schwellungszustände bzw. venöse Abflußstauung. Wir haben sehr gute Erfahrungen mit der manuellen Lymphdrainage neben geeigneten Lagerungstherapien gemacht, wobei man sagen muß, daß die Unterstützung durch geeignete Stützstrümpfe der entsprechenden Kompressionsklasse erfolgen sollte. Solche Patienten können vorwiegend einer belastenden Ergotherapie zugeführt werden, wo es oft sehr rasch zu einer deutlichen Besserung der vasomotorischen Fehlregulationen kommt.

Zusammenfassend können wir sagen, daß die Nachbehandlung von Beckenverletzungen im Rahmen des Rehabilitationszentrums am Beckenring sehr wenig vermag, sich in erster Linie auf das betroffene Hüftgelenk zu richten hat. Hier ersuchen wir um klarere Richtlinien der Vorbehandler. Die anderen physikotherapeutischen Kriterien sind ja allgemein und hinlänglich bekannt.

Besonderes Augenmerk richten wir auf die Behandlung der Begleitverletzungen – die Verletzung der Harnblase bzw. der Harnröhre sowie der dazugehörigen Nerven. Hier ist eine urologische Abklärung und die Festlegung eines weiteren Procedere unerläßlich.

Nervenverletzungen müssen in vielen Fällen erst exakt abgeklärt werden und werden je nach Besserung auch sehr häufig einer dementsprechend orthopädie-technischen Versorgung zugeführt. Zustände nach Ge-fäßverletzungen, die sich in erster Linie in schweren Schwellungszuständen manifestieren, können durch entsprechende Stützstrumpfbehandlung und entspre-chende belastende Therapie gut behandelt werden.

Begutachtungsfragen

W. Krösl

Zu Beginn einige grundsätzliche Bemerkungen: Daß die Begutachtung wie üblich bei Kongressen am Schluß im Programm aufscheint, empfinde ich nicht als Mißachtung dieses Themas, sondern es entspricht dem Leben. Die Begutachtung soll in der Regel (warum ich sage in der Regel, darauf komme ich noch) das Ende bilden, das heißt, sie soll (wieder in der Re-gel) erst dann durchgeführt werden, wenn die Behand-lung abgeschlossen ist. Dies gilt in erster Linie für die private Unfallversicherung.

Zum zweiten: Es wurde ventiliert, beide Tagungs-themen gutachterlich gesondert zu behandeln. Ich habe dies nicht für sinnvoll gehalten, da die Begutachtung niemals die Unfallfolgen eines bestimmten eng be-grenzten Bereiches, also beispielsweise einen Kno-chenbruch betreffen kann, sondern die ganze betroffe-ne Region. Auch darauf komme ich noch zurück.

Zum dritten beziehen sich meine Ausführungen auf die in Österreich üblichen sozial- und privatversiche-rungsrechtlichen und gesetzlichen Grundlagen bezüg-lich der Einschätzung von Unfallfolgen sowohl im Rahmen der gesetzlichen Unfallversicherung, in der privaten Unfallversicherung, der Haftpflichtversiche-rung beziehungsweise im Zivilgerichtsverfahren.

Es ist allerdings in der kurzen Zeit nicht möglich, alle diese Bereiche ausführlich und erschöpfend zu behandeln, ich möchte aber die wichtigsten Dinge beziehungsweise die Dinge, die mir am wichtigsten erscheinen und die, wie ich weiß, nicht immer Allge-meingut sind, herausarbeiten und möchte mich gleich kurz bei der unterschiedlichen Beurteilung dieser ge-nannten Sparten aufhalten, da diese Unterschiede wohl bekannt sein sollten, aber besonders von denen, die heute nicht hier sind, bisweilen durcheinandergebracht werden. Es ist ja bekanntlich nicht so, daß ein noch so versierter und bekannter Experte auf kurativem Gebiet auch gleichzeitig ein versierter Gutachter sein muß. Ich möchte da nur die Problematik der sogenannten Fakultätsgutachten erwähnen. Die Unkenntnis oder mangelnde Kenntnis der Unterschiede in der Begut-achtung für die genannten einzelnen Sparten sieht man immer wieder bei Gutachten aber auch gutachtenähn-lichen Bestätigungen des behandelnden Arztes, die es eigentlich nicht geben sollte.

Um gleich bei der ersten Versicherungssparte zu bleiben, ist darauf hinzuweisen, daß nach dem ASVG der Grad der Versehrtheit auf der Basis der Minderung der Erwerbsfähigkeit auf dem allgemeinen Arbeitsmarkt festgesetzt wird, wobei im allgemeinen die Rententabellen aus dem Buch «Die Unfallrente» von Krösl/Zrubecky als Einschätzungsgrundlage herangezogen werden. Die Dauerrente wird in der Regel erst zwei Jahre nach dem Unfall festgesetzt und ist häufig niedriger als die Ersteinschätzung, die als Anpassungs- und Übergangsrente anzusehen ist. Hier haben wir schon eine der erwähnten Ausnahmen, da es möglich ist, daß zu diesem Zeitpunkt die Behandlung noch nicht abgeschlossen ist und noch eine hundertprozentige Minderung der Erwerbsfähigkeit (MdE) besteht. Im Allgemeinen ist dies glücklicherweise nicht der Fall, doch hat das System der Erstfestsetzung der Dauerrente (DR) schon zu einem früheren Zeitpunkt, wenn Änderungen noch möglich sind, den Vorteil, daß bei Besserung oder Verschlechterung des Zustandes die Rente geändert, also herabgesetzt – in Ausnahmsfällen auch erhöht – werden kann.

Für die private Unfallversicherung ist nach den Allgemeinen Bedingungen für die Unfallversicherung (AUVB) der Zustand einzuschätzen, wie er zum Zeitpunkt der Begutachtung, also ein oder zwei Jahre nach dem Unfall, besteht. Das heißt also möglichst nach Abschluß der Behandlung, die sich ja meist mit dem Zeitpunkt deckt, zu dem eine nennenswerte Besserung nicht mehr zu erwarten ist. Künftige Entwicklungen (posttraumatische Arthrosen usw.) sind nicht zu berücksichtigen, da keinesfalls mit Sicherheit vorausgesagt werden kann, ob und in welchem Maße solche eintreten werden. Wollte man also darauf warten, käme es nie zum Abschluß des Einschätzungsverfahrens und der Versicherte nie zu seinem ihm zustehenden Geld. Sollte jedoch der Versicherer bereits zu diesem Zeitpunkt eine Einschätzung wollen, um dem Versicherten eine Vorschußleistung gewähren zu können, kann als voraussichtlicher Dauerschaden eine Höhe angenommen werden, die mindestens zu erwarten ist, um nicht später vor dem Dilemma zu stehen, die endgültige Einschätzung niedriger annehmen zu müssen als prognostiziert.

Anders ist es in der Haftpflichtversicherung bzw. bei Gutachten für Zivilgerichte. Hier hat der Gutachter mögliche Spät- und Dauerfolgen zu vermerken oder festzustellen, daß solche nicht zu erwarten sind. Dies ist für ein eventuelles Feststellungsbegehren notwendig. Außerdem ist in der Haftpflichtversicherung und im Gerichtsgutachten nicht nach der Gliedertaxe wie für die private Unfallversicherung einzuschätzen, sondern es ist die Invalidität zu bestimmen, wobei im Gegensatz zur Einschätzung nach dem ASVG, wo in aller Regel die Minderung der Erwerbsfähigkeit auf dem allgemeinen Arbeitsmarkt festgelegt wird, auch

der Beruf in die Überlegungen zur Invalidität einbezogen werden kann und soll.

Ein nicht unwesentlicher Teil eines Gutachtens für die Haftpflichtversicherung oder im Zivilgerichtsverfahren stellt die Beurteilung der Schmerzperioden dar. Sie ist äußerst schwierig und erfordert große Erfahrung auf dem einschlägigen Fachgebiet, gewonnen am Krankenbett. Die Schwierigkeit liegt einerseits darin, daß das Schmerzempfinden der Menschen verschieden ist und andererseits, daß wir Schmerzen einschätzen, die aufgetreten wären, wenn der Patient nicht in Behandlung gestanden wäre. Wenn ein stationärer Patient während seines Krankenhausaufenthaltes beispielsweise tatsächlich vierzehn Tage starke Schmerzen gehabt hätte, wären die Behandler straffällig. Andererseits stellt die Notwendigkeit, schmerzstillende Mittel zu verabreichen eine Einschätzungsgrundlage dar. Es geht also sicher nicht an, festzustellen, daß der Patient keine starken Schmerzen hatte, weil diese in der Zeit seines Krankenhausaufenthaltes bekämpft wurden. Näher will ich darauf nicht eingehen.

Für alle eingangs erwähnten Sparten der Begutachtung, nämlich die MdE in der gesetzlichen Unfallversicherung, den Dauerschaden in der privaten und in der Haftpflichtversicherung bzw. im Zivilgerichtsverfahren ist ein klinisch und eventuell röntgenologischer Befund die Basis, und hier fehlt es manchmal in erschreckendem Maße. Jeder, der Gelegenheit hat, bei seinen Unterlagen für die Begutachtung Vorbefunde und vor allem Vorgutachten zu finden, muß sich manchmal über die Dürftigkeit dieser angeblichen Befunde wundern. Wenn man einmal einen genauen Hüftstatus findet (Untersuchung im Stehen, Gehen und Liegen) ist das äußerst erfreulich, da erst damit ein Vergleich mit dem eigenen Befund wirklich möglich ist. Ich möchte dabei besonders auf die Umfangmaße hinweisen, da bei einseitiger Verletzung eine Muskelverschmächtigung ein eindeutiger Hinweis für eine Funktionsstörung ist, das Fehlen einer solchen aber mit großer Wahrscheinlichkeit dagegen spricht.

In der privaten Unfallversicherung, bei der die Gliedertaxe zur Anwendung kommt, wird noch manchmal die Beinwertminderung bis zum Knie und bis zur Hüfte unterschieden, wobei ich immer, jedoch mit zunehmendem Erfolg, angekämpft habe, da sich auch ein Knöchelbruch auf das ganze Bein auswirken kann. Für den Bereich des Beckens und der Hüftgelenke besteht dieses Problem praktisch nicht und ich kann also in jedem Fall vom vollen Beinwert ausgehen.

Für die Einschätzung der Unfallfolgen im Becken und Hüftbereich mache ich folgende Vorschläge, wobei die genaue Diagnose der Verletzung hinsichtlich der Lokalisation nicht von vorrangiger Bedeutung ist in dem Sinne, daß beispielsweise nach einem Hüftpfannenbruch oder nach einem pertrochantären Oberschenkelbruch die Unfallfolgen nur nach dem Funktionsverlust zu bewerten sind und nicht nach der Diagnose. Ich habe übrigens Fälle erlebt, in denen der Gutachter bei relativ gutem Heilungsergebnis eine höhere Beinwertminderung oder Invalidität angenommen hat mit der Begründung, daß es sich doch um eine sehr schwere Verletzung gehandelt habe. Maßgebend ist der klinische Folgezustand; der röntgenologische Befund ist ganz besonders beim Haftpflicht- und Gerichtsgutachten von Bedeutung, da eventuell künftige Entwicklungen zu prognostizieren sind.

Wenn wir also bei der eingangs festgelegten Einteilung bleiben, so ist für den Bereich der gesetzlichen Unfallversicherung anzunehmen:

Bei Versteifung des Hüftgelenkes in Funktionsstellung ohne Schmerzen bei Belastung eine MdE von 25%.

Bei Versteifung bzw. starker Bewegungseinschränkung des Hüftgelenkes in funktionell ungünstiger Stellung ohne Schmerzen eine MdE von 30 bis 40%.

Bei schmerzhafter Instabilität des Hüftgelenkes bei gleichzeitiger Bewegungseinschränkung eine MdE von 25%, das heißt also:

- in Funktionsstellung versteiftes Hüftgelenk ohne Belastungsschmerz   MdE 25%
- in Funktionsstellung teilversteiftes Hüftgelenk mit Belastungsschmerz   25%
- nicht in Funktionsstellung versteiftes Hüftgelenk, kein Belastungsschmerz   30 bis 40%
- nicht in Funktionsstellung teilversteiftes Hüftgelenk mit Belastungsschmerz   40 bis 50%.

Zwischenzustände sind zu interpolieren, beim üblichen Minimalsprung von 5%. Dies betrifft natürlich lediglich die erwähnten Zustände im Bereich des Hüftgelenkes selbst. Sollten, was häufig der Fall ist, sonstige Veränderungen vorliegen, die Folge des gegenständlichen Unfalles sind, wie Durchblutungsstörungen, neurologische Unfallfolgen, etwa Sensibilitätsstörungen, Funktionsstörungen anderer Gelenke (des Kniegelenkes) durch Fehlbelastung usw., ist die MdE natürlich im entsprechenden und notwendigen Ausmaß zu erhöhen.

Für die private Unfallversicherung werden folgende grobe Anhaltspunkte vorgeschlagen:

Beinwertminderung (vom vollen Beinwert)

- Versteifung der Hüfte in ungünstiger Stellung 75% Beinwertminderung
- starke Bewegungseinschränkung des Hüftgelenkes (konzentrisch) 30% Beinwertminderung
- Bewegungseinschränkung des Hüftgelenkes mit leichter Beugebehinderung und Behinderung der Abspreizung und der Drehbewegungen bis zu einem Drittel 10% Beinwertminderung
- Verkürzung des Beines bis 6 cm 33,3% Beinwertminderung
- Versteifung des Beines mit Verkürzung bis 4 cm 20% Beinwertminderung
- Verkürzung des Beines bis 2 cm 10% Beinwertminderung.

Hinsichtlich der Verkürzung ist festzustellen, daß eine Beinverkürzung von 1 cm innerhalb der Meßfehlerbreite bzw. innerhalb der physiologischen Beinlängendifferenz liegt und nicht mehr als Unfallfolge gewertet werden kann.

Sollten gleichzeitig neurologische Unfallfolgen bestehen, so ist es zweckmäßig, bei gravierenden Folgen ein neurologisches Gutachten anzufordern und dann eine gemeinsame Einschätzung zu treffen, wobei eine Summierung in der Regel nicht möglich ist. Eine eher geringfügigere neurologische Unfallfolge, wie es beispielsweise die Peronäus- oder Teillähmung darstellt, kann auch vom Unfallchirurgen festgestellt und eingeschätzt werden.

Die Einschätzung der Unfallfolgen für die Haftpflichtversicherung bzw. für das Zivilgericht kennt den Begriff der Invalidität. Es ist völlig falsch, für diese beiden Zwecke die Gliedertaxe heranzuziehen, was leider immer wieder geschieht. Ebenso kann man sich nicht auf die Einschätzung in der gesetzlichen Unfallversicherung oder gar in der Invalidenversicherung berufen, wenn auch die Einschätzungstabellen der gesetzlichen Unfallversicherung einen gewissen Anhalt darstellen können. Auch hier kann sich wieder die Einschätzung nur am Folgezustand orientieren und nicht am Schweregrad der ursprünglichen Verletzung.

Eine nicht unbeträchtliche Schwierigkeit bereitet auch hier die Beurteilung des Vorschadens bzw. dessen Abzug vom Gesamtschaden. Häufig wird das gefühlsmäßig gemacht und es geht auch so lange gut, als niemand an diesem Gefühl Zweifel hegt. Exakt begründbar ist es so jedoch meistens nicht. So sehr es dem Mediziner widerstrebt, bei der Begutachtung mathematische Berechnungen anzustellen, so kann eigentlich nur damit seriös geurteilt werden. Es ist dies die zwar bekannte aber leider in diesen Fällen zu wenig oft herangezogene «Lohmüller'sche Formel».

Für diejenigen, die nicht ganz damit vertraut sind, möchte ich sie noch einmal erwähnen:

Voraussetzung ist, daß ich eine exakte Beurteilung des Vorschadens und ebenso des Dauerschadens habe. Beim Dauerschaden liegt die Beurteilung ja an mir; beim Vorschaden ist dies schon schwieriger, wenn auch notwendig.

Nun zur Lohmüller'schen Formel: Diese lautet X =

(Y minus Z) mal 100 das Ganze dividiert durch A, wobei X der Grad der zu ermittelten Invalidität, Y der Grad der nach dem Unfall bestehenden Gesamtinvalidität, Z der Grad der Invalidität aufgrund des Vorschadens und A der Grad der vorherigen Erwerbsfähigkeit darstellt. Einfacher kann man die Lohmüller'sche Formel folgendermaßen anwenden: X, das ist also der Grad zur ermittelten Invalidität = Gesamtinvalidität minus Vorschaden, das Ganze mal 100, dividiert durch 100 minus Vorschaden. Die Lohmüller'sche Formel erleichtert somit die oft große Schwierigkeit, anschließend bestehende Funktionsstörungen danach trennen zu müssen, inwieweit sie durch den gegenständlichen Unfall und wieweit sie durch den schon vorbestandenen Schaden bewirkt sind.

Was die Zusammenhangsfragen im Rahmen des Tagungsthemas betrifft, gibt es gutachterlich wenig Schwierigkeiten, wenn man von den Einzelfällen absieht, in denen vorbestehende Regelwidrigkeiten – ich denke da beispielsweise an die Osteoporose – zu Unfallfolgen geführt haben, die bei einem Normzustand nicht eingetreten wären. Bei diesen Fällen handelt es sich aber weniger um Fragen der prozentuellen Einschätzung als vielmehr um die Frage, ob der bestehende Zustand überhaupt unfallkausal ist oder nicht. Diese Fälle müssen einzeln entschieden werden, sie erfordern große Erfahrung und Sachkenntnis und sind nicht allzu selten Thema von Ärztekommissionen, Gegengutachten usw.

Ein Problem möchte ich noch herausgreifen, das vor Jahren nicht aktuell war, zumindest nicht als Beurteilung einer Unfallfolge, heute aber schon, und das ist die gutachterliche Einschätzung einer Hüftendoprothese. Wir wollen bei diesen Betrachtungen außer Streit stellen, daß die Endoprothese wegen Unfallfolgen eingesetzt wurde und nicht aus anderen Gründen. Wenn dies feststeht tut man sich in der gesetzlichen Unfallversicherung am leichtesten, in der Haftpflichtversicherung und im Zivilgerichtsverfahren noch nicht sehr schwer, schwerer aber in der privaten Unfallversicherung.

Die Minderung der Erwerbsfähigkeit in der gesetzlichen Unfallversicherung richtet sich nach dem augenblicklichen Zustand und der Funktion des Hüftgelenkes im Sinne der funktionellen Begutachtung. Die Tatsache des Tragens einer Endoprothese allein rechtfertigt nicht eine Einschätzung die von der üblichen Einschätzung abweicht, wenn auch die Belastbarkeit sicher ein Kriterium darstellt, das bei der Einschätzung mitberücksichtigt werden muß, das heißt, daß hier der allgemeine Arbeitsmarkt für den Verletzten doch eine nicht unbeträchtliche Einschränkung erfährt, da ihm viele Berufe, bei denen er das machen müßte, was er als Endoprothesenträger nicht machen darf, verschlossen bleiben. Wie auch Salzer anläßlich

einer Tagung der Gesellschaft der Gutachterärzte über das Thema «Die Begutachtung der Hüftendoprothese» für die Pensionsversicherung festgestellt hat, kann aus der Tatsache der Hüftoperation als solcher keine Berufsunfähigkeit abgeleitet werden. Eine Schonung des künstlichen Gelenkes sei für dessen langfristige Haltbarkeit sicher notwendig, stehende oder körperlich anstrengende Berufe können daher postoperativ kaum mehr ausgeübt werden. Diese an sich richtige Aussage dürfe nicht mißverstanden werden. «Können» sei hier im Sinne von «dürfen» zu verstehen. Daß sie ausgeübt werden können, sehen wir leider nicht allzu selten in der Landwirtschaft, aber auch bei spektakulären Einzelfällen, die einschlägige Kongresse beleben, da die Endoprothesenträger sportliche Höchstleistungen nach Hüftendoprothetik vollbringen. Sicherlich, warum soll ein endoprothetisch ersetztes Hüftgelenk, das voll funktionstüchtig ist, den Träger nicht in die Lage versetzen, solche sportlichen Höchstleistungen zu vollbringen? Doch sind diese sicher nicht wünschenswert, auch im Interesse des Prothesenträgers. Hier hat der Patient zu wählen zwischen Lebensqualität (aus seiner Sicht) und eventueller Tragdauerverkürzung der Prothese.

Abschließend kann festgestellt werden, daß in der gesetzlichen Unfallversicherung üblicherweise bei guter Funktion eine MdE von bis zu 30% zuerkannt wird. Hinsichtlich des weiteren Verlaufes bestehen ja keine Schwierigkeiten, da bei Verschlechterung eine Änderung der Einschätzung nach den gesetzlichen Grundlagen möglich ist.

Ähnlich verhält es sich in der Haftpflichtversicherung bzw. im Zivilgerichtsverfahren. Hier wird ebenfalls der zum Zeitpunkt der Begutachtung beziehungsweise nach Abschluß des Heilverfahrens bestehende Invaliditätsgrad festgesetzt – ich würde ihn in die Nähe der Einschätzung der gesetzlichen Unfallversicherung rücken – es ist aber vom Gutachter festzustellen, daß der weitere Verlauf noch nicht abgesehen werden kann und Möglichkeiten der Verschlechterung, eventuell die Notwendigkeit neuer operativer Eingriffe, nicht auszuschließen ist, um damit dem Geschädigten ein Feststellungsbegehren zu ermöglichen.

Die größte Schwierigkeit besteht nach meiner Meinung in der privaten Unfallversicherung. Dort ist der voraussichtliche Dauerschaden aus der Sicht des Zeitpunktes seiner Feststellung, der nach den allgemeinen Versicherungsbedingungen zwei bis drei Jahre nach dem Unfall liegt, einzuschätzen. Es wäre absurd, a priori ein schlechtes Endergebnis vorauszusehen, und man stünde zusätzlich vor der Frage, wie schlecht es angenommen werden soll. Hier eine objektive und beiden Seiten gerecht werdende Aussage zu treffen ist nicht leicht und fordert große fachliche und gutachterliche Erfahrung. Zu viele spezielle Detailfragen (Art undSitz der Prothese, Vorzustand, Alter, Beruf usw.) wären zu berücksichtigen. Unzulässig und unseriös wäre es jedenfalls, in prognostische Traumdeuterei zu verfallen und (negative) Voraussagen zu treffen, für die zum Zeitpunkt der Entscheidung über den Dauerschaden keine fundierte Begründung besteht.

Ich lehne mich gerne an eine von Perret bereits vor 16 Jahren aber noch immer aktuelle Empfehlung an: Ein Fünftel bis zwei Fünftel Beinwertminderung bei guter Funktion, ansonsten wie vorerwähnt bei der allgemeinen Behinderungseinschätzung des Hüftgelenkes.

Zur Frage der posttraumatischen Hüftkopfnekrose werden die Herren Titze und Stipicic sprechen.

Zum Abschluß möchte ich die Gelegenheit wahrnehmen alle Gutachter zu bitten, das selbstverständliche Bestreben des kurativ tätigen Arztes, seinem Patienten so gut er es kann zu helfen, in dem Augenblick zu vergessen, wenn er eine gutachterliche Äußerung abgibt. Er hat in diesem Fall objektiv zu sein, das heißt in gleicher Weise dem Patienten als auch dem Versicherer oder Schädiger gegenüber. Den Begriff «in dubio pro rheo» gibt es nur im Strafrecht.

Traumatische Hüftkopfnekrosen Kausalität und MdE

W. Titze

Die posttraumatische Hüftkopfnekrose stellt eine relativ häufige Komplikation nach Hüftgelenksverletzungen dar; allerdings tritt die nichttraumatische, idiopathische Hüftkopfnekrose mit 70% mehr als doppelt so häufig auf.

Daher stellt sich dem gutachterlich tätigen Arzt immer wieder die Frage der Kausalität einer Hüftkopfnekrose nach einem Unfall. Probleme ergeben sich hierbei nicht nach schweren Traumen mit Frakturen oder Luxationen, sondern bei jenen Fällen, die nach Prellungen oder primär nicht ausreichend dokumentierten Hüft- und Beckenverletzungen meist nach einem zeitlichen Intervall eine Hüftkopfnekrose entwickeln.

An eine Hüftkopfnekrose muß gedacht werden, wenn nach einer Hüftgelenkverletzung neuerlich relativ plötzlich Bewegungs- und Belastungsschmerzen auftreten oder sich die primären Beschwerden verschlechtern.

Die Schmerzen gehen den röntgenologischen Veränderungen um Wochen bis Monate voraus.

Diagnostisch soll im Frühstadium nach einer a.p.- und axialen Röntgenaufnahme eine Kernspintomographie durchgeführt werden, die eine Sensitivität und Spezifität von 96% aufweist. Zur Darstellung der Nekrosegröße und der Kopfdeformität ist allerdings eine Computertomographie besser geeignet.

Nur selten kommt eine Szintigraphie, selektive Angiographie, intraossäre Druckmessung oder eine Histologie zur Anwendung.

Nach der Ätiologie können wir zwischen primären und sekundären Hüftkopfnekrosen unterscheiden:

Zu den primären Hüftkopfnekrosen zählen wir die idiopathische, den Morbus perthes und die Osteonekrosis dissecans.

Prädisponierende Faktoren für die idiopathische Hüftkopfnekrose stellen der Alkoholismus, Leberparenchymschäden, Hyperurikämie, Fettstoffwechselstörungen, Diabetes mellitus, Nikotinabusus, Übergewicht und Bluthochdruck dar. Sie tritt häufig bei Männern im dritten bis vierten Lebensjahrzehnt und in 50% doppelseitig auf.

Die sekundären Hüftkopfnekrosen lassen sich in

posttraumatische und nichtposttraumatische unterteilen, wobei letztere bei folgenden Erkrankungen auftreten können:

Nahezu allen rheumatischen Erkrankungen, der Osteomyelitis, unter Cortison-Therapie, bei primären oder metastatischen Knochentumoren, Bluterkrankungen, bei Druckluftarbeitern und nach angeborener Hüftluxation.

Die posttraumatischen Hüftkopfnekrosen treten nach isolierten Hüftluxationen, nach Schenkelhalsfrakturen in Abhängigkeit vom Frakturtyp, besonders in Kombination mit Hüftluxationen in nahezu 100%, weiter nach Hüftkopffrakturen und Azetabulumfrakturen auf.

Ätiologisch kommt für die Entstehung der traumatischen Hüftkopfnekrose entweder eine Mangeldurchblutung des Kopfes durch Zerreißung oder Thrombosierung der Gefäße oder eine Impression des Oberschenkelkopfes durch Stauchungstraumen in Frage; hierfür sind allerdings Kräfte von 300 bis 1400 Kilopond erforderlich, wie dies Prof. Böhler vor über 30 Jahren nachgewiesen hat.

Nach der subchondralen Fraktur kann sich der Kopf wieder so weit aufrichten, daß diese im primären Röntgenbild nicht zu sehen ist.

Nekrosen nach Schenkelhalsfrakturen sollen großteils gefäßbedingt, nach Luxationen oder Luxationsfrakturen hauptsächlich auf traumatische Kopfimpressionen zurückzuführen sein.

Die Nekroserate korreliert nicht immer direkt mit der Schwere des Traumas, bei Schenkelhalsfrakturen besser mit dem Dislokationsgrad, dem Operationszeitpunkt und der Stabilität und Art der Osteosynthese.

Eine wesentliche Bedeutung für die Beantwortung der Zusammenhangsfrage hat das zeitliche Intervall bis zum Auftreten der Nekrose:

Röntgenologisch können wir frühestens nach drei bis vier Monaten – durchschnittlich nach 17 Monaten – eine Hüftkopfnekrose nachweisen. In Einzelfällen werden aber bei Totalnekrosen des Schenkelhalses und -kopfes auch beschwerdefreie Intervalle bis zu fünf Jahre beschrieben.

Wir haben 16 Arbeitsunfälle mit anerkannten posttraumatischen Hüftkopfnekrosen im Hinblick auf die Verletzungsart und das klinische und röntgenologische Intervall untersucht und folgendes Ergebnis gefunden:

Bei acht Patienten mit schweren Hüftgelenkverletzungen meist im Rahmen von Verkehrsunfällen, war als Ursache der Hüftkopfnekrose eine direkte Traumatisierung mit Impression des Oberschenkelkopfes anzunehmen. In all diesen Fällen war das beschwerdefreie Intervall kürzer als zwei Monate, meist aber

überhaupt keines vorhanden; die ersten Röntgenveränderungen zeigten sich in den allermeisten Fällen bereits innerhalb der ersten sechs Monate, nur bei zwei sehr jungen Patienten erst nach zehn bis elf Monaten.

Sechs Patienten erlitten im Rahmen leichterer Traumen – meist Sturz beim Gehen oder Laufen – eine Schenkelhalsfraktur mit nachfolgender Hüftkopfnekrose, wobei hier die Durchblutungsstörung ausschlaggebend gewesen sein dürfte. In diesen Fällen betrug das beschwerdefreie Intervall ein bis 1,5 Jahre und die ersten Röntgenveränderungen traten wenige Monate danach auf.

Bei zwei Patienten wurde eine posttraumatische Hüftkopfnekrose anerkannt, obwohl leichtere Hüftgelenktraumen ohne Knochenverletzung vorlagen: In beiden Fällen war das beschwerdefreie Intervall mit unter zwei Monaten sehr kurz und die klinische und röntgenologische Progredienz bis zur schweren Sekundärarthrose ausgesprochen schnell. Auch fanden sich keine prädisponierenden Faktoren für eine idiopathische Kopfnekrose und die unverletzte Seite war unauffällig.

Die *Behandlung* erfolgte bei gefäßbedingten Hüftkopfnekrosen häufiger durch eine Umstellungsosteotomie, bei Kopfnekrosen durch Impression meist primär bereits durch eine Totalendoprothese. Die Minderung der Erwerbsfähigkeit konnte durch die Implantation einer Prothese in den meisten Fällen von 40 auf 25 bis 30% gesenkt werden, während sich nach Umstellungsosteotomien meist keine wesentliche Änderung ergab.

Einzelne Fälle erhielten nach operativer Hüftversteifung oder Girdlestone-Hüfte eine MdE von 50% und mehr.

Zusammenfassend ist festzuhalten, daß sich die Schwierigkeiten bei der Beurteilung der Kausalität von Hüftkopfnekrosen aus langen, beschwerdefreien Intervallen und nicht ausreichend schweren Unfallereignissen mit negativem Röntgen ergeben. Besonders die nachträglich, häufig erst nach Auftreten der Kopfnekrose gemeldeten Unfälle müssen genauestens erhoben werden, da es sich oft nur um Bagatelltraumen, wie Sturz beim Gehen oder Prellung der Hüfte durch umfallende Gegenstände, handelt. Fehlende Krankenstände und ärztliche Behandlungen unterstreichen meist die Bedeutungslosigkeit des Unfalles. Da in diesen Fällen wegen einer nicht anzunehmenden Gefäßverletzung als Ursache der Hüftkopfnekrose nur eine traumatische Impression des Oberschenkelkopfes in Frage käme, muß bei diesen Fällen für die Anerkennung ein sehr kurzes beschwerdefreies Intervall von weniger als zwei Monaten und eine schnelle Progredienz der Kopfnekrose gefordert werden.

Weiter sind zur Impression des Oberschenkelkopfes erhebliche Kräfte von über 300 Kilopond erforderlich.

Lediglich bei den durch Gefäßschädigung nach Schenkelhalsfrakturen hervorgerufenen Hüftkopfnekrosen können längere klinische und röntgenologische Intervalle von ein bis zwei Jahren akzeptiert werden.

Klinisch beschwerdefreie Intervalle von bis zu fünf Jahren konnten wir in unserem Krankengut nicht finden und dürften wohl nur sehr selten bei Totalnekrosen des Kopfes vorkommen; unbedingt ist in diesen Fällen mit allen diagnostischen Mitteln eine idiopathische Hüftkopfnekrose, insbesondere auch der Gegenseite, auszuschließen.

Abschließend können wir festhalten, daß unter Berücksichtigung der oben erwähnten Kriterien nur wenige Einzelfälle übrigbleiben werden, die dem Gutachter bei der Beantwortung der Zusammenhangsfrage Schwierigkeiten bereiten.

Diskussion

Szyszkowitz, Graz: If you Dana reconstruct, I think the first dicision was, if it is symptomatically a great problem. This is clear, I understood that. The second thing is that the surgeon should be able to reconstruct the incongruency. Is that right, that is the criterium, that the surgeon thinks, he is able, then he should undertake this trial, on the other hand if he is unable to reconstruct, he should put in a total hip. Is that the message?

Mears, Pittsburgh: That would be the message, and the type of incongruity is what we would call «linear», as a transfer fracture, whether there is a step-off in the joint. If the incongruity is spherical, generally that is much more difficult to correct, and you are up to convert that into a linear problem and aggravate the situation.

Szyszkowitz, Graz: So to start with, we should stay to the linear displacement and not to the rotational displacement. And what about the correction of the pelvis, if the acetabulum, like your last case, is not affected, only this discrepancy in sitting, as you showed, isn't that easier to correct?

Mears, Pittsburgh: That is much easier to correct, although still not without problems, particularly for the sciatic nerve.

Szyszkowitz, Graz: Do you look for the sciatic nerve and prepare it before you do any corrections?

Mears, Pittsburgh: We look for the sciatic nerve and we monitor the sciatic nerve with somatosensory evoked potentials.

Szyszkowitz, Graz: Are there any more questions? Everything seems to be clear, Dana, thank you once again.

Wagner, Wien: Gibt es Anfragen oder Bemerkungen zum Vortrag von Herrn Kollegen Hiebler. Hiebler hat ja sehr schön herausgearbeitet und dann am Schluß auch postuliert, daß eigentlich bei all diesen schweren Beckenverletzungen zu einem möglichst frühen Zeitpunkt neben einem exakten neurologischen Facharztstatus auch ein urologischer wünschenswert wäre.

Vécsei, Wien: Ich glaube, daß es nicht nur notwendig ist, einen Abschlußstatus zu machen, sondern vor allem vom Beginn an, an urologische Begleitverletzungen zu denken. Ich versichere Ihnen, daß sie häufiger sind, als wir sie nachweisen. Vor allem diese isolierten vorderen Beckenringverletzungen, nach hinten gehend, was wir so als Schmetterlingsfrakturen betrachten und wenn dann unmittelbar hinten, im Bereich der vorderen Absicherung des Sakroiliakalgelenkes etwas zu sehen ist, ist es nahezu immer mit einer registrierten oder nichtregistrierten Blasenverletzung einhergehend. Ich glaube, daß man da hier wirklich die Diagnostik etwas breiter stellen sollte und nicht nur sagen sollte, daß ohnehin nichts ist.

Szyszkowitz, Graz: Es ist eben bei den unstabilen C-Verletzungen eine Beckenbodenruptur dabei und das muß eigentlich auch die Blase affektieren. Ob diese jetzt reißt, ist noch fraglich, aber daran denken.

Wagner, Wien: Jetzt zum Referat von Herrn Dir. Krösl.

Kuderna, Wien: Ich glaube, den letzten oder vorletzten Satz sollte man sehr beherzigen und wenn man das tut, dann hat das eine Konsequenz. Es war früher üblich, daß niemals der Behandler ein Gutachten für den Patienten macht und ich würde dringend empfehlen, daß man das vermeidet. Man ist in letzter Zeit immer mehr damit konfrontiert, daß Gutachten vom behandelnden Arzt gemacht werden. Von dem kann man nicht erwarten, daß er wirklich objektiv ist. Sei es in die eine oder in die andere Richtung. Diese Objektivität muß nun einmal beim Gutachten gefragt sein.

Wagner, Wien: Absolut richtig.

Krösl, Wien: Ich glaube auch, daß das absolut richtig ist. Wenn es der behandelnde Arzt macht, dann steht er ja zwischen den zwei Punkten. Soll er jetzt den hoch einschätzen und damit dokumentieren, daß sein Behandlungsergebnis sehr schlecht ist, das tut er meistens nicht, oder soll er ihn gutmütig einschätzen und ihm damit zu helfen glauben. Bei dieser Bemerkung möchte ich noch an etwas erinnern. Beantworten Sie im Gutachten nur die Fragen, die Ihnen gestellt werden. Es kommt immer wieder vor, und ich habe das kürzlich wieder gehört, daß jemand, der nach den Schmerzperioden gefragt wurde, negativ zur Behandlung Stellung genommen hat. Das ist nicht notwendig. Der Gutachter soll nur das beantworten, was er gefragt wird. Das soll er aber richtig beantworten oder nach seinem richtigen Wissen und Gewissen beantworten. Er soll sich nicht scheuen zu sagen, daß er diese oder jene Frage nicht beantworten kann. Er ist deswegen nicht schlechter daran, sondern sein Ansehen steigt dadurch, wenn er zugibt, daß er den einen oder anderen Fall nicht beantworten kann. Die Richter oder die Beisitzer, Versicherungsvertreter usw. stellen manchmal Fragen, die nicht zu beantworten sind. Wenn man sich jetzt bemüht, eine solche Frage zu beantworten, dann kommt meistens etwas falsches heraus.

Wagner, Wien: Eine große Gefahr für mich stellen auch jene ärztlichen Bestätigungen dar, die wir sehr häufig als Gefälligkeit gegenüber dem Patienten erstellen, die vor allem, wenn die privaten Versicherungen so kurze Anfragen haben wollen, wenn wir dann, eigentlich sind wir gar nicht aufgefordert, gutachterlich tätig werden, aber bestätigen etwas. Das wird dann in Prozessen oder in Verfahren immer zitiert und da sind oft grobe «Schnitzer».

Krösl, Wien: Das ist äußerst wichtig, denn der Gutachter braucht Bestätigungen, aber in der Bestätigung soll nur stehen, was der Patient gehabt hat, was gemacht wurde usw., aber es sollen keine Einschätzungen der Unfallfolgen enthalten sein, weil der Begutachtete oder der Geschädigte dann immer davon ausgeht und sagt, daß ihn der behandelnde Arzt durch Monate hindurch gesehen hat und daß der das doch besser wissen wird als der, der ihn nur einen Tag gesehen hat. Ich halte es auch für äußerst wichtig.

Pühringer, Mödling: Die Vorbereitung der Gutachten. Jemand der viele Gutachten macht weiß, daß man oft verzweifelt ist, wenn man keine Unterlagen der Vorgutachten, der Vorbefunde hat. Die Befunde sind oft dürftigst. Ich hätte eigentlich eine Bitte an alle, die hier im Saal sind, in Österreich Patienten behandeln und die auch Krankengeschichten machen. Bitte machen Sie die Krankengeschichten so, daß man auch als nachbehandelnder Arzt und Nachgutachter von diesen Krankengeschichten etwas hat und daß man auch Unterlagen bekommt, die verwertbar sind.

Krösl, Wien: Es sind manchmal die Krankengeschichten aus vertraglichen und nichtvertraglichen Unfallabteilungen oft aussagekräftiger wie die Krankengeschichten aus unseren eigenen Häusern. Das muß ich mit Bedauern feststellen, aber es ist so. Man muß den Patienten auch ein bißchen beraten. Es hat ja keinen Sinn, wenn der betreffende Patient jetzt zu einem Arzt geht, der ihm empfohlen wurde, um sich von dem ein Gutachten machen zu lassen. Dieses Gutachten kostet meistens einen Haufen Geld, dann kommt er zum Gericht und der Richter verwirft dieses Gutachten selbstverständlich, denn er holt ein Gutachten von einem Gerichtssachverständigen ein, den er bestimmt hat, beziehungsweise den er im Einvernehmen mit den beiden Streitparteien bestimmt hat. Das Gutachten, das der jetzt mitbringt und das ihn viel Geld gekostet hat, das verschwindet und ist sinnlos.

Kuderna, Wien: Ein Wort möchte ich aber doch noch dazu sagen, nämlich der Grund, und das geht ein bißchen aus dem hervor, warum der Patient zum eigenen Behandler gekommen ist. Früher war es eine Selbstverständlichkeit, daß die Versicherung das Gutachten bestellt hat. Heute wird das Gutachten in den Versicherungsverträgen so niedrig honoriert angesetzt, daß die Versicherung von sich aus überhaupt nichts unternimmt, nämlich den Patienten nicht jetzt konkret zu einem Arzt schickt und selbst das Gutachten bestellt, sondern es bürgert sich immer mehr ein, daß die Versicherung dem Patienten sagt, daß sie ein Gutachten brauchen und er sich den Gutachter selbst aussuchen soll und schickt den Patienten, und das ist die Wurzel dazu, da lassen sich viele verleiten, dann ein Gutachten machen zu lassen. Das nächste ist, sie kommen in das Dilemma hinein, daß die Versicherung das Honorar für das Gutachten nicht zahlt. Das muß der Patient zum größten Teil bezahlen. Die Versicherung gibt ihm, ich weiß nicht, 200 oder 700 Schilling für das Gutachten, zahlt aber nicht das ganze Gutachten. Das ist mit ein Grund, warum man sich wirklich hüten soll vor solchen Gutachten.

Wagner, Wien: Danke für den Hinweis.

Vécsei, Wien: In Ergänzung zu dieser Bemerkung und noch zusätzlich jene, die von den Versicherungen bestellte Gutachten erstellen, sind häufig gar nicht von unserem Fachgebiet. Dann ist man mit einem Gutachten konfrontiert, das nach Einschätzung des Behandlers und auf die Bitte hier übertrumpft werden soll auf die Bitte des Anwaltes. Das ist wirklich die Male, wo ich eigene Patienten zu begutachten hatte.

Krösl, Wien: Diesen Knochen, den man mir zugeworfen hat, möchte ich aufnehmen, die fachliche Kompetenz des Gutachters. Leider Gottes ist es so, und damit habe ich mir nicht Feinde gemacht, aber Aversionen hervorgerufen, daß ich zum Beispiel gesagt habe, daß ein Gerichtsmediziner, dessen Patienten in der Regel tot sind, nicht befähigt ist, über Schmerzperioden zu urteilen. Aber sie machen es leider. Der einzige, der eine vernünftige Schmerzperiodenbeurteilung gemacht und zusammengestellt hat, was sind geringe Schmerzen und was sind nicht geringe Schmerzen, was sind schwere Schmerzen, ist Professor Holzabeck, den ich immer wieder zitiere, aber darüberhinaus keiner mehr.

Wagner, Wien: Wir kommen zur Diskussion des letzten Vortrages über Hüftkopfnekrosen.

Stockherd, Karlsbad: Ich wollte eigentlich nur eine Ergänzung bringen. Sie sind nur auf die direkt traumatisch entstandenen Hüftkopfnekrosen eingegangen, aber es sind letztlich auch als unfallbedingt oder als posttraumatisch diese anzuerkennen, die aufgrund längerer Cortisonmedikation nach einem Schädel-Hirntrauma oder aufgrund von Leberkontusionen und den dadurch bedingten Stoffwechselstörungen oder Langzeitbeatmungen eingetreten sind.

Titze, Salzburg: Wenn die Cortisontherapie aufgrund des Unfalles oder der Verletzung notwendig war, dann ist das klar. Das haben wir ja gesehen. Obwohl natürlich hier auch entscheidend ist, wofür Sie das Gutachten erstellen. Wenn Sie es für die Allgemeine Unfallversicherung, also für die Sozialversicherung erstellen, dann haben Sie ja andere Kriterien, dann brauchen Sie also die fünfzigprozentige Wahrscheinlichkeit, daß diese Cortisontherapie auch wirklich der Grund ist. Ich gebe schon zu, da wird man es wohl meist anerkennen müssen, weil man das Gegenteil nicht beweisen kann.

Dolati, Innsbruck: Ich habe gelesen beidseitige Femurkopfnekrosen idiopathisch. Ich habe einen Fall zu begutachten, ein Fallschirmjäger als Arbeitsunfall, der vorweist innerhalb von eineinhalb Jahren im Dienst 300 Sprünge gemacht zu haben und der hatte beidseitig eine Femurkopfnekrose. Ist das nun idiopathisch. Ich mußte das anders beurteilen.

Aus der Literatur wissen wir, daß Bagatelltrauma wiederholend zur Femurkopfnekrose führen kann.

Titze, Salzburg: Das ist schwierig. Als Berufskrankheit ist es sicherlich nicht anerkannt, weil wir es nicht in der Berufskrankheitenliste haben. Ob es in der privaten Unfallversicherung nun als Unfall zählt – ich glaube auch nicht, denn das mußte ja ein einmaliges Ereignis sein, das über tägliche Ereignisse hinausgeht. Aber ich könnte mir schon vorstellen, daß durch jahrelange Tätigkeit es immer wieder zu subchondralen kleinen Einbrüchen kommt. Eines war aber interessant. Ich habe das auch erst aufgrund der nachuntersuchten Fälle, wir haben diese Fälle ja über 30 oder 40 Jahre anhand des Aktes nachuntersucht, und es war eindeutig, daß alle, die durch eindeutige Impressionen hervorgerufen wurden, also durch subchondrale Frakturen, die haben ein sehr, sehr kurzes Intervall gehabt. Das heißt, daß kein einziger Fall dabei war, der zwei, drei Jahre Intervall zwischen dem Trauma, dem fraglichen Impressionstrauma des Oberschenkelkopfes und dem Auftreten der Kopfnekrose gehabt hätte. Man müßte dann hier auch ein relativ kurzes Intervall finden, wenn es sich um Impressionen handelt.

Abschlußrede des Präsidenten im Kammermusiksaal

Nach dieser Hüft- und Beckenvortragswelle ist der Hauptteil des Kongresses abgeschlossen, wenn auch noch nachmittags in den Arbeitsgruppen für Sporttraumatologie und Kindertraumatologie weiter vorgetragen und diskutiert werden wird – vielleicht sind auch deswegen noch relativ viele Zuhörer hier. Ich möchte Ihnen, den Vortragenden und den Vorsitzenden für ihre aktive Teilnahme danken und ebenfalls Dir, lieber Präpräsident Vilmos Vécsei, für Deine persönlichen Worte der Anerkennung. Vis à vis sehe ich noch die bis vor kurzem Projezierenden – es hat die Projektion ideal geklappt, es hat nicht eine Panne gegeben, weder in Deutsch, noch in Englisch! Die Kongreßsekretärinnen möchte ich genauso in meinen Dank einbeziehen, ja das ganze Team, das von Herrn Doz. Kuderna und seiner Frau aufgebaut worden ist und jetzt von unserem Generalsekretär, Prim. Buchinger weitergeführt wird und das mit einem inhaltsreichen Bus unterwegs ist und die ganze Kongreßorganisation und Durchführung wesentlich erleichtert, zusammen mit der Arbeit durch das ganze Jahr von Frau Monika Großauer. Schlußendlich möchte ich auch den Grazer Kongreßsekretär, Herrn Doz. Dr. Wolfgang Seggl und meine Sekretärin, Frau Ulrike Triebl in diese Lobeshymne miteinschließen, sie haben vorzüglich mitgearbeitet, immer freundlich und sehr effektiv. Ein Danke noch den Firmen und Ausstellern sowie dem Grazer Congreß mit dem hier anwesenden und sehr umsichtigen Saalwart. Ich hoffe, daß die Aufzeichnung auch unserer Diskussionen qualitätsmäßig zufriedenstellend ausgefallen sind!

Es war ein von den Vorträgen her recht vielfältiger und anstrengender Kongreß – beginnend jeweils um acht Uhr, dafür keine Parallelsitzungen – und es wurden ausgezeichnete Hauptreferate und sehr viele gute sogenannte Nebenreferate gehalten. Zusammenfassend haben wir eine aufgefrischte Basis zum Aufbauen wieder auf diesen doch in vielen Bereichen neuen Erkenntnissen und Ergebnissen – im Vergleich zur letzten Becken-Jahrestagung 1974 in Salzburg – geboten bekommen.

Besonders interessant erschienen mir praktische gewebeschonende minimal-invasive Hinweise (z. B. von M. Chapman), die nur eine Minimalfreilegung nach sich ziehen, bis hin zu den sehr ausgeklügelten und ausgedehnten Zugängen, besonders für die Schraubenosteosynthese bei Azetabulum- und Beckenbrüchen

und bezüglich der individuelle Personalität der Frakturen, die insbesonders von J. Schatzker dargestellt worden ist. Aber auch die Komplikationsmöglichkeiten und ihre Prävention bzw. Behandlung kamen nicht zu kurz.

Aber wenn wir auch noch so exakt dokumentieren, die Qualität des Chirurgen ist kaum objektivierbar, jedoch sehr ausschlaggebend. Nicht so sehr die eine oder andere Methode erscheint mir wichtig, oder das eine oder andere Implantat, ich bin sicher, daß ein sehr guter Chirurg relativ billig und verläßlich ein gutes Ergebnis mit einer Stahlplatte erzielt, während ein Chirurg mit nicht so flinken Fingern trotz der Verwendung einer Titanplatte oder des Marylandzuganges ein weniger gutes Ergebnis erreicht. Es kann die OP-Zeit dokumentiert werden, aber die Geschicklichkeit, die gewebeschonende Technik bzw. der Grad der Gewebezerstörung, also der Grad der «biologischen Osteosynthese» kann schwer gemessen werden; und doch wissen wir alle, wie wichtig diese gewebeschonende Technik und die Geschicklichkeit sind, aber bisher ist das ein kaum erfaßter Punkt in der Dokumentation.

344 Teilnehmer aus 14 Nationen – von Kanada bis zur Ukraine – wurden registriert, dazu erwarten wir ungefähr 60 Teilnehmer bei der sporttraumatologischen Sitzung und 30 bei der kindertraumatologischen Sitzung, so daß zusammengenommen wieder 430 Teilnehmer an den wissenschaftlichen Sitzungen und ungefähr die Hälfte an Begleitpersonen in Graz anwesend waren. Diese Zahl stimmt mit der vorjährigen in Salzburg fast überein, so daß der sogenannte geographische Vorteil von Salzburg, weil dies näher an Deutschland liegt, wohl dadurch ausgeglichen wurde, daß diesmal mehr Teilnehmer aus dem Osten und Süden kamen. Wenn die Kriegshandlungen in Kroatien und Bosnien und die Verbindungen zum Süden hoffentlich bald besser sein werden, sind auch vom Süden und Osten noch mehr Teilnehmer zu erwarten. Auf der anderen Seite ist das Thema sicher von Bedeutung, doch scheinen sowohl die Wirbelsäulen-, als auch die Becken- und Hüftgelenkfrakturen ein annähernd gleiches Interesse bei unseren Mitgliedern und Gästen hervorgerufen zu haben.

Neben den wissenschaftlichen Sitzungen war auch die Teilnahme sowohl im Zeughaus beim Empfang des Bürgermeisters, als auch im Schloß Eggenberg beim Empfang des Landeshauptmannes, sehr groß, wobei das Kerzenlicht-Konzert mit anschließendem Buffet unserem eigentlichen Festabend entsprach, und viele von den fast 300 teilnehmenden Personen sprachen von einem für sie persönlich einmaligen Erlebnis.

So sind wir Veranstalter sehr zufrieden, weil Ihnen unser Programm gefallen hat – wir danken für Ihr Kommen, wünschen eine gute unfallfreie Heimfahrt und sehen uns in Berlin, Budapest und Wien hoffentlich gesund wieder.

Sondersitzungen
Arbeitsgemeinschaft für Sporttraumatologie

Sportbedingte Verletzungen
des oberen Sprunggelenks

Funktionelle Anatomie des oberen Sprunggelenks

A. Weiglein

Das obere Sprunggelenk, Articulatio talocruralis, ist das distalste Gelenk der unteren Extremität. Es ist prinzipiell ein Scharniergelenk mit einem Freiheitsgrad und legt die in der sagittalen Ebene erfolgenden Bewegungen des Unterschenkels gegenüber dem Fuß fest. Es ist unentbehrlich für die Fortbewegung auf ebenem wie auch auf unebenem Untergrund.

Das obere Sprunggelenk ist insgesamt das bedeutsamste Gelenk des Fußwurzelbereiches. Die Gesamtheit der Gelenke der Fußwurzel gemeinsam mit der Rotationsmöglichkeit im gebeugten Kniegelenk haben den Charakter eines dreiachsigen Gelenkes, was dem Fuß erlaubt, jede beliebige Stellung im Raum einzunehmen. Es besteht eine Analogie zur oberen Extremität, an der die Gelenke der Handwurzel und die Pro- und Supination des Unterarms der Hand ermöglichen, jede beliebige Stellung im Raum einzunehmen. Allerdings ist das Bewegungsausmaß des Fußes wesentlich kleiner als das der Hand.

Die drei Hauptachsen des Fußwurzelgelenkkomplexes schneiden sich annähernd im Bereich des Talus. Befindet sich der Fuß in Neutralstellung, dann verlaufen die Achsen rechtwinklig zueinander.

Die transversale X-Achse geht durch beide Knöchel, sie entspricht der Achse des oberen Sprunggelenks. Um diese Achse erfolgen die Beuge- und Streckbewegungen des Fußes, hier Dorsalextension und Plantarflexion bezeichnet.

Die vertikale Y-Achse läuft im Unterschenkel, sie entspricht der Rotationsachse im Kniegelenk. Um diese Achse erfolgen die Ab- und Adduktion des Fußes durch Rotation nur im gebeugten Kniegelenk. Eine geringfügige Vergrößerung dieses Freiheitsgrades ermöglichen auch die anderen Fußwurzelgelenke, allerdings nur in Kombination mit Bewegungen um die dritte Achse.

Die sagittale Z-Achse verläuft längs des Fußes. Um diese Achse erfolgen die Drehungen des Fußes, in Analogie zur oberen Extremität als Pro- und Supination bezeichnet.

Mechanik des OSG

Die mechanischen Elemente des oberen Sprunggelenks sind die Talusrolle und die Sprunggelenkgabel. Die Talusrolle besitzt drei Gelenkflächen. Die Facies sup. ist sagittal konvex mit einer longitudinalen Rinne in der Mitte, welche in der Dorsalansicht nicht exakt sagittal verläuft, sondern leicht nach vorne-lateral orientiert ist, während der den Taluskopf tragende Hals nach vorne und medial gerichtet ist. Weiter ist die Talusrolle vorne wesentlich breiter als hinten. Die Facies art. sup. tali artikuliert mit der reziprok geformten unteren Gelenkfläche der Tibia. Die Seitenflächen der Talusrolle sind zum medialen Tibiaknöchel hin plan und sagittal eingestellt, zum lateralen Fibulaknöchel hin nach lateral schräg geneigt und bikonkav. Sie artikulieren mit den beiden Knöcheln, die sehr unterschiedlich gestaltet sind. Der Außenknöchel, Malleolus lateralis, ist massiger als der Innenknöchel, Malleolus medialis, und reicht deutlich weiter nach distal. Er liegt auch weiter dorsal, was bedingt, daß die Gelenkachse tatsächlich leicht schräg nach hinten unten und außen verläuft.

Die transversale Achse des oberen Sprunggelenks verläuft tatsächlich gering unterhalb der Malleolenspitzen; innen 5 mm und außen 3 mm unter dem jeweiligen Knöchel. Die Achse ist gegenüber der Tibiaachse um 82° (+/–4°) [1] nach lateral, hinten und unten geneigt.

Die Bewegungen im oberen Sprunggelenk sind kinematisch gesehen auch keine reinen Scharnierbewegungen. Plantarflexion und Dorsalextension sind mit geringen Rotationsbewegungen des Talus kombiniert. Bei Plantarflexion des Fußes rotiert der Talus nach medial-innen. Diese Einwärtsrotation des Talus setzt sich kontinuierlich in den Bewegungsablauf der Inversion und Adduktion des Fußes fort. Bei Dorsalextension ist der Bewegungsablauf entsprechend umgekehrt [2].

Von der Neutralstellung aus, d. h. von der rechtwinkligen Position zwischen Unterschenkel und Fuß, ermöglicht das obere Sprunggelenk eine Dorsalextension von 20 bis 30°, sowie eine Plantarflexion von 30 bis 50°. Bei Extrembewegungen steuern allerdings die anderen Fußwurzelgelenke noch einige Grade bei. Verschiedene Untersuchungen über den Bewegungsumfang kamen zu äußerst differierenden Ergebnissen: Dorsalextension 15 bis 44°, Plantarflexion 23 bis 80°. Tatsächlich ist der Bewegungsumfang individuell sehr verschieden, außerdem nimmt er mit zunehmendem Alter ab: Dorsalextension um 20%, Plantarflexion um 12% (zwischen 40. und 70. Lebensjahr) [3].

Bänder des OSG

Die Bänder des oberen Sprunggelenks bilden zwei Hauptgruppen, die lateralen und die medialen Kollateralbänder und zwei Nebengruppen, die vorderen und die hinteren Bänder.

Das laterale Bandsystem setzt sich aus drei Bändern zusammen: Lig. talofibulare ant. (besteht in 96% der Fälle aus zwei Zügen, in 4% aus einem Zug), Lig. calcaneofibulare (besteht in 92% aus einem Zug, in 8% aus zwei bis sechs Zügen) und Lig. talofibulare post. (aus zwei bis drei Zügen) [4], welches vom Tub. lat. des proc. post. tali durch ein kleines Lig. talocalcaneum post. fortgesetzt wird.

Das Lig. talofibulare ant. gilt als Hauptstabilisator des oberen Sprunggelenks. Es verhindert die Translation des Fußes nach vorne und wirkt einer Varisierung entgegen.

Die lateralen Bänder lassen an ihrem fibularen Ansatz die Fibulaaußenfläche frei, die Ansätze befinden sich an Rinnen an der medialen Fibulaseite jeweils vor (Lig. talofib. ant) und hinter (Lig. talofibulare post., Lig. calcaneofibulare) dem Gelenkknorpel [5]. Die Varietäten des lateralen Bandapparates haben zwar funktionell kaum Auswirkungen, sind aber diagnostisch und intraoperativ von Bedeutung. Durch die Vielfalt der anatomischen Variationen begründet, finden sich bei gleichartigen Verletzungsmustern erheblich differierende Instabilitätsgrade, so daß Ausmaß und Zuordnung einer Verletzung des fibularen Bandapparates durch klinische bzw. radiologische Diagnostik der Aufklappbarkeit nicht möglich erscheint [6].

Das mediale Bandsystem, das Lig. deltoideum, gliedert sich zunächst in einen oberflächlichen und einen tiefen Anteil. Der oberflächliche Teil des Lig. deltoideum gliedert sich in einen tibionavikularen und einen zum Sustentaculum tali ziehenden tibiokalkanearen Anteil und bedeckt größtenteils die tiefen Bandanteile. Die tiefen Bandanteile gliedern sich in einen vorderen und hinteren tibiotalaren Teil, wobei die Pars tibiotalaris post. wiederum einen oberflächlichen und einen tiefen Anteil hat.

Die vorderen und hinteren Bänder sind lokale Kapselverstärkungen. Das hintere Band verbindet das Tub. med. des proc. post. tali mit Tibia und Fibula und überbrückt auch die Talusfurche für die Sehnen des M. flexor hallucis longi.

Der Bewegungsumfang des oberen Sprunggelenks wird hauptsächlich durch die Länge der Gelenkflächen von Tibia und Talus bestimmt. Die Dorsalextension wird schließlich durch das Anstoßen des Talushalses an die Tibiavorderkante, durch die Anspannung der hinteren Kollateralbandanteile und durch eine reflektorische Kontraktion des M. triceps surae gehemmt. Die Plantarflexion wird durch das Anstoßen des Proc. post. tali, durch Anspannung der vorderen Kollateralbandanteile und durch reflektorische Kontraktion der Extensoren gehemmt.

Verbindungen von Tibia und Fibula

Tibia und Fibula sind an ihren proximalen Enden durch ein straffes Gelenk, an ihren distalen durch eine Syndesmose verbunden. Im Schaftbereich sind die beiden Knochen durch die Membrana interossea cruris verbunden. Die distale Syndesmosis tibiofibularis bringt die beiden Knochen nicht direkt aneinander. Zwischen sie ist von distal her eine Synovialfalte eingelagert. Weiter überlagert die Fibula die laterale Tibiavorderkante um etwa 8 mm, während Fibula und laterale Tibiahinterkante etwa 2 mm voneinander entfernt sind, was für die Diagnose der Syndesmosenruptur Bedeutung hat.

Bewegungen im oberen Sprunggelenk rufen automatisch Mitbewegungen in den tibiofibularen Verbindungen hervor. Da die Talusrolle vorne um etwa 5 mm breiter als hinten ist, muß – soll einer optimaler Gelenkkontakt gewahrt bleiben – die Sprunggelenkgabel verstellbar sein. Bei Plantarflexion ist die Gabel enger, bei Dorsalextension weiter gestellt. Das bedeutet, daß sich die Fibula bei Dorsalextension etwas von der Tibia entfernt. Durch die gleichzeitige Anspannung der von mediokranial nach laterokaudal verlaufenden Syndesmosenbänder wird dabei die Fibula gleichzeitig ein wenig nach proximal gehoben und schließlich nach innen rotiert. Bei Plantarflexion bewegt sich die Fibula wieder etwas nach medial und unten und rotiert nach außen [7, 8, 9].

Aktiver Bewegungsapparat

Der aktive Bewegungsapparat des oberen Sprunggelenks gliedert sich – entsprechend den Bewegungsmöglichkeiten – in Plantarflexoren und Dorsalextensoren, wobei die Plantarflexoren die Dorsalextensoren um mehr als das vierfache überwiegen. Am Standbein haben die Plantarflexoren die Aufgabe den Fuß abzustoßen. Der Haupt-Fortbewegungsmuskel ist der M. triceps surae der etwa 90% (16,4 mkg) der Arbeitsleistung der Plantarflektoren erbringt. Die restlichen etwa 10% (2,4 mkg) steuern die fünf Stellmuskeln (M. flex. dig. lg., M. flex. hall. lg., M. tib. post., M. peronaeus lg. et brevis) bei, die nur geringen Abstand zum Gelenk und damit zum Drehpunkt haben.

Die Dorsalextensoren machen nur knapp ein Viertel der Plantarflexoren aus. Ihr Hauptbewegungsmuskel ist der M. tibialis ant. mit etwa 60% (2,5 mkg) Arbeitsleistung gegenüber allen anderen Dorsalextensoren (M. ext. hall. lg., M. ext. dig. lg., M. peronaeus tertius) mit insgesamt etwa 40% (1,7 mkg) [10].

Literatur

1 Inman VT: The joints of the ankle. Williams & Wilkins, Baltimore (1976)

2 Tillmann B, Töndury G, Zilles K: Rauber Kopsch – Anatomie des Menschen. Vol I. Thieme, Stuttgart– New York (1987)

3 Dick W, Schlatter S et al.: Bewegungsumfang des oberen Sprunggelenkes bei 1441 erwachsenen Probanden. In: Hackenbroch MH, Refior HJ et al.: Funktionelle Anatomie und Pathomechanik des Sprunggelenks. Thieme, Stuttgart–New York (1984)

4 Schmidt JM, Jäger M: Anatomische Studie an 400 Leichensprunggelenken unter besonderer Berücksichtigung möglicher Varianten bezüglich Beschaffenheit und Verlauf der fibularen Bänder. In: Hackenbroch MH, Refior HJ et al.: Funktionelle Anatomie und Pathomechanik des Sprunggelenks. Thieme, Stuttgart–New York (1984)

5 Draenert K: Neue Beobachtungen zur Anatomie und Funktion des oberen Sprunggelenkes. In: Hackenbroch MH, Refior HJ et al.: Funktionelle Anatomie und Pathomechanik des Sprunggelenks. Thieme, Stuttgart–New York (1984)

6 Ludolph E, Hierholzer G, Gretenkord K: Untersuchungen zur Anatomie und Röntgendiagnostik des fibularen Bandapparates am Sprunggelenk. In: Hackenbroch MH, Refior HJ et al.: Funktionelle Anatomie und Pathomechanik des Sprunggelenks. Thieme, Stuttgart–New York (1984)

7 Kapandji IA: Funktionelle Anatomie der Gelenke. Vol 2. Enke, Stuttgart (1985)

8 Reimann R, Anderhuber F, Ebner I: Kompensations- und Stabilisationsbewegungen der Fibula. Acta Anat 112 (1982) 233–241

9 Reimann R, Anderhuber F: Kompensationsbewegungen der Fibula, die durch die Keilform der Trochlea tali erzwungen werden. Acta Anat 108 (1980) 60–67

10 Lanz T, Wachsmuth W: Praktische Anatomie I/4, Springer, Berlin (1972)

Radiologische und anatomische Betrachtung der ossären Strukturen des tibiofibularen Gelenkes

K. Höcker / A. Pachucki / A. Meznik

Einer der Grundpfeiler für ein ideales Repositions- bzw. Ausheilungsergebnis in anatomischer Stellung ist die korrekte Zentrierung des distalen Wadenbeins in der Incisura fibularis tibiae. Der ligamentäre Aufbau der distalen tibiofibularen Syndesmose wird von zahlreichen Autoren ausführlich beschrieben. Der knöcherne Anteil, nämlich die Incisura fibularis tibiae und die Beziehung des distalen Wadenbeins zu dieser Gelenkfläche wird jedoch kaum befriedigend abgehandelt. Dies war Anlaß, die knöchernen Strukturen der Syndesmose genauer zu untersuchen.

Wir fanden in 76% konkave und in 16% konvexe Gelenkflächen, in 8% konnte eine Typisierung aufgrund unregelmäßiger Gelenkflächen nicht durchgeführt werden.

Zur Bestimmung der von uns verwendeten radiologischen Parameter wurde an 25 tiefgefrorenen Extremitäten, welche keine äußerlich erkennbaren pathologischen Veränderungen aufwiesen, nach Freipräparation der Außenknöchelspitze 4 cm proximal von dieser ein Querschnitt angefertigt (Abb. 1).

Zur Auswertung gelangten zwei Meßwerte: (1) Ein Wert X, der den Abstand des lateralen Randes der Tibia vom medialen Rand der Fibula darstellt. Dieser Wert schwankte zwischen 2 und 12 mm; bewegte sich jedoch in fast 70% zwischen 8 und 10 mm. (2) Ein Wert B, der den Abstand des lateralen Randes der Tibia vom lateralen Rand der Fibula darstellt. Dieser Wert bewegte sich zwischen 1 und 11 mm; in mehr als der Hälfte jeoch zwischen 3 und 6 mm. Aus Abbildung 2 wird ersichtlich, daß eine Dislokation der Fibula aus der Incisura fibularis tibiae im Sinne einer Sprengung des distalen Tibiofibulargelenkes durch eine Verminderung des Wertes X sowie eine Vergrößerung des Wertes B im Vergleich zur unverletzten Gegenseite erkennbar sein müßte.

Es fanden sich folgende Ergebnisse: Wir konnten 105 Patienten mit Außenknöchelbrüchen nach durchschnittlich 3,5 Jahren nachuntersuchen. Die radiologische Darstellung erfolgte bei rechtwinklig auf das obere Sprunggelenk eingestelltem Zentralstrahl bei 20° Innenrotation.

Die Annahme einer Vergrößerung des Wertes B bei Verschiebung des Außenknöchels nach lateral und die Verminderung desselben bei exakter Reposition konnte im Rahmen unserer Nachuntersuchung im wesentlichen bestätigt werden. Es fand sich im Unfallbild in 28% B zwischen 5 und 8 mm, mehr als 70% der Patienten zeigten B jedoch zwischen 9 und 12 mm oder mehr (30% > 12 mm). Nach Reposition lag dieser Wert in mehr als 50% zwischen 5 und 8 mm, bei 46% zwischen 9 und 12 mm; in nur 3% > 12 mm.

Bei knapp 30% fand sich ein Wert X kleiner als 5 mm; demgegenüber konnte in nur fünf Fällen, d.h. in 3% des Gesamtkollektives nach Reposition bzw. ORIF X < 5 mm gefunden werden. In der mituntersuchten unverletzten Gegenseite konnte in keinem Fall X kleiner 5 mm gefunden werden.

Wir haben daraus den Schluß gezogen, daß B größer 12 mm sowie X kleiner 5 mm in Übereinstimmung mit dem klinischen Befund, der Frakturlokalisation sowie eventuell im Vergleich mit der unverletzten Gegenseite zumindest als Verdacht in Richtung einer Dezentrierung des distalen Wadenbeins aus der Incisura fibularis tibiae zu werten sein sollten.

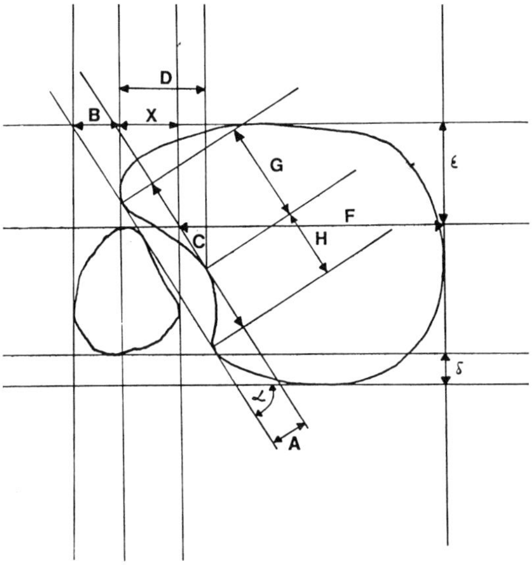

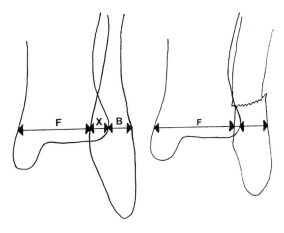

Abbildung 1

Literatur

1 Höcker K, Pachucki A: Die Incisura fibularis tibiae: Die Stellung der Fibula in der distalen Syndesmose am Querschnitt. Unfallchirurg (1989) 92:401

2 Höcker K, Pachucki A, Meznik A: Röntgenologische Parameter der Incisura fibularis tibiae bei Außenknöchelbrüchen. Akt. Traumatol. (1991) 21:197

3 Höcker K, Pachucki A, Meznik A: Außenknöchelbrüche – Konservative versus operative Behandlung. Praktische Sport-Traumatologie und Sportmedizin (1991) 7:66

4 Lutz W: Zur Struktur der unteren Tibiofibularverbindung und der Membrana interossea cruris. Anat. Entwicklungsgesch. (1942) 111:315

5 Reimann R, Anderhuber F: Kompensationsbewegungen der Fibula, die durch die Keilform der Trochlea tali erzwungen werden. Acta Anat. (1980) 108:60

6 Schmidt HM: Die Artikulationsflächen der menschlichen Sprunggelenke. Adv. Anat. Embryol. Cell. Biol. (1980) 66:1

7 Wruhs O, Habernek H, Franek F: Zur statischen Belastung der Syndesmosis tibiofibularis. Unfallchirurgie (1987) 13:129

Abbildung 2

Diagnostik und Therapie der tibiofibularen Syndesmosenverletzungen

P. Nestrojil

Die wichtigsten Stabilisatoren des Sprunggelenkes sind die distale Fibula und das vordere Syndesmosenband. Die distale Fibula spielt eine Schlüsselrolle, weil ihre Verkürzung in Verbindung mit einer Verletzung der Syndesmose zur Instabilität der Gelenkgabel mit nachfolgenden funktionellen Störungen führt.

Schon bei der ersten Untersuchung fertigen wir bei der Röntgenuntersuchung nicht nur Bilder in den üblichen zwei Projektionen an, sondern ebenfalls eine a. p.-Aufnahme des tibiofibulären Gelenkes in 20 bis 30° Innenrotation des Unterschenkels. Auf der Grundlage der gewonnenen Röntgenbilder bestimmen wir den Verletzungstyp nach Weber und bestimmen die Kriterien nach Cedell und Leeds, die wertvolle Hinweise auf das Verletzungsausmaß der tibiofibulären Syndesmose geben. Auf der a. p.-Aufnahme bewerten wir die Deckung des Tuberculum anterius Tibiae mit der Fibula, die größer als 6 mm sein soll, und den Abstand des inneren Knöchels von der Talusgelenkfläche, die 3 mm nicht überschreiten soll.

Auf den Innenrotationsaufnahmen bewerten wir die Deckung des Tuberculum anterius Tibiae mit der Fibula, die größer als 12 mm sein soll, und die Breite des tibiofibulären Gelenkes, die 5 mm nicht überschreiten darf. Liegen mindestens zwei pathologische Werte dieser Kriterien vor, bestätigen wir eine Verletzung des vorderen tibiofibulären Bandes oder auch anderer Strukturen der tibiofibulären Syndesmose. Aufgrund dieser Kriterien bestimmen wir entweder operative oder konservative Behandlung der Verletzung.

Nach der Versorgung der beiden Knöchel versorgen wir die Syndesmosenverletzung. Zunächst reponieren wir die Stellung der Fibula im tibiofibulären Gelenk und sichern diese. Die Sicherung der Stellung der Gelenkgabel führen wir in unserer Einrichtung meistens mit einer tibiofibulären Cerclage nach Mlcoch durch, aber in einzelnen Fällen auch mit der Stellschraube, die nur drei Kortikales erfaßt.

Die tibiofibuläre Cerclage nach Mlcoch gewährleistet die biomechanischen Voraussetzungen des Sprunggelenkes und erlaubt bei Dorsalflexion des Fußes Mikrobewegungen der Fibula. Aus diesem Grunde muß die Cerclage auch nicht frühzeitig ent-

fernt werden, wie es im Falle der Stellschraube empfohlen wird.

Im Falle einer falschen Behandlung oder ungenügenden Versorgung aller verletzten Strukturen des Gelenkes kommt es zu einer chronischen tibiofibulären Diastase. Durch eine operative Spätversorgung kann oft die anatomische Stellung des Sprunggelenkes und dessen Stabilität wieder erreicht werden.

Nach der Revision des Sprunggelenkes ist die tibiofibuläre Verbindung reponiert. Die Stellung wird durch die beschriebene tibiofibuläre Cerclage nach Mlcoch gesichert, die in diesen Fällen ungefähr 1,5 bis 2 cm höher als üblich angelegt wird. Das vordere Syndesmosenband ersetzen wir durch ein Dakron-Bändchen, das in gleicher Weise wie die beschriebene Cerclage eingeführt wird. Das Band ist durch die Tibia durchgezogen und um die Hinterkante der Tibia und Fibula geschlungen. Über der seitlichen Fläche der Fibula werden die Enden des Bändchens vernäht.

Ergebnisse

In den Jahren 1989 und 1990 wurden an unserer Einrichtung 118 Patienten mit Kombinationsverletzungen des Sprunggelenkes stationär behandelt.

In 71 Fällen diagnostizierten wir eine Luxation oder Subluxation des Gelenkes, also eine Verletzung des tibiofibulären Bandapparates. Operiert wurden 52 Patienten.

Die tibiofibuläre Cerclage legten wir 36mal an, bei gleichzeitiger Naht des vorderen Syndesmosebandes. Wegen einer chronischen Instabilität mit tibiofibulärer Diastase operierten wir im genannten Zeitraum 20 Patienten. Bei allen ersetzten wir das Band durch ein Dakronbändchen in der beschriebenen Weise.

21 Patienten kamen zwei Jahre nach primärer Behandlung und 15 Patienten nach sekundärer Operation mit Bandersatz zur Nachuntersuchung.

Bei den Frühoperierten stellten wir bei 15 Nachuntersuchten ein gutes Ergebnis fest, bei immerhin elf Spätoperierten ein gutes funktionelles Ergebnis.

Abschließend muß auf die Bedeutung einer exakten Primärversorgung aller verletzten Strukturen des Sprunggelenkes und die Operationsindikation dieser Verletzungstypen hingewiesen werden. Bei der operativen Versorgung muß auf die exakte Längenwiederherstellung der Fibula und deren physiologische Valgus-Stellung geachtet werden, auf die exakte Reposition und Retention im tibiofibulären Bereich, und das vordere Syndesmosenband sollte genäht werden.

Durch diese Vorgehensweise können Unfallspätfolgen vermieden werden, besonders eine chronische Instabilität im tibiofibulären Bereich.

Diagnose und Therapie der fibularen Bandruptur am oberen Sprunggelenk

Eine randomisierte, prospektive Studie mit Tapeverbänden

M. Hofer / A. Kastner / R. Reschauer

Die laterale Kapselbandverletzung am OSG ist die am häufigsten vorkommende Verletzung in der Sportmedizin.

Die Entscheidung ob operative oder konservative Therapie, erfordert eine genaue Diagnosestellung.

In unserer Abteilung, in der wir über 1000 Supinationstraumen pro Jahr sehen, werden die meisten Patienten funktionell behandelt und nur mehr in Ausnahmefällen operiert (Typ III Verletzungen).

Weiter stellt der Bericht eine Reihe von 100 Patienten vor, welche im Jahre 1990 funktionell (mit Tapeverband) behandelt wurden.

Die Bestimmung des Ausmaßes der Verletzung basiert auf Röntgenaufnahmen. Alle diese Patienten wurden klinisch und röntgenologisch nach sechs Monaten nachkontrolliert, wobei ausgezeichnete Ergebnisse gefunden wurden.

Anatomie und funktionelle Anatomie

In der Articulatio talocruralis, einem Scharniergelenk, erfolgt die Dorsal- bzw. Plantarflexion um eine quer durch den Talus verlaufende Achse. Die Achse des unteren Sprunggelenkes, der Articulatio talotarsalis verläuft parallel zur Längsachse des Fußes und ermöglicht hiermit eine Kippung im Sinne einer Supination oder Pronation.

Die Längsachse hat zusätzlich eine vertikale Komponente und koppelt Supination mit tibialer Adduktion und Pronation mit fibularer Abduktion.

Betrachtet man die Achse des oberen und unteren Sprunggelenkes in Kombination, ist die Plantarflexion immer mit einer Supination und Adduktion verbunden.

Das Lig. fibulotalare stabilisiert mehr die anterolaterale Rotationsschublade, während das Lig. fibulocalcaneare, mit der größeren Stabilisierungsfunktion, da es beide Sprunggelenke überbrückt, für die Taluskippung zuständig ist.

Biomechanik

Zur Komplexität der Biomechanik der Sprunggelenke trägt die Anordnung der Gelenkachsen bei, welche nicht nur individuell verschieden sein können, sondern sich auch bei Bewegung verändern.

Berechnungen mit einem einfachen zweidimensionalen Fußmodell ergaben, daß schon beim gewöhnlichen Joggen eine Reaktionskraft von 1500 N (rund 2mal Körpergewicht) wirkt, welche eine Zugspannung von 30 N/qmm auf die Achillessehne und einen Druck von 9 N/qmm auf den Knorpel ausübt. Für den Knorpel wäre man damit im Bereich eines Grenzwertes (10 N/qmm) angelangt.

Bei sehr schnellen sportlichen Bewegungen (z. B. Weitsprung) können Reaktionskräfte auftreten, die ein Mehrfaches des Körpergewichtes betragen. Der Druck im oberen Sprunggelenk kann daher die Grenzbelastung relativ leicht überschreiten und dies schon bei idealen anatomischen Verhältnissen. Wie stark werden daher die biologischen Strukturen wie Knorpel, Sehnen und Bänder überlastet, wenn eine Fehlstellung des Gelenkes, bedingt durch eine zu laxe Bandführung, besteht.

Phänomenologie

Als substantiell und biomechanisch schwächstes Band ist das Lig. fibulotalare ant. bei fibularer Bandruptur in 99% rupturiert, davon in zwei Drittel der Fälle intraligamentär komplett zerrissen.

Das Lig. fibulocalcaneare, als wichtigster Stabilisator auch des hinteren unteren Sprunggelenkes, ist in 60% mitrupturiert und in 24,5% elongiert. Das Lig. fibulotalare post. reißt als stärkstes Band nur sehr selten (4,2%). Die isolierte Verletzung des Innenbandes ohne Außenknöchelfraktur ist wohl extrem selten und konnte bei uns noch in keinem Fall beobachtet werden.

Die fibulare Bandruptur ist in Europa die häufigste Verletzung im Freizeit-, Schul- und Breitensport.

Diese Läsion betrifft vorwiegend 15 bis 25jährige Menschen, was die hohe sozialökonomische Bedeutung betont.

Diagnostik

Der erste und wichtigste Schritt der Behandlung besteht in der Erhebung einer exakten Anamnese und einer genauen klinischen Untersuchung. Anschließend sollen ein Nativröntgen und gehaltene Aufnahmen durchgeführt werden.

Zusatzuntersuchungen wie Arthrographie, Tomographie, Arthro CT oder Arthroskopie sollen und dürfen nur Hilfsmittel sein.

Zur *Anamnese:* Lag ein Supinations oder ein Pronationstrauma vor?

Handelt es sich um eine Erstverletzung oder klagt der Patient über rezidivierendes Umkippen?

Oft berichten Patienten über ein krachendes Geräusch während des Unfalls.

Danach folgt die *Inspektion:* Wir können Excoriationen, ein Hämatom oder eine Schwellung beobachten.

Bei der *Palpation* werden Druckschmerzhaftigkeit und die Stabilität überprüft. (Taluskippung und Talusvorschub).

Nativröntgen: Werden zum Ausschluß von Frakturen und/oder osteochondralen flakes durchgeführt.

Bei den *gehaltenen Aufnahmen* ist eine exakte, reproduzierbare Technik unerläßlich.

Das Bein befindet sich in leichter Innenrotation, der Fuß in Adduktion und Plantarflexion und das Knie ist leicht gebeugt, um die stabilisierende Muskulatur zu relaxieren.

Die Streßbelastung beträgt je nach Größe des Patienten zwölf bis 17 kp. Wichtig ist, daß der Patient nicht muskulär anspannt und wirklich im oberen Sprunggelenk supiniert wird.

Als radiologischer Parameter der Instabilität gelten Taluskippung > 7°, Talusvorschub > 7 mm. Die Verletzungen am lateralen Bandapparat teilen wir in Hinblick auf Therapie und Prognose wie folgt ein:

I   Bandschaden mit erhaltener Stabilität: < 7°
II Instabile Verletzungen: 7–40°
III Extreme Formen der Instabilität:
  1. Lux. sup. (4,2%) drei Bänderruptur
  2. Lux. pedis cum talo (0,2%)

Therapie

ad I: Stabile Verletzungen sind mit Kühlung, Entlastung und Bandage für einige Tage therapierbar.
ad II: Bei Erstverletzung behandeln wir frühfunktionell. Drei bis fünf Tage Unterschenkelspaltgips unter Thromboseprophylaxe mit NMH, evtl. Antiphlogistica/Eis.

Danach Anlegen einer Orthese für fünf Wochen mit anschließendem Eigenreflex- und Pronatorentraining.

Eine frühfunktionelle Therapie bedeutet neben einer raschen, nahezu vollständigen Mobilisierung und damit einem mäßigen Spannungsreiz auf die Bänder, welcher zu einer rascheren Ausheilung führt, auch eine adäquate Ruhigstellung der verletzten Strukturen.

Dies setzt am lateralen Bandapparat eine Verhinderung der Supination und eine Einschränkung der Dorsalflexion auf zehn und der Plantarflexion auf 20° voraus. Erst nach etwa vier Wochen sollte der Bewegungsumfang auf 50° erhöht werden.

ad III: dieser Schweregrad stellt für uns bei irreponiblen ossären Bandausrissen und zusätzlichen osteochondralen Läsionen eine Operationsindikation dar.

Orthesen

Wir begannen im Jahre 1990 mit der frühfunktionellen Behandlung.

Da die Kosten für Orthesen von den Krankenkassen nicht übernommen wurden, behandelten wir die Patienten mit einem *Tapeverband.*

Mit dieser raschen, einfachen Behandlungsmethode, ist dem Anwender jede Möglichkeit der Bewegungsbegrenzung im Sprunggelenk gegeben.

Eine gute räumlich anatomische Vorstellungskraft und das Verständnis von Funktion und Biomechanik sind jedoch unabdingbare Voraussetzungen des Erfolges.

Ein großer Nachteil ist der Zeit- und Materialaufwand bei längerer Anwendungsdauer, da schon bei 40 Supinationsbewegungen die Elastizität um 20% abnimmt. Nach etwa 200 Supinationen geht diese sogar um 40 bis 60% zurück.

Der Tapeverband muß daher häufig gewechselt werden.

Klinische Studie: Es wurden von uns 100 Patienten in einer prospektiven Studie erfaßt und 98 davon konnten nachuntersucht werden.

Einschlußkriterien:

1. Patienten im Alter von 15 bis 30 Jahre (Durchschnitt 21 Jahre)
2. mit einer Erstverletzung und einer röntgenologischen Aufklappbarkeit von 7 bis 40°.

Davon waren 78 Männer und 22 Frauen.

Therapie: Die Patienten erhielten bis zur Abschwellung einen USSG (etwa fünf Tage) und wurden im Anschluß daran für vier Wochen getapt.

Ein Wechsel des Tapeverbandes wurde alle drei Tage durchgeführt.

Die Patienten mußten zusätzlich einen hohen Schnürschuh tragen.

Nach fünf Wochen wurde noch für weitere zwei Wochen eine elastische Binde angelegt.

Nachuntersuchung: 98 Patienten konnten nach sieben Wochen nachuntersucht werden, zwei Patienten kamen nach Abnahme des Tapeverbandes nicht mehr zur Kontrolle.

Davon waren 60 Patienten völlig beschwerdefrei, 36 klagten über leichte Beschwerden beim Gehen auf unebenem Boden, zwei Patienten waren mit der Behandlung unzufrieden.

Den letzten beiden Gruppen wurde nun ein Propriorezeptorentraining verschrieben und alle Patienten wurden sechs Monate nach dem Unfall nochmals untersucht.

Es waren nun beschwerdefrei 86, ggr. Beschwerden 10, stärkere Beschwerden 2.

Wir führten auch bei allen eine radiologische Stabilitätsprüfung durch.

Taluskippwinkel: < 5°: 88, 5 bis 10°: 8, > 10°: 2. Davon wurde ein Patient in der Folge operativ stabilisiert.

Aircast Schiene: Sie ist unseres Erachtens nicht optimal geeignet für die frühfunktionelle Therapie nach frischen Bandverletzungen, da keinerlei Einschränkung der Plantarflexion erfolgt, mit welcher immer eine Adduktion und Supination verbunden ist.

Als großer Vorteil ist die gute Modelliermöglichkeit der Schiene zu erwähnen, welche erstens durch die zwei inneren Luftkissen zu einer leichten Kompression (milking effect) und damit zur rascheren Abschwellung führt, und durch die äußere Orthoplastschale eine geführte Ruhigstellung im OSG erreicht werden kann.

Die Schiene wird für jedes Sprunggelenk angepaßt und existiert für beide Seiten in drei verschiedenen Größen (leg-brace; ankle-brace; training-brace). Sie wird nach ausführlicher Unterrichtung des Patienten angepaßt und muß während mindestens vier bis sechs Wochen konsequent getragen werden, bei Belastung am besten mit einem Schnürschuh. Zur persönlichen Hygiene darf sie abgenommen werden.

Malleoloc: Leicht anzupassende, mit einem Schuh zu tragende Orthese mit guter Stabilisierung des oberen Sprunggelenkes. Sie führt jedoch häufig zu Druckstellen und wird bei uns nur mehr zur Prophylaxe bei chronischer Instabilität verwendet.

MHH Schiene: An der Medizinischen Hochschule Hannover wurde eine eigene Knöchelschiene entwickelt, da verschiedene getestete orthetische Hilfs-

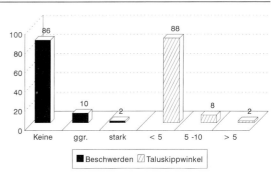

Nachuntersuchung nach 6 Monaten
Behandlung mit Tape

mittel als unzureichend erschienen. Es handelt sich um eine einfach handzuhabende lateralstabile Kunststoffschiene, welche die Ferse seitlich leicht umfaßt und die empfindliche Knöchelpartie ausspart.

Durch eine weite laterale Führung der Schiene bis zur Basis des fünften MFK resultiert eine gute Stabilisierung in beiden Sprunggelenken.

Beugen und Strecken sind auf die vordere Fußwurzel und den Mittelfuß/Zehenbereich beschränkt.

Ein sohlenwärts eingearbeiteter 0,5 cm großer Pronationskeil unterstützt die Adaptation der Bandteile.

Adimed Stabil II: Unserer Meinung nach am besten geeignet für die frühfunktionelle Therapie, da er eine vollständige Stabilisierung bietet, nicht nur gegen Supination sondern auch gegen Dorsal- und Plantarflexion. Nach etwa drei Wochen können beim Adimed stabil II die ventralen Stabilisatoren entfernt werden, um eine größere Beweglichkeit im Sprunggelenk zu bekommen. Besonders kooperative Patienten können den Schuh zur Körperhygiene ablegen und nachts mit einer angewickelten Gipsschiene oder einer Adidasschiene schlafen.

Der größte Nachteil ist sicher sein Preis, welcher derzeit etwa 3000 öS beträgt, außerdem besteht beim Anziehen des Schuhs immer das Risiko einer vorderen Schublade und einer ausgeprägten Supinationsbewegung.

Als zusätzliche Unterstützung wird die Einlage des Adimed durch eine Sporteinlage mit Pronationskeil ersetzt. Dieser Pronationskeil wird auch nach Ablauf von sechs Wochen noch zur Sicherung getragen, bis nach etwa sechs Monaten die vollständige restitutio ad integrum eingetreten ist.

Diskussion

Außenbandläsionen am OSG sind sehr häufig auftretende Verletzungen insbesondere bei Leistungssportlern.

Durch entsprechende Untersuchungsmethoden kann der Grad der Verletzung äußerst genau bestimmt werden.

Dann muß die richtige Behandlungsweise gewählt werden, da Fehler in der Therapie zu bleibender Instabilität führen können.

Die ausgezeichneten Erfolge unserer Studie mit der frühfunktionellen Behandlung (in diesem Fall Tape) bestärkt unsere Meinung, daß die Notwendigkeit eines operativen Eingriffes nur in Ausnahmefällen besteht. Die funktionelle Behandlung hat mehrere Vorteile:

1. Hohe Erfolgsquote
2. Sofortige Rehabilitation
3. Rasche Rückkehr an den Arbeitsplatz bzw. zur sportlichen Betätigung
4. Kostenbegrenzung

Literatur

1 Frisch H: Programmierte Untersuchung des Bewegungsapparates. Springer, Berlin–Heidelberg–New York (1989)
2 Fritschy D, Junet Ch, Bonvin J: Funktionelle Behandlung von Außenbandläsionen am oberen Sprunggelenk. J. Traumatol. Sport 4: 131–136 (1987)
3 Kemen M: Sonographie versus radiologische Beurteilung der chron. Außenbandinstabilität am oberen Sprunggelenk. Unfallchirurg 94: 614–618 (1991)
4 Neumann K: Ist die konservativfunktionelle Behandlung der frischen Außenbandruptur am oberen Sprunggelenk gerechtfertigt? Hefte zur Unfallheilkunde 189: 1018 (1987)
5 Putz R, Müller M: Funktionelle Anatomie des Fußes. Orthopäde 20: 2–10 (1991)
6 Wirth CJ, Küsswetter W, Jäger M: Biomechanik und Pathomechanik des oberen Sprunggelenkes. Thieme, Stuttgart (1984)
7 Zwipp H: Biomechanik der Sprunggelenke. Unfallchirurg 92: 98–102
8 Zwipp H, Tscherne H, Hoffmann R, Wippermann B: Therapie der frischen fibularen Bandruptur. Orthopäde 15: 446–453 (1986)
9 Zwipp H: Die anterolaterale Rotationsinstabilität des oberen Sprunggelenkes. Hefte zur Unfallheilkunde Springer, Berlin–Heidelberg–New York
10 Zwipp H, Hoffmann R, Wippermann B, Thermann H, Gottschalk F: Fibulare Bandruptur am oberen Sprunggelenk. Orthopädie 18: 336–341 (1989)

Konservativ-funktionelle Behandlung frischer Außenbandrupturen am oberen Sprunggelenk mit oder ohne Schiene? Eine prospektive-randomisierte Studie

K. Neumann / H. Breitfuß / G. Muhr

Über 90% aller Außenbandrupturen am oberen Sprunggelenk heilen unter konservativ-funktionellen Bedingungen erfolgreich aus. Welchen Einfluß nehmen die Stabilisationshilfen auf das Therapieresultat? Hierzu wurde eine prospektive-randomisierte Studie mit und ohne Schiene durchgeführt. In der Gruppe A erhielten die Patienten eine Luftkammerschiene für sechs Wochen, während in der Gruppe Null der Patient eine elastische Binde nach Bedarf anlegen konnte. Eingangskriterien waren Erstruptur, keine Kombinationsverletzungen und eine Taluskippung über 6° und einen Talusvorschub von über 6 mm. Als Kontrolle zur Therapiegruppe Null diente die Vergleichsgruppe a mit Schiene aus 31 und Gruppe Null ohne Schiene aus 33 Patienten mit einem Durchschnittsalter von 25,2 resp. 23,2 Jahren. Als NU-Kriterien diente der 100-Punkte-Score nach Zwipp, der durch eine Modifikation in der Kraftmessung auf 88 Punkte maximal reduziert werden mußte. Sämtliche Untersuchungen folgten in regelmäßigen Abständen von drei, zehn, 20 Tagen, sechs Wochen, vier Monaten und zwölf Monaten nach Aufnahme in die Studie. Die Arbeitsunfähigkeit betrug bei A durchschnittlich 14,8 und bei Null 18,9 Tage. Sechs WnU konnte klinisch wie radiologisch eine OSG-Stabilität in 74,2% bei A und 81,3% bei Null nachgewiesen werden. Der Einbeinsprung (Hop-Index) betrug A = 86,8% und Null = 96,2%. Im radiologischen Vergleich lag eine Taluskippung vier MnN von 6 bis 8° nur bei vier Patienten vor. Ein Talusvorschub bestand in beiden Gruppen nicht mehr. Hieraus resultierten in beiden Gruppen gleichermaßen über 60 Punkte, was einem sehr guten Resultat in diesem Zeitraum entspricht. Die isokenetischen Messungen zeigten hinsichtlich max. Drehmoment, explosiver Arbeit und Kraftausdauer im Vergleich zur gesunden Seite eine Leistung bei A von 90% und Null von 75%. Zwölf MnU lag die Stabilität nach klinisch-radiologischen wie subjektiven Kriterien bei 93,6% A und 87,8% bei Null. Hinsichtlich Komfort und Sicherheit sowie Therapiewiederholung würden die Patienten eindeutig eine Schienenbehandlung bevorzugen. Vergleicht man sämtliche 20 Parameter und jeweiligen drei Röntgenbefunde bei der Abschlußuntersuchung zwölf MnU ergibt sich nach dem Chi2- für Kontingenztafeln sowie den unverbunden Zweistichproben-t-Test kein signifikanter Unterschied in der Behandlung mit oder ohne Schiene. Beide Gruppen erreichten einen Score bei A von 74,2 und Null von 73,1 bei maximal 80 Punkten, was einem sehr guten Ergebnis entspricht. Propriozeptive Afferenzen sind Voraussetzungen für Heilungserfolge, die durch eine semirigide Luftkammerschiene memorisierend und als Feedback unterstützt werden kann. Mit und ohne Schiene ist konservativ-funktionell in 92,5% ein sehr gutes bis gutes Ergebnis zu erwarten.

Die posttraumatische Instabilität des oberen Sprunggelenks

Operative und funktionelle Behandlung der fibularen Bandruptur im Vergleich

P. Povacz / H. Breitfuß / F. Unger / E. Orthner / H. Resch

Die Vorschläge zur Behandlung von Außenbandverletzungen am oberen Sprunggelenk zeigen einen wechselhaften Verlauf. Nach einer Phase der konservativen Therapie mit Unterschenkelgipsverband wurde auf Grund von Nachuntersuchungsergebnissen mit nachgewiesenen Instabilitäten von durchschnittlich 30% [6] in den siebziger Jahren zunehmend die operative Behandlung gefordert und durchgeführt. Obwohl damit in über 90% [5] gute und sehr gute Ergebnisse erzielt wurden, erschienen in den achtziger Jahren zunehmend Publikationen über die funktionelle Behandlung [2]. Diesem Trend dürften verschiedene Ursachen zugrunde liegen. Zum einen der hohe Anspruch von sportlich aktiven Patienten an eine rasche Rehabilitation und frühe Rückkehr zum Sport, zum anderen dürfte die hohe Zahl der anfallenden Operationen dafür verantwortlich sein.

Behandlung

Seit 1. Januar 1991 bestanden an der Unfallabteilung Wels und der Unfallabteilung der Landeskrankenanstalten Salzburg zwei konträre genau definierte Behandlungskonzepte, wodurch randomisierte Patientengruppen entstanden, die einen statistischen Vergleich erlauben.

Bei klinischem Verdacht auf eine Bandruptur am oberen Sprunggelenk wurden gehaltene Röntgenaufnahmen in Supination mit Seitenvergleich durchgeführt. Bei einer vermehrten Aufklappbarkeit der verletzten Seite von mehr als 5° gegenüber der Vergleichsseite wurde die Diagnose Sublux. tali gestellt.

Im Krankenhaus Wels wurden alle Patienten, die diese Bedingung erfüllten, operiert. Nach Bandnaht erfolgte Ruhigstellung im Unterschenkelgipsverband für sechs Wochen.

An der Unfallabteilung der Landeskrankenanstalten Salzburg dagegen wurden alle Patienten funktionell behandelt. Das bedeutet Aircastschiene und Supinationsverbot für sechs Wochen sowie Physikotherapie (Peronaeusmuskeltraining).

Patientengut

Für die Nachuntersuchung galten folgende Einschlußkriterien: Kein Vorschaden, rein ligamentäre Verletzung, Patientenalter maximal 40 Jahre. Es wurden insgesamt 146 Patienten von Januar bis August 1991, zwei Jahre nach Unfall untersucht. Das entspricht einer durchschnittlichen Nachuntersuchungsrate von 75%, wobei 73 operativ und 73 funktionell behandelt wurden. Das Patientenalter betrug 16 bis 40 Jahre (in der operativen Gruppe durchschnittlich 23 Jahre, in der funktionellen durchschnittlich 20 Jahre).

Methodik

Es wurden vor der Nachuntersuchung zwei Hypothesen aufgestellt, die anschließend an Hand des vorliegenden Datenmaterials getestet wurden.

Hypothese 1: Es besteht kein Unterschied in der posttraumatischen Stabilität nach operativer und funktioneller Behandlung nach fibularer Bandruptur.

Hypothese 2: Es besteht kein Unterschied im Gesamtergebnis nach operativer und funktioneller Behandlung der fibularen Bandruptur.

Die beiden Annahmen wurden mit dem sogenannten Vorzeichentext und dem Wilcox'schen Rangsummentest untersucht. Die statistische Auswertung erfolgte freundlicherweise in Zusammenarbeit mit Dr. R. Tockner (Techn. Universität Innsbruck). Für weitere Details bezüglich der statistischen Auswertung sei auf die Literatur verwiesen [1, 3].

Bei der Nachuntersuchung wurden entsprechend den Ausgangshypothesen zum einen die posttraumatische Stabilität (objektiv = Klinik und Röntgen, subjektive Stabilität, Anzahl der Umknickereignisse, Angst vor Umknicken ja/nein), zum anderen das Gesamtergebnis beurteilt. In das Gesamtergebnis gehen folgende Faktoren ein: Schmerzen, Schwellung, Narbe, Beweglichkeit, lateraler Fußkantengang, Muskelathrophie, Wiedererlangung der Sportfähigkeit, neuerliche Behandlung?, Patient würde sich auf dieselbe Weise noch einmal behandeln lassen ja/nein. Die Patienten konnten auf diese Weise maximal 30 Punkte erreichen (30–25 Punkte sehr gut, 25–20 gut, unter 20 schlecht).

Zur statistischen Untersuchung lagen 146 Nachuntersuchungsbögen vor. Diese waren in zwei Gruppen mit jeweils 73 Patienten aufgeteilt, wobei eine Gruppe operativ und die andere funktionell behandelt worden war.

Tabelle 1

Aufklappbarkeit	operativ (n = 73)	funktionell (n = 73)
> 20 °	(n = 21)	(n = 10)
bei Unfall	Ø 30 °	Ø 26 °
bei NU	Ø 5 °	Ø 10 °
< 20 °	(n = 52)	(n = 63)
bei Unfall	Ø 15 °	Ø 13 °
bei NU	Ø 6 °	Ø 9 °

Tabelle 2

Stabilität operativ (n = 73)

> 20 ° (n = 21)			
objektiv instabil	(1)	– subjektiv stabil	(1)
		subjektiv instabil	(0)
< 20 ° (n = 52)			
objektiv instabil	(6)	– subjektiv stabil	(2)
		subjektiv instabil	(4)
objektiv stabil	(46)	– subjektiv instabil	(2)
Summe:	9,5%	objektiv instabil	(7)
	12,3%	subjektiv instabil	(9)

Tabelle 3

Stabilität funktionell (n = 73)

> 20 ° (n = 10)			
objektiv instabil	(2)	– subjektiv stabil	(2)
		subjektiv instabil	(0)
objektiv stabil	(8)	– subjektiv instabil	(1)
< 20 ° (n = 63)			
objektiv instabil	(14)	– subjektiv stabil	(7)
		subjektiv instabil	(7)
objektiv stabil	(49)	– subjektiv instabil	(5)
Summe:	22%	objektiv instabil	(16)
	17,8%	subjektiv instabil	(13)

Tabelle 4

Gesamtergebnis	operativ (n = 73)	funktionell (n = 73)
25–30 Punkte (sehr gut)	49	44
20–24 Punkte (gut)	12	15
unter 20 Punkte (schlecht)	12	14

Tabelle 5

Subjektive Bewertung (Note 1–5)	operativ (n = 73)	funktionell (n = 73)
I. objektiv instabil	2,2 (n = 7)	1,7 (n = 16)
II. objektiv stabil, subjektiv instabil	3,8 (n = 5)	3,1 (n = 6)
III. objektiv stabil, subjektiv stabil	1,5 (n = 61)	1,3 (n = 51)

Ergebnis

Die nach den genannten Tests durchgeführte statistische Auswertung ergab, daß kein signifikanter Unterschied sowohl in der Stabilität als im Gesamtergebnis besteht, d. h. die Hypothesen eins und zwei können nicht abgelehnt werden.

Im Detail wurde folgendes gefunden: Die durchschnittliche Aufklappbarkeit zum Unfallzeitpunkt und zum Zeitpunkt der Nachuntersuchung zeigt Tabelle 1.

Die Stabilität bei Nachuntersuchung wurde nicht nur objektiv geprüft (klinische Untersuchung, gehaltene Röntgen), sondern vom Patienten auch subjektiv beurteilt (Stabilitätsgefühl, Häufigkeit von Umknickereignissen, Angst vor Umknicken).

Das bedeutet, daß zum Beispiel nach funktioneller Behandlung (bei Aufklappbarkeit zum Unfallzeitpunkt von weniger als 20°) insgesamt 14 Patienten mit einer objektiven Instabilität gefunden wurden, wobei nur sieben auch subjektiv ein Instabilitätsgefühl zeigen, während die andere Hälfte ein völlig stabiles Gelenkgefühl aufweist und mit dem Ergebnis der Behandlung sehr zufrieden ist.

Das Gesamtergebnis ist in Tabelle 4 ersichtlich.

Die subjektive Benotung durch die Patienten (Note 1–5) zeigt Tabelle 5.

Zusammenfassung

Auffallend war, daß bei der Beurteilung der posttraumatischen Stabilität zwischen objektivem Befund und subjektivem Stabilitätsgefühl des Patienten unterschieden werden muß. Es bestand sowohl nach operativer als auch funktioneller Behandlung kein sicherer Zusammenhang zwischen objektiver Aufklappbarkeit und subjektiver Einschätzung durch den Patienten. Während in der Gesamtbewertung beide Gruppen statistisch gesehen gleiche Ergebnisse aufwiesen, waren in der subjektiven Bewertung die funktionell behandelten Patienten (siehe Tabelle 5 I–III) zufriedener. Am schlechtesten schnitten die Patienten ab, die zwar objektiv stabil, aber subjektiv ein instabiles Gelenkgefühl hatten. Im Hinblick auf das Gesamtergebnis und die Zufriedenheit der Patienten kann die funktionelle Therapie grundsätzlich empfohlen werden.

Dabei darf jedoch nicht übersehen werden, daß wie diese und frühere Untersuchungen zeigen, bei nichtoperativer Behandlung eine größere Anzahl instabiler Gelenke verbleibt (9,5% operativ gegenüber 21,9% funktionell). Es ist daher nach persönlicher Auffassung zu überlegen, ob nicht bei primär hochgradig instabilen Gelenken und Patienten mit hohem sportlichen Anspruch eine operative Bandnaht mit frühfunktioneller Nachbehandlung vorzuschlagen ist [4].

Literatur

1 Chase W, Bown F: General Statistics Willey & Sons (1992)
2 Eggert A, Grüber J, Darda L: Zur Therapie von Außenknöchelbandverletzungen, Unfallchirurg (1986) 89: 316–320
3 Lehn J, Wegmann H: Einführung in die Statistik, Teubner Studienbücher (1985)
4 Pförringer W, Stolz P: Die Behandlung der frischen fibularen Kapselbandläsion Sportverletzung – Sportschaden (1991) 5: 142–148
5 Rockenstein R: Die frischen lateralen Bandverletzungen im oberen Sprunggelenk, Hefte zur Unfallheilkunde (1978), Heft 131: 105–115
6 Seiler H, Holzrichter D: Primäre Außenbandnaht am oberen Sprunggelenk bei Ruptur. Hefte zur Unfallheilkunde (1978), Heft 131: 116–124

Operative Therapie des chronisch instabilen oberen Sprunggelenks

W. Kleschpis / H. Baumschlager / R. Reschauer

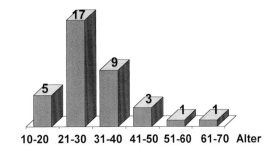

Abbildung 1

Verletzungen der Außenbänder am oberen Sprunggelenk gehören zu den häufigsten Sportverletzungen überhaupt. Für die Behandlung frischer, kompletter Rupturen der fibulatalaren Bänder hat sich die funktionelle, konservative Therapie durchgesetzt.

Nach rezidivierenden Traumen, inadäquater Erstbehandlung oder bei allgemeiner Bandschwäche können sich chronische Instabilitäten am oberen Sprunggelenk entwickeln, die bei entsprechenden Beschwerden operativ behandelt werden.

Viele verschiedene Operationsmethoden wurden für die Behandlung der chronischen Außenbandinstabilität des oberen Sprunggelenks vorgeschlagen. Häufig wird die Peronaeus-brevis-Sehne in verschiedenen Techniken zur Tenodese benützt [1, 4, 6].

Unter anderem berichteten Broström und Zwipp [2, 5] in den letzten Jahren über die Möglichkeit, auch bei veralteten Instabilitäten die Bandreste darzustellen, zu rekonstruieren und eventuell mit einem Periostlappen zu augmentieren [3].

Durch diese Berichte angeregt wollten wir die Ergebnisse der bei uns seit 1987 standardisiert durchgeführten Watson-Jones-Bandplastiken hinsichtlich Beschwerden, Stabilität, Sportfähigkeit und Arthroseentwicklung überprüfen und gleichzeitig mit den in der selben Zeit durchgeführten Periostlappen Augmentationen vergleichen.

Tabelle 1: Unfallursachen

Privat	8
Sport	27
Fußball	10
Volleyball	8
Tennis	4
Basketball	3
Handball	2

Tabelle 2: Sport

Fußball	11
Radfahren	6
Tennis	5
Alpinski	4
Laufen	4
Schwimmen	2
Kein Sport	3

Krankengut

Von 1. Januar 1987 bis 31. Dezember 1992 haben wir an der Unfallabteilung des Allgemeinen Krankenhauses der Stadt Linz bei 35 Patienten 36 Sprunggelenke wegen chronischer Instabilität operativ behandelt. Es waren 22 Männer und 13 Frauen mit einem Alter von 16 bis 63 Jahren, im Durchschnitt 33,6 Jahren (Abb. 1).

Die Indikation zur Watson-Jones-Bandplastik wurde gestellt bei rezidivierenden Supinationstraumen mit Gangunsicherheit, Sportunfähigkeit und Schwellneigung und bei radiologisch gesichertem erhöhten Taluskippwinkel und -vorschub von mindestens 10°.

Tabelle 3

Zwipp Score:

Klinische Befunde objektiv (+/− 35)	Klinische Befunde subjektiv (+/− 35)
1. Instabilität	11. Umknicken seit der letzten Untersuchung
2. Extensionsdefizit	12. Unsicherheitsgefühl beim Gehen
3. Flexionsdefizit	13. Angst vor Umknicken
4. Pronationsdefizit	14. Einschränkung im Beruf
5. Supinationsdefizit	15. Einschränkung beim Sport
6. Fußkantengang lateral	16. Schmerz
7. Fußkantengang medial	17. Belastungsschmerz
8. Oberschenkel-Umfangdifferenz in cm	18. Patientenurteil
9. Unterschenkel-Umfangdifferenz	
10. Knöchel-Umfangdifferenz	

Röntgenbefunde (+/− 15)	Sportphysiologische Befunde (+/− 15)
19. Taluskippwinkel	Kraftumsetzung in Pronation
20. Talusvorschub	Supination, Extension, Flexion
21. Arthrosezeichen	Rhombergtest, Therapiekreisel

Gesamtbewertung

sehr gut	+ 51 bis + 100
gut	0 bis + 50
befriedigend	− 49 bis 0
schlecht	− 100 bis − 50

Es wird einerseits die Technik der Tenodese nach Watson-Jones [6] angewendet. Bei dieser Technik wird die Peronaeus brevis-Sehne nach proximal dargestellt. Sie bleibt distal gestielt und wird durch Bohrkanäle in der Fibulaspitze und dem Talus durchgezogen und anschließend hinter der Fibula wieder in sich vernäht. Es kommt gleichzeitig zu einer Stabilisierung des oberen und unteren Sprunggelenkes. Postoperativ wird für sechs Wochen ein Unterschenkelgipsverband angelegt.

Bei der Periostlappenplastik werden am oberen Sprunggelenk die Bandreste des Ligamentum fibulotalare und fibulocalcaneare dargestellt. Anschließend, sofern dies möglich ist (abhängig vom Alter des Patienten, Periostqualität bis ungefähr zum 35. Lebensjahr ausreichend), ein distal gestielter Periostlappen von 2 × 5 cm von der Fibula auspräpariert, dann die Bänder genäht und mit dem Lappen augmentiert. Postoperativ wird für sechs Wochen ein Unterschenkelgipsverband angelegt.

Die Nachuntersuchungszeit beträgt sechs bis 74 Monate, im Durchschnitt 44 Monate.

Die Unfallursachen waren hauptsächlich Sportunfälle (Tab. 1) und die Patienten führten nach wie vor aktiv Sport durch (Tab. 2).

Methode

Für die Beurteilung der Ergebnisse verwendeten wir den 100 Punkte Score nach Zwipp [7] (Tab. 3). Dieser beinhaltet objektive und subjektive klinische Befunde, Röntgenbefunde und Funktionstests.

Es wurden außerdem Röntgenaufnahmen im a. p.- und seitlichen Strahlengang sowie Supinationsstreßaufnahmen durchgeführt. Auf die Darstellung der vorderen Schublade haben wir verzichtet, da keine präoperativen Befunde derselben vorliegen.

Ergebnisse

Zum Zeitpunkt der Nachuntersuchung zeigten 18 der 26 Patienten mit Watson-Jones-Bandplastik ein sehr gutes Ergebnis nach dem Zwippscore und acht Patienten ein gutes (Abb. 2).

Bei acht Patienten mit Periostlappenplastik ergab sich im Zwippscore ein sehr gutes und bei zwei Patienten ein gutes Ergebnis (Abb. 2).

Im Vergleich der prä- und postoperativen Supinationsstreßbilder ergab sich bei der Watson-Jones-Plastik ein deutlicher Stabilitätsgewinn. Von 26 Patienten, die präoperativ eine seitliche Aufklappbarkeit von mehr als 10° hatten, verblieb bei einem 9° und bei sechs Patienten ein Winkel zwischen 6 und 8° (Abb. 3).

Auch bei der Periostlappenaugmentation zeigte sich ein Stabilitätsgewinn. Die postoperativen Werte lagen bei vier Patienten zwischen 6 und 8° bei einem bei 10° (Abb. 4).

Die Beweglichkeitsprüfung in Flexion und Extension ergab bei 14 Patienten mit Watson-Jones-Plastik postoperativ eine Einschränkung, wobei zwei Patienten ein Defizit von über 10° zeigten, vier Patienten zwischen 5 und 10° und acht Patienten unter 5° (Abb. 5).

Nach Periostlappenplastik waren zwei Patienten in ihrer Beweglichkeit um unter 5° eingeschränkt (Abb. 5).

18 Patienten beurteilten die Watson-Jones-Plastik als sehr gut, acht als gut, acht Patienten die Periostlappenplastik als sehr gut, zwei als gut.

20 Patienten aus der Watson-Jones-Gruppe gaben keine Behinderung beim Sport an, sechs Patienten geringe bzw. erhebliche Behinderung (Abb. 6).

In der Periostlappengruppe gab nur ein Patient eine geringe Behinderung an (Abb. 6).

Beim Vergleich der präoperativen Röntgenbilder und der zum Zeitpunkt der Nachuntersuchung angefertigten, zeigten sich nach Tenodese bei sechs Patienten keine Arthrosezeichen. 16 Patienten hatten arthrosebedingte Veränderungen und vier starke Veränderung mit Randosteophyten und Gelenkspaltverschmälerung (Abb. 7).

In der Periostlappengruppe hatten fünf Patienten keine und fünf Patienten beginnende Arthrosezeichen. Kein Patient hatte eine starke Arthrose (Abb. 8).

Diskussion

Die von uns angewendeten Operationsverfahren haben das Ziel, die Stabilität im Sprunggelenk wiederherzustellen, den Patienten sportliche Betätigung zu ermöglichen und eine Arthrose im Gelenk zu verhindern.

Da die beiden Gruppen nicht vergleichbar sind, dürfen auch nur bedingte Schlüsse aus unserer Nachuntersuchung gezogen werden.

Die klinischen Ergebnisse beider Verfahren sind als zufriedenstellend zu bewerten.

Das Ziel, die Bandstabilität wieder herzustellen, wurde mit beiden Verfahren in einem überwiegenden Prozentsatz erreicht.

Die Sportfähigkeit der Patienten wurde bei der Mehrheit der Patienten wieder hergestellt, wobei eine Abnahme der sportlichen Aktivität aus Altersgründen berücksichtigt werden sollte. Nach der Watson-Jones-Tenodese zeigte sich in sechs Fällen eine erhebliche Einschränkung der Dorsalflexion, was bei diesen Patienten neben Beschwerden im Gelenk, als Behinderung beim Sport angegeben wurde.

Deutlich jedoch fällt die Zunahme der Arthrose bei der Watson-Jones-Plastik in diesem relativ kurzen Zeitraum auf, während die Periostlappenaugmentationen als weniger invasives Verfahren eine geringe Arthrose bewirken. Die durch rezidivierendes Umknicken präformierte Arthrose konnte durch Tenodese jedoch nicht am Fortschreiten gehindert werden.

Auffällig war auch, daß bei Patienten mit starken Arthrosezeichen besonders stabile Gelenke und eingeschränkte Beweglichkeit vorliegen, was durch den Druckanstieg im Gelenkknorpel bewirkt sein könnte.

Die Bandplastik nach Watson Jones ist ein erfolgreiches Verfahren zur Behandlung der chronischen Instabilität im oberen Sprunggelenk. Bei guten klinischen Ergebnissen muß mit einer deutlichen Arthroseentwicklung gerechnet werden.

Die Ergebnisse der Periostlappenaugmentation sind hinsichtlich der Stabilität und funktionellen Beanspruchung als zufriedenstellend zu bezeichnen, ohne diese Arthroseentwicklung zu bieten. Offen ist auch die Frage der Nachbehandlung, die bei uns hauptsächlich mit Gipsfixation durchgeführt wurde. Die Ergebnisse der funktionellen Therapie bei der frischen Ruptur veranlassen uns, diese auch für die operativen Verfahren bei chronischer Instabilität anzuwenden.

Für junge Patienten mit guter Periostqualität und rekonstruierbaren Bändern sollte man die Periostlappenplastik in die operativen Erwägungen miteinbeziehen.

Prospektive, randomisierte Studien, die von gleicher Instabilität und Arthrose ausgehen, sind notwendig, um diese Fragen zu klären.

Literatur

1 Boszotta H, Sauer G: Die chronische fibulare Bandinsuffizienz am oberen Sprunggelenk. Der Unfallchirurg 88: 11–16 (1989)

2 Zwipp H, Tscherne H: Zur Behandlung der chronischen anterolateralen Instabilität des oberen Sprunggelenkes: direkte Bandrekonstruktion-Periostlappenplastik-Tenodese. Unfallheilkunde 87: 405 (1984)

3 Karlsson J et al.: Reconstruction of the lateral ligaments of the ankle for chronic Lateral Instability, Journal of Bone and Joint Surgery 70-A, 581 (1988)

4 Gillespie HS, Boucher P: Watson Jones repair of lateral instability of the ankle Journal of Bone and Joint Surgery 53-A, 920 (1971)

5 Broström L: Sprained Ankles VI. Surgical treatment of chronic ligament ruptures. Acta Chir. Scandinavia 132: 551 (1966)

6 Watson Jones R: Recurrent foreward dislocation of the ankle joint Journal of Bone and Joint Surgery 34-B, 519

7 Zwipp H: Fibulare Bandruptur am oberen Sprunggelenk. Der Orthopäde 18, Heft 4.336 (1989)

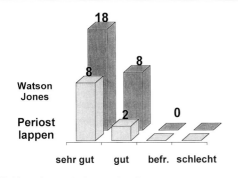

Abbildung 2: Ergebnisse Zwipp Score

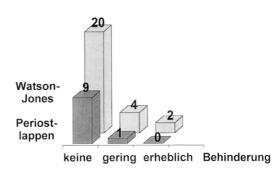

Abbildung 6: Ergebnisse Sportfähigkeit

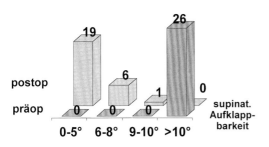

Abbildung 3: Ergebnisse Watson-Jones Plastik

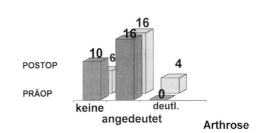

Abbildung 7: Ergebnisse Watson-Jones

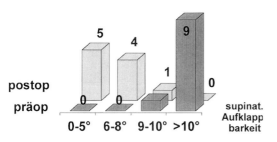

Abbildung 4: Ergebnisse Periostlappenaugmentation

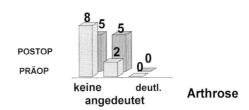

Abbildung 8: Ergebnisse Periostlappen

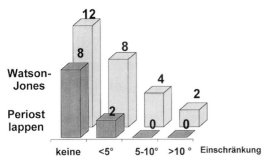

Abbildung 5: Ergebnisse Bewegungseinschränkung

Bandplastische Verfahren am oberen Sprunggelenk – Langzeitergebnisse und Sportfähigkeit

E. Wallenböck / C. Ledinski

In der Literatur sind mehr als 30 bandplastische Operationsverfahren zur Behandlung der chronischen Bandinstabilität am oberen Sprunggelenk bekannt. Ziel unserer Untersuchung war es in Langzeitergebnissen festzustellen:

– Welche OP-Methode die komplikationsärmste ist
– Welche der angewandten OP-Methoden die beste Sportfähigkeit gewährleistet
– Ob durch die Wiederherstellung der Stabilität die degenerativen Gelenksveränderungen hintangehalten werden können
– Ob zwischen den diversen OP-Methoden im isokinetischen Test ein Unterschied besteht.

Verglichen wurden insgesamt vier verschiedene OP-Methoden:
1. Eine Peronaeusbrevis-Plastik mit $^1/_1$ Sehne, modifiziert nach Evans
2. Peronaeusbrevis-Plastik mit $^1/_3$ bis $^1/_2$ Sehne, modifiziert nach Evans
3. Peronaeusbrevis-Plastik modifiziert nach Watson Jones
4. Periostlappenplastik

Als Kriterien der Nachuntersuchung setzten wir folgendes fest:

– Ein Fragebogen wurde dem Patienten vorgelegt
– Gelenkmessungen in der Neutral-0-Methode wurden vorgenommen
– Röntgenaufnahmen mittels Haltegerät nach Scheuba im a.p.-Strahlengang mit 15 kp und im seitlichen Strahlengang mit 12 kp
– Eine isokinetische Messung mittels Cybex 350

Patientengut

Am Unfallkrankenhaus Graz wurden in den Jahren 1980 bis 1990 insgesamt 75 Patienten wegen einer chronischen Bandinstabilität am oberen Sprunggelenk mit 77 bandplastischen Operationen versorgt. In einem Zeitraum sechs bis 136 Monate nach der operativen Versorgung wurden die Patienten zu einer persönlichen Nachuntersuchung vorgeladen und dieselbe vorgenommen.

Zur Nachuntersuchung sind insgesamt 45 Patienten erschienen, bei denen 47 bandplastische Operationen durchgeführt worden sind. In der Aufschlüsselung zeigten sich

14 Patienten mit einer Peronaeus-Plastik mit einer $^1/_1$ Sehne
10 Patienten mit einer Peronaeusbrevis-Plastik $^1/_3$ bis $^1/_2$ Sehne, davon ein Patient beidseitig
10 Patienten mit einer Peronaeusbrevis-Plastik in der Modifikation nach Watson-Jones
7 Patienten mit einer Periostlappenplastik
3 Patienten mit einer Duraplastik
1 transossäre Reinsertion

Aus Tabelle 1 ist die Geschlechts-, Alters- und Seitenverteilung zu entnehmen.
Aus Tabelle 2 die Zeit der Gipsruhigstellung, des stationären Aufenthaltes, der ambulanten Behandlungsdauer und die durchschnittliche Arbeitsunfähigkeit.
Tabelle 3 zeigt anhand des persönlichen Fragebogens den Zustand über Wetterfühligkeit, Schwellneigung, Leistungsminderung, Änderung der Sportart bzw. Ende der sportlichen Betätigung in den einzelnen Gruppen.
Am Cybex 350 wurden isokinetische Testmessungen bei 36 Patienten vorgenommen, wobei aus statistischen Gründen die fünfte Gruppe der Patienten mit Duraplastik und transossären Reinsertionen zu statistischen Zwecken nicht miteinbezogen werden konnte.

Ergebnisse

Aus Tabelle 4 ist die Anzahl der postoperativen Komplikationen zu entnehmen, wobei sämtliche Komplikationen wie oberflächlicher, tiefer Infekt und Hämatome nach einer operativen Revision als komplikationslos abgeheilt zu betrachten sind.

Wie in Tabelle 2 angeführt, zeigte sich bei der Periostlappenplastik ein deutlich verkürzter stationärer Aufenthalt von 9,7 Tagen, ebenso eine deutlich verkürzte Behandlungsdauer von 37,4 Tagen im Vergleich zu den anderen Operationsmethoden.

Ein Ende der sportlichen Betätigung mußten drei Patienten nach einer Peronaeusbrevis-Plastik mit $^1/_1$ Sehne vornehmen, während drei Patienten mittels einer Peronaeusbrevis-Plastik nach Watson-Jones versorgt eine Änderung der Sportart durchführen mußten (Tab. 3).

Tabelle 1

	Evansplastik 1/1	Evansplastik 1/2, 2/3	Peron. brevis. modifiziert nach Watson-Jones	Periostlappen-plastik	Andere
Weiblich	6	4	6	3	1
Männlich	8	6	4	4	3
Alter	15–50 a	19–47 a	18–39 a	19–40 a	18–40 a
Durchschnitt	Ø 26,5	Ø 31,1	Ø 26,5	Ø 25,5	Ø 33,0
Re./Li.	7/7	8/4	6/4	3/4	2/2

Tabelle 2

	Evansplastik 1/1	Evansplastik 1/2, 2/3	Peron. brevis. modifiziert nach Watson-Jones	Periostlappen-plastik	Andere
Gipsruhigstellung postop. Wochen	6–8	6	6	5–6	6
Stationärer Aufenthalt (Tage)	11–16 Ø 13,5	11–18 Ø 14,5	10–51 Ø 18,0	6–15 Ø 9,7	12–16 Ø 14,3
Ambulante Behandlungs-Tage	30–68 Ø 42,8	29–75 Ø 44,7	16–92 Ø 51,6	25–46 Ø 37,4	20–50 Ø 37,3
AUF Tage	45–80 Ø 60,0	51–75 Ø 63,0	53–90 Ø 65,1	kein stationärer Wert	kein stationärer Wert

Tabelle 3

	Evansplastik 1/1	Evansplastik 1/2, 2/3	Peron. brevis. modifiziert nach Watson-Jones	Periostlappen-plastik	Andere
Wetterfühligkeit	3	2	6	3	1
Schwellneigung	6	5	7	2	2
Leistungsminderung	3	2	3	0	0
Durchblutungs-störung (venös)	1	1	1	1	0
Änderung d. Sportart	1	1	3	1	0
Ende der sportlichen Betätigung	3	0	0	0	0

Tabelle 4

	Evansplastik 1/1	Evansplastik 1/2, 2/3	Peron. brevis. modifiziert nach Watson-Jones	Periostlappen-plastik	Andere
Postoperative Komplikationen	0	0	1 tiefe Infektion 1 oberflächliche Infektion	1 Hämatom	1 oberflächliche Infektion
Monate sei OP	21–136 Ø 82,8	34–108 Ø 56,4	14–136 Ø 71,0	6–60 Ø 23,3	55–112 Ø 84,0

Tabelle 5

	Evansplastik 1/1	Evansplastik 1/2, 2/3	Peron. brevis. modifiziert nach Watson-Jones	Periostlappen-plastik	Andere
Cybex-Test Testpersonen	Gruppe III 6 m / 4 w	Gruppe II 6 m / 4 w	Gruppe IV 4 m / 5 w	Gruppe I 4 m / 5	

Die Einschränkung der Beweglichkeit wurde nicht nur klinisch gemessen, sondern auch im isokinetischen Testverfahren ermittelt. Männer und Frauen wurden gleichwertig behandelt. Stellte sich die operierte Seite bei einem Meßergebnis als besser heraus, war der Differenzwert negativ, war die nicht operierte Seite besser, ergab sich ein positiver Wert. Bei jedem Patienten wurden insgesamt zwölf Meßdaten vorgenommen und diese wurden im Mittelwert als Balkengraphik dargestellt. Um die einzelnen Operationsmethoden unterscheiden zu können, wurden die zwölf obgenannten Meßergebnisse innerhalb der vier Operationsmethoden miteinander verglichen.

Bei der paarweisen Testung der einzelnen Operationsmethoden mittels Mann-Whitney U-Test wurde ermittelt, daß bei der Dorsalflexion bei 60° pro Sekunde die Operationsmethode mit Periostlappenplastik signifikant besser ist, als die Methode nach Evans. Bei der Eversion bei 60° pro Sekunde ist die Operationsmethode nach Watson-Jones signifikant besser als die Methode nach Evans. Anhand der Trends können wir als Operationsempfehlung die Periostlappenplastik und die Peronaeusbrevis-Plastik in der Modifikation nach Watson Jones für eine vollständige Wiederherstellung als günstig betrachten.

Schlußfolgerung

Bereits Zwipp und Tscherne forderten 1984, daß zur Wiederherstellung eines chronisch instabilen Sprunggelenkes ein Höchstmaß an Stabilität und ein Mindestmaß an Funktionseinbuße gefordert werden muß.

Aufgrund unserer Nachuntersuchungsergebnisse empfehlen wir die Periostlappenplastik, da sie mit der geringsten Komplikationsrate behaftet ist, die Operationsmethode leicht durchzuführen ist, eine deutlich verkürzte stationäre und ambulante Behandlungszeit aufweist und im isokinetischen Testvergleich am besten abgeschnitten hat. Die Peronaeusbrevis-Plastik ist nicht nur eine anspruchsvolle Operationsmethode, sondern es sollte auch der M. peronaeus brevis als wichtiger Pronator nicht zugunsten der mechanischen Gelenkstabilisierung geopfert werden.

Behandlungskonzepte bei Bandverletzungen des oberen Sprunggelenks im Leistungssport

G. M. Ivanic / M. Leonhardt

Zu Beginn eine kleine Statistik: Die Sporttraumatologische Ambulanz des UKH Graz betreute in den Jahren 1987 bis 1991 knapp 2600 Sportler, wovon nicht weniger als 30% wegen einer Sprunggelenksverletzung in Behandlung waren.

Diese Zahlen, die im Groben mit internationalen Studien konform gehen und unsere heutige Anwesenheit geben den Stellenwert von guten Behandlungsstrategien solcher Verletzungen an.

Unsere Vorgehensweise wird durch die genaue Diagnosestellung unter Zuhilfenahme von in Supination gehaltenen Aufnahmen bestimmt.

Der Patient wird je nach Schweregrad einer operativen oder einer, wie wir es nennen, semifunktionellen Therapie zugeführt. Wir empfehlen bei einer vermehrten supinatorischen Aufklappbarkeit von über 15° und einem vermehrten Talusvorschub von über 1,5 cm die operative Therapie, die bei uns wie folgt aussieht: Operation, bis zur gesicherten Wundheilung verbleibt der präoperativ angefertigte Unterschenkelspaltgips und danach Anpassung einer Malleocastschiene, die für bis zu fünf Wochen post OP belassen wird, danach fogt eine sportartorientierte Nachversorgung.

Der semifunktionellen Behandlung werden unsere Patienten bei einer supinatorischen Aufklappbarkeit unter 15° und einem Talusvorschub unter 1,5 cm zugeführt, vorausgesetzt daß Begleitverletzungen wie z. B. ein «Flake-Fracture» fehlen.

Wie schaut dies nun aus? Der Patient bekommt bei Bedarf anfangs einen Unterschenkelspaltgips zur Abschwellung (+ Antiphlogistika und Thromboseprophylaxe), wobei dies durch Lymphdrainagen unterstützt wird.

Danach Anpassung einer Malleocast-Schiene durch den Orthopädietechniker. Diese Orthese trägt der Patient bis zu fünf Wochen, in der jeweils letzten Woche wird bereits entwöhnt.

Danach wird auch hier der Patient auf die Sportart abgestimmt, mit verschiedenen orthopädischen Hilfsmitteln versorgt. Gängige Produkte, wobei es sicherlich noch viele andere zu nennen gäbe: Tape, Ligo-Bandage, Malleotrain, Push-Brace, Malleoloc, Künzli-Seitenbandschuh (der unserer Meinung nach dem Adimed vorzuziehen ist).

Weiter Physiotherapie, die vor allem auch Dehnungsübungen für die Wadenmuskulatur beinhalten sollte.

Was gibt es nun wichtiges zur Malleocast-Schiene zu sagen, welche ja auch der Grund ist, daß wir unsere Behandlung semifunktionell nennen.

Die Orthese ist aus einem ziemlich rigiden thermoplastischen Material gefertigt, welches jedoch gut der jeweiligen Fußform angepaßt werden kann und die Beweglichkeit im oberen Sprunggelenk auf ein Bewegungsausmaß von insgesamt etwa 20° einschränkt. Dem Bandapparat kann bei einer derart verminderten Beweglichkeit nichts zustoßen, wie schon Wirth im Jahre 1978 beweisen konnte.

Weiter wichtig sind bei Verwendung der Malleocast-Schiene:

1. Abschneiden hinter den Metaköpfchen, es muß ein gutes Abrollen gewährleistet sein.
2. Eventuell Anbringen eines vierten Gurtes zur besseren Stabilisierung.
3. Sie ist nur bis etwa Schuhgröße 43 erhältlich. Unser Orthopädietechniker fertigt uns bei Bedarf ein adäquates Produkt nach Maß aus Gießharz an.
4. Unter der Orthese sollte ein Antiemboliestrumpf oder besser gleich ein Kompressionsstrumpt getragen werden. Wird beides nicht verwendet, sollte wenigstens eine saugfähige Baumwollsocke darunter getragen werden.
5. Das Wichtigste aber ist die Aufklärung des Patienten! Dies geschieht bei uns mehrmals durch Arzt, Physiotherapeut, Heilmasseur und Orthopädietechniker. Denn nur wenn sich der Patient darüber im Klaren ist, daß die Orthese wie ein Gips zu tragen ist, ist der Behandlungserfolg wirklich gewährleistet. Das heißt auch damit zu schlafen und da die Orthese aus thermoplastischem Material ist, auch damit zu duschen und sich danach auf den Boden oder aufs Bett zu setzen, die Schiene erst jetzt abzunehmen und diese und den Fuß sorgfältig abzutrocknen, da es ja sonst zu einer ungewollten Hautschädigung kommen kann.

Zusammenfassend möchte ich sagen, daß eine konsequente Behandlung, wie wir Sie Ihnen heute vorgestellt haben, eine verifizierte Bandsicherheit für den Patienten bringen kann, wie eine sich bereits in Arbeit befindliche eigene Nachuntersuchungsstudie zeigen wird.

Sicher muß man sich die Patienten, die einer derartigen Behandlung zugeführt werden sollen, gut aussuchen. Aber bei entsprechender Compliance wird nachgewiesener Weise eine frühere Arbeitsfähigkeit, was für den Leistungssportler das Training und der Wettkampf sind, erreicht.

Verletzungen der dorsalen Tibiakante bei Frakturen des oberen Sprunggelenks – Langzeitergebnisse

M. Reichel / E. Orthner / Th. Lang

In den Jahren 1975 bis 1978 wurden an der Unfallabteilung Wels 65 Patienten mit Sprunggelenksfrakturen und Abbruch eines dorsalen Tibiakantenfragmentes operiert.

Es war uns möglich, immerhin 29 Patienten mit einem Durchschnittsalter von 53,9 Jahren nachzuuntersuchen.

Es handelt sich um 14 Weber-B- und 15 Weber-C-Frakturen, in der Klassifikation nach Lauge-Hansen überwogen die Pronations- und Eversionsverletzungen.

Die hintere Tibiakante war siebenmal zu $1/3$, sechsmal zu $1/6$ betroffen. Zwölf Frakturen waren primär luxiert.

21 Patienten wurden innerhalb der $6/8$-Stundengrenze operiert. Postoperativ wurde immer ein Gipsverband für durchschnittlich 9,7 Wochen angelegt. Nach 20,2 Wochen konnte die Arbeit wiederaufgenommen werden. Die Metallentfernung erfolgte 6,3 Monate nach dem Unfall.

An Komplikationen sahen wir zwei blande Wundheilungsstörungen, eine Pseudoarthrose, zwei Reosteosynthesen, aber keinen tiefen Infekt.

Zur Nachuntersuchung verwendeten wir das Weber-Schema, in welchem für sechs Kategorien null bis vier Punkte vergeben werden.

Sehr gut ist das Ergebnis, wenn kein Negativpunkt in einer der Untergruppen vorhanden ist; gut bei keiner schlechteren Punktevergabe als zwei und schlecht ab einer Benotung von drei Punkten in nur einer Untergruppe – also ähnlich dem AOK-Schema, das heißt wenn in einer Kategorie drei Punkte vergeben werden, so ist das Gesamtergebnis als schlecht beurteilt.

Zusätzlich erfolgt die radiologische Beurteilung mit der Schweregradeinteilung der Arthrose nach Bargon.

Ziel unserer Nachuntersuchung war es, herauszufinden in welchem Maß die Größe des dorsalen Tibiakantenfragmentes gerade im Hinblick auf das junge, sportliche Patientengut, das Langzeitergebnis im Sinne einer Arthrose beeinflußt.

In den siebziger Jahren war die Diskussion um das hintere Tibiakantenfragment kontroversiell. Niedhart und Plaue sahen es als prognostisches Kriterium für die Arthrosenentstehung an und fanden, daß zwischen der Größe des Kantenfragmentes und der Arthroserate eine direkte Proportionalität besteht, und das unabhängig von der Art und Qualität der durchgeführten Therapie. Dem widersprachen einige Autoren, und Heim sagte 1986, daß bei einwandfreier Osteosynthese des postero lateralen Kantendreiecks dieses nicht oder nur in geringem Maß für die Arthroseentstehung verantwortlich ist.

Wir fanden bei 29 Patienten, 16 Jahre nach dem Unfall, 23 Arthrosen, davon siebenmal eine Sklerosierung der Subchondralzone, neunmal eine diskrete Verschmälerung des Gelenkspaltes und Randzackenbildung, viermal Schliffurchen und Aufrauhung der subchondralen Knochenlamelle und dreimal eine erhebliche Verschmälerung und zystische Aufhellungen.

Verblieb eine Fehlstellung von mehr als 1 mm der dorsalen Tibiakante, so erfolgt im Langzeitergebnis eine schwere Arthrose Bargon II oder III, unabhängig von einer anatomisch reponierten Knöchelgabel und unabhängig davon, ob die Fraktur primär luxiert war oder nicht. Im Gegensatz dazu fanden wir bei insgesamt sechs Patienten keine Arthrose. Bei diesen handelte es sich einerseits um Patienten mit einem anatomisch reponierten großen dorso-lateralen Kantenfragment, andererseits handelte es sich um Patienten mit einfachen bimalleolären Frakturen, mit Abbruch von $1/6$ der dorsalen Tibiakante, welches sich anatomisch anlegte.

Am interessantesten erscheinen uns jene Frakturen, die einen Arthrosegrad I entwickelten. Es handelt sich überwiegend um Frakturen mit Abbruch von $1/6$ oder etwas mehr als $1/6$ der hinteren Tibiakante mit primärer Impression, welche nicht gehoben wurde und wo sich der hintere Rand nicht anlegte oder um Frakturen mit $1/6$, wo ein primärer Knorpelschaden nicht sichtbar war und erst aus dem Verlauf erkannt wurde.

Bargon Null-Ergebnisse fanden wir einerseits für anatomisch reponierte große dorso-laterale Kantenfragmente, andererseits ebenfalls für einfache bimalleoläre Frakturen mit Abbruch von $1/6$, welches sich nicht ganz exakt anlegte.

Auffallend war vor allem in der Gruppe Bargon 0 und I die Diskrepanz zwischen dem Weberschema und der Bargonklassifikation. Jede Arthrose wird durch die Bewertung des Röntgenbefundes im Weberschema als insgesamt schlecht beurteilt, weshalb das Gesamtergebnis bei 23 Arthrosen 23mal schlecht ist. Diesem Umstand trug schon Hanke Rechnung und prägte den Begriff der klinisch relevanten Arthrose. Danach sind von unseren 23 Arthrosen sechs klinisch relevant.

Zusammenfassend muß man festhalten, daß für die Prognose einer Sprunggelenkfraktur mit Abbruch der dorsalen Tibiakante, der Verletzungsmechanismus mit der Summe der Einzelverletzungen, die exakte Beurteilung des Kantenfragmentes im Röntgen, die anatomische Reposition und übungstabile Osteosynthese entscheidend sind.

Da der junge sportliche Patient zwischen 20 und 40 Jahren häufig von dieser Verletzung betroffen ist, erscheint es uns notwendig, die exakte anatomische Reposition des dorsalen Tibia-Kantenfragmentes anzustreben, und auch Frakturen mit einem Abbruch von $^{1}/_{6}$ nicht so bedeutungslos zu sehen.

Die klinischen Ergebnisse dieser Frakturen sind zwar gut, jedoch bestehen radiologisch Arthrosezeichen im Sinne eines Bargon 0 und I, und wir wissen bis heute nicht, ob es nach einem so langen Zeitraum von 16 Jahren noch zu einer Dekompensation der Arthrose kommt.

Sondersitzungen
Arbeitsgemeinschaft für Kindertraumatologie

Femurhalsfrakturen
im Kindesalter

Schenkelhalsfrakturen bei Kindern

J. Mayr / A. Holas / W. E. Linhart

Die Schenkelhalsfraktur ist im Kindesalter selten. Es existieren nur vereinzelte Untersuchungen, die Langzeitergebnisse nach kindlichen Schenkelhalsfrakturen ausweisen. Komplikationen, wie avaskuläre Femurkopfnekrosen, Coxa vara, Pseudarthrosen und Beinlängendifferenzen werden in verschiedenen Arbeiten mit 30 bis 70% angegeben. Ziel dieser Untersuchung ist es, Komplikationen sowie deren Ursachen aufzuspüren. In einer retrospektiven Studie über einen Zeitraum von 23 Jahren wurden 16 dislozierte Schenkelhalsfrakturen bei 6- bis 15jährigen Kindern analysiert. Das mittlere Nachuntersuchungsintervall betrug sechs Jahre.

Es handelte sich um eine transepiphysäre Fraktur, vier transzervikale Frakturen, sieben zervikotrochantäre Frakturen und vier intertrochantäre Frakturen. Als Unfallursache fanden sich schwerwiegende Traumen und 40% der Kinder wiesen weitere schwere Verletzungen auf. 14 Frakturen wurden offen reponiert und mit Schrauben oder Kirschnerdrähten stabilisiert. Zwei Frakturen wurden geschlossen reponiert und im Beckenbeingips ruhiggestellt.

Avaskuläre Nekrosen traten bei einer transepiphysären Fraktur und einer intertrochantären Fraktur auf (12%), eine Coxa vara entwickelte sich bei zwei Kindern (12%) und eine delayed-union trat bei einem Kind auf. Sieben Kinder (44%) entwickelten Beinlängendifferenzen zwischen 0,5 und 4,5 cm.

Schenkelhalsfrakturen bei Kindern können schwerwiegende Komplikationen wie avaskuläre Femurkopfnekrosen, Coxa vara und Pseudarthrosen sowie signifikante Beinlängendifferenzen zur Folge haben. Von großer Bedeutung ist die exakte und schonende Reposition und die stabile innere Fixation sowie die frühzeitige Entlastung eines Hämarthros.

Einleitung

Die Entwicklung der chondroossären Wachstumszonen und die Entwicklung der Gefäßversorgung des proximalen Femurendes im Kindesalter ist äußerst komplex und in ihrer Komplexität mit keiner anderen Skelettregion vergleichbar. Einerseits reicht der Epiphysenknorpel bis zum posterosuperioren Schenkelhalsbereich unter Zwischenschaltung der proximalen Femurepiphysenfuge, andererseits verlaufen die Femurkopfgefäße im Schenkelhalsbereich abschnittweise intraartikulär. Bei den sehr seltenen kindlichen Schenkelhalsfrakturen kann es deshalb durch Schädigung der chondroossären Wachstumszonen zu gravierenden Wachstumsstörungen des proximalen Femur kommen. Weiter kann es durch Zerreißung, Kompression oder Quetschung der intraartikulär verlaufenden Femurkopfgefäße zu avaskulären Femurkopfnekrosen und ischämiebedingtem Fehlwachstum kommen. Diese Komplikationen haben für das betroffene Kind entscheidende Bedeutung, da es sich beim Hüftgelenk um ein belastetes Gelenk mit zentraler Bedeutung für die untere Bewegungskette handelt.

Patienten und Methoden

Eingeschlossen in die Studie wurden Kinder, die im Zeitraum 1969 bis 1992 an der Univ. Klinik für Kinderchirurgie in Graz wegen einer dislozierten Schenkelhalsfraktur behandelt wurden. Die Einteilung der Schenkelhalsfrakturen erfolgte entsprechend ihrer Lokalisation nach Delbet und Colonna in vier Gruppen (Tab. 1) [1].

Tabelle 1: Klassifikation der kindlichen Schenkelhalsfrakturen nach Delbet und Colonna

Transepiphysäre Frakturen	(Typ I)
Transzervikale Frakturen	(Typ II)
Zervikotrochantäre Frakturen	(Typ III)
Intertrochantäre Frakturen	(Typ IV)

Tabelle 2: Nachuntersuchungskriterien für kindliche Schenkelhalsfrakturen

Subjektive Kriterien	Wetterfühligkeit
	Schmerzen
	Schwellneigung
Klinische Kriterien	Beinlängendifferenz
	Bewegungsumfang im Seitenvergleich
	Grobe Kraft im Seitenvergleich
	Gangbild
Röntgen	Hüftröntgen a.p. im Stehen

Tabelle 3: Klassifikationsschema der Nachuntersuchungsergebnisse nach Schenkelhalsfrakturen im Kindesalter

	gut	mäßig	schlecht
Schmerz	0	gelegentlich	stark
Bewegungs-Umfang	frei	Einschränkung < 50%	Einschränkung > 50%
Beinlängendifferenz	< 1 cm	< 2 cm	> 2 cm
Radiologisch	Unauffällig	geringe Deformation	schwere Deformation

Tabelle 4: Unfallursachen von kindlichen Schenkelhalsfrakturen (n = 16)

Verkehrsunfall	7
Skisturz	5
Fall aus Höhe	3
Schlittensturz	1

Tabelle 5: Lokalisation der kindlichen Schenkelhalsfrakturen (n = 16)

Transepiphysäre Fraktur	1
Transzervikale Fraktur	4
Zervikotrochantäre Fraktur	7
Intertrochantäre Fraktur	4

Im Rahmen einer Nachuntersuchung konnten alle Kinder neun Monate bis 20 Jahre nach dem Trauma nach subjektiven und klinischen Kriterien nachuntersucht werden, und es wurde eine Hüftröntgenaufnahme im Stehen angefertigt (Tab. 2).

Die Klassifikation der Ergebnisse erfolgte nach dem in Tabelle 3 angegebenen Schema.

Die Darstellung numerischer Daten erfolgt als Mean-Range.

Ergebnisse

Das mittlere Alter der Kinder betrug zum Zeitpunkt des Traumas 9,5 (sechs bis 15) Jahre. Es handelte sich um zehn Knaben und sechs Mädchen. Als Unfallursache standen jahreszeitabhängig Verkehrsunfälle beziehungsweise Skistürze im Vordergrund (Tab. 4).

Der Unfallmechanismus bei den kindlichen Schenkelhalsfrakturen war geprägt von der Einwirkung sehr großer Energien auf den kindlichen Körper und 40% der Kinder wiesen weitere schwere Begleitverletzungen auf. Am häufigsten sahen wir Frakturen des zervikotrochantären Überganges gefolgt von transzervikalen und intertrochantären Frakturen (Tab. 5).

Die Behandlung erfolgte zweimal durch geschlossene Reposition und anschließender Ruhigstellung mittels Beckenbeingipsverband und 14mal durch offene Reposition (mit Fensterung der Hüftgelenkskapsel bei Vorliegen eines Hämarthros) und Stabilisierung durch innere Fixation mit Kirschnerdrähten und/oder Spongiosaschrauben. Bis 1988 erfolgte die Nachbehandlung durch Ruhigstellung mittels Beckenbeingipsverband, ab 1988 erfolgte die postoperative Nachbehandlung mittels der von Salter entwickelten CPM-Schiene und die Mobilisation erfolgte mittels Stützkrücken unter anfangs vollständiger Entlastung [7]. Zunehmende Belastung wurde nach sechs bis acht Wochen erlaubt falls die Knochenszintigraphie keinen Hinweis auf das Vorliegen einer avaskulären Nekrose im Femurkopf- oder Femurhalsbereich ergab.

Entsprechend den Nachuntersuchungs-Bewertungskriterien fanden wir zehn gute, drei mäßige und drei schlechte Ergebnisse nach einem mittleren Nachuntersuchungsintervall von sechs Jahren (neun Monate bis 20 Jahre). Von den zehn Kindern mit guten Ergebnissen wiesen drei Kinder Beinlängendifferenzen zwischen 0,5 und 1 cm auf. Weiter wies je ein Kind dieser Gruppe eine Coxa valga von 18° beziehungsweise eine Coxa vara von 20° auf. Ein weiteres Kind zeigte eine Innenrotationseinschränkung von 20°. Alle zehn Kinder mit gutem Nachuntersuchungsresultat waren subjektiv beschwerdefrei und altersentsprechend sportlich aktiv (Abb. 1,2). In der Gruppe der drei Kinder mit mäßigem Nachuntersuchungsergebnis fanden wir zweimal Beinverkürzungen von 2 cm auf der betroffenen Seite mit begleitenden geringen Hüftgelenkbewegungseinschränkungen. Das dritte Kind dieser Gruppe wies eine Coxa vara epiphysaria von 30° auf. Die schlechten Ergebnisse bei drei Kindern waren zweimal durch eine avaskuläre Femurkopfnekrose mit konsekutiver Coxarthroseentwicklung und einmal durch das Auftreten einer delayed-union bedingt.

Von den beiden Kindern mit avaskulärer Femurkopfnekrose entwickelte eines eine Beinverkürzung von 4,5 cm (Abb. 3). Die delayed-union nach ge-

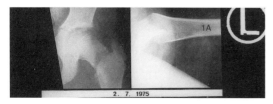

Abbildung 1a: Zervikotrochantäre Fraktur eines zehnjährigen Mädchens nach Verkehrsunfall. Versorgung durch offene Reposition und Fixation mit Spongiosaschraube und Kirschnerdraht.

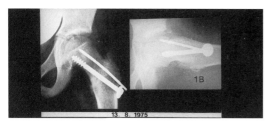

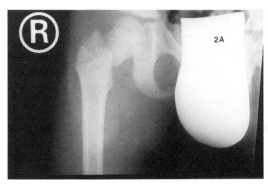

Abbildung 2a: Transzervikale Femurfraktur eines sechsjährigen Knaben nach Stiegensturz. Versorgung durch offene Reposition und Fixation mit Spongiosaschrauben.

Abbildung 1b: Sechs Wochen nach dem Trauma Fraktur durchgebaut.

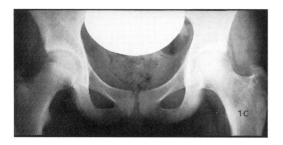

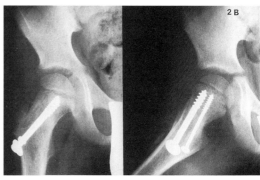

Abbildung 2b: Fünf Wochen nach dem Trauma Fraktur konsolidiert.

Abbildung 1c: Fünf Jahre nach dem Trauma seitengleiche Verhältnisse.

schlossener Reposition und Beckenbeingipsbehandlung einer dislozierten zervikotrochantären Fraktur wurde durch offene Reposition und innere Stabilisation behandelt. Bei der Nachuntersuchung nach 14 Jahren gab die Patientin belastungsabhängige Schmerzen an und neben einer Schenkelhalsverkürzung von 2 cm fanden sich radiologische Zeichen der Präarthrose.

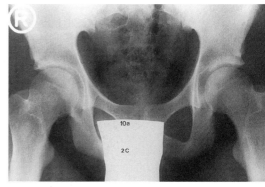

Abbildung 2c: Zehn Jahre nach dem Trauma seitengleiche Verhältnisse.

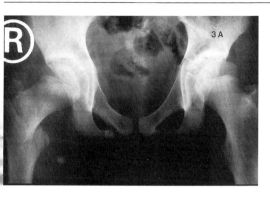

Abbildung 3a: Intertrochantäre Femurfraktur eines 13jährigen Mädchens nach Verkehrsunfall. Versorgung durch geschlossene Reposition und Beckenbeingips.

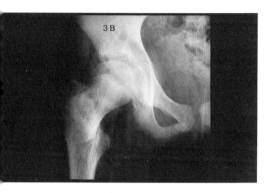

Abbildung 3b: Neun Wochen nach dem Trauma Fraktur konsolidiert, geringe Femurkopfabflachung und Sklerosierung als Ausdruck der avaskulären Femurkopfnekrose.

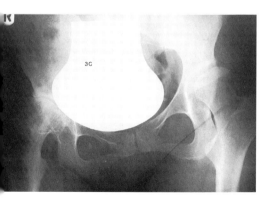

Abbildung 3c: 20 Jahre nach dem Trauma Beinverkürzung von 4,5 cm und Coxarthrose infolge avaskulärer Femurkopfnekrose nach Schenkelhalsfraktur.

Diskussion

Übereinstimmend mit Ratliff, der 71 Schenkelhalsbrüche bei unter 17jährigen Kindern und Jugendlichen beschrieb, fanden wir einen Altersgipfel bei zehn bis 13jährigen Kindern, aber auch einen zusätzlichen Häufigkeitsgipfel um das sechste Lebensjahr [6]. Da in unserer Studie wegen der speziellen Problematik dieser Fraktur nur dislozierte Schenkelhalsfrakturen aufgenommen wurden, war eine Reposition in Allgemeinnarkose bei allen Patienten erforderlich um eine möglichst anatomische Stellung unter Wiederherstellung des Pauwel's Winkel zu erzielen. In Übereinstimmung mit Ogden sind wir der Ansicht, daß die innere Stabilisierung und Fixation mit Kirschnerdrähten und Schrauben keine weitere Durchblutungsstörung des Hüftkopfes auslöst, solange das Metall innerhalb des Schenkelhalses liegt. Durch die Härte des kindlichen Schenkelhalses kann es schwierig sein, Schrauben ohne Distraktion der Fraktur und ohne Verlust des Repositionsergebnisses einzubringen. Weiter ist der Schenkelhals bei kleinen Kindern oft sehr kurz, was die korrekte Einbringung von Kirschnerdrähten oder Schrauben erschwert. Die Wachstumsfugen von Femurkopf und Trochanter major sollten nur mit Kirschnerdrähten gekreuzt werden, da sonst Wachstumsstörungen ausgelöst werden können [5]. Die Hauptursache von Wachstumsstörungen nach kindlichen Schenkelhalsfrakturen stellt die avaskuläre Nekrose des Femurkopf- oder im proximalen Femurhalsbereich dar. In unserer Studie verursachte diese Komplikation bei zwei Kindern die Ausbildung einer Coxarthrose. Wir beobachteten die Ausbildung einer avaskulären Nekrose nach einer transepiphysären (Typ 1) Fraktur und nach einer intertrochantären (Typ 4) Fraktur. Andere Autoren beschreiben avaskuläre Nekrosen besonders nach Typ 1 und Typ 2 Frakturen [3, 5]. Beide Kinder, die eine avaskuläre Nekrose entwickelten, waren zum Unfallzeitpunkt bereits zwölf beziehungsweise 13 Jahre alt. Auch Ogden beschreibt, daß das Risiko der Entwicklung einer avaskulären Nekrose bei über zehnjährigen Kindern mehr als doppelt so hoch ist wie bei unter zehnjährigen Kindern [5]. Eine mögliche Erklärung für das häufigere Auftreten von avaskulären Femurkopfnekrosen bei älteren Kindern ist, daß der Femurkopfbereich älterer Kinder einen höheren Anteil von durchblutungsstörungsempfindlicher Spongiosa enthält im Vergleich mit jüngeren Kindern, deren proximales Femurende noch einen großen Anteil bradytrophen Knorpelgewebes enthält.

Weber betont die Bedeutung der intraartikulären Druckerhöhung durch den Hämarthros bei intraartikulären Schenkelhalsfrakturen, wobei er die Gefahr einer

Gefäßkompression der Femurkopfgefäße mit konsekutiver Femurkopfdurchblutungsstörung beschreibt [9]. Weiter konnte gezeigt werden, daß bereits eine zwei- bis sechsstündige Okklusion der Femurkopfdurchblutung ausreicht, Osteozytennekrosen im Femurkopfbereich auszulösen [8]. Wir schließen uns deshalb bei Vorliegen eines Hämarthros der Empfehlung von Weber an, in einer dringlichen Operation neben einer offenen Reposition und inneren Fixation bei Frakturen mit intraartikulärer Ausdehnung auch eine Fensterung der Hüftgelenkskapsel zur Druckentlastung durchzuführen [9].

Auch die Entwicklung einer Coxa vara, einer weiteren häufigen Komplikation der kindlichen Schenkelhalsfraktur, kann sowohl Folge einer Durchblutungsstörung, als auch Folge unzureichender Reposition oder Fixation sein [5].

Bei Schenkelhalsfrakturen Erwachsener konnte gezeigt werden, daß die höchsten intraartikulären Drücke bei Extension und Innenrotation im Hüftgelenk gemessen werden konnten [4]. Aus diesem Grund vermeiden wir diese Positionierung der Hüfte.

Zusammenfassend ist festzustellen, daß kindliche Schenkelhalsfrakturen nicht die üblicherweise günstige Prognose kindlicher Frakturen aufweisen. Es besteht die potentielle Gefahr der avaskulären (ischämischen) Femurkopfnekrose, der Coxa vara-Entwicklung und der Entwicklung von signifikanten Beinlängendifferenzen sowie die Möglichkeit einer non-union oder delayed-union.

Da es nach kindlichen Schenkelhalsfrakturen auch nach initial gutem Ergebnis noch nach mehr als fünf Jahren zur Zunahme von lokalen Schmerzen und radiologischen Veränderungen kommen kann, ist eine langfristige orthopädische Nachsorge dieser Patienten erforderlich [2].

Entsprechend unseren Ergebnissen empfehlen wir die dringliche offene Reposition und innere Fixation mit Entlastung eines eventuell vorhandenen Hämarthros. Exakte offene Reposition und innere Fixation können Pseudarthrosen und Coxa vara verhindern, sofern die Coxa vara nicht Folge einer Durchblutungsstörung ist.

Literatur

1 Colonna PC: Fractures of the neck of the femur in children. Am J Surg 6:793–797 (1929)
2 Leung PC, Lam SF: Long-term follow-up of children with femoral neck fractures. J Bone Joint Surg 68-B:537–540 (1986)
3 Mc Dougall A: Fracture of the neck of the femur in childhood. J Bone Joint Surg 43-B:16–28 (1961)
4 Melberg PE, Korner L, Lansinger O: Hip joint pressure after femoral neck fracture. Acta Orthop Scand 57:501–508 (1986)
5 Ogden JA: Skeletal injury in the child. 2nd Edition. WB Saunders Company, Philadelphia: 683–703 (1990)
6 Ratliff AHC: Fractures of the neck of the femur in children. J Bone Joint Surg 44-B:528–542 (1974)
7 Salter RB et al.: The biological effect of continuous passive motion on the healing of full-thickness defects in articular cartilage. J Bone Joint Surg 62-A; 8:1232–1251 (1980)
8 Vegter J, Lubsen CC: Fractional necrosis of the femoral head epiphysis after transient increase in joint pressure. J Bone Joint Surg 69-B:530–537 (1987)
9 Weber BG: Fractures of the femoral shaft in childhood. Injury 1:65–71 (1969)

Pathophysiologie und Differentialdiagnostik des Hüftgelenkergusses

Chr. Tschauner

Jede Erhöhung des Gelenksbinnendruckes führt im Tierexperiment zur Hüftkopfnekrose [14, 15, 16, 17]. Dabei müssen «kritische» Druckwerte über eine bestimmte Zeitdauer wirksam werden:

Tabelle 1

Kritische Druckwerte [Angaben nach 2, 8, 14]
   bei der Ratte   40 mm Hg
   beim Welpen   50 mm Hg

Dauer
   > 6 Stunden

Intermittierende Blutflußunterbrechungen führen zum Untergang von Osteozyten in den Trabekeln, während das knochenbildende Mark erhalten bleibt [16]. Dies könnte bei der Pathogenese des Morbus perthes von Bedeutung sein, bei dem es nach dem Untergang der Knochensubstanz («Fragmentationsstadium») zu einer von den biomechanischen Bedingungen abhängigen regel- und stadienhaften Regeneration mit Wiederaufbau der Hüftkopfepiphyse kommt.

Pathogenetischer Mechanismus der Hüftkopfnekroseentstehung beim intraartikulären Erguß [6, 7, 12, 15, 17]:

Erguß → intraartikulärer Druckanstieg → verminderte arterielle Perfusion und zunehmende venöse Tamponade

Beim unreifen Tier führt der intraartikuläre Druckanstieg zu intraossärem Druckanstieg, zur Reduzierung des Blutflusses und zur Verminderung des intraossären Sauerstoffpartialdruckes [7, 10, 11, 15, 17]. Aufgrund der noch aktiven Epiphysenfuge fehlt dem unreifen Tier noch das später sich entwickelnde intakte intramedulläre venöse Drainagesystem im Schenkelhals [12].

   Zusätzlich sind die intraartikulären und indirekt damit auch die intraossären Druckwerte bei gleicher intraartikulärer Ergußmenge stark von der *Stellung des Hüftgelenkes* abhängig [4, 5, 12, 18]:

Höchste Druckwerte:
Streckung und Innenrotation im Hüftgelenk

Geringste Druckwerte:
Mäßige Beugung (~ 45°) und leichte Außenrotation im Hüftgelenk = «Entlastungsstellung» (Schonhaltung). *Cave:* Beugekontraktur

Im Gegensatz zur früher verbreiteten Meinung soll bei einem intraartikulären Hüftgelenkerguß keine Traktion (z.B. durch eine Laschenextension) am betroffenen Bein angelegt werden! [3, 5, 15].

Traktion = Gefahr! Traktion entlastet das Gelenk *nicht! Traktion & Erguß → höchstes Nekroserisiko!!!* [Svalastoga 1989]

Führen vorübergehende Schonung und Ruhe, unterstützt durch Antiphlogistika, nicht zu einem raschen Erguß- und Schmerzrückgang, sollte eine Entlastungspunktion durchgeführt werden [2, 3, 4, 5, 12, 13]:

Die beste Prophylaxe einer Hüftkopfnekrose und gleichzeitig Therapie des Gelenkergusses ist die *rechtzeitige Entlastungspunktion!*

Sie kann durch Analyse des Punktates auch zur diagnostischen Klärung beitragen und damit die therapeutischen und prognostischen Überlegungen unterstützen. Zum Beispiel kann aus Blut und Aspirat die *«glucose-effusion / blood-ratio»* bestimmt werden. Sie hilft bei der Beurteilung, ob ein bakteriell-septischer Gelenkinfekt (= orthopädischer Notfall! mit der Notwendigkeit der *sofortigen* operativen Revision!) vorliegt oder nicht.

Tabelle 2

Glucose-Ratio-Erguß/Blut:

Werte: normal (aseptisch)   70–100%
          bakteriell (septisch) < 50%

Motto: «Bakterien fressen den Zucker im Erguß»

Diagnostik

Bei klinischen Verdachtsmomenten auf einen Hüftgelenkerguß (Schonhaltung, oft ins Knie und in den Oberschenkel projizierter Schmerz, Bewegungseinschränkung) sollte eine bildgebende Abklärung durchgeführt werden. Dabei kann die *Sonographie* heute bereits als Referenzmethode gelten. Sie ist in vielen

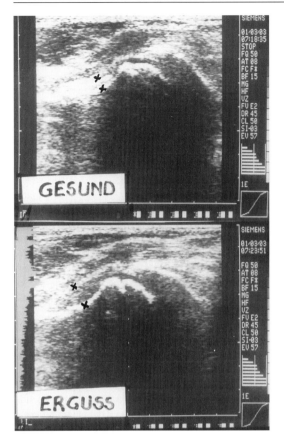

Abbildung 1: Sonogramme im Vergleich gesund (oben) und Erguß (unten).

Knochenoberfläche
Membrana synovialis
Flüssigkeit
Membrana synovialis
Capsula fibrosa

Damit ist sonographisch zumindest eine Unterscheidung zwischen einer «trockenen» Synovitis und einer tatsächlichen Zunahme des flüssigen Gelenkinhaltes im Sinne eines echten Ergusses möglich.

Häufige Differentialdiagnosen des Gelenkinhaltes, der sich sonographisch immer *echoarm* darstellt und daher sonographisch nach seiner Natur nicht sicher unterschieden werden kann:

Transsudat (Seröser «Reizerguß»)
Exsudat (Iuvenil chronische Arthritis)
Blut (Traumaanamnese)

Häufige klinische Differentialdiagnosen bei Hüftgelenkergüssen:

– «observation hip»
– Coxitis fugax (Infektrheumatoid)
– initialer Perthes
– iuvenil chronische Arthritis (ICA)
– Reizerguß (mechanische Irritation oder «Überlastung»)
– bakterielle Coxitis und Pyarthros (im Säuglingsalter extremer *Notfall!*)
– Hämarthros (z. B. Schenkelhalsfrakturen)

Zur endgültigen Diagnose sollte man im Zweifelsfall immer *punktieren!*
= gleichzeitig Diagnose und Therapie des Ergusses *und* Prophylaxe der Hüftkopfnekrose!

einschlägigen Zentren aus der Primärdiagnostik von Ergüssen gar nicht mehr wegzudenken und stellt den diagnostischen *«state of the art»* dar [1]. Die Untersuchung erfolgt von ventral mit einem parallel zur Richtung des Schenkelhalses von vorne aufgesetzten 5 MHz-Linearschallkopf [1]. Dabei findet sich folgendes sonomorphologisches Charakteristikum für eine intraartikuläre Flüssigkeitsansammlung im Hüftgelenk:

Sonographie: *Erhöhte Knochen-Kapsel-Distanz.* In der Regel *keine* Aussage über Natur des Gelenksinhaltes möglich! (Keine «Histosonographie»)

Mit hochauflösenden Geräten und 7,5 MHz- Linearschallköpfen kann allerdings eine Schichtenunterscheidung (Fünfschichtung) getroffen werden:

Diskussion

Im Lichte dieser experimentellen Grundlagen sollte auch bei der Schenkelhalsfraktur im Wachstumsalter der Entlastung des intraartikulären Hämatoms vermehrt Beachtung geschenkt werden, um die Entwicklung einer Hüftkopfnekrose mit ihren fatalen Spätfolgen nach Möglichkeit zu vermeiden.

Literatur

1 Graf R, Schuler P: Sonographie am Stütz- und Bewegungsapparat bei Erwachsenen und Kindern (Seit 203–216) Lehrbuch und Atlas. edition medizin, VCH Weinheim (1988)
2 Harper WM, Barnes MR, Gregg PJ: Femoral Head Blood Flow in Femoral Neck Fractures. J Bone Joint Surg 73-B:73–75 (1991)

3 Hasegawa Y, Ito H: Intracapsular Pressure in Hip Synovitis in Children. Acta orthop Scand 62 (4): 333–336 (1991)

4 Hirano T et al: Necrosis of the Femoral Head in Growing Rats. (Occlusion of the Lateral Epiphyseal Vessels). Acta Orthop Scand 60 (4):407–410 (1989)

5 Kallio P, Ryöppy S: Hyperpressure in Juvenile Hip Disease. Acta Orthop Scand 56:211–214 (1985)

6 Kemp HBS: The Influence of Intracapsular Tamponade on the Circulation in the Hip Joint of the Dog. Clinical Orthopaedics and Related Research No. 156:105–114 (1981)

7 Kofoed H, Lindenberg S: Effect of Simulated Joint Effusion on Subchondral Hämodynamics and Metabolism. Injury 17:274–276 (1986)

8 Krebs B et al: Scintimetry of Hip Joint tamponade in Dogs. Acta Orthop Scand 57:111–114 (1986)

9 Kristensen KD, Kiaer T, Pedersen NW: Intraosseous pO2 in Femoral Neck Fracture. Restoration of Blood Flow after Aspiration of Hemarthrosis in Undisplaced Fractures. Acta Orthop Scand 60 (3):303–304 (1989)

10 Launder WJ et al: Hämodynamics of the Femoral Head. J Bone Joint Surg American Edition 1981:442 (1981)

11 Lucht U et al: Blood Flow in the Juvenile Hip in Relation to Changes of the Intraarticular Pressure. (An Experimental Investigation in Dogs). Acta Orthop Scand 54:182–187 (1983)

12 Naito M et al: Acute Effect of Traction, Compression, and Hip Joint Tamponade on Blood Flow of the Femoral Head: An Experimental Model. Journal of Orthopädic Research 1992:800 (1992)

13 Rydholm U et al: Sonography, Arthroscopy, and Intracapsular Pressure in Juvenile Chronic Arthritis of the Hip. Acta Orthop Scand 57:295–298 (1986)

14 Svalastoga E, Kiaer T, Jensen PE: The Effect of Intracapsular Pressure and Extension of the Hip on the Oxygenation of the Juvenile Femoral Epiphysis (A Study in the Goat). J Bone Joint Surg 71-B:222–226 (1989)

15 Swiontkowski MF et al: Laser Doppler Flowmetry for Bone Blood Flow Measurement: Correlation with Microsphere Estimates and Evaluation of the Effect of Intracapsular Pressure on the Femoral Head Blood Flow. Orthopädic Research 4:362–371 (1986)

16 Vegter J, Lubsen ChC: Fractional Necrosis of the Femoral Head Epiphysis after Transient Increase in Joint Pressure. (An Experimental Study in Juvenile Rabbits). J Bone Joint Surg 69-B:530 (1987)

17 Vegter J, Klopper PJ: Effect of Intracapsular Hyperpressure on Femoral Head Blood Flow. (Laser Doppler Flowmetry in Dogs). Acta Orthop Scand 62 (4):337–341 (1991)

18 Wingstrand H, Egund N, Forsberg L: Sonography and Joint Pressure in Synovitis of the Adult Hip. J Bone Joint Surg 69-B:254–256 (1987)

Kinder-Trauma-Studie
Ergebnisse am Unfallkrankenhaus Linz

W. Styhler / M. F. Fischmeister / G. Kukla / B. Goethals / E. Schlintl / R. Kisser

Kinderunfälle stellen für jede Gesellschaft ein besonderes Problem dar, weil Behinderungen und andere üble Folgen die kleinen Patienten ihr ganzes weiteres Leben begleiten. Das gesellschaftliche Umfeld wird zu einem großen Teil von Erwachsenen für Erwachsene gestaltet und Kinder können ihre Wünsche und Bedürfnisse meist nicht direkt artikulieren. Es war daher sinnvoll für den lokalen Bereich eine beschreibende Darstellung der aufgetretenen Unfälle und der damit verbundenen Probleme zu geben.

Die große Studie des Institus «Sicher Leben» des Kuratoriums für Verkehrssicherheit in Wien, an der sich auch das Unfallkrankenhaus Linz beteiligt hat, wurde den Freizeitunfällen gewidmet [1, 2].

Es war für die Autoren von Interesse, auch jene Unfälle einer beschreibenden Analyse zu unterziehen, die entsprechend der Gesetzeslage die Allgemeine Unfallversicherungsanstalt als Kostenträger haben.

Methode

Als Einschlußkriterien für diese Studie wurden folgende Merkmale herangezogen:

1. Alter vom sechsten bis zum vollendeten 14. Lebensjahr
2. Verletzungen, die im UKH Linz erstversorgt wurden
3. Zeitraum Januar bis Dezember 1991
4. Kostenträgerschaft der AUVA (Allgemeine Unfallversicherungsanstalt)

Es wurden neben den allgemeinen Daten detaillierte Daten über Verletzungsart, Verletzungslokalisation, Behandlung, Unfalltätigkeit, Unfallhintergrund, Unfallart, die beteiligten Umstände, Unfallort und unfallbeeinflussende Gegenstände erhoben. Die erhobenen Daten wurden einer beschreibenden Analyse unterzogen. Das Zählblatt der Studie war bis auf kleinere Modifikationen mit dem Evaluierungsinstrument der Kinderfreizeitstudie des Instituts «Sicher Leben» des Kuratoriums für Verkehrssicherheit in Wien identisch.

Es wurden für die einzelnen Variablen die Krankengeschichte und Interviews der beteiligten Personen verwendet.

Ergebnisse

Am UKH Linz wurden vom Januar bis Dezember 1991 1273 Kinder mit den oben beschriebenen Einschlußkriterien behandelt. Von 330 Kindern konnten zusätzlich verwertbare Interviews bearbeitet werden.

Die Altersverteilung zeigte ein Durchschnittsalter von 12,4 Jahren, der Median lag bei 13 Jahren, der Modalwert bei 14 Jahren. Diese Werte sind wesentlich beeinflußt durch die Schultypen, die im Einzugsgebiet der Krankenanstalt liegen. Die Geschlechtsverteilung zeigte 53,5% männliche und 46,5% weibliche Patienten.

Die Tätigkeit vor dem Unfall wurde in Interviews erfragt oder aus der dokumentierten Unfallanamnese erhoben. Die in der Tabelle 1 erfaßten Werte wurden gefunden. Auffällig an der Analyse ist, daß sich mehr als die Hälfte aller Unfälle im beschriebenen Krankengut im Turnunterricht ereignete. Zur Analyse des schulspezifischen Hintergrundes wurde der Unfallzeitpunkt bezogen auf die Unterrichtsstunden herangezogen. Die Daten wurden durch Befragung der Patienten gewonnen. Sie sind der Tabelle 2 zu entnehmen.

Eine Untersuchung der Unfallart ist in Tabelle 3 zu entnehmen. Die häufigste Unfallart war der Sturz in der Ebene gefolgt von «getroffen werden» und Sturz über ein Hindernis. Die einzelnen Befragungskriterien waren mit denen der Freizeitunfallstudie in Anlehnung an das Home Accident Surveillance System (HASS) identisch [1, 3].

Es wurde weiter untersucht, ob der Patient den Unfall als aktiv Beteiligter erlitt oder passiv beteiligt war. In über zwei Drittel der Fälle war der Patient am Unfallgeschehen aktiv beteiligt. Es wurde aufgegliedert, mit welchen Gegenständen, Geräten, Fahrzeugen oder Maschinen der Unfall passiert ist. Bemerkenswert ist die hohe Beteiligung von Bällen unterschiedlicher Art (Tab. 4).

Eine Untersuchung des Unfalltages ergab keine bedeutsamen Unterschiede an den einzelnen Wochentagen. Samstag und Sonntag sind davon ausgenommen. Eine Analyse des Unfallortes ergab zu 63% das Schulgebäude und in 22% den Turnsaal.

Es zeigte sich, daß nur in 74% der Fälle eine erwachsene Person zum Zeitpunkt des Unfalles anwesend war. In 22% der Fälle waren andere Kinder anwesend. In 4% der Fälle war das Kind allein.

Es wurden die Freizeitgewohnheiten der Patienten mittels Fragebogeninterview ermittelt. Mehrfachnennungen waren möglich. Radfahren, Fußball und Fernsehen sind die am häufigsten genannten Kategorien.

In den Zählblättern wurde zur medizinischen Beschreibung der Daten der Dokumentationsschlüssel der Allgemeinen Unfallversicherungsanstalt verwendet. Der Schlüssel wurde weiterhin für die Bedürfnisse der Studie vereinfacht. Es wurden die zwei Hauptverletzungen und ihre Behandlung in die Dokumentation aufgenommen. Die am häufigsten betroffene Körperregion war die Hand, gefolgt von Kopfverletzungen und Verletzungen der Sprunggelenke und des Fußes. Die häufigste Verletzungsart waren Prellungen (Tab. 5) gefolgt von Brüchen – in dieser Gruppe sind auch die Epiphysenlösungen inkludiert – und Wunden. 90% der Patienten wurden ambulant versorgt.

Diskussion

Die rein medizinischen Fakten sind den Jahresberichten der AUVA in sehr eindeutiger Weise zu entnehmen. Diese Analyse hatte ihren Schwerpunkt auf der näheren Beschreibung des Umfeldes der in den Einschlußkriterien definierten Unfälle.

Die Studie ist in erster Linie zur Generierung von Hypothesen geeignet. Die Durchführung der Studie gestaltete sich als sehr mühsam. Es war aus organisatorischen Gründen nicht möglich, alle Patienten einem Interview zuzuführen. Damit konnte das Auftreten von systematischen Fehlern nicht mehr ausgeschlossen werden. Die Validität und Reliabilität der erhobenen Daten konnte in manchen Bereichen ebenfalls nicht gesichert werden. So wurden für die Durchführung der Interviews zwar kurz geschulte Turnusärzte verwendet, eine Untersuchung über Reliabilität der erhobenen Daten konnte nicht durchgeführt werden. Über eine Reihe der verwendeten Fragebogeninstrumente gibt es keine Validitätsuntersuchung. Für viele Bereiche der Studie gibt es keine vergleichenden Daten aus der Population. Die Studie ist als eine Momentaufnahme des Istzustandes des Unfallkrankenhauses in Linz zu sehen. Es lassen sich aber sehr wohl einige Trends erkennen, die sich auch in der Literatur [4, 5, 6, 7, 8] ähnlich nachweisen lassen.

In der untersuchten Patientengruppe ist der Turnunterricht ein Problemfeld. Es ergibt sich somit als Konsequenz dem Problem des Turnunterrichts eine eigene detaillierte Studie zu widmen. Die Autoren haben den Eindruck, daß an Sporthauptschulen und Sportgymnasien häufiger Unfälle auftreten könnten.

Der Ball als Sportgerät ist an vielen Unfällen beteiligt. Auch hier erscheint es sinnvoll, der Frage nachzugehen, ob dieses Phänomen auch durch ein anderes Studiendesign nachgewiesen werden kann.

Tabelle 1: Unfalltätigkeit

Turnunterricht	764	64%
Pause	214	18%
Schulunterricht	43	3%
Ausflug	27	2%
Skikurs	27	2%
Verkehr	35	3%

Tabelle 2: Schulspezifischer Hintergrund

Nachmittagsunterricht	237	24%
3. Schulstunde	207	21%
4. Schulstunde	178	18%
2. Schulstunde	116	11%
1. Schulstunde	75	7%
Schulweg	67	7%

Tabelle 3: Unfallart

Sturz in der Ebene	180	14%
Getroffen werden	178	14%
Sturz über Hindernis	148	12%
Anprall mit statischen Gegenstand	114	9%
Sonstiger Sturz	99	8%
Anprall mit bewegten Gegenstand	83	6%
Sturz über Treppe	57	5%

Tabelle 4: Beteiligte Umstände

Sportlicher Einsatz	139	11%
Fehltritt	118	9%
Fehlgriff	97	8%
Eile	94	8%
Abrutschen	84	7%
Unkonzentriertheit	77	6%
Umkippen	76	6%
Streit	61	5%

Tabelle 5: Verletzungsart (mehrfach)

Prellungen	1127	70%
Brüche und Verrenkungen	373	23%
Wunden	80	5%
Sehnenverletzungen	27	2%

Letztlich führen Stürze als Hauptursache zu Verletzungen. Dabei ist es die kinetische Energie, die die Verletzungsschwere bedingt. Unterrichtsformen sollten so aufgebaut sein, daß keine hohen Energiepotentiale entstehen (beispielsweise Aerobic statt Fußball). Besonders erfreulich ist, daß in dem untersuchten Zeitraum kein einziger Todesfall unter den beschriebenen Patienten zu verzeichnen war. Schulwegunfälle, die von der Verletzungsschwere und Verletzungsfolgen oft gravierend sind, waren selten. Die verletzten Kinder konnten in 90% aller Fälle ambulant behandelt werden.

Literatur

1 Schlintl E, Goethals B: Kinderunfälle in Haushalt, Freizeit und Sport, Ergebnisse einer österreichischen Studie. Wien, Literas (1992)

2 Gruber M: Stichwort Kinderunfälle, eine Literaturanalyse. Wien, Literas (1992)

3 Home Accident Surveillance System (HASS). Tenth Annual Report – 1986. London, Consumer Safety Unit, Department of Trade and Industry (1987)

4 Schütze U: Freizeitunfälle im Kindes- und Jugendalter. Thieme Stuttgart (1992)

5 Schelp L, Ekman R, Fahl I: School accidents during a three school-years period in a Swedish municipality. Public Health, 105 (1991) 113–120

6 Prange CH, Kuehr J: Das Unfall- und Verletzungsgeschehen bei Schulunfällen und Schulwegunfällen. Unfallchirurg 93 (1990) 346–352

7 Jacobson B, Bek-Jensen H, Jansson B: One year's incidence of school accidents and their severity in a Swedish municipality. Scandinavian Journal of Primary Health Care 4 (1986) 213–217

8 Pagano A, Cabrini E, Anelli M, Bernuzzi S, Lopicolli S, Fischer P: Accidents in the school environment in Milan, a five year survey. European Journal of Epidemiology 3 (1987) 196–201

9 Lenawy DD, Ambler AG, Beaudoin DE: The epidemiology of school related injuries: New perspectives American Journal of Preventive Medicine 8 (1992) 193–198

Verzeichnis der Vorsitzenden und Autoren

Anderhuber, Prof. Dr. F., Anatomisches Institut der Karl Franzens Universität, Harrachgasse 21, A-8010 Graz

Armbrecht, Dr. A., Klinik für Unfallchirurgie, Christian Albrecht Universität Kiel, Arnold-Heller-Straße 7, D-24105 Kiel

Barisani, Dr. G., Universitätsklinik für Unfallchirurgie, Währinger Gürtel 18–20, A-1090 Wien

Bartl, MUDr., Csr V., Kinderchirurgische Klinik, Cernopolini 9, CS-66263 Brünn, Tschechien

Bauer, Prim. i. R. MUDr. Jan sen., Kinderchirurgische Klinik, Rastislavova 42, CS-04190 Kosice

Baumgaertl, Dr. F., Klinik für Unfallchirurgie, Philipps Universität Marburg, Baldingerstraße, D-35043 Marburg

Baumschlager, Dr. H., AKH Linz, Abteilung für Unfallchirurgie, Krankenhausstraße 9, A-4020 Linz

Beck, Prof. Dr. E., Universitätsklinik für Unfallchirurgie Innsbruck, Anichstraße 35, A-6020 Innsbruck

Berger, Dr. G., Universitätsklinik für Unfallchirurgie, Währinger Gürtel 18–20, A-1090 Wien

Bergmann, Dr. M., Kardinal Schwarzenberg'sches Krankenhaus, Unfallabteilung, A-5620 Schwarzach im Pongau

Biro, Prof. Dr. V., Unfallchirurgische Abteilung, Medizinische Universität Pecs, Ifjusag ut 13, H-7643 Pecs

Blatter, Dr. G., Orthopädische Chirurgie, Kantonsspital, CH-9007 St. Gallen

Bockhorn, Dr. G., Universitätsklinik für Unfallchirurgie, Währinger Gürtel 18–20, A-1090 Wien

Brandebur, Doz. MU Dr. CSc. O., Klinik für Unfallchirurgie, Fakultäts-Krankenhaus Rastislavova 42, CS-04190 Kosice/Slowakai

Brandstetter, OA Dr. M., Kardinal Schwarzenberg'sches Krankenhaus, Unfallabteilung, A-5620 Schwarzach im Pongau

Braunschweig, Dr. R., Berufsgenossenschaftliche Unfallklinik, Schnarrenbergstraße 95, D-72076 Tübingen

Breitfuß, Univ.-Doz. Dr. H., Landeskrankenhaus Salzburg, Abteilung für Unfallchirurgie, Müllner-Hauptstraße 48, A-5020 Salzburg

Buchinger, Prim. Dr. W., Krankenhaus Horn, Abteilung für Unfallchirurgie, Spitalgasse 10, A-3580 Horn

Chapman, MD, Prof. M. W., Department of Orthopaedics, 2230 Stockton Boulevard, USA-Sacramento, CA 95817

Detre, Prim. Dr. Z., Zentralinstitut für Traumatologie, Pf 21 H-1430 Budapest

Dock, Dr. W., Universitätsklinik für Radiodiagnostik, Währinger Gürtel 18–20, A-1090 Wien

Dolati, OA Dr. B., Universitätsklinik für Unfallchirurgie, Anichstraße 35, A-6020 Innsbruck

Draijer, Dr. F., Klinik für Unfallchirurgie, Arnold-Heller-Straße 7, D-24105 Kiel 1

Egbers, Dr. H. J., Klinik für Unfallchirurgie, Arnold-Heller-Straße 7, D-24105 Kiel 1

Eibenberger, Mag. Dr. K., Universitätsklinik für Radiodiagnostik, Währinger Gürtel 18–20, A-1090 Wien

Emser, Dr. H., Unfallkrankenhaus Klagenfurt, Waidmannsdorferstraße 35, A-9020 Klagenfurt

Engelhardt, PD, Dr. P., Klinik für Orthopädische Chirurgie, Kantonsspital, CH-9007 St. Gallen

Euler, Dr. E., Ludwig-Maximillian-Universität, Klinikum Innenstadt, Nußbaumstraße 20, D-80336 München

Fasol, Prof. Dr. P., Abteilung des Sozialmedizinischen Zentrums Ost der Stadt Wien, Langobardenstraße 122, A-1220 Wien

Feld, Dr. Ch., Klinik für Unfallchirurgie, Philipps Universität, Baldingerstraße, D-25043 Marburg

Fiechter, Dr. G. H., Klinik für Orthopädische Chirurgie, Kantonsspital, CH-9007 St. Gallen

Fink, Prim. Dr. D., Landeskrankenhaus Feldkirch, Abteilung für Unfallchirurgie, A-6800 Feldkirch

Fischmeister, Dr. Martin F., UKH Linz, Blumauer Platz 1, A-4021 Linz/Donau

Fochter, Dr. V., Zentralinstitut für Traumatologie, Fiumei ut 17, H-1081 Budapest

Foltin, OA Dr. E., Unfallchirurgische Abteilung LKH Kirchdorf/Krems, A-4560 Kirchdorf/Krems

Gabl, Dr. M., Universitätsklinik für Unfallchirurgie, Anichstraße 35, A-6020 Innsbruck

Gaudernak, Doz. Dr. T., Unfallkrankenhaus Lorenz Böhler, Donaueschingenstraße 13, A-1200 Wien

Genelin, Prim. Dr. F., Kardinal Schwarzenberg'sches Krankenhaus, Unfallabteilung, A-5620 Schwarzach im Pongau

Goethals, Dr. B., UKH Linz, Blumauer Platz 1, A-4021 Linz

Golser, Dr. K., Universitätsklinik für Unfallchirurgie, Anichstraße 35, A-6020 Innsbruck

Gotzen, Prof. Dr. L., Klinik für Unfallchirurgie, Philipps Universität, Baldingerstraße, D-25043 Marburg

Grabenwöger, Doz. Dr. F., Universitätsklinik für Radiodiagnostik, Währinger Gürtel 18–20, A-1090 Wien

Grasl, Dr. B., Allgemeines Krankenhaus der Stadt Linz, Zentralröntgenabteilung, Krankenhausstraße 9, A-4020 Linz

Grasslober, Dr. H., Unfallkrankenhaus Klagenfurt, Waidmannsdorferstraße 35, A-9020 Klagenfurt

Haas, Prof. Dr. N., Unfall- und Wiederherstellungschirurgie, Universitätsklinikum, Virchow, FU Berlin, Augustenburgerplatz 1, D-13353 Berlin

Hasenhüttl, Dr. K., Unfallkrankenhaus Graz, Göstingerstraße 24–26, A-8021 Graz

Havemann, Prof. Dr. Dieter, Klinik für Unfallchirurgie, Arnold-Heller-Straße 7, D-24105 Kiel

Heim, PD Dr. U., Clavadelerstraße, CH-7270 Davos Platz

Heinz, OA Dr. Th., Universitätsklinik für Unfallchirurgie, Währinger Gürtel 18–20, A-1090 Wien

Heinzle, OA Dr. R., Landeskrankenhaus Feldkirch, Abteilung für Unfallchirurgie, A-6800 Feldkirch

Hertz, Prim. Prof. Dr. H., UKH Salzburg Dr.-Franz-Rehrl-Platz, A-5020 Salzburg

Hiebler, OA Dr. W., Rehab.-Zentrum Tobelbad, A-8144 Tobelbad

Höcker, Dr. A., UKH Meidling, Kundratstraße 37, A-1120 Wien

Hofer, Dr. M., AKH Linz, Abteilung für Unfallchirurgie, Krankenhausstraße 9, A-4020 Linz

Hoffmann, Dr. R., Unfall- und Wiederherstellungschirurgie, Universitätsklinikum Rudolf Virchow, FU Berlin, Augustenburgerplatz 1, D-13353 Berlin

Holas, Dr. A., Institut für Anästhäsiologie, Landeskrankenhaus Graz, Auenbruggerplatz 1, A-8036 Graz

Holz, Prof. Dr. U., Katharinenspital, Chirurgische Klinik, Abteilung für Unfall- und Wiederherstellungschirurgie, Kriegsbergstraße 60, D-70174 Stuttgart

Ivanic, Dr. M. G., Unfallkrankenhaus Graz, Göstinger Straße 24–26 A-8021 Graz

Janscar, OA Dr. L., Zentralinstitut für Traumatologie, Pf 21, H-1430 Budapest

Jochum, Prof. Dr. M., Ludwig-Maximillian-Universität, Klinikum Innenstadt, Nußbaumstraße 20, D-80336 München

Kàdas, Dr. I., Zentralinstitut für Traumatologie, Mezö Imre ut 17, H-1081 Budapest

Kastner, Dr. A., AKH Linz, Abteilung für Unfallchirurgie, Krankenhausstraße 9, A-4020 Linz

Kemetshofer, Dr. P., Universitätsklinik für Unfallchirurgie, Währinger Gürtel 18–20, A-1090 Wien

Kilga, Dr. M., Universitätsklinik für Unfallchirurgie, Währinger Gürtel 18–20, A-1090 Wien

Kisser, Dr. R., Institut – Sicher Leben – Kuratorium für Verkehrssicherheit Wien

Kleschpis, Dr. W., AKH Linz, Abteilung für Unfallchirurgie, Krankenhausstraße 9, A-4020 Linz

König, Dr. St., Universitätsklinik für Unfallchirurgie, Währinger Gürtel 18–20, A-1090 Wien

Konzett, Dr. Ch., Universitätsklinik für Unfallchirurgie, Anichstraße 35, A-6020 Innsbruck

Kovacsy, OA Dr. A., Unfallchirurgische Abteilung, Medizinische Universität Pecs, Ifjusag, ut 13, H-7643 Pecs

Kröpfl, Dr. A., Unfallkrankenhaus Salzburg, Dr.-Franz-Rehrl-Platz 5, A-5010 Salzburg

Krösl, OMR Dr. W., Flemminggasse 3/3, A-1197 Wien

Kubacak, OA MUDr. J., Unfallkrankenhaus Brünn, Bonavka 6, CZ-66250 Brünn/Tschechien

Kuderna, Univ. Doz., Prim. Dr. H., Unfallkrankenhaus Meidling, Kundratstraße 36, A-1120 Wien

Kukla, Prim. Dr. B., Unfallkrankenhaus Linz, Blumauer Platz 1, A-4021 Linz

Kulka, Dr. Ch., Universitätsklinik für Unfallchirurgie, Währinger Gürtel 18–20, A-1090 Wien

Kuner, Prof. Dr. E., Klinikum der Albert-Ludwigs-Universität, Abteilung Unfallchirurgie, Hugstetter Straße 55, D-79106 Freiburg

Kunze, Prof. Dr. K., Klinik für Unfallchirurgie, Justus-Liebig-Universität, Klinikstraße 29, D-35392 Gießen

Kurucs, OA Dr. L., Zentralinstitut für Traumatologie, Fiumei ut 17, H-1081 Budapest

Kutscha-Lissberg, Dr. F., I. Universitätsklinik für Unfallchirurgie, Währinger Gürtel 18–20, A-1090 Wien

Kwasny, Doz. Dr. O., Universitätsklinik für Unfallchirurgie, Alser Straße 4, A-1097 Wien

Lafentaler, Dr. J., Kardinal Schwarzenberg'sches Krankenhaus, Unfallabteilung, A-5620 Schwarzach im Pongau

Lang, Dr. S., Universitätsklinik für Unfallchirurgie, Justus-Liebig-Universität, Klinikstraße 29, D-35392 Gießen

Lang, Dr. Th., Allgemein öffentl. Krankenhaus Wels, Unfallabteilung, Grieskirchner Straße 42, A-4600 Wels

Ledinski, Dr. C., Unfallkrankenhaus Graz, Göstinger Straße 24–26, A-8021 Graz

Leonhardt, Dr. M., Unfallkrankenhaus Graz, Göstinger Straße 24–26, A-8021 Graz

Letournel, Prof. Dr., Centre Medico-chururgical de la Porte de Choisy, Service D'Orthopèdie et de Traumatologie, 15, Acenue de la Porte Choisy, F-75634 Paris-Cedex

Lindner, Dr. M., Kardinal Schwarzenberg's Krankenhaus, Unfallabteilung, A-5620 Schwarzach im Pongau

Linhardt, Univ.-Doz. Dr. W., Universitätsklinik für Kinderchirurgie, Auenbruggerplatz 34, A-8036 Graz

Macku, OA MUDr. A., Unfallkrankenhaus Brünn, Ponavka 6, CS-66250 Brünn/Tschechien

Magerl, Prof. Dr. F., Klinik für Orthopädische Chirurgie, Kantonspital, CH-9007 St. Gallen

Maier, Dr. OA R., Universitätsklinik für Unfallchirurgie, Währinger Gürtel 18–20, A-1090 Wien

Mammel, OA Dr. E., Unfallchirurgische Abteilung, Medizinische Universität Pecs, Ifjusak ut 13, H-7643 Pecs

Maurer, Dr. A., Berufsgenosscnaftliche Unfallklinik, Schnarrenbergstraße 95, D-72076 Tübingen

Maurer, OA Dr. H., Institut für Anatomie, Universität Innsbruck, Müllerstraße 59, A-6010 Innsbruck

Matta, MD Prof. J., 637 South Lucas Avenue, Suite 605, USA-Los Angeles, California 90017

Matter, Prof. Dr. P., Clavadelerstraße CH-7270 Davos Platz

Mayr, Dr. J., Universitätsklinik für Kinderchirurgie, Auenbruggerplatz 34, A-8036 Graz

Mears, MD PhD, Prof. Dr. D. C., Medical Center Building, 5200 Centre Avenue – Sulte G5, USA-Pittsburgh PA 15232

Melichar, MUDr. J., Kinderchirurgische Klinik, Cernopolni 9, CS-66263 Brünn/Tschechien

Melly, Dr. A., Zentralinstitut für Traumatologie, Mezö Imre ut 17, H-1081 Budapest

Mester, Dr. S., Unfallchirurgische Abteilung, Medizinische Universität Pecs, Ifjusak ut 13, H-7643 Pecs

Metznik, Dr. A., UKH Meidling, Kundratstraße 37, A-1120 Wien

Michek, Prof. MUDr. J., Unfallkrankenhaus Brünn, Ponávka 6, CS-66250 Brünn/Tschechien

Mousavi, Dr. M., Universitätsklinik für Unfallchirurgie, Währinger Gürtel 18–20, A-1090 Wien

Muhr, Prof. Dr. G., Berufsgenossenschaftliche Krankenanstalten, Bergmannsheil Bochum, Chirurgische Klinik und Poliklinik, Universitätsklinik, Gilsingstraße 14, D-44789 Bochum

Nast-Kolb, PD, Dr. D., Chirurgische Klinik, Klinikum Innenstadt, Nußbaumstraße 20, D-80336 München

Nestrojil, Dr. CSc. P., Unfallkrankenhaus Brünn, Ponávka 6, CS-66250 Brünn/Tschechien

Neumann, Dr. K., Klinik für Unfall- und Wiederherstellungschirurgie, Auenstraße 6, D-82467 Garmisch-Partenkirchen

Niederwieser, Dr. B., UKH Salzburg, Dr.-Franz-Rehrl-Platz, A-5020 Salzburg

Orthner, Univ.-Doz. E., Allgemeines Krankenhaus Wels, Unfallchirurgische Abteilung, Grieskirchner Straße 42, A-4600 Wels

Osterwalder, Dr. J., Klinik für Orthopädische Chirurgie, Kantonsspital St. Gallen, CH-9007 St. Gallen

Pachucki, Dr. A., UKH Meidling, Kundratstraße 37, A-1120 Wien

Pajenda, Dr. G., Universitätsklinik für Unfallchirurgie, Währinger Gürtel 18–20, A-1090 Wien

Passl, Prim. Prof. Dr. R., Unfallkrankenhaus Graz, Göstinger Straße 24–26, A-8021 Graz

Peicha, Dr. G., Universitätsklinik für Unfallchirurgie, Auenbruggerplatz 1, A-8036 Graz

Petje, Dr. G., Universitätsklinik für Unfallchirurgie, Währinger Gürtel 18–20, A-1090 Wien

Pohlemann, PD Dr. D., Medizinische Hochschule Hannover, Unfallchirurgische Klinik, Konstanty-Gutschov-Straße 8, D-30625 Hannover

Poigenfürst, Prim. Prof. Dr. J., Unfallkrankenhaus Lorenz Böhler, Donaueschingenstraße 13, A-1200 Wien

Posch, Dr. E., Unfallkrankenhaus Meidling, Kundratstraße 37, A-1120 Wien

Povacz, Dr. P., Allgemeines Krankenhaus Wels, Unfallchirurgische Abteilung, Grieskirchner Straße 42, A-4600 Wels

Rangger, Dr. Ch., Universitätsklinik für Unfallchirurgie, Anichstraße 35, A-6020 Innsbruck

Reichel, Dr. M., Allgemeines Krankenhaus Wels, Unfallchirurgische Abteilung, Grieskirchner Straße 42, A-4600 Wels

Remiger, Dr. A., Klinik für Orthopädische Chirurgie, Kantonsspital, CH-9007 St. Gallen

Renner, Prof. Dr. A., Zentralinstitut für Traumatologie, Fiumei ut 17, H-1081 Budapest

Resch, Prim. Doz. Dr. H., AKH Salzburg, Abteilung für Unfallchirurgie, Müllner Hauptstraße 48, A-5020 Salzburg

Reschauer, Prim. Prof. Dr. R., AKH Linz, Abteilung für Unfallchirurgie, Krankenhausstraße 9, A-4020 Linz

Rudolph, Chefarzt Dr. H., II. Chirurgische Klinik für Unfall- und Wiederherstellungs-, Gefäß- und Plastische Chirurgie, Diakoniekrankenhaus, Elise-Averdieck-Straße 17, D-27356 Rotenburg an der Wümme

Rüedi, Prof. Dr. Th., Chirurgische Abteilung, Kantonspital, CH-7000 Chur

Randor, Doz. Dr. L., Medizinische Universität Albert-Szent-Györgyi, Abteilung für Unfallchirurgie, Semmelweis ut 6, H-6720 Szeged

Schatzker, Prof. Dr. J., MD, FRCS(C), Sunnybrook Medical Centre, 2075 Bayview Avenue, CDN-Toronto, Ont. M4N 3M5

Schellander, Dr. R., Unfallkrankenhaus Klagenfurt, Waidmannsdorferstraße 35, A-9020 Klagenfurt

Schlintl, Dr. E., UKH Linz, Blumauer Platz 1, A-4021 Linz

Schnetzer, Dr. R., LKH Feldkirch, Abteilung für Unfallchirurgie, A-6800 Feldkirch

Schwarz, Dr. A. F., UKH Salzburg, Dr.-Franz-Rehrl-Platz 5, A-5010 Salzburg

Schwarz, Univ.Doz. Dr. N., UKH Meidling, Kundratstraße 37, A-1120 Wien

Schweiberer, Prof. Dr. L., Chirurgische Klinik, Klinikum Innenstadt, Nußbaumstraße 20, D-80336 München

Schweighofer, Doz. Dr. F., Universitätsklinik für Unfallchirurgie, Auenbruggerplatz 1, A-8036 Graz

Seggl, Doz. Dr. W., Universitätsklinik für Unfallchirurgie, Auenbruggerplatz 1, A-8036 Graz

Seibert, Dr. F. J., Universitätsklinik für Unfallchirurgie, Auenbruggerplatz 1, A-8036 Graz

Seitz, Dr. H., Universitätsklinik für Unfallchirurgie, Währinger Gürtel 18–20, A-1090 Wien

Skrbensky, Dr. G., Universitätsklinik für Unfallchirurgie, Währinger Gürtel 18–20, A-1090 Wien

Soukur, Doz. MUDr. B., Orthopädische Klinik, Universitätskrankenhaus, Bukovka, CS-18081 Prag 8/Tschechien

Spiss, Dr. R., Universitätsklinik für Unfallchirurgie, Anichstraße 35, A-6020 Innsbruck

Stahr, OA Dr. G., Rehab.-Zentrum Bad Häring, A-6323 Bad Häring

Steinböck, Dr. J., Unfallkrankenhaus Graz, Göstinger Straße 24–26, A-8021 Graz

Stiletto, Dr. R., Klinik für Unfallchirurgie, Philipps Universität, Baldingerstraße, D-35043 Marburg

Stipicic, Dr. N., AUVA Landesstelle Salzburg. Dr.-Franz-Rehrl-Platz 5, A-5010 Salzburg

Stockenhuber, OA Dr. N., Universitätsklinik für Unfallchirurgie, Auenbruggerplatz 1, A-8036 Graz

Strmiska, Doz. MUDr. M., Unfallkrankenhaus Brünn, Ponavka 6, CS-66250 Brünn/Tschechien

Styhler, Dr. H., Unfallkrankenhaus Linz, Blumauer Platz 1, A-4021 Linz

Südkamp, PD R. N., Unfall- und Wiederherstellungschirurgie, Universitätsklinikum Rudolf Virchov FU Berlin, Augustenburgerplatz 1, D-13353 Berlin

Szita, OA Dr. J., Zentralinstitut für Traumatologie, Fiumei ut 17., H-1081 Budapest

Szoutagh, Dr. G. Zentralinstitut für Traumatologie, Fiumei ut 17, H-1081 Budapest

Szyzskowitz, Prof. Dr. R., Universitätsklinik für Unfallchirurgie, Auenbruggerplatz 15, A-8036 Graz

Tipold, Dr. E., Unfallkrankenhaus Meidling, Kundratstraße 37, A-1120 Wien

Titze, Dr. W., AUVA-Landesstelle Salzburg, Dr.-Franz-Rehrl-Platz 5, A-5010 Salzburg

Trentz, Prof. Dr. O., Unfallchirurgische Klinik, Universitätsspital, Rämistraße 100, CH-8091 Zürich

Tschauner, OA Dr. Ch., LKH Stolzalpe, Orthopädische Abteilung, A-8852 Stolzalpe

Tscherne, Prof. Dr. H., Unfallchirurgische Klinik, Medizinische Hochschule, Konstanty-Gutschow-Straße 8, D-30625 Hannover

Ulmer, Dr. J., Klinik für Unfallchirurgie, Justus-Liebig-Universität, Klinikstraße 29, D-35392 Gießen

Varga, Dr. E., Medizinische Universität Albert-Szent-Györgyi, Abteilung für Unfallchirurgie, Semmelweis ut 6, H-6720 Szeged

Vecsei, Prof. Dr. V., I. Universitätsklinik für Unfallchirurgie, Währinger Gürtel 18–20, A-1090 Wien

Veres, Dr. R., Zentralinstitut für Traumatologie, Fiumei ut 17, H-1081 Budapest

Wagner, Prof. Dr. M., Wilhelminenspital der Stadt Wien, Unfallchirurgische Abteilung, Montleartstraße 37, A-1160 Wien

Wallenböck, Dr. E., Unfallkrankenhaus Graz, Göstinger Straße 24–26, A-8021 Graz

Waydhas, Dr. Ch., Chirurgische Klinik, Klinikum Innenstadt, Nußbaumstraße 20, D-80336 München

Weber, Prof. Dr. B. G., Orthopädie am Rosenberg, Rohrschacher Straße 150, CH-9006 St. Gallen

Weiglein, Dr. A., Anatomisches Institut der Karl-Franzens-Universität, Harrachgasse 21, A-8010 Graz

Weinstabl, Dr. R., Universitätsklinik für Unfallchirurgie, Währinger Gürtel 18–20, A-1090 Wien

Wozasek, Doz. Dr. G., Universitätsklinik für Unfallchirurgie, Währinger Gürtel 18–20, A-1090 Wien

Zeichen, Dr. J., Medizinische Hochschule Hannover, Unfallchirurgische Klinik, Konstanty-Gutschow-Straße 8, D-30625 Hannover

Zenker, Dr. W., Klinik für Unfallchirurgie, Arnold-Heller-Straße 7, D-24105 Kiel

Sachregister

Beckenverletzungen